U0110944

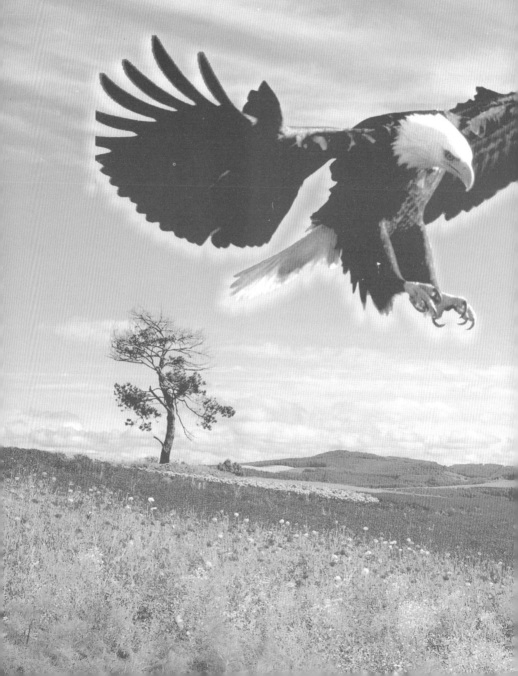

大展好書　好書大展
品嘗好書　冠群可期

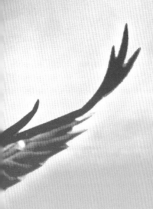

大展好書　好書大展
品嘗好書·　冠群可期

中醫經典古籍 3

證治準繩‧類方
精　選

原著　（明）王肯堂

編選　余瀛鰲、林菁、田思勝等

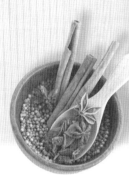

大展出版社有限公司

編選委員會

主　編　　余瀛鰲　林　菁　田思勝
參編人員　張晉峰　李慶生　王宏芬
　　　　　李文泉　盧祥生　王仁娟
　　　　　趙英鵬　陳曉雷　湯　楠
　　　　　李　薇　楊　果　齊　放
　　　　　宋孝瑜　常德增　張東杰

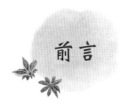

前言

半個多世紀以來，中醫研究的內容與方法，大致有五個方面：

1. **文獻研究**

從上世紀 50 年代至 60 年代中期，對古代醫籍進行了大量的收集、保存、點校、註釋、語釋、影印和出版。這一階段的文獻整理研究，給 21 世紀的中醫作了「留種」的工作。

2. **理論研究**

上世紀 50 年代以來，由衛生部和教育部門組織、許多院校集體編寫了高等中醫院校統編教材。從 1958 年到上世紀末，共編寫了六版教材，對中醫基礎理論進行了系統的闡釋。幾十年來，一代又一代的中醫學子，主要就是靠這套教材學習中醫。

3. **臨床研究**

集中在對證的研究（證本質、證候學），再如辨證論治的規範化研究、中醫病名研究、治則治法研究、方藥研究等，都具有一定規模和影響。

4. **多學科研究**

從古代哲學研究中醫者，如周易與中醫、道學與中醫。有的從哲學方法論、控制論、訊息論、系統論、生物全息理論等解釋中醫理論。還有的從天文學、氣象學、太陽黑子活動週期來研究五運六氣，還有的從數學研究製作五行的數學模型等。

5. 實驗研究

採用西醫的若干理論指標分析驗證中醫藥的療效，如清熱解毒、養陰生津方藥對一些傳染病、感染性疾病的療效；通裡攻下方藥對某些急腹症的療效；活血化瘀方藥對冠心病的療效等，在實驗結果比照上進一步深入到探討八綱辨證的病理解剖學基礎等，從早期的抑菌抑毒實驗，到多方法、多層面、分子水平上更為微觀的研究，對中醫藥理論和臨床方藥機理的探討，採用了另一條途徑和方法。

從內容上看，這些研究工作，對某一理論、某些具體的理法方藥的理論研究較多，從整體研究和構建中醫學理論體系者少；從發展趨勢上，以現代醫學思路和方法指導者越來越多，以中醫思路為指導，從中醫理論自身發展規律研究者少，從中醫學之所以能悠久不衰的實踐根基入手的更少。

近年來，許多青年學生和初涉臨床工作的年輕醫生，提出閱讀古籍，結合臨床實用，感覺無從下手，在古今結合、理論與實踐結合、書本與臨床結合上有許多不便。有鑒於此，立足在不僅是給古醫籍點校做一番「整容」，而是根據古籍的基礎，在臨床研究、實踐上，做些印證的檢索和說明，第一是對古籍保護、流傳有所促進，第二對初涉臨者和青年中醫學生提供深入研究的一些線索，這也是一種嘗試，這種嘗試，對於繁榮中醫文獻，也許有一定益處。

中國出版工作者協會國際合作出版促進委員會研究中心與遼寧科技出版社自 2003 年開始組織中國中醫科學院（原中國中醫研究院）、山東、江蘇、山西、湖南、四川中醫文獻研究、臨床教學人士就此項目開展點校、評註和補綴工作，歷時兩年有餘，始見端倪，寄望叢書，能對後學有所裨益。

編著　者

目　錄

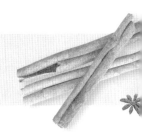

雜病證治類方 第一冊

‖ 卒中暴厥 ‖

蘇合香丸 療傳屍骨蒸，殗殜肺痿，疰忤鬼氣，卒心痛，霍亂吐利，時氣鬼魅瘴瘧，赤白暴痢，瘀血月閉，痃癖丁腫，驚癇，鬼忤中人，小兒吐乳，大人狐狸等病。

白朮　青木香　烏犀角屑　香附子炒，去毛　硃砂研，水飛　訶梨勒煨，取皮　白檀香　安息香另末，無灰酒一升熬膏　沉香　麝香研　丁香　蓽撥各二兩　龍腦研　蘇合香油入安息香膏內，各一兩　薰陸香別研，一兩

上為細末，入研藥勻，用安息香膏併煉白蜜和劑，每服旋丸如梧桐子大。早朝取井華水，溫冷任意，化服四丸，老人小兒化服一丸，溫酒化服亦得，並空心服之。用蠟紙裹一丸如彈子大，緋絹袋當心帶之，一切邪神不敢近。

《易簡》三生飲 治卒中昏不知人事，口眼喎斜，半身不遂，咽喉作聲，痰氣上壅，無問外感風寒，內傷喜怒，或六脈沉伏，或指下浮盛，並宜服之。兼治痰厥、飲厥，及氣虛眩暈，悉有神效。但口開手散，眼合遺尿，聲如鼾者難治。

南星一兩　川烏去皮　生附子各半兩　木香二錢半

上㕮咀，每服半兩，水二盞，薑十片，煎至六分，去渣溫服。或口噤不省人事者，用細辛、皂角各少許，為細末，以蘆管吹入鼻中，候噴嚏，其人少蘇，然後進藥。痰涎壅盛者，每服加全蠍四枚，仍用養正丹鎮墜之。

一方，氣盛人止用南星半兩，木香一錢，加生薑七片，名

星香散。一方，氣虛人用生附子併木香如前數煎，名**附香飲**。亦有天雄代附子者，並治卒中始作，無不克效。因氣中，以淨湯化蘇合香丸，乘熱灌服，仍用前藥汁濃磨沉香一呷許，再煎一沸服之，候服前藥已定，審的是風，方用醒風湯、小續命湯之類。中寒則用附子理中湯、薑、附湯①之類。中濕則白朮酒、朮附湯之尖皆可用。中暑不錄於此。痰飲厥逆，氣虛眩暈，止守本方。

  勝金丸《本事》 治中風忽然昏倒若醉，形體昏悶，四肢不收，風涎潮於上膈，氣閉不通。

  生薄荷半斤② 豬牙皂角二兩捶碎，水一升，二味一處搗③取汁，慢火熬④成膏 瓜⑤蒂末一兩 藜蘆末，一兩⑥ 硃砂半兩，研

  上將硃砂末二分，與二味末研勻，用膏子搜和，丸如龍眼大，以餘⑦硃砂為衣。溫酒化下一丸，甚者二丸，以吐為度。得吐即醒，不醒者不可治。

  《必用方》論中風無吐法，引金虎、碧霞為戒。且如卒暴涎生，聲如引鋸，牙關緊急，氣閉不行，湯藥不能入，命在須臾者，執行無吐法可乎？但不當用銀粉藥，恐損脾，壞人四肢爾。羅謙甫方，有粉霜、鉛粉、無藜蘆、治法同。

  治急中風，口閉涎上，欲垂死者，一服即瘥。

  江子二料，去皮膜 白礬如拇指大一塊，為末

  上將二味在於新瓦上煅令江子焦赤為度，煉蜜丸，如芡實大。每服一丸，用綿裹、放患人口中近喉處，良久吐痰，立癒。中風門口噤條。

---

① 湯：原脫，據本冊「中寒」
② 斤：原作「兩」，據《本事方》卷一本方改。
③ 搗：原作「浸」，據《本事》卷一本方改。
④ 慢火熬：原作「研」，據《本事》卷一本方改。
⑤ 瓜：原作「苽」，據修敬堂本改。
⑥ 藜蘆末，一兩：原作「梨蘆二兩」，據《本事方》卷一本方改。
⑦ 餘：原脫，據《本事方》卷一本方補。

附還魂湯《千金》 治卒感忤，鬼擊飛屍，諸奄忽氣絕無復覺，或已死絞口[1]，口噤不開，去齒下湯。湯入口不下者，分病人發，左右捉踏肩引之，藥下復增，取盡一升，須臾立蘇。

麻黃三兩 桂心二兩 甘草一兩 杏仁七十粒

上㕮咀，水八升，煮取三升，分三服。《肘後方》云：張仲景方無桂心，只三味，

—— 卒中暴厥治療臨床新用 ——

1. 針刺治療癔病性昏厥 30 例分析

本組 30 例，年齡 24～50 歲，女性居多，共同特點為發病突然，不省人事，昏迷時間不一，短者 30 分鐘，長者 10～18 小時。本病確診後，局部消毒，以軀體為中心由內向外，由近而遠取穴，以人中穴與四關穴或合谷穴（雙），太衝穴（雙）為主，配神門穴（雙），行間穴（雙）。人中穴須向上斜刺 0.5～1 寸，合谷穴透勞宮穴，太衝穴，神門穴宜直刺，分別為 1～1.5 寸，時間為每 4～5 分鐘行針 1 次，手法宜強刺激，留針 15～20 分鐘，2～4 次為 1 療程。（吉聯國.甘肅中醫，2002，3：62）

2. 色厥驗案 1 則

黃某，男，48 歲。勞累後入房，交接持續 10 分鐘許，患者突覺頭暈，隨之昏不知人，喚之不醒，遂邀余前來診治。患者仍昏迷不醒，四肢逆冷，全身汗出，呼吸微弱（每分鐘不足 5 次），面色蒼白，舌淡，苔白，脈來散亂。脈症合參，診為色厥。即針刺人中、湧泉穴，並急用蔥白炒熱後敷臍 10 分鐘後患者兩眼微動，又急服四逆加人參湯（高麗參 10g，附子 10g，乾薑 6g，甘草 6g），又 20 分鐘而醒。翌日，守方加味

---

① 或已死絞口：修敬堂本作「或已死咬口」，《千金方》卷二十五作「或已死絞」《三因方》卷十作「或已死絕」，以《三因方》義長。

（高麗參 6g，乾薑 6g，熟附子 15g，炙甘草 5g，黃耆 20g，白朮 15g，牡蠣 30g），日服 1 劑，連服 2 天，追訪痊癒。（李鰲才.國醫論壇，1995，2：36）

‖ 中風 ‖

　　小續命湯《千金》　通治八風五痺痿厥等疾，以一歲為總，六經為別，春夏加石膏、知母、黃芩，秋冬加官司桂、附子、芍藥，又於六經別藥內，隨證細分加減，自古名醫，不能越此。

　　麻黃去節　人參去蘆　黃芩去腐　芍藥　甘草炙　川芎　杏仁去皮尖炒　防己　官桂各一兩　防風一兩半　附子炮，去皮臍，半兩

　　上除附子、杏仁外，為粗末，後入二味和勻。每服五錢，水一盞半，生薑五片，煎至一盞，去滓，稍熱服，食前。

　　附去岐子加減法：如精神恍惚，加茯神①、遠志。心煩多驚者，加犀角屑半兩。骨節間煩痛有熱者，去附子，倍芍藥。骨間冷痛，倍用桂枝，附子。躁悶大②便澀者，去附子，倍芍藥，入竹瀝一合煎。臟寒下痢者，去防己、黃芩，倍附子，加③白朮一兩。熱痢不可用附子。腳弱加牛膝、石斛各一兩，身疼痛加秦艽一兩，腰痛加桃仁、杜仲各半兩，失音加杏仁一兩。如或歌笑，語無所不及者，用麻黃三兩，人參、桂枝、白朮各二兩，無附子、防風、生薑，有當歸一兩。自汗者，去麻黃、杏仁，加白朮。春加麻黃一兩，夏加黃芩七錢，秋加當歸四兩，冬加附子半兩。

　　疎風湯潔古　治表中風邪，半身不遂，麻木，語言微澀，季春初夏宜服。

---

① 神：原作「芩」，據《雲岐子保命集》卷下本方改。

② 躁悶大：原作「燥悶小」，據《雲岐子保命集》卷下本方改。

③ 加：原脫：據《雲岐子保命集》卷下本方補。

麻黃三兩，去節　杏仁炒，去皮　益智仁各一兩　炙甘草　升麻各半兩

上㕮咀，每服五錢，水一小碗，煎至六分。去渣溫服。腳蹬熱水葫蘆，候大汗出，去葫蘆。冬月忌服。

三化湯潔古　厚朴薑製　大黃　枳實　羌活各等份

每服三兩，水三升，煎至一升半，終日服，以微利則止。

麻仁丸見大便不通。

大秦艽湯潔古　秦艽　石膏各二兩　甘草　川芎　當歸　芍藥　羌活　獨活　防風　黃芩　白朮　白芷　茯苓　生地黃　熟地黃各一兩　細辛半兩

上十六味，㕮咀。每服一兩，水二盞，煎至一盞，去滓溫服，無時。如遇天陰，加生薑七片煎。如心下痞，每服一兩，加枳實一錢煎。此是秋冬藥，如春夏加知母一兩。

羌活愈風湯潔古　療肝腎虛，筋骨弱，語言難，精神昏憒，是中風濕熱內弱者，是為風熱體重也。或瘦[1]一臂肢偏枯，或肥而半身不遂，或恐而健忘，喜以[2]多思，思忘之道，皆精不足也。故心亂則百病生，心靜則萬病息，此藥能安心養神，調陰陽，無偏勝。

羌活　甘草炙　防風　防己　黃耆　蔓荊子　川芎　獨活　細辛　枳殼　麻黃去根　地骨皮　人參　知母　甘菊花　薄荷葉　白芷　枸杞子　當歸　杜仲炒　秦艽　柴胡　半夏　厚朴薑製　前胡　熟地黃各二兩　白茯苓　黃芩各三兩　生地黃　蒼朮　石膏　芍藥各四兩　官桂一兩

上三十三味，重七十五兩，㕮咀，每服一兩，水二鍾，煎至一鍾，溫服。天陰加生薑三片煎，空心一服，臨臥再煎渣服。俱要食遠空心嚥下二丹丸，為之重劑；臨臥嚥下四白丹[3]，為之輕劑。立其法是動以安神，靜以清肺。

---

① 或瘦：此下《醫學發明》卷九本方有「而」字。
② 以：《醫學發明》卷九本方作「已」。
③ 丹：原作「丸」，據本方後四白丹改。

假令一氣之微汗，用愈風湯三兩，加麻黃一兩，勻作四服，每服加生薑五七片，空心服，以粥投之，得微汗則佳。如一旬之通利，用愈風湯三兩，加大黃一兩，亦勻作四服，每服加生薑五七片，臨臥煎服，得利為度。

此藥常服之，不可失於四時之輔。如望春大寒之後，本方中加半夏、人參、柴胡各二兩，木通四兩，謂迎而奪少陽之氣也。如望夏穀雨之後，本方中加石膏、黃芩、知母各二兩，謂迎而奪陽明之氣也。如季夏之月，本方中加防己、白朮、茯苓各二兩，謂勝脾土之濕也。如初秋大暑之後，本方中加厚朴二兩，藿香、桂各一兩，謂迎而奪太陰之氣也。如望冬霜降之後，本方中加附子、官桂各一兩，當歸二兩，謂勝少陰之氣也。如得春氣候，減冬所加藥，四時加減類此。雖立此四時加減，更宜臨病之際，審證之虛實，土地之所宜，邪氣之多少。此藥具七情六慾四氣，無使五臟偏勝，及不動於榮衛。如風秘服之，則永不燥結，久瀉服之，能自調適。初覺風氣，能便服此藥，及新方中天麻丸各一料，相為表裡，乃治未病之聖藥也。若已病者，更宜常服，無問男女，小兒風癇，急慢驚風，皆可服之。如解利四進傷寒，隨四時加減服。

四白丹潔古　清肺氣，養魄，謂中風者多昏冒，氣不清利也。兼能下強骨髓。

白朮　砂仁　白茯苓　香附　防風　川芎　甘草　人參各半兩　白芷一兩　羌活　獨活　薄荷各二錢半　藿香　白檀香各一錢半　知母　細辛各二錢　甜竹葉二兩　麝香一錢，另研　龍腦另研　牛黃另研，各半錢

上為末，蜜丸，每兩作十丸。臨臥服一丸，分五七次細嚼之，煎愈風湯送下。

二丹丸見健忘，前方清肺，此方安神。清中清者，歸肺以助天真；清中濁者，堅強骨髓；濁中之清者，榮養於神；濁中之濁者，榮華腠理。

天麻丸潔古　風能動而多變，因熱勝則動，宜以靜勝躁，是養血也。宜知，是行榮衛，壯筋骨也。非大藥不能治。

附子一兩，炮　天麻酒浸三宿，曬乾　牛膝酒浸一宿，焙乾　萆薢
另研　玄參各六兩　杜仲七兩，炒去絲　當歸十兩，全角　羌活十兩或
十五兩　生地黃十六兩　獨活五兩

上為末，煉蜜丸，梧桐子大。每服五七十丸，病大者加至
百丸，空心食前，溫酒或白湯下。平明服藥，日高飢則食，不
飢且止。大忌壅塞，失於通利，故服藥半月稍覺壅塞，微以七
宣丸踈之，使藥再為用也。

牛膝、萆薢強壯筋骨，杜仲使筋骨相著，羌活、防風治風
要藥，當歸、地黃養血和榮衛，玄參主用，附子佐之行經也。

如風癇病不能癒者，吐論厚朴丸，出《潔古家珍》，其本
方後另有此病加添藥。如中風自汗，昏冒，發熱不惡風寒，不
能安臥，此是風熱煩躁，瀉青丸主之。如小便少，不可以藥利
之，既自汗津液外泄，小便內少，若利之使榮衛枯竭，無以制
水，煩熱愈甚，俟熱退汗止，小便自行也。兼此證屬陽明經，
大忌利小便，須識之。

瀉青丸　治中風自汗，昏冒，發熱不惡寒，不能安臥，此
是風熱煩躁之故也。見頭痛。

至寶丹《和劑》　治卒中急風不語，中惡氣絕，中諸物毒，
暗風，中熱疫毒，陰陽二毒，山嵐瘴氣毒，蠱毒，水毒，產後
血暈，口鼻血出，惡血攻心煩躁，氣喘吐逆，難產悶亂，死胎
不下，已上諸疾，並用童子小便一合，生薑自然汁三五滴，入
小便內溫過，化下三丸至五丸，神效。又療心肺積熱，伏熱嘔
吐，邪氣攻心，大腸風秘，神魂恍惚，頭目昏眩，睡眠不安，
唇口乾燥，傷寒狂語。

人參[1]　天竺黃[2]　生為犀屑研　硃砂研，飛　雄黃研，飛
生玳瑁屑研　琥珀研，各一兩　麝香研　龍腦研，各二錢半　金箔半
入藥，半為衣　銀箔研，各五十片　牛黃研　天南星[3]水煮軟切片，各半

---

① 人參：《局方》卷一本方中無此藥。
② 天竺黃：《局方》卷一本方中無此藥。
③ 天南星：《局方》卷一本方中無此藥。

兩　安息香一兩半，為末，以無灰酒攪澄飛過，濾去沙土，大約得淨數一兩，火熬成膏

上將生犀、玳瑁為細末，入餘藥研勻，將安息香膏重湯煮烊，入諸藥中和搜成劑，盛不津器中，並旋丸如梧桐子大。用人參湯化下三丸至五丸。又療上兒諸癇急驚心熱，卒中客忤，不得眠睡煩躁，風涎搐搦，每二歲兒服二丸，人參湯化下。

活命金丹《寶鑑》　治中風不語，半身不遂，肢節頑麻，痰涎上潮，咽嗌不利，飲食不下，牙關緊急，口噤。及解一切酒毒藥毒，發熱腹脹，大小便不利，胸膈痞滿，上實下虛，氣閉面赤，汗後餘熱不退，勞病諸藥不治，無問男女老幼皆可服。

貫眾　甘草　板藍根　乾葛　甜硝①各一兩　川大黃一兩半　牛黃研　珠子粉　生犀角　薄荷各五錢　辰砂四錢，研。一半為衣　麝香研　桂　青黛各三錢　龍腦研，二錢

上為末，與研藥和勻，蜜不浸蒸餅為劑，每兩作十丸，硃砂為衣，就濕用真金箔四十片為衣，臘月修合，瓷器收貯，多年不壞。如療風毒，茶清化下；解毒藥，新汲水化下；汗後餘熱、勞病及小兒驚熱，並用薄荷湯化下。已上並量大小，加減服之。

射干湯　治肝經受病，多汗惡風，善悲嗌乾，善怒，時憎女子。目下青黃色可河，急灸肝腧百壯，更宜行經順氣。若目下大段青黑，一黃一白者，不可治。

射干　白芍藥各一兩　薏苡仁二兩　桂心　牡蠣　石膏各半兩

上為㕮咀，每服五錢，水二盞，煎至一盞去滓，不拘時溫服。

犀角散　治肝中風，流柱四肢，上攻心面疼痛，言語謇澀，上焦風熱，口眼喎斜，腳膝痛無力。

犀角屑　石膏各一兩　羌活去蘆　羚羊角屑各七錢半　人參去

① 甜硝：由芒硝加工而成。《本草綱目》卷十一云：「取芒硝……再三以蘿蔔煎煉去鹹味，即為甜硝。」

蘆　甘菊花　獨活去蘆　黃耆去蘆　芎藭　白朮　黃芩　天麻
枳殼去瓤，麩炒　當歸去蘆　酸棗仁　防風去蘆　白芷各半兩　甘草
炙，二錢半

上㕮咀，每服五錢，水一盞，生薑五片，煎至六分，去滓
溫服，無時。

治肝中風，心神煩熱，言語蹇澀，不得眠臥。

竹瀝　荊瀝　葛根汁各三合　生薑汁　白蜜各一合

上五味，相調和令勻。每溫服一合，宜頻頻飲之。

遠志湯　治心經受病，多汗惡風，善怒赤色，口不能言，
但得偃臥，不可轉側，悶亂冒絕汗出，風中於心也。唇色正
赤，猶可治，急灸心腧百壯。或青黃不定，面色䀹䀹，戰慄動
者，不可治。

遠志去心，二錢半　人參去蘆　石菖蒲　羌活去蘆　細辛洗，去
苗　麻黃去①根，各半兩　赤芍藥　白朮各一兩

上為細末，每服二錢，煎小麥湯下，不拘時，時進二服。

牛黃散　治心臟中風，恍惚恐懼悶亂，不得睡臥，語言錯
亂。

牛黃另研　麝香另研　犀角屑　羚羊角屑　龍齒另研　防風
天麻　獨活　人參去蘆　沙參　茯神去木　川升麻　甘草炙　白
鮮皮　遠志去心　天竺黃另研，各二錢半　龍腦另研，一錢　硃砂水飛
鐵粉另研　麥門冬去心，各半兩

上為細末，研令勻。每服二錢，煎麥門冬湯調下，不拘
時。

麻黃散　治心臟中風，虛寒寒②顫，心驚掣悸，語聲混
濁，口喎，冒昧好笑。

麻黃去根③節　白朮　防風　芎藭各一兩④　甘草炙　漢防己

---

① 去：原脫，據《奇效良方》卷一本方補。
② 寒：原脫，據《聖惠方》卷四本方補。
③ 根：原脫，據《聖惠方》卷四本方補。
④ 各一兩：原脫，據《聖惠方》卷四本方補。

各半兩　當歸去蘆　人參去蘆　遠志去心　川升麻　桂心　茯神去木　羌活去蘆，各七錢半

上㕮咀，每服五錢，水一中盞，薑五片，煎至五分，去滓，入荊瀝半合，更煎一二沸，溫服無時。

茯神散　治心臟中風，精神不安，語澀昏悶，四肢沉重。

茯神去木　羌活　麻黃去節　龍齒另研，各一兩　赤芍藥　甘草炙，各半兩　蔓荊子　薏苡仁　麥門冬去心　人參去蘆　防風　遠志去心　犀角屑各七錢半

上㕮咀，每服四錢，水一盞半，生薑四片，煎至一盞，去滓溫服，不拘時。

犀角丸　治心臟中風，言語顛倒，神思錯亂，頭面心胸煩熱，或時舌強語澀，驚悸不安。

犀角屑　羚羊角屑　天麻　防風去蘆　遠志去心　羌活去蘆　沙參去蘆　茯神去木　川升麻　天門冬去心　葳蕤去皮　玄參各七錢半　牛黃另研　麝香另研，各二錢半　龍齒另研　鐵粉另研　硃砂各一兩，水飛　金箔研　銀箔研，各五十片

上為細末，入研令勻，煉蜜和搗五七百下，丸如梧桐子大。每服五十丸，薄荷湯下，不拘時。

石斛酒　治心臟中風，下注腰腳，除頭面游風，兼補虛損。

石斛四兩　黃耆去蘆　人參去蘆　防風各一兩半　丹砂水飛　杜仲去粗皮，剉　牛膝酒浸　五味子　白茯苓去皮　山藥　山茱萸　萆薢各二兩　細辛去苗，一兩　天門冬去心　生薑各三兩　薏苡仁　枸杞子各半升

上㕮咀，酒五斗，同浸一宿。每服二三合，加至一升。酒力需要相續，不可斷絕。

白朮湯　治脾經受病，多汗惡風，身體怠惰，四肢不動，不能飲食，口色黃者可治。其狀但踞而腹滿，通身黃色，口吐鹹水，風中於脾也，急灸脾腧百壯。目下及手足青色者不可治。

白朮去蘆　厚朴薑製　防風各一兩　附子炮，去皮臍　橘皮去白　白蘚皮　五加皮各半兩

上㕮咀，每服五錢，水二盞，生薑五片，煎一盞半，去滓溫服，無時。

防風散　治脾藏中風，手足緩弱，舌強語澀，胸膈煩悶，神志恍惚，身體沉重。

防風去蘆　麻黃去節　人參去蘆　芎藭　附子炮，去皮臍　桂心　黃耆去蘆　赤茯苓去皮　酸棗仁　白朮　獨活去蘆　桑白皮剉　羚羊角屑各七錢半　甘草炙，半兩

上為㕮咀，每服四錢，水一中盞，薑五片，煎至六分，去滓溫服，不拘時。

七聖散　治脾臟中風，心腹煩躁，頭面微腫，冷汗頻出。

枳殼去瓤，麩炒　天麻各一兩　川大黃　地骨皮　白蒺藜　芎藭各半兩　薏苡仁七錢半

上為細末，每服二錢，溫水調下，不拘時。忌食生冷、油膩、豬、雞。

五味子湯　治肺經受病，多汗惡風，時咳短氣，晝瘥夜甚，其狀偃臥胸滿，息促冒悶，風中於肺也。其鼻兩邊下至於口，上至於眉色白，急灸肺腧百壯。若色黃，其肺已傷，化而為血，不可治也。若妄掇空指地，拈衣摸床，如此數日，必死矣。

五味子　杏仁炒，去皮尖　桂心各半兩　防風　炙甘草　赤芍藥　川芎各一兩　川椒二錢半

上㕮咀，每服五錢，水二盞，煎至一盞半，去滓溫服，不拘時。

萆薢散　治腎經受病，則多汗惡風，面龐浮腫，脊骨痛，不能行立，肌膚變色，但坐而腰痛，此風中腎經也。視脅下左右上下有赤黃色如①餅者可治，急灸腎腧百餘壯。齒黃，髮鬢

---

① 如：此下原衍「如餅」，據《奇效良方》卷一本方刪。

直，面如土色，不可治。

萆薢酒浸　狗脊　杜仲去皮，剉，炒　白茯苓去皮，各一兩　何首烏　天雄炮，去皮臍　澤瀉各半兩

上為細末，每服二錢，米飲調下，無時。

獨活散　治腎臟中風，腰脊疼痛，不得俯仰，兩腳冷痺，緩弱不隨，頭昏耳聾，語音渾濁，四肢沉重。

獨活去蘆　附子炮，去皮臍　當歸去蘆　防風　天麻　桂心各一兩　川芎　甘菊花　枳殼去瓤，麩炒　山茱萸去核　黃耆　丹參去蘆　牛膝酒浸　萆薢酒浸　甘草炙　細辛去苗　菖蒲　白尤各半兩

上咬咀，每服四錢，水一盞半，生薑四片，煎至一盞，去滓溫服，無時。

風中腑兼中臟治驗

張安撫，年六十一歲。己未冬月，患半身不遂，語言謇澀，心神昏憒，煩躁自汗，表虛惡風，如灑冰雪，口不知味，鼻不聞香臭，耳聞木音則驚悸[1]，小便頻多，大便結燥，欲用大黃之類下之，則平日飲食減少不敢用，不然則又滿悶，晝夜不得瞑目而寐，最苦於此，約有三月餘，凡三易醫，病全不減。至庚申三月七日，又因風邪加之，痰嗽，咽乾燥疼痛不利，唾多，中脘氣痞似噎。

予因思《經》云：風寒傷形，憂恐忿怒傷氣，氣傷臟乃病，臟病形乃應。又云：人之氣，以天地之疾風名之。此風氣下陷入陰中，不能生發上行，則為痰矣。又云：形樂志苦，病生於脈，神先病也。邪風加之，邪入於經，動無常處，前證互相出現。治病必求其本，邪氣乃復，論時月則宜昇陽，補脾胃，瀉風木。論病則宜實表裡，養衛氣，瀉肝木，潤燥，益元氣，慎喜[2]怒，是治其本也。宜以加減沖和湯主之。

柴胡　黃耆各五分　升麻　當歸　甘草炙，各三分　半夏　黃

---

① 悸：原作「怖」，據《衛生寶鑑》卷八本方改。
② 喜：原脫，據《衛生寶鑑》卷八本方補。

證治準繩・類方精選

柏酒洗　黃芩　陳皮　人參　芍藥各二分

右㕮咀，作一服，水二盞，煎至一盞，去渣溫服。自汗加黃耆五分，嗽者加[①]五味子二十粒。

晝夜不得睡，乃因心事煩擾，心火內動，上乘陽分，衛氣不得交入陰分。故使然也，以硃砂安神丸服之，由是晝亦得睡。十日後，安撫曰：不得睡三月有餘，今困睡不已，莫非它病生乎？

予曰：不然，衛氣者，晝則行陽二十五度，夜則行陰二十五度，此衛氣交入陰分，循其天度，故安撫得睡也，何病之有焉？止有眼白睛紅，隱澀難開，宜以**當歸連翹湯**洗之。

黃連　黃柏各五分　連翹四分　當歸　甘草各三分

上作一服，水二盞，煎一盞，時時熱洗。十三日後，至日晡，微有悶亂不安，於前沖和湯又加柴胡三分，以升少陽之氣，飲三服。至十五日全得安臥，減自汗惡寒，躁熱胸膈痞，元小便多，服藥後小便減少，大便一二日一行，鼻聞香臭，口知味，飲食如常，脈微弦而柔和，按之微有力，止有咽喉中妨悶，會厭後腫，舌赤，早晨語言快利，午後微澀，宜以**玄參升麻湯**治之。

升麻　黃連各五分　黃芩炒，四分　連翹　桔梗各三分　鼠粘子　玄參　甘草　僵蠶各二分　防風一分

上㕮咀，總作一服，水二盞，煎至七分，去滓，稍熱噙漱，時時咽之，前證良癒。止有牙齒無力，不能嚼物，宜以牢牙散治之。

羊脛骨灰　升麻各二錢　生地黃　黃連　石膏各一錢　白茯苓　人參各五分　梧桐淚三分

上為細末，入麝香少許[②]研勻，臨臥擦牙後，以溫水漱之。

---

① 嗽者加：原脫，據《衛生寶鑑》卷八醉主補。
② 少許：原脫，據《衛生寶鑑》卷八本方補。

安撫初病時，右肩臂膊痛無主，持不能舉，動多汗出，肌肉瘦，不能正臥，臥則痛甚。

《經》云：汗出偏沮[1]，使人偏枯。余思《針經》云：虛與實鄰，決而通之。又云：留瘦不移，節而刺之，使經絡通和，血氣乃復。又云：陷下者灸之。為陽氣下陷入陰中，肩膊時痛，不能運動，以火導之，火引而上。補之溫之，已上證皆宜灸刺，為此先刺十二經之井穴，於四月十二日，右肩臂上肩井穴內，先針後灸二七壯，及至灸瘡發，於枯瘦處漸添肌肉，汗出少，肩臂微有力。至五月初八日，再灸左肩井，次於尺澤穴，各灸二十八壯，引氣不行，與正氣相接。次日臂膊又添氣力，自能搖動矣。時值仲夏，暑熱漸盛，以**清肺飲子**補肺氣，養脾胃，定心氣。

白芍藥五分　人參　升麻　柴胡各四分　天門冬　麥門冬各三分　陳皮二分半　甘草生二分，炙二分　黃芩　黃柏各二分

上㕮咀，作一服，水二盞，煎至一盞，去滓溫服，食後。汗多，加黃耆五分。

後以**潤腸丸**，治其胸膈痞滿，大便澀滯。

麻子仁另研泥　大黃酒煨，各一兩半　當歸尾　枳實麩炒　白芍藥　桃仁泥　升麻各半兩　人參　生甘草　陳皮各三錢　木香　檳榔各二錢

上除桃仁、麻仁外，為末，卻入二仁泥，蜜和丸，如梧桐子大，每服七八十丸，溫水食前服。初六日得處暑節，暑猶未退，宜微收，實皮毛，益胃氣，秋以胃氣為本。以益氣調榮湯主之，藥中加時藥，使邪氣不能傷也。

人參三分，為臣，益氣和中　陳皮二分，為佐，順氣和中　熟地二分，為佐，養血潤燥，瀉陰火　白芍四分，臣，補脾胃[2]微收，治肝木之邪　白朮二[3]分，為佐，養胃和中，厚腸胃　升麻二分，為使，使陽明氣上升，滋

---

① 偏沮：原作「但阻」，據《素問‧生氣通天論》改。
② 臣，補脾胃：原作「胃佐補脾」，據《衛生寶鑑》卷八本方改。
③ 二：原作「三」，據《衛生寶鑑》卷八本方改。

榮百脈　當歸二分，為佐，和血潤燥　黃耆五分，為君，實皮毛，止自汗，益元氣　半夏三分，佐，療風痰，強胃進食　甘草二分，炙，為佐，引用調和胃氣，溫中益氣　柴胡二分，為使，引少陽之氣，使出於胃中，乃風[1]行於天上　麥門冬三分，為佐，猶有暑氣未退，故加之安肺氣，得[2]秋分節不用

　　上㕮咀，作一服，水二盞，煎至一盞，去滓，溫服。忌食辛熱之物，反助暑。

　　四物湯見鼻衄。

── 中風治療的臨床新用 ──

1. 中醫藥治療中風病 23 例

　　基本方：黃耆、當歸、丹參、三七、桃仁、紅花、川芎、赤芍、全蠍、地龍、鬱金、甘草等。肢體麻木者加木瓜、伸筋草以舒筋通絡；肢體軟弱無力者加川續斷、牛膝以壯腰膝、強筋骨；失語者加杏仁、桔梗以利竅開音；痰涎多者加半夏、九節、菖蒲、遠志以祛痰開竅上藥加水 600 毫升，煎取 450 毫升，每次口服 150ml，每日 3 次，6 天為 1 個療程。

　　治療結果：臨床治癒（2 個療程以內全部症狀消失）11例；好轉（4 個療程以內症狀逐漸消失者）7 例；無效（4 個療程以上，症狀體徵仍無緩解者）5 例。（王洲賢.湖北中醫雜誌.2001，23（7）：43）

2. 中醫藥綜合治療急性缺血性中風 100 例療效觀察

　　補陽還五湯合滌痰湯加減：黃耆 60～120g，桃仁 10～15g，紅花 8g，歸尾 10g，川芎 10g，乾地龍 20g，丹參 30g，赤芍 10g，半夏 10g，陳皮 8～15g，生竹茹 20g，石菖蒲 10g，雞血藤 30g。

　　外用化瘀追風散：羌活 30g，獨活 30g，海風藤 40g，紅藤

---

① 風：原脫，據《衛生寶鑑》卷八本方補。

② 得：原脫，據《衛生寶鑑》卷八本方補。

40g，秦艽 30g，豨薟草 20g、薑黃 40g、莪朮 20g、紅花 15g、桃仁 30g、赤芍 30g、川芎 20g、桂枝 15g、絲瓜絡 30g、葛根 30g、夏枯草 30g、菊花 50g、龍膽草 50g。文水煎 40～50 分鐘，至沸後約 10～15 分鐘關火，待藥水溫度降至 80～85℃時用紗布從手至頭，從頭至足對患肢及頭進行薰洗，直至藥水降至室溫。當歸注射液 2 毫升於患側足陽明胃經的足三里穴注射，針刺人中、合谷、曲池、解谿，虛則補法，實則瀉法，留針 10～15 分鐘。血栓通 10 毫升加入 5％葡萄糖 250 毫升靜滴。上述方法日 11～15 日為一個療程。

結果：痊癒 30 例，顯效 35 例，有效 28 例，無效 7 例，總有效率 93.0％。（樊科.中西醫結合實用臨床急救，1998，3（5）：136）

3. 急性缺血性中風早期中醫康復 60 例臨床觀察

在常規治療的基礎上，進行情志康復，癱側肢體和足底部反射區按摩，手法包括推、拿、搓、捶、板、點、按。

肢體功能鍛鍊：臥床期保持癱側肢體關節正確位置，分別進行抬、舉、屈、伸、展、前旋、後旋等功能活動。

藥浴：用當歸、雞血藤、紅花、丹參、木瓜、乳沒、赤白芍、絡石藤等，水煎熱敷四肢關節，泡洗手足，每晚睡前 1 次。療程均為 6 週。結果：總有效率 91.67％，療效滿意。（李芝蘋.河南中醫藥學刊，1998，6（13）：56）

‖ 小便不利 ‖

《三因》白散子　治肝腎中風，涎潮壅寒不語，嘔吐痰沫，頭目眩暈。兼治陰證傷寒，六脈沉伏，及霍亂吐瀉，小便淋瀝不通。

大附子去皮臍，生　滑石桂府者，各半兩　製半夏七錢半

上為末，每服二錢，水二盞，薑七片，蜜半匙，煎七分，空心冷服。霍亂，加藿香；小便不利，加木通、燈心、茆根煎。

痰涎壅盛

二陳湯見痰飲。

星香湯《易簡》　治中風痰盛，服熱藥不得者。

南星八錢　木香一錢

每服四錢，水一盞，薑十片，煎七分，不拘時溫服。

藿香正氣散　治傷寒頭疼，憎寒壯熱，或感濕氣，霍亂吐瀉。常服除山嵐瘴氣，伏暑吐瀉，腳轉筋。加香薷、扁豆、黃連，名藿薷湯。

大腹皮　白芷　茯苓　蘇莖葉　藿香各三兩　厚朴　白朮　陳皮去白　苦梗　半夏各二兩　炙甘草一兩

上㕮咀，每服三錢，薑三片，棗一枚煎，熱服。

四君子湯見虛勞。　養正丹見氣。

青州白丸子《和劑》　治男婦手足癱瘓，風痰壅盛，嘔吐涎沫，及小兒驚風，婦人血風。

半夏生，七兩，水浸洗　南星生，三兩　白附子生，二兩　川烏生，半兩，去皮臍

上為末，以生絹袋盛，於井花水內擺出，如未出者，更以手揉出，如有滓更研，再入絹袋，擺盡為度。置磁盆中，日曬夜露，至曉撇去舊水，別用井水攪，又曬，至來日早再換新水，攪和此法，春五日，夏三日，秋七日，冬十日。去水曬乾後如玉片，研細，以糯米粉煎粥清丸，綠豆大。薑湯下二十丸，無時。如癱瘓風，溫酒下；小兒驚風，薄荷湯下三五丸。

碧霞丹　治卒中急風，眩暈僵仆，痰涎壅塞，心神迷悶，牙關緊急，目睛上視，及五種癇病，涎潮搐搦。

石綠研九度飛，十兩　附子尖　烏頭尖　蠍梢各七十個

上三味，為末，入石綠令勻，麵糊為丸，如雞頭實大。每服急用薄荷汁化下一丸，更入酒半合，溫暖服之，須與吐出痰涎，然後隨證治之，如牙關緊急，斡開灌之，立驗。

‖ 口噤 ‖

稀涎散　治中風不語，牙關緊急，單蛾雙蛾。

江子仁_{六粒，每粒分作兩半}　牙皂_{三錢，切片}　明礬_{一兩}

上先將礬化開，卻入二味攪勻，待礬枯為末，每用三分吹入，諸病皆癒。痰涎壅盛者，以五分燈心湯下，喉中之痰逆上者即吐，膈間者即下。

凡中風口噤不能開，用白鹽梅揩齒，即能開。

‖ 口眼喎斜 ‖

清陽湯_{東垣}　治口喎斜，頰腮緊急，胃中火盛，汗不出而小便數。

黃耆　當歸身　升麻_{各二錢}　葛根_{一錢半}　炙甘草　紅花　黃柏_酒　桂枝_{各一錢}　蘇木　生甘草_{各五分}

㕮咀，作一服，酒三盞，煎至一盞二分，去滓稍熱，食前服訖，以火熨摩緊急處即癒。夫口喎筋急者，是筋脈血絡中大寒，此藥少代燔針劫刺，破惡血以去凝結，內泄中脈之火熾。

秦艽升麻湯《寶鑑》　治中風手足陰明經，口眼喎斜，四肢拘急，惡風惡[1]寒。

升麻　葛根　甘草_炙　芍藥　人參_{各半兩}　秦艽　白芷　防風　桂枝_{各三錢}

每服一兩，水二盞，連鬚蔥根白三莖，煎至一盞，去滓，稍熱服，食後。服藥畢避風寒處[2]臥，得微汗出則止。

----

① 惡：原脫，據《衛生寶鑑》卷八本方補。

② 處：原脫，據《衛生寶鑑》卷八本方補。

中醫治療中風口眼喎斜 36 例

治療方法中風分本虛、標實症。在標為風火痰濕壅盛，氣血瘀阻。中臟腑分閉症和脫證。中經絡者用祛風通絡活血和營，用牽正散加味，並配合針灸。方藥組成：白附子 10g，僵蠶 10g，全蠍 12g，川烏 10g，草烏 10g，膽南星 12g，川芎 10g，白芷 10g，防風 10g，赤芍 15g，當歸 12g，甘草 5g。針灸＋電脈衝，主穴：下關、頰車、四白、地倉、承漿、陽白、翳風。配穴：合谷、曲池。頭痛加太陽、攢竹。結果痊癒 19 例，占 53%，顯效 8 例，有效 6 例，無效 3 例，總有效率 92%。（苗萌.現代中西醫結合雜誌，2004，（21）13：2859）

‖ 半身不遂 ‖

順風勻氣散《良方》　治中風中氣，半身不遂，口眼喎斜，先宜服此。

白朮四錢　人參　天麻各一錢　沉香　白芷　紫蘇　木瓜青皮　甘草炙，各半錢　烏藥三錢

分作二貼，每貼水二盞，生薑三片，煎八分，溫服，二滓開煎。風氣腰痛，亦宜服之。

虎骨散《簡易》　治半身不遂，肌肉乾瘦，為偏枯，忌用麻黃發汗，枯津液，惟此方潤筋去風。

當歸二兩　赤芍藥　續斷　白朮　藁本　虎骨各一兩　烏蛇肉半兩

為細末，每服二錢，食後溫酒調下。骨中煩疼加生地黃一兩，臟寒自利加天雄半兩。

虎脛骨酒《濟生》　治中風偏枯不隨，一切諸風攣拳。

石斛去根　石楠葉　防風　虎脛骨酥炙　當歸　茵芋葉　杜

仲炒　川牛藤　芎藭　狗脊燎去毛　川續斷　巴戟去心，各一兩

上剉如豆，囊藥，以酒一斗，漬十日。每熱服一盞，無時。

黃耆酒　治風濕痺，身體麻木，皮膚瘙癢，筋脈拘攣，言語蹇澀，手足不遂，時覺不仁見著痺。

治半身不遂，口眼喎斜，頭目眩暈，痰火熾盛，筋骨時疼。此乃原於血虛血熱，挾痰挾火，經絡肌表之間，先已有其病根，後因感冒風寒，或過嗜醇酒膏粱而助痰火，或惱怒而逆肝氣，遂有此半身不遂之證。其在於經絡肌表筋骨之間，尚未入臟腑，並以此方治之。蓋此方有補血活血之功不至於滯，有健脾燥濕消痰之能不致於燥，又清熱運動疎風，開經絡，通膝理，內固根本，外散病邪，王道劑也，多服見功。

白朮　川芎各一錢半　南星　半夏　芍藥　茯苓　天麻各一錢　川當歸　生地黃　熟地黃　牛膝　酸棗仁　黃芩　橘紅各八分　羌活　防風　桂各六分　紅花　甘草炙，各四分　黃柏三分

水煎，入竹瀝、薑汁，侵晨服。

—— 半身不遂治療臨床新用 ——

二草耆蛭湯加減治中風半身不遂 37 例

組方：豨薟草 30g，透骨草 12g，耆菜巴巴葉 40g，沙糖根 15g，水蛭 4g（研粉兌服）。偏癱日久者加全蠍 10g，烏梢蛇 20g，五加皮 15g；面色無華，唇甲蒼白血虛者加全當歸 15g，熟地 15g，大棗 15g；體瘦口乾陰虛者加西洋參 15g，生地 10g，玄參 10g；體胖乏力氣虛有濕者加條參 20g，茯苓 40g，澤瀉 15g；血壓高者加杜仲 15g，葛根 30g，夏枯草 12g；血脂增高者加澤瀉 15g，山楂 15g，三棱 12g；血糖增高者加葛根 10g，花粉 12g；頭痛者加白芷 12g，川芎 15g，白附子 15g；口眼喎斜者加白附子 20g，白僵蠶 15g，全蠍 10g；言語蹇澀者

加遠志 12g，石菖蒲 20g，絲瓜絡 12g；上肢不遂重者加桑枝 30g，薑黃 12g；下肢不遂重者加桑寄生 20g，狗脊 15g，川牛膝 12g，杜仲 12g；患者關節僵硬，屈伸不利者加伸筋草 12g；痰涎壅盛者加膽南星 12g，法夏 12g，鮮竹瀝 20ml；胸悶痛者加全瓜蔞 20g，薤白 15g，檀香 4g；心煩不寐者加焦梔子 12g，淡竹葉 12g，夜交藤 15g，合歡皮 15g；患肢腫脹者加紅參 10g，五加皮 15g，澤瀉 30g；大便秘結者加大黃 10g，瓜蔞 15g。結果：37 例經治療 20～60 天，基本治癒 10 例；顯效 19 例；好轉 8 例。（李曉玲.中國民族民間醫藥雜誌，1997，25：11）

‖ 失音不語 ‖

　　地黃飲子《宣明》　治舌瘖不能言，足廢不能用，腎虛弱，其氣厥不至舌下。

　　熟地黃　巴戟去心　山茱萸去核　肉蓯蓉酒浸焙　石斛　附子炮　五味子　白茯苓　菖蒲　遠志去心　官桂　麥門冬去心，各等份

　　上為末，每服三錢，生薑五片，棗一枚，薄荷七葉，水一盞半，煎八分，服無時。

　　滌痰湯　治中風痰迷心竅，舌強不能言。

　　南星薑製　半夏湯洗七次，各二錢半　枳實麩炒　茯苓去皮，各二錢　橘紅一錢半　石菖蒲　人參各一錢　竹茹七分　甘草半錢

　　上作一服，水二盅，生薑五片，煎一盅，食後服。

　　涼膈散見發熱。

　　加味轉舌膏　連翹　遠志　薄荷　柿霜各一兩　石菖蒲六錢　梔子炒　防風　桔梗　黃芩酒炒　玄明粉　甘草　酒大黃各五錢　犀角　川芎各三錢

　　上為末，煉蜜丸，彈子大，硃砂五錢為衣。食後臨臥，薄荷湯嚼下一丸。

解語湯 一方，有石菖蒲、遠志。

羌活　防風　天麻　肉桂　川芎　南星　陳皮　白芷　當歸　人參　甘草　酸棗仁　羚羊角各等份

水煎，入竹瀝半盞，再一二沸服。

訶子湯 見瘖。

正舌散 《寶鑑》　治中風，舌強語澀。

雄黃研　荊芥穗各等份

上為末，每服二錢，豆淋酒調下。

茯神散 《寶鑑》　治證同前。

茯神心炒，一兩　薄荷焙，二兩　蠍梢去毒，二[①]錢

上為末，每服一二錢，溫酒調下。

治中風不語　取龜尿少許，點於舌，神效。

取龜尿法：置龜於新荷葉上，以豬髮鼻內戳之，立出。

清心散　青黛　硼砂　薄荷各二錢　牛黃　冰片各三分

上為末，先以蜜水洗舌，後以薑汁擦舌，將葉末蜜水調稀，搽舌本上。

‖ 身　痛 ‖

鐵彈丸 《和劑》　治卒暴中風，神志昏憒，牙關緊急，目睛直視，手足瘈瘲，口面喎斜，涎潮語澀，筋攣骨痛，癱瘓偏枯，或麻木不仁，或瘙癢無常，應是風疾，及打撲傷損，肢節疼痛，皆治，通經絡，活血脈。

乳香另研　沒藥另研，各一兩　川烏頭炮，去皮臍，為末，一兩半五靈脂酒浸，淘去砂石，曬乾，四兩，為末　麝香細研，一錢

上先將乳香、沒藥於陰涼處細研，次入麝，入藥末，再研匀，滴水和丸如彈子大。每服一丸，食後臨臥，薄荷酒磨化服。

證治準繩·類方精選

―――――――

① 二：原作「五」，據《衛生寶鑑》卷八本方改。

十味剉散《易簡》 治中風血弱，臂痛連及筋骨，舉動艱難。

附子三兩，炮 當歸洗 黃耆炙 白芍藥各二兩 川芎 防風 白朮各一兩半 肉桂一兩 茯苓 熟地黃各七錢半

每服四錢，水一盞，薑八片，棗三枚煎，食後臨臥服。

蠲痹湯 治風濕相搏，身體煩疼，手足冷痹，四肢沉重。見痹。

‖ 昏 冒 ‖

至聖保命金丹《寶鑑》 治中風口眼喎斜，手足癱曳，語言謇澀，四肢不舉，精神昏憒，痰多。

貫眾一兩 生地黃七錢 大黃半兩 青黛 板藍根各三錢 硃砂研 牛黃研 蒲黃 薄荷各二錢半 珠子研 龍腦研，各一錢半 麝香研，一錢

上十二味，為末，入研藥和勻，蜜丸芡實大，金箔為衣。每用一次，細嚼，茶清送下，新汲水亦得。如病入嚼不得，用薄荷湯化下，無時。此藥鎮墜痰涎，大有神效。

牛黃清心丸《和劑》 治諸風緩縱不隨，語言謇澀，心怔健忘，恍惚去來，頭目眩暈，胸中煩鬱，痰涎壅塞，精神昏憒。又治心氣不足，神志不定，悲憂慘戚，虛煩少睡，喜怒無時，或發狂癲，神情昏亂。

白芍藥 麥門冬去心 黃芩 當歸去苗 防風去苗 白朮各兩半 柴胡 桔梗 芎藭 羚羊角屑 麝香研 龍腦研，各一兩 肉桂去粗皮 大豆黃卷碎，炒 阿膠碎，炒，各一兩七錢半 白蘞 乾薑炮 各七錢半 牛黃研，一兩二錢 犀角屑二兩 雄黃研，飛，八錢 乾山藥七兩 甘草剉，炒，五兩 金箔一千二百片，內四百片為衣 大棗一百枚，蒸熟，去皮核，研成膏

上除棗、杏仁、金箔、二角屑及牛黃、雄黃、腦、麝四味外，為細末，入餘藥和勻，用煉蜜與棗膏為丸，每兩作十丸，

金箔為衣。每服一丸，溫水化下，食後服。小兒驚癇，即酌度多少，以竹葉湯溫化。

防風通聖散《見眩暈》。

三一承氣湯《宣明》　治傷寒大承氣湯證腹滿實痛，調胃承氣湯證譫語不利，小承氣湯證內熱不便，三一承氣湯合而為一也。及治中風僵仆，風癇發作，並皆服之，此下劑也。

大黃錦紋者　芒硝　厚朴去皮　枳實各半兩　甘草一兩

水一盞半，生薑三片，煎至七分，納硝煎二沸，去滓溫服，不拘時，以利為度。

防風丸《和劑》　治一切風及痰熱上攻，頭痛噁心，項背拘急，目眩旋暈，心忪煩悶，手足無力，骨節疼痹，言語謇澀，口眼瞤動，神思恍惚，痰涎壅滯，昏憒健忘，虛煩少睡。

防風洗　川芎　天麻去苗，酒浸一宿　甘草炙，各二兩　硃砂研，為末，半兩

上為末，煉蜜為丸，每兩作十丸，以硃砂為衣。每服一丸，荊芥湯化服，茶、酒嚼下亦得，無時。

犀角丸《和劑》　除三焦邪熱，疏一切風氣，治風盛痰實，頭目昏重，肢節拘急，痰涎壅滯，腸胃燥澀，大小便難。

黃連去鬚　犀角鎊　各十兩　人參去蘆，二十兩　大黃八十兩　黑牽牛一百二十兩，炒，別搗取粉，六十兩

上與牽牛粉合和，為細末，煉蜜丸，梧桐子大。每服十五丸至二十丸，臨臥溫湯下。更量虛實加減。

排風湯《和劑》　治男婦風虛冷濕邪氣入臟，狂言妄語，精神錯亂。肝風發則面青心悶，吐逆嘔沫，脅滿，頭眩重，耳不聞入聲，偏枯筋急，曲拳而臥。心風發作則面赤，翕然而熱，悲傷瞋怒，目張呼喚。脾風發則面黃，身體不仁，不能步行，飲食失味，夢寐倒錯，與亡人相隨。肺風發則面白，欬逆唾膿血，上氣奄然而極。腎風發則面黑，手足不隨，腰痛難以俯仰，痹冷骨疼，若有此候，令人心驚，志意不定，恍惚多忘。

服此湯安心定志，聰耳明目，通治①臟腑諸風疾。

白鮮皮　當歸酒浸一宿　肉桂去粗皮　芍藥白者　杏仁去皮尖，麩炒　甘草炒　防風　芎藭　白术各二兩　獨活　麻黃去根節　茯苓去皮，各三兩

上為粗末，每服三錢，水一盞半，薑四片，煎八分，去滓溫服，不拘時。

八風散《和劑》　治風氣上攻，頭目昏眩，肢體拘急煩痛，或皮膚風瘡癢痛，及治寒壅不調，鼻塞聲重。

藿香去土半斤　白芷　前胡去蘆，各一斤　黃耆去蘆　甘草炙　人參去蘆，各二斤　羌活去蘆　防風去蘆，各三斤

上為細末，每服二錢，水一盞，入薄荷少許，煎至七分，去滓，食後溫服，臘茶清調一大錢亦得。小兒虛風，乳香、臘茶清調下半錢，更量兒大小加減服。

骨碎補丸《和劑》　治肝腎風虛，上攻下疰，筋脈拘攣，骨節疼痛，頭面浮腫，手臂少力，腰背強痛，腳膝緩弱，屈伸不利，行履艱難。

荊芥穗　白附子炮　牛膝酒浸，焙乾　肉蓯蓉酒浸一宿，切片，焙各一兩　骨碎補去毛，炒　威靈仙去苗　縮砂仁各半兩　地龍去土，微炒　沒藥各二錢半　自然銅醋淬九遍　草烏頭炮，去皮臍　半夏湯洗七次，各半兩

上為細末，酒煮麵糊為丸如梧桐子大。每服五丸至七丸，溫酒下，婦人醋湯或當歸酒下。妊娠不宜服。

烏荊丸見下血。

大三五七散《和劑》　治八風五痺，癱瘓軃曳，口眼喎斜，眉角牽引，項背拘強，牙關緊急，心中憒悶，神色如醉，遍身發熱，骨節煩痛，肌肉麻木，腰膝不仁，皮膚瞤動，或如蟲行。又治陽虛頭痛，風寒入腦，目旋運轉，如舟船之上，耳內蟬鳴，或如風雨之聲，應風寒濕痺腳氣緩弱等疾。

---

① 治：原脫，據修敬堂本補。

山茱萸　乾薑炮　茯苓去皮，各三斤　細辛一斤八兩　防風四斤
附子炮，去皮臍，三十五枚

上為細末，溫酒調下二錢，食前服。

四生散《和劑》　治男婦肝腎風毒上攻，眼赤癢痛，不時羞
明多淚，下疰腳膝生瘡，及遍身風癬，服藥不驗，居常多覺兩
耳中癢。

黃耆　川羌活　蒺藜沙苑者　白附子各等份，生用

上為細末，每服二錢，薄荷酒調下。如腎臟風下疰生瘡，
以豬腰劈開，入藥二錢合定，紙裹煨熟，空心細嚼，以鹽酒送
下。

省風湯《和劑》　治卒急中風，口噤全不能言，口眼喎斜，
筋脈攣急，抽牽疼痛，風盛痰實，旋暈僵仆，頭目眩重，胸膈
煩滿，左癱右瘓，手足麻痺，骨節煩疼，步履艱辛，恍惚不
定，神志昏憒。一切風證，可預服之。

防風　南星生用，各四兩　半夏白好者，水浸洗，生用　黃芩去粗
皮　甘草生用。各二兩

㕮咀，每服四大錢，水二大盞，薑十片，煎一中盞，去滓
溫服，無時。

四生丸《和劑》　治左癱右瘓，口眼喎斜，中風涎急，半身
不遂，不能舉者，悉皆療之。

五靈脂去石　骨碎補　川烏頭去皮尖　當歸各等份

上為細末，用無灰酒打麵糊為丸，如梧桐子大。每服七
丸，漸如至十五丸，溫酒下。服此藥莫服靈寶丹，恐藥無效。

輕腳丸　治左癱右瘓，腳弱不能行履。

木鱉子別研　白膠香別研　白芍藥各二兩　草烏去皮尖，四兩
赤小豆一兩，別研為末，打糊

上末之，赤豆糊為丸，如梧桐子大。每七丸，加至十丸，
溫酒或木瓜湯下，病在上食後臨臥服，病在下空心服。忌熱物
少時。

伏虎丹《和劑》　專治左癱右瘓。

生乾地黃　蔓荊子　白僵蠶炒去絲，各二錢半　五靈脂去皮，半兩　躑躅花炒　南星　白膠香　草烏炮，各一兩

末之，酒煮半夏末為糊丸，如龍眼大。每一丸分四服，酒吞下，日進二服。此健康烏衣巷有老人姓鍾，素好道，因酒患風，百治無效，一日忽有道人至，授此方藥服之，道人忽不見，已而病除，乃知仙方。

換腿丸《和劑》　治腎經虛弱，下注腰膝，或當風取涼，冷氣所乘，沉重少力，移步遲緩，筋脈攣痛，不能屈伸，腳心隱痛，有妨履地。大治乾濕腳氣，赤腫痛楚，發作無時，呻吟難忍，氣滿喘促，舉動艱難，面色黧黑，傳送秘澀，並皆療之。

薏苡仁　石楠葉　南星洗，薑製炒　川牛膝酒浸，焙　肉桂去粗皮　當歸去蘆　天麻去苗　附子炮，去皮臍　羌活　防風去杈　石斛去根　萆薢微炙　黃耆蜜炙　續斷各一兩　蒼朮米泔浸，一兩半　檳榔半兩　乾木瓜四兩

上為細末，麵糊丸，梧銅子大。每服三十丸至五十丸，空心，溫酒或木瓜湯下，日二三服。常服舒筋輕足，永無腳氣之患。昔有人患此疾，服之一月，腳力頓健，委有換腿之功。

左經圓《和劑》　治左癱右瘓，手足顫掉，言語謇促，渾身疼痛，筋脈拘攣，不得屈伸，項背強直，下注腳膝，行履艱難，及跌撲閃肭，外傷風損。常服通經絡，活血脈，踈風順氣，壯骨輕身。

生黑豆一斤，以盤螯二十一枚去足同煮，候豆脹為度，去之取豆焙乾　川烏炮，去皮臍，二兩　乳香研，一兩　沒藥一兩半　草烏炮，四兩

上為末，醋糊為圓，如梧桐子大。每服三十圓，溫酒下，不拘時。

木瓜圓《和劑》　治腎經虛弱，下攻腰膝，沉重少力，腿腳腫癢，疰破生瘡，腳心隱[1]痛，筋脈拘攣，或腰膝緩弱，步履艱難，舉動喘促，面色黧黑，大小便秘澀，飲食減少，無問久新，並宜服之。

---

① 隱：原作「癮」，據《和劑局方》卷一本方改。

熟地黃洗，焙　陳皮去白　烏藥各四兩　黑牽牛三兩，炒　石楠藤　杏仁去皮尖　當歸　蓯蓉酒浸，焙　乾木瓜　續斷　牛膝酒浸，各二兩　赤芍藥一兩

上為細末，酒糊為圓，如梧桐子大。空心，木瓜湯吞三五十圓，溫酒亦得。

犀角防風湯《統旨》　治一切諸風，口眼喎斜，手足軃曳，語言謇澀，四肢麻木。

犀角磨水，臨服時入　防風　甘草炙　天麻　羌活各五分　滑石一錢五分　石膏七分　麻黃　獨活　山梔各五分　荊芥　連翹　當歸　黃芩　全蠍炒　薄荷　桔梗　白朮　細辛各四分

水二盅，薑五片，煎一盅，稍熱服，取汗。大便秘結，加大黃一錢。

追風如聖散《統旨》　治男婦諸般風證，左癱右瘓，半身不遂，口眼喎斜，腰腿疼痛，手足頑麻，語言謇澀，行步艱難，遍身瘡癬，上攻頭目，耳內蟬鳴，痰涎不利，皮膚搔癢，偏正頭風，無問新舊。及破傷風，角弓反張，蛇犬咬傷，金刃所傷，血出不止，敷之立止。

川烏　草烏　蒼朮各四兩　金釵石斛一兩　川芎　白芷　細辛　當歸　防風　麻黃　荊芥　何首烏　全蠍　天麻　藁本各五錢　甘草三兩　人參三錢　兩頭尖二錢

上為細末，每服半錢匕，臨臥茶清下，溫酒亦可，不許多飲酒。服後忌一切熱物飲食一時，恐動藥力。

蠲風飲子《正傳》　治中風癱瘓，口眼喎斜，及一切手足走注疼痛，肢節攣急，麻痺不仁。

防風去蘆　杜仲去粗皮，薑汁炒　羌活　白芷　川當歸酒洗，去蘆　川芎　生地黃酒浸　白芍藥　川牛膝去蘆，酒洗　秦艽去蘆　何首烏　草薢　蒼朮米泔浸一宿　白朮　木通　大楓子肉　威靈仙　血藤即過山龍　防己　丁公藤各一兩　荊芥穗　海桐皮去粗皮　五加皮　南星煨裂　半夏湯泡七次　橘紅　赤茯苓去皮　桑寄生　天麻　僵蠶炒去絲嘴　鉤藤各半兩　薄桂去粗皮　草烏去皮尖　甘草

節　川烏去皮臍，炮　豬牙皂角各二錢半　兩頭尖　陰地蕨一名地茶
大薊　小薊　桑絡藤各一兩半　生薑一兩，另搗細

上各切細，用無灰好酒二斗五升，以瓷罐盛酒浸藥，皮紙十數重封口，冬半月，夏七日，秋、春十日。每清晨午前午後臨臥各服一大白盛。忌雞、豬、魚、羊、驢、馬、飛禽、蝦、蟹等肉味，及煎煿油膩，水果生冷，花麥熱麵，一切動氣發風之物。

豨薟丸《濟生》　治中風口眼喎斜，時吐涎沫，語言謇澀，手足緩弱。

豨薟草一名火杴草，生於沃壤間，帶豬薟[1]氣者是

上五月五日，六月六日，採葉洗淨，不拘多少。九蒸九曝，每蒸用酒蜜灑之，蒸一飯頃，日乾為末，煉蜜丸，梧桐子大。每服百丸，空心，溫酒米飲任下。

一方，每豨薟一斤，加四物料各半兩，川烏一錢半，羌活、防風各二錢。

拯濟換骨丹《元戎》　治半身不遂，口眼喎斜，手足不仁，言語謇澀，或骨痛連髓，或痺襲皮膚，或中急風，涎潮不言，精神昏澀，行步艱難，筋脈拘急，左癱右瘓，一切風疾。

槐莢子生　人參　桑白皮　蒼朮　白芷　何首烏　蔓荊子
威靈仙　防風各二兩　五味子　苦參　香附　川芎各一兩　麝香二
錢　龍腦二錢，另研，一本無

右一十四味，為細末，入麝香令勻，又用麻黃十斤，去根節，天河水三石三斗，熬至六斗，濾去滓，再煎至二升半，入銀石器內熬成膏，入前藥和勻，杵三五千下，每一兩作十丸，硃砂為衣。每服一丸，先搗碎，酒一盞，自晨浸至晚，食後臨臥，攪勻服之。神清無睡，是藥之驗，再服須更隔五日服之。如中風無汗宜服。若體虛自汗服之，是重亡津液也。若風盛之人，當於密室溫臥取汗。

---

① 薟：原作「芎」，據《重訂嚴氏濟生方・諸風門》本方改。

搜風順氣丸《聖惠》　治三十六種風，七十二般氣，去上熱下冷，腰腳疼痛，四肢無力，多睡少食，漸漸羸瘦，顏色不完黃赤，惡瘡下疰，口苦無味，憎寒毛聳，積[①]年癥癖氣塊，丈夫陽事斷絕，女子久無子嗣，久患寒瘧，吐逆瀉利，變成勞疾，百節痠痛，小兒老人皆可服，補精駐顏，疎風順氣。

車前子二兩半　白檳榔　火麻子微炒，去殼，另研　鬱李仁湯泡，去皮，研　菟絲子酒浸，焙炮，曬乾　牛膝酒浸二宿　乾山藥各三兩　枳殼去穰，麩炒　防風去杈　獨活各一兩　錦紋大黃五錢，半生半熟

上為末，煉蜜丸梧桐子大。每服二十丸，酒、茶、米飲任下，百無所忌，早晨、臨臥各一服。服經一月消食，二月去腸內宿滯，三月無倦少睡，四月精神強勝，王月耳日聰明，六月腰腳輕重，一年百病皆除，老者返少。如服藥覺臟腑微動，以羊肚肺羹補之。久患腸風便血，服之除根。如顫語謇澀，及癱瘓服之，隨即平復。酒後一服，宿醒消盡，百病不生。孕婦勿服。

愈風丹　治足三陰虧損，風邪所傷，致肢體麻木，手足不隨等證。

天麻　牛膝灑浸，焙　萆薢　玄參各六兩　杜仲七兩　羌活十四兩　當歸　熟地黃　生地黃各一斤　獨活五兩　肉桂三兩

上為末，煉蜜丸，梧桐子大。用白湯下五七十丸。

史國公浸酒方　專治左癱右瘓，四肢頑麻，骨節痠痛，諸般寒濕風氣。

當歸　虎脛骨酒浸一日，焙乾蘇炙　羌活　鱉甲炙　萆薢　防風去蘆權　秦艽　川牛膝　松節　晚蠶砂各二兩　枸杞子五兩　乾茄根八兩，飯上蒸熟

用無灰酒一斗，絹袋盛藥，入酒內，封十日。取飲時不可面向壇口，恐藥氣沖人頭面，飲酒不可間斷。飲盡，藥滓曬乾為末，米糊丸，梧桐子大。空心酒下五十丸。忌食發風動氣之

證治準繩・類方精選

---
① 積：原作「節」，據修敬堂本改。

物。

---- 中風昏冒治療臨床新用 ----

加減滌痰湯治療中風早期 89 例

患者臨床表現為跌仆（83 例），肢體麻木或半身不遂（89例），舌強語蹇（89 例），神志不清（17 例），喉中痰鳴或兼見頭昏頭暈、舌體喎斜，舌苔厚膩（89 例），脈象弦滑（89例）。均以加減滌痰湯治療：法半夏、膽南、陳皮、僵蠶、木通各 10g，茯苓 15g，白附子 3g，每日 1 劑，文火水煎 2 次，溫服或鼻飼。7 天為 1 療程。治療結果：本組 89 例中，顯效（口齒清楚、能下床行走、舌苔變薄）67 例，好轉（症狀減輕、病情改善）13 例，無效（症狀加重或死亡）9 例。總有效率為 89.8%。病情惡化死亡者，均死於嚴重併發症（翟龍法，湖南中醫雜誌，1995，11：4）。

‖ 中寒 ‖

蘇合香丸見卒中。

五積散《和劑》 治感冒寒邪，頭疼身痛，項背拘急，惡寒嘔吐，或有腹痛。又治傷寒發熱，頭疼惡風，無問內傷生冷，外感風寒，及寒濕客於經絡，腰腳痠痛，及婦人經血不調，或難產並治。

白芷　茯苓　半夏湯洗七次　當歸　川芎　甘草炙　肉桂　芍藥各三兩　枳殼去瓤，麩炒　麻黃去節根　陳皮去白，各六兩　桔梗去蘆，十二兩　厚朴去粗皮，薑製　乾薑各四兩　爁蒼朮泔浸，去皮，二十四兩

上吹咀，每服四錢，水一盞，薑三片，蔥白三根，煎七分，熱服。冒寒用煨薑，挾氣則加茱萸，婦人調經催產則加艾

醋。

薑附湯《發明》 治中寒口噤，四肢強直，失音不語，忽然暈倒，口吐涎沫，狀如暗風，手足厥冷，或復煩躁。兼治陰證傷寒，大便自利而發熱者。

乾薑 熟附子各等份

上㕮咀，每服四錢，水一盞半，煎至七分，去滓溫服。或慮此藥性太燥，即以附子理中湯，相繼服餌。薑附本治傷寒經下後，又復發汗，內外俱虛，身無大熱，晝則煩躁，夜則安靜，不嘔不渴，六脈沉狀，並宜服此，不知脈者，更宜審之。兼治中脘虛寒，久積痰水，心腹冷痛，霍亂轉筋，四肢厥逆。

一方，附子湯以生用者，名曰**白通湯**。內加白朮倍之，甘草減半，名生**附子白朮湯**。治中風濕，昏悶恍惚，腹脹滿，身重，手足瘈瘲，失音不語，便利不禁。

一方，用薑附湯加麻黃、白朮、人參、甘草等份，名**附子麻黃湯**。治中寒濕，昏暈緩弱，腰脊強急，口眼喎僻，語聲渾濁，胸腹瞋脹，氣上喘急，不能轉動，更宜審而用之。

附子理中湯

乾薑炮 白朮 人參 甘草炙 各二錢半 附子炮，二錢

水二盅，煎八分，食前溫服。

不換金正氣散《和劑》 治四時傷寒，溫疫時氣，頭疼壯熱，腰背拘急，山嵐瘴氣，寒熱往來，霍亂吐瀉，臟腑虛寒，下痢赤白。

蒼朮製 橘皮去白 半夏麴炒 厚朴薑製 藿香各二錢 甘草炙，一錢

上作一服，水二盅，生薑五片，紅棗二枚，煎至一盅，去滓，食前稍熱服。忌生冷油膩毒物。若出遠方，不服水土，尤宜服之。

辨證治療胃院痛 100 例

脾胃虛寒用吳茱萸湯加味：吳茱萸 6g，黨參 15g，黃耆 15g，陳皮 6g，茯苓 9g，大棗 12g，生薑 10g，白芍 10g，甘草 6g。泛酸者加煅瓦楞子 15g，麥芽 10g。每日一劑，水煎早晚分服。總有效率 90%。（黃永興.廣西中醫藥，1994，5：34）

‖ 中　暑 ‖

來復丹《和濟》　治上盛下虛，裡寒外熱，伏暑泄瀉如水。

硝石一兩，同硫黃為末，入瓷碟內，以微火炒，用柳蓖攪，不可火太過，恐傷藥力，再研極細，名二氣末　太陰玄精石研，飛　舶一硫黃透明者，各一兩　五靈脂水澄去砂，曬乾　青皮去白　陳皮去白，各二兩

右用五靈脂、二橘皮為末，次入玄精石末，及前二氣末，拌勻，好醋打糊為丸，豌豆大。每服三十丸，空心米飲下。

蘇合香丸見卒中。

卻暑散《得效》　赤茯苓去皮　甘草生，各四兩　寒食麵　生薑各一斤

上為細末，每服二錢，不拘時，新汲水或白湯調服。

香薷飲[①]《和劑》　治伏暑引飲，口燥咽乾，或吐或瀉，並皆治之。一方，又加黃連四兩，用薑汁同炒令黃色，名黃連香薷散。如有搐搦，加羌活煎服。

香薷去土，一斤　白扁豆微炒，半斤　厚朴去皮，薑汁炙熟，半斤

上吹咀，每服三錢，水一盞，入酒少許，煎七分，沉冷，不拘時服。

香薷湯《和劑》　白扁豆炒　茯神　厚朴去粗皮，剉，薑汁炒，各一兩　香薷二兩　甘草炙，半兩

---

① 飲：《局方》卷二作「散」。

上為細末，每服二錢，不拘時，沸湯點服，鹽湯點亦得。

大順散《和劑》　治冒暑伏熱，引飲過多，脾胃受濕，水穀不分，霍亂嘔吐，臟腑不調。

甘草剉寸長，三十斤　乾薑　杏仁去皮尖，炒　肉桂去粗皮，各四斤

上先將甘草用白砂炒及八分黃熟，次入乾薑同炒，令薑裂，次入杏仁同炒，令杏仁不作聲為度，用篩篩淨，後入桂，一處搗羅。每服三錢，水一盅，煎七分，溫服；如煩躁，井花水調服；不拘時，以沸湯點服亦得。

枇杷葉散《和劑》　治中暑伏熱，煩渴引飲，嘔噦噁心，頭目昏眩。

枇杷葉去毛，炙　陳皮湯浸，去瓤，焙　丁香　厚朴去皮，塗薑汁炙，各半兩　白茅根　麥門冬去心　乾木瓜　甘草炙，各一兩　香薷七錢半

上搗羅為末，每服二錢，水一盞，生薑三片，煎七分，溫服，溫湯調服亦得，如煩躁用井花水調下。小兒三歲以下，可服半錢，更量大水加減。

二氣丹《濟生》　治伏暑傷冷，二氣交錯，中脘痞結，或瀉或嘔。

硝石　硫黃各等份

上為末，於銀石器內火炒令黃色，再研，用糯米糊丸，如梧桐子大。每服四十丸，不拘時，新井水送下。

星香散見中風。

縮脾飲《和濟》　消暑氣，除煩渴。

縮砂仁　烏梅肉淨　草果煨，去皮　甘草各四兩，炙　乾葛剉白扁豆去皮，炒，各二兩

每服四錢，水一碗，煎八分，去滓①，水沉冷服以解煩，或欲熱溫任意服，代熟水飲之極妙。

蒼朮白虎湯見傷暑。

---

① 去滓：原脫，據《局方》卷二本方補。

補中益氣湯見勞倦。

生脈散《醫錄》　治熱傷元氣，肢體倦怠，氣短懶言，口乾作渴，汗出不止。或濕熱大行，金為火制，絕寒水生化這源，致肢體痿軟，腳欹眼黑，最宜[①]服之。

人參五錢　五味子　麥門冬各三錢　上水煎服。

大黃龍丸《百一》　治中暑身熱頭疼，狀如脾寒，或煩渴嘔吐，昏悶不食。

舶上硫黃　硝石各一兩　白礬　雄黃　滑石各半兩　白麵四兩

上五味，研末，入麵和勻，滴水丸，如梧桐子大。每服三十丸，新井水下。《管見》云：有中昏死，灌之立甦。

地榆散《良方》　治中暑昏迷，不省不事，欲死，並治血痢。

地榆　赤芍藥　黃連去鬚　青皮去白　各等份

上為末，每服三錢，漿水調服。如無，只以新汲水亦得；若血痢，水煎服。

—— **中暑治療臨床新用** ——

新加香薷飲治療陰暑證

藥物組成：香薷、藿香、金銀花、白扁豆各 15g，薄荷 7g。發熱者加柴胡 10g，黃芩、青蒿各 15g；咳嗽者加桔梗、杏仁各 10g；惡風甚者，加蘇葉、防風各 10g；身重痛者，加用佩蘭 10g，羌活、木瓜各 12g；濕重嘔惡者，加法半夏、厚朴各 12g；納差者加砂仁，兒童酌減，水煎，日服 1 劑，分 3 次服。結果：36 例全部治癒。服藥最少 2 劑，最多 9 劑，一般 3～6 劑見效。（杜宗升．湖北中醫雜誌，2002，24（12）：33）

---

① 最宜：此下原衍「宜」字，據《四庫》本刪。

‖ 中　濕 ‖

除濕湯《百一》　治寒濕所傷，身體重著，腰腳痠痛，大便溏泄，小便或澀或利。

半夏麴炒　厚朴薑製　蒼朮米泔製，各二兩　藿香葉　陳皮去白白茯苓去皮，各一兩　甘草炙，七錢　白朮生用，一兩

上㕮咀，每服四錢，水一盞，薑七片，棗一枚，煎七分，食前溫服。

白朮酒《三因》　治中濕骨節疼痛。

上用白朮一兩，酒三盞，煎一盞，不拘時頻服。不能飲酒，以水代之。

‖ 中　氣 ‖

蘇合香丸見卒中。

八味順氣散《濟生》　凡中風人，先服此藥順氣，次進治風藥。

白朮　白茯苓　青皮去白　香白芷　陳皮去白　天台烏藥人參各一兩　炙甘草半兩

上為細末，每服三錢，水一盞，煎七分，溫服。

朮香調氣散《和劑》　治氣滯胸膈，虛痞噁心，宿冷不消，心腹刺痛。

白荳蔻仁　丁香　檀香　木香各二兩　藿香葉　炙甘草各八兩　縮砂仁四兩

上為細末，每服二錢，入鹽少許，沸湯不拘時點服。

四七湯見氣。　星香散見中風。

三和丹　即養正丹、黑錫丹、來復丹。

‖ 中 食 ‖

藿香正敢散見中風。　　**八味順氣散**見中氣。

加減平胃散東垣　治脾胃不和，不思飲食，心腹脅肋滿刺痛，口苦無味，胸滿短氣，嘔噦噁心，噫氣吞酸，面色痿黃，肌體瘦弱，怠惰嗜臥，體重節痛，常多自利，或發霍亂，及五噎八痞[①]，膈[②]氣反胃等證。

厚朴去粗皮，薑製炒，三斤二兩　蒼朮去粗皮，米泔浸五斤　陳皮三斤二兩，去白　甘草剉炒，三十兩

上為細末，每服二錢，水一盞，薑三片，棗二枚，同煎至七分，去渣溫服；或去薑、棗，帶熱服，空心食前；入鹽一捻，沸湯點服亦得。常服調氣暖胃，化宿食，消痰飲，辟風寒冷濕四時非常之氣，如小便赤澀，加白茯苓、澤瀉。米穀不化，飲食傷，多加枳實。胸[③]中氣不快，心下痞氣，加枳殼、木香。脾胃困弱，不思飲食，加人參、黃耆。心下痞悶腹脹者，加厚朴，甘草減半。遇夏加炒黃芩。遇雨水濕潤時加茯苓、澤瀉。如有痰涎，加半夏、陳皮。

凡加時，除蒼朮、厚朴依例加之外[④]，如一服五錢，有痰用半夏五分[⑤]。咳嗽飲食減少，脈弦細，加歸身、黃耆。脈洪大緩，加黃芩、黃連。大便硬，加大黃三錢，芒硝二錢、先嚼麩炒桃仁爛，以藥送下。

海藏加減平胃散例：若泄瀉脾濕，加茯苓、丁香、白朮，為調胃散。一法加藿香、半夏。加乾薑為厚朴湯。

若溫疫時氣，二毒傷寒，頭痛壯熱，加連鬚蔥白五寸。豆豉三十粒，煎二三沸，取微汗出瘥。若五勞七傷，腳手心熱，

---

① 痞：原作「噫」，據《脾胃論》卷下本方改。
② 膈：原作「隔」，據《脾胃論》卷下本方改。
③ 胸：原作「胃」，據《脾胃論》卷下本方改。
④ 外：原脫，據《脾胃論》卷下本方補。
⑤ 五分：原作「一兩」，據《脾胃論》卷下本方改。

煩躁不安，百節痠疼，加柴胡。若痰嗽瘧痢加薑製半夏，若小腸氣痛加茴香，若水氣腫滿加桑白皮，若婦人赤白帶下加黃耆，若酒傷加丁香，若飲冷傷食①加高良薑，若滑脫泄瀉加肉荳蔻，若風痰四肢沉困加荊芥，若腿膝冷痛加牛膝，若渾身虛腫拘急加地骨皮，若腿膝濕痺加菟絲子，若白痢加吳茱萸，赤痢加黃連，若頭風加藁木，若轉筋霍亂加樟木皮。若七邪六極，耳鳴夢泄，盜汗，四肢沉重，腿膝痿弱，婦人宮臟久冷，月事不調者，加桂枝。若胃寒嘔吐，多加生薑。一法加茯苓、丁香各三兩。若氣不舒快，中脘痞塞，加砂仁、香附各②三兩，生薑煎服。

若與五苓散相半，為**對金飲子**。

若與六一散相合，為**黃白散**。

若與錢氏異功散相合，為**調胃散**。

若欲進食③，加神麴、麥芽④、吳茱萸、川椒、乾薑、桂，為**吳茱萸湯**。

若加藁本、桔梗，為和解散，治傷寒吐利。

若加藿香、半夏為**不換金正氣散**。

若瘧疾寒熱者加柴胡，若小腸氣痛加苦楝、木香。

‖ 中　惡 ‖

蘇合香丸見卒中。

調氣平胃散　木香　烏藥　白荳蔻仁　檀香　砂仁各一錢藿香一錢二分　蒼朮一錢半　厚朴薑汁炒　陳皮各一錢　甘草五分

水二盅，生薑三片，煎八分，食前服。

---

① 食：原脫，據《醫壘元戎·太陰證》本方補。

② 各：原脫，據《醫壘元戎·太陰證》本方補。

③ 若欲進食：原作「若飲食進退」，據《醫壘元戎·太陰證》本方改。

④ 麥芽：此下原衍「冬月加」，據《醫壘元戎·太陰證》本方刪。

‖ 傷 暑 ‖

白虎加人參湯　知母六兩　石膏一斤，碎　甘草二兩　粳米六合　人參六錢二字半

以水一斗，煮米熟，湯成去滓，溫服一升，日三。

白虎加蒼朮湯　前方內去人參，加蒼朮二兩，增水作四服。

香薷飲　**香薷湯**俱見中暑。

六和湯《澹寮》　治心脾不調，氣不升降，霍亂吐瀉，寒熱交作，傷寒陰陽不分，冒暑伏熱煩悶，或成痢疾，中酒煩渴畏食。

香薷二錢　縮砂仁　半夏湯洗七次　杏仁去皮尖　人參去蘆甘草炙，各五分　赤茯苓去皮　藿香去土　白扁豆薑汁略炒　厚朴薑製　木瓜各一錢

水二盅，薑五片，紅棗一枚，煎一盅，不拘時服。

五苓散見消渴。

消暑丸《和濟》　治伏暑引飲，脾胃不利。

半夏一斤，用醋五升煮乾　甘草生用　茯苓去皮，各半斤

上為末，薑汁煮糊丸，無見生水，如梧桐子大，每服五十丸，不拘時，熱湯送下。中暑為患，藥下即甦。傷暑發熱頭痛，服之尤妙。夏月常服，止渴利小便，雖飲不多，亦不為害，應是暑藥，皆不及此。若痰飲停積[1]，並用生薑湯下。入夏之後，不可缺此。

枇杷葉散　**來復丹**　**卻暑散**俱見中暑　**小半夏茯苓湯**見痰飲　**平胃散**見中食　**理中湯**見霍亂　**春澤湯**即五苓散加人參一錢　**縮脾飲**見中暑　**藿香正氣散**見中風　**蘇合香丸**見卒中　**胃苓飲**即平胃散、五苓散並用　**辰砂五苓散**即五苓散加辰砂等份，桂減三之一。

---

① 積：原作「節」，據修敬堂本改。

酒煮黃連丸①《和劑》　治伏暑發熱，嘔吐噁心，並治膈熱，解酒毒，厚腸胃。

黃連去鬚參②，十二兩　好酒五升③

上將黃連以酒煮乾，研為末，滴水丸，如梧桐子大。每服三五十丸，空心熟水送下。

益元散即天水散　治傷寒表裡俱熱，煩渴口乾，小便不通，及霍亂吐瀉，下利腸澼，偏主石淋，及婦人產難，催生下乳，神效。

桂府滑石膩白者，六兩　粉草一兩，研爛

上為極細末，每服三錢，白湯調下，新水亦得。加薄荷末少許，名雞蘇散；加青黛末少許，名碧④玉散，治療並同，但以迴避世俗之輕侮耳。

十味香薷飲《百一》　消暑氣，和脾胃。

香薷一兩　人參去蘆　陳皮湯泡，去白　白朮　白茯苓　白扁豆炒，去殼　黃耆去蘆　乾木瓜　厚朴薑汁製，炒黑色　炙甘草各半兩

上為細末，每服二錢，不拘時，熱湯或冷水調下。

三黃丸見發熱　養胃湯風瘧　四君子湯見氣虛　星香散見中風　消風散見眩暈　二陳湯見痰飲　白虎湯　調胃承氣湯並見發熱。

三黃石膏湯　黃連二錢　黃柏　山梔　玄參各一錢　黃芩　知母各一錢五分　石膏三錢　甘草七分

上水煎服。

清暑益氣湯　黃耆一錢半，汗少減五分　蒼朮一錢半　升麻一錢　人參去蘆　白朮　陳皮　神麴　澤瀉各五分　甘草炙　黃柏灑浸　葛根　青皮去瓤　當歸身　麥門冬去心，各三分　五味子九粒

水二大盞，煎至一盞，去渣，食遠稍熱服。劑之多少，臨時斟酌。

---

① 酒煮黃連丸：《局方》卷二作「黃龍丸」。

② 參：原脫，據《局方》卷二黃龍丸補。

③ 升：原作「斤」，據《局方》卷二黃龍丸改。

④ 碧：原作「若」，據修敬堂本改。

黃耆人參湯　黃耆一錢，如自汗過多者加一錢　人參去蘆　白朮各五分　蒼朮半錢，無汗一錢　橘皮不去白　甘草炙　當歸身酒洗　麥門冬去心，各二分　黃柏酒洗　神麴炒，各三分　升麻六分　五味子九粒

水二盞，煎至一盞，去渣稍熱，食遠或空心服之。忌酒、濕麵、大料物之類，及過食冷物。如心下痞悶，加黃連二三分。胃脘當心痛，減大寒藥，加草豆蔻仁五分。脅下痛或縮急，加柴胡三分。頭痛，目中溜火，加黃連二三分，川芎三分。頭目不清利，上壅上熱，加蔓荊子三分，藁本二分，細辛一分，川芎三分，生地黃二分。如氣短精神少，夢寐間睏乏無力，加五味子九粒。大便澀滯，隔一二日不見者，致食少食不下，血中伏火，而不得潤也，加當歸身、生地黃各五分，桃仁三粒，去皮尖，另研，麻子仁研泥，五分。如大便通行，所加之藥勿再服。如大便又不快利，勿用別藥，少加大黃煨，半錢。如又不利，非血結血秘而不通也。是熱則生風，其病人必顯風證，單血藥不可復加，可常服黃耆人參湯，只用羌活半兩，防風半兩。二味以不四盞，煎至一盞，去滓，空心服之，大便必大走也，一服便止。胸中氣滯，加青皮，並去白陳皮焙之，去其邪氣。此病本元氣不足，惟當補元氣，不當瀉之。氣滯太甚，或補藥太過，或人心下有憂滯鬱結之事，更加木香二分或三分，砂仁二分或三分，白豆蔻仁二分，與正藥同煎服。腹痛不惡寒者，加芍藥半錢，黃芩二分，卻減五味子。

人參益氣湯見著痹。

清燥湯東垣　黃耆一錢半　黃連去鬚　蒼朮　白朮各一錢　陳皮五分　五味子九粒　人參　白茯苓　升麻各三分　當歸一錢二分　澤瀉五分　柴胡　麥門冬　生地黃　神麴炒　豬苓　黃柏酒製　甘草炙，各二分

每服半兩，水二盞，煎一盞，去滓稍熱，空心服。

潑火散　治傷暑煩躁，口苦舌乾，頭痛噁心，不思飲食，昏迷欲死者。即中暑門地榆散。

水葫蘆丸　治胃暑毒，解煩渴。

川百藥煎三兩　人參二錢　麥門冬　烏梅肉　白梅肉　乾葛
甘草各半兩

上為細末，麵糊為丸，如雞頭實大。每服含化一丸，夏月
出行，可度一日。

香薷丸《和劑》　治大人小兒傷暑伏熱，燥渴瞀悶，頭目昏
眩，胸膈煩滿，嘔噦噁心，口苦舌乾，肢體睏倦，不思飲食，
或發霍亂，吐利轉筋。

香薷去根，一兩，　紫蘇去粗梗　乾木瓜　藿香洗去沙土　茯神
去木，各五錢　甘草炙赤色　檀香剉　丁香各二錢半

上為細末，煉蜜和丸，每兩作三十丸。每服一丸至二丸，
細嚼，溫湯下。

‖ 傷　濕 ‖

除濕湯見中濕。

腎著湯《三因》　治腎虛傷濕，身重腰冷，如坐水中，不
渴，小便自利。

乾薑炮　茯苓各四兩　甘草炙　白朮各二兩

每服四錢，水一盞，煎七分，空心溫服。

滲濕湯《和劑》　治寒濕所傷，身體重者，如坐水中，小便
赤澀，大便溏泄。

蒼朮　白朮　甘草炙，各一兩　茯苓去皮　乾薑炮　各二兩
橘紅　丁香各二錢半

每服四錢，水一盞，棗一枚，薑三片，煎七分，食前，去
滓溫服。

五苓散見消癉。　**戊己丸**見泄瀉。

敗毒散《活人》　羌活　獨活　前胡　柴胡　芎藭　枳殼
白茯苓　桔梗　人參以上各一兩　甘草半兩

上為細末，每服二錢，水一盞，入生薑二片，煎至七分，

溫服，或沸湯點亦得。治傷寒溫疫，風濕風眩，拘踡風痰，頭疼目眩，四肢痛，憎寒壯熱，項強睛痛，及老人小兒皆可服。或瘴煙之地，或瘟疫時行，或人多風痰，或處卑濕腳弱，此藥不可闕也。日二三服，以知為度。煩熱口乾，加黃芩。

桂枝湯仲景　桂枝　芍藥　生薑各三兩　甘草二兩，炙　大棗十二枚，掰

上㕮咀，以水七升，微火煮取三升，去滓，適寒溫，服一升。服已須臾，歠熱稀粥一升餘，以助藥力。溫覆令一時許，遍身微似有汗者益佳。不可令如水流漓，病必不除。若一服汗出病差，停後服，不必盡劑。

五積散見中寒　**防己黃耆湯**見身重　**五痺湯**見痺　**青木香丸**見氣。

清熱滲濕湯　黃柏鹽水炒，二錢　黃連　茯苓　澤瀉各一錢　蒼朮　白朮各一錢半　甘草五分

水二盅，煎八分服。如單用滲濕，去黃連、黃蘗加橘皮、乾薑。

拈痛湯見身體痛。

朮附湯　治風濕相搏，身體疼煩，不能轉側，不嘔不渴，大便堅硬，小便自利。及風虛頭目眩重甚者，不知食味。此藥暖肌補中，助陽氣，止自汗見心痛。

‖ 傷　燥 ‖

滋燥養榮湯　治皮膚皺揭，筋燥爪乾。

當歸酒洗，二錢　生地黃　熟地黃　白芍藥　秦艽　黃芩各一錢五分　防風一錢　甘草五分　上水煎服。

大補地黃丸　治精血枯涸燥熱。

黃柏鹽酒洗　熟地黃酒蒸，各四兩　當歸酒洗　山藥　枸杞子甘州佳，各二兩　知母鹽酒炒　山茱萸肉　白芍藥各二兩　生地黃二兩五錢　肉蓯蓉酒浸　玄參各一兩五錢

上為細末，煉蜜丸如梧桐子大。每服七八十丸，空心淡鹽湯送下。

清涼飲子　治上焦積熱，口舌咽鼻乾燥。

黃芩　黃連各二錢　薄荷　玄參　當歸　芍藥各一錢五分　甘草一錢

用水二盅，煎至八分，不拘時服。大便秘結，加大黃二錢。

導滯能幽湯　治大便燥澀。

潤湯丸俱見大便不通　**八正散**見淋。

‖ 傷飲食 ‖

葛花解醒湯東垣　治飲酒太過，嘔吐痰逆，心神煩亂，胸膈痞塞，手足顫搖，飲食減少，小便不利。

青皮去瓤，三錢　木香五分　橘紅　人參　豬苓去皮　白茯苓各一錢半　神麴炒　澤瀉　乾薑　白朮各二錢　白荳蔻　葛花　砂仁各五錢

上為極細末，每服三錢，白湯調服，但得微汗，則酒病去矣。此蓋不得已而用之，豈可恃此酗飲成病，自損元氣，惟病酒者宜之。

五苓散見消癉。

瓜蒂散　治大滿大實，氣上衝逆，上部有脈，下部無脈，填塞悶亂者用之。如尺寸俱盛者，宜用備急丸。

瓜蒂炒　赤小豆煮，等份

上為細末，每服二錢，溫漿水調下，取吐為度。仲景以香豉七合煮沸汁，和散一匕服之。若不至兩尺脈絕者，不宜便吐，此藥恐損元氣，令人胃氣不復。若止胸中窒塞，悶亂不通，以物探之，得吐則已。如探不去，方以此劑吐之。

治中湯　即理中湯加陳皮，青皮等份。

紅丸子《和劑》　壯脾胃，消宿食，去膨脹。

京三棱浸軟，切片　　蓬莪朮煨　　青皮去白　　陳皮去白，各五斤
乾薑炮　　胡椒各三斤

　　上為末，用醋麵糊丸，如梧桐子大，礜紅[1]為衣。每服三十丸，食後薑湯送下，小兒臨時加減與服。

　　《易簡》紅丸子修合治療之法，並見《局方》。

　　蓬朮　三棱　橘皮　青皮　胡椒　乾薑　阿魏　礜紅

　　上每服六十丸，薑湯下。大治大人小兒脾胃之證，極有神效。但三棱、蓬朮本能破癥消癖，其性猛烈，人不以此為常服之劑，然今所用者，以生產之處隔絕，二藥不得其真，乃以紅蒲根之類代之，性雖相近，而功力不同。應老弱虛人小兒妊婦，以其治病不能傷耗真氣，但服之弗[2]疑。此藥須是合令精緻，用好米醋者陳米粉丸。若修合之時，去阿魏、礜紅，名小橘皮煎，治尋常飲食所傷，中脘痞滿，服之應手而癒。大病之後，穀食難化，及治中脘停醋，並生薑湯下。脾寒瘧疾，生薑、橘皮湯下。心腹脹痛，紫蘇、橘皮湯下。脾疼作楚，菖蒲湯下。酒疸穀疸，遍身昏[3]黃，大麥湯下。兩脅引乳痛，沉香湯下。酒積食積，面黃腹脹，時或乾嘔，煨薑湯下。婦人脾血作楚，及血癥氣塊，經血不調，或過時不來，並用醋湯嚥下；寒熱往來者，尤宜服之。產後狀如癲癇者，此乃敗血上攻，迷亂心神所致，當以此藥，熱醋湯下，其效尤速。

　　男子婦人癲疾，未必皆由心經蓄熱，亦有因膽氣不舒，遂致痰飲上迷心竅，故成斯疾。若服涼劑過多，則愈見昏亂，常以此藥，衣以辰砂，用橘葉煎湯嚥下，名小鎮心丸。妊婦惡阻嘔吐，全不納食，面藥不治，惟此最妙，乃佐二陳湯服之。但人疑其墮胎，必不信服，每易名用之，時有神效，但恐妊婦偶爾損動，必歸咎此藥耳。

---

① 礜紅：綠礜用火煅製後的名稱。《本草綱目》卷十一：「綠礜煅赤者，俗名礜紅」。

② 弗：原作「兼」，據修敬堂本改。

③ 昏：校本同，疑作「皆」。

大七香丸《和劑》 治脾胃虛冷，心膈噎塞，漸成膈氣，脾泄瀉利，反胃嘔吐。

香附子二兩　麥芽一兩　丁香皮三兩半　縮砂仁　藿香　官桂　甘草　陳皮各二兩半　甘松　烏藥各六錢半

上十味，為末，蜜丸彈子大。每服一丸，鹽酒、鹽湯任嚼下。忌生冷肥膩物。

小七香丸《和劑》 溫中快膈，化積和氣。治中酒嘔逆，氣膈食噎，茶酒食積，小兒疳氣。

甘松八兩　益智仁六兩　香附子炒　丁香皮　甘草炙，各十二兩　蓬尤煨　縮砂各二兩

上為末，蒸餅為丸，綠豆大。每服二十丸，溫酒、薑湯、熟水任下。

上二黃丸東垣 治傷熱食痞悶，兀兀欲吐，煩亂不安。

黃芩二兩　黃連酒洗，一兩　升麻　柴胡各三錢　甘草二錢　枳實炒，半兩

上為末，湯浸蒸餅丸。每服五七十丸，白湯下。

枳尤導滯丸東垣 治傷濕熱之物，不得旋化，而作痞滿，悶亂不安。

黃芩　茯苓　白尤　黃連各三錢　澤瀉二錢　枳實麩炒，去瓤　神麴炒，各五錢　大黃煨，一兩

上為末，湯浸蒸餅為丸。食遠，白湯送下五十丸。

保和丸丹溪 治食積酒積。

山楂肉二兩　半夏薑製　橘紅　神麴　麥芽炒　白茯苓各一兩　連翹　萊菔子炒　黃連各半兩

上為末，滴水為丸。加白尤二兩，名大安丸。

枳尤丸潔古 治痞積，消食強胃。海藏云：本仲景枳尤湯也，今易老改為丸，治老幼虛弱，飲食不化，或臟腑軟弱者。

枳實去瓤，麩炒，一兩　白尤二兩

上為末，荷葉裹燒飯為丸，如梧桐子大。每服五十丸，白尤湯下。服白尤者，本意不取其食速化，但久服令人胃氣強

實，不復傷也。

麴芽枳朮丸　治強食所致心胸滿悶不快。

神麴炒　麥芽炒　枳實去瓤，麩炒，各一兩　白朮二兩

上製服如枳朮丸法。

木香枳朮丸　破滯氣，消飲食，開胃進食。

木香　枳實各一兩　白朮二兩

亦照前法丸服。

檳榔丸　消宿食，破滯氣。

檳榔三錢　木香　人參各二錢　陳皮五錢　甘草一錢

上為末，蒸餅丸。　每服二三十丸，食前白湯下。

朮香檳榔丸見氣。

三黃枳朮丸丹溪　治傷肉食濕麵、辛辣厚味之物，填塞悶亂，胸膈不快。

黃芩二兩　黃連酒炒　大黃煨　神麴炒　白朮　陳皮各一兩

上為末，湯浸蒸餅為丸，如綠豆大。每服五十丸，白湯下。

除濕益氣丸東垣　治傷濕麵，心腹滿悶，肢體沉重。

枳實炒　白朮　黃芩生用　神麴炒，各一兩　紅花三錢　蘿蔔子炒，半兩

上為末，荷葉燒飯丸。每服五十丸，白湯下。

白朮丸　治傷豆粉、濕麵、油膩之物。

白朮　半夏製　神麴炒　枳實炒，各一兩　橘紅七錢　黃芩半兩　枯白礬三分

上為末，湯浸，蒸餅為丸量所傷多少，加減服之。如素食多用乾薑，故以黃芩瀉之。

附治食索粉片積方　用紫蘇濃煎汁，加杏仁泥，服之即散。

半夏枳朮丸　治因冷食內傷。一方，有澤瀉一兩，為小便淋故也。

半夏薑製　枳實炒，各一兩　白朮二兩

上為末，荷葉燒飯為丸，梧桐子大。每服五十丸，白湯下。

朮香乾薑枳朮丸　破滯氣，消寒飲食。

朮香三錢　乾薑炮，五錢　枳實炒，一兩　白朮一兩半

上為末，荷葉燒飯為丸。食前白湯下五十丸。

丁香爛飯丸　治食傷太陰，又治卒心胃痛。

丁香　朮香　莪朮炮　京三棱炮　甘草各一錢，炙　丁香皮　甘松淨　縮砂仁　益智仁各三錢　香附子半兩

上為末，湯浸，蒸餅為丸如綠豆大。每服三十丸，白湯下，或細嚼亦可。

感應丸《和劑》　治中虛積冷，氣弱有傷，停積胃脘，不能傳化。或因氣傷冷，或因飢飽食，飲酒過多，心下堅滿，兩脅脹痛，心腹大痛，霍亂吐瀉，大便頻數，後重遲澀，久痢赤白，膿血相雜，米穀不化，癒而復發。又治中酒嘔吐，痰逆噁心，喜睡頭旋，胸膈痞滿，四肢倦怠，不思飲食，不拘新舊冷積，並皆治之。

南木香　肉荳蔻　丁香各一兩半　乾薑炮，一兩　巴豆七十粒，去皮心膜，研出油　杏仁一百四十粒，湯泡，去皮尖，研　百草霜二兩

上前四味為末外，入百草霜研，與巴豆、杏仁七味同和勻，用好黃蠟六兩，溶化成汁，以重絹濾去滓，更以好酒一升，於銀石器內煮蠟數沸傾出，候酒冷，其蠟自浮於上，取蠟稱用。丸春夏修合，用清油一兩，銚內熬令香熟，次下酒煮蠟四兩，同化成汁，就銚內乘熱拌和前項藥末。秋冬修合，用清油一兩半，同煎煮熟成汁，和匱藥末成劑，分作小錠，油紙裹放，旋丸服之。每三十丸，空心薑湯下。

雄黃聖餅子《脾胃》　治一切酒食所傷，心腹滿不快。

巴豆一百枚，去油膜　雄黃半兩　白麵十兩，炒，又羅過

上二味，為細末，同麵和勻，用新汲水攪和作餅，如手大，以水再煮，候浮於湯上，看硬軟，捏作餅子。每服五七餅，加至十餅、十五餅，嚼食，一餅利一行，二餅利二行，食

前茶、酒任下。

木香檳榔丸《寶鑑》　治一切氣滯，心腹痞滿，脅肋脹悶，大小便澀滯不快利者。

木香　檳榔　青皮去白　陳皮去白　枳殼麩炒　莪朮煨，切　黃連各一兩　黃柏去粗皮　香附揀，炒　大黃炒，各三兩　黑牽牛生，取頭末四兩

上為末，滴水丸如豌豆大。每服三五十丸，食後薑湯送下，加至微利為度。

消積集香丸《寶鑑》　治寒飲食所傷，心腹滿悶疼痛，及消散積聚，痃癖所塊，久不癒者。

木香　陳皮　青皮　京三棱炮　莪朮炮　黑牽牛炒　白牽牛炒　茴香炒，各半兩　巴豆半兩，不去皮，用白米一勺同炒，米黑去米

上為末，醋類丸如梧桐子大。每服七丸至十丸，溫薑湯下，無時，以利為度。忌生冷硬物。

備急丹　治心腹百病，卒痛如錐刺，及腹痛下氣皆治之。易老名獨行丸，《脾胃論》名備急大黃丸。

川大黃末　乾薑末　巴豆去皮心，研，去油用霜

上各等份，和合一處，研勻，煉蜜丸，臼內杵千百下如泥，丸如小豆大。夜臥溫水下一丸，如下氣實者如一丸，如卒病不計時候。婦人有胎不可服。

神保丸《和劑》　治心膈痛，腹痛血痛，腎氣脅下痛，大便不通，氣噎，宿食不消。

木香　胡椒各二錢半　巴豆十粒，去皮心膜，研　乾蠍七枚

上四味，為末，湯浸蒸餅為丸，麻子大，硃砂三錢為衣。每服五丸，心膈痛，柿蒂、燈心湯下；腹痛，杭蒂、煨薑煎湯下；血痛，炒薑醋湯下；腎氣脅下痛，茴香酒下；大便不通，蜜湯調檳榔末一錢下；氣噎，木香湯下；宿食不消，茶酒漿飲任下。

三棱消積丸《脾胃》　治傷生冷硬物，不能消化，心腹滿悶。

神麴炒　京三棱炮　莪朮炮，各七錢　懷香炒　青皮　陳皮各
五錢　丁皮　益智各三錢　巴豆和米皮炒焦，去米，五錢

上為末，醋麵糊為丸如梧桐子大。每服十丸至二十丸，溫
薑湯下，食前服。量虛實加減，得更衣，止後服。

神應丸《無戎》　治傷一切冷物潼乳，腹痛腸鳴殞泄。許學
士云：此方得之王景長之家，近世名醫多用，即知此方乃古方也，惟此為真，
《局方》高殿前家亦非也。本方雖云祕能下，泄者能止，用之少效，予反覆本
草味藥性，但言巴豆得火者良，予改法為神應丸。

木香一錢　丁香別研　乾薑炮　百草霜研細，各半兩，以上四味，
為末和勻　杏仁半兩　巴豆半兩，炒去油盡，微存性　蠟二兩，醋煮去垢，
先備下

上同研為泥，上四味和勻，重羅細，入泥中，熔化蠟，入
小油半兩，同藥研及數百回後，至凝可搓作挺，蠟紙封裏。每
挺可重一錢，米飲下。

獺肝丸　治食魚鱠不消生瘕，常欲食鱠者。

獺骨肝肺　大黃各八分　蘆根　鶴骨各七分　桔梗五分　乾薑
桂心各四分　斑蝥二下一枚，炙

上為細末，煉蜜和丸。酒服十丸至十五丸，日再，瘥。

治食鱠在心胸間不化，吐不出，速下除之，久成癥病方。
仲景

陳皮一兩　大黃　朴硝各二兩

上三味，用水一大升，煮取半升，頓服消。

又用馬鞭草搗汁飲。又飲薑葉汁一升亦消。

又可服吐藥吐之。

治食狗肉不消，心下堅，或腹脹，口乾大渴，心急發熱，
狂言妄語，或洞下方。

上用杏仁一升，去皮研，以沸湯三升和絞汁，分[1]三服，
狗肉原片皆出淨。

[1] 分：原脫，據《金匱要略》卷下本方補。

又方　以蘆根，水煮汁飲之消。

當歸四逆湯見厥　**通脈四逆湯**見泄瀉　**理中丸**見痞　**五積散**見中寒　**養胃湯**見傷暑　**芎芷香蘇飲**見腳氣。

和解散《和劑》　治四時傷寒頭痛，煩躁自汗，咳嗽吐利。

厚朴去粗皮，薑汁製　陳皮洗，各四兩　藁本　桔梗　甘草各半斤　蒼朮去皮，一斤

上為粗末，每服三錢，水一盞半，薑三片，棗二枚，煎七分，不拘時熱服。

沖和湯　即參蘇飲加木香。

半夏茯苓湯見痰飲　**理中湯**見霍亂　**縮脾飲**見中暑　**酒煮黃連丸**見傷暑。

枳實半夏湯《和劑》　枳實　半夏各等份　加麥芽

每服七錢，水二盞，薑五片，煎八分，溫服無時。

麴蘗丸　治酒積癖不消，心腹脹滿，噫酸，惡逆不食，脅肋疼痛。

神麴炒　麥芽炒　各一兩　黃連半兩，剉，同巴豆三粒炒黃，去巴豆

上為細末，沸湯搜和，丸如梧桐子大。每服五十丸，食前薑湯下。

酒癥丸　治飲酒過度，頭旋，噁心嘔吐，酒停遇酒即止，久而成癖者。

雄黃如皂角子大　巴豆不去油皮　蠍各十五枚

上研細，入白麵五兩半，水和丸如豌豆大。候稍乾，入麩炒香，將一丸放水中，浮即去麩。每服二丸，溫酒下，茶亦可。

飲酒令無酒氣方《千金》，下同。

乾蔓青根二七枚，三遍蒸，為末，取兩錢許，酒後水服。

治惡酒健嗔方　取其人床上塵，和酒飲之。空井中倒生草燒灰飲之，勿令知。

斷酒方　酒七升，著瓶中，熟昧砂半兩著酒中，急塞瓶

口，安著豬圈中，任豬搖動，經七①日，取酒盡飲。

又方 故氈中枲耳子七枚，燒作灰，黃昏時暖一杯酒，呪言與病狂人飲也，勿令知之，後不喜飲酒也。

又方 白豬乳汁一升飲之，永不飲酒。

又方 鸕鷀屎燒灰，水服方寸匕，永斷。

又方 酒客吐中肉七枚，陰乾，燒末服之。

法製陳皮 消食化氣，寬利胸膈，美進飲食。

茴香炒　甘草炙　各二兩　青鹽炒，一兩　乾生薑　烏梅肉各半兩　白檀香二錢半

上六味，為末。外以陳皮半斤，湯浸去白淨四兩，切作細條子。用水一大碗，煎藥末三兩，同陳皮條子一處慢火煮，候陳皮極軟控乾，少時用乾藥末拌勻焙乾。每服不拘多少，細嚼，溫薑湯下，無時。

法製檳榔 治酒食過度，胸膈膨滿，口吐清水，一切積聚。

雞心檳榔一兩，切作小塊　縮砂取仁　白荳蔻取仁　丁香切作細條　粉草切作細塊，各一兩　橘皮去白，切作細條　生薑各半斤，切作細條　鹽二兩

上用河水兩碗浸一宿，次日用慢火，砂鍋內煮乾焙乾，入新瓶收。每服一撮，細嚼酒下，或為細末，湯調服亦可。

‖ 傷勞倦 ‖

補中益氣湯東垣　黃耆病甚熱甚者一錢　人參三分，有嗽去之　甘草炙，五分　當歸身酒製　橘皮　升麻　柴胡各二分　白朮三分。薛新甫常用方，耆、參、朮各一錢半，歸一錢，橘七分，柴、升各五分。

水二盞，煎至一盞，量氣弱氣盛，臨病斟酌水盞大小，去渣，食遠稍熱服。如傷重者，不過二服而癒；若病久者，以权

① 七：《千金方》卷二十五本方作「十」。

立加減法治之。詳見論中。

硃砂安神丸見虛煩。

小建中湯即桂枝芍藥湯　桂枝去粗皮　甘草炙　生薑切　各三兩
芍藥六兩　大棗十二枚，擘　膠飴一升

上六味，以水七升，煮取三升，去滓，納膠飴，更上微火
消解，溫服一升，日三服。嘔家不可用建中湯，以甜故也。

理中湯見霍亂　**平胃散**見中食　**抵當湯丸**俱見畜血　**神聖復氣
湯**見腹痛。

白朮附子湯　白朮　附子炮　陳皮　蒼朮製　厚朴製　半
夏湯泡　茯苓去皮　澤瀉各一兩　豬苓去皮，半兩　肉桂四錢

每服五錢，水一盞，生薑三片，煎至半盞，食前溫服。量
虛實加減。

草豆蔻丸見心痛　**清暑益氣湯**見傷暑。

當歸補血湯《寶鑑》　黃耆一兩　當歸二錢，酒洗

上㕮咀，作一服，水三盞，煎至一盞，去滓溫服，食前。

治虛寒，育氣湯以下諸方，散見各門及《衛生寶鑑》中，
不復繁引。

菟絲子丸《和劑》　治腎氣虛損，五勞七傷，腳膝痠痛，面
色黧黑，目眩耳鳴，心忡氣短，時有盜汗，小便滑數。

菟絲子酒洗製　鹿茸酥炙，去毛　澤瀉　石龍芮去土　肉桂
附子炮，去皮，各一兩　石斛去根　熟地黃　白茯苓　牛膝酒浸，焙
山茱萸肉　續斷　防風　杜仲製　肉蓯蓉酒浸，焙　補骨脂去毛，
酒炒　蓽澄茄　巴戟肉　沉香　蘹香炒　各七錢半　五味子　川芎
桑螵蛸酒浸，炒　覆盆子各半兩

上為細末，酒煮麵糊丸，如梧桐子大。每服二[1]十丸，溫
酒、鹽湯任下。

十補丸　治腎臟虛冷，面黑足寒，耳聾膝軟，小便不利。

附子炮　五味子各二兩　山茱萸肉　山藥　牡丹皮　鹿茸製

桂心　茯苓　澤瀉各一兩

上為末，煉蜜丸如梧桐子大。每服六七十丸，鹽湯下。

治虛熱，人參黃耆散諸方，亦散見虛勞各門及《寶鑑》中，不復繁引。

調中益氣湯東垣　黃耆一錢　人參　甘草炙　當歸　白朮各半錢　白芍藥　柴胡　升麻各三分　橘皮二分　五味子十五粒

水二盞，煎至一盞，去滓溫服，食前。

昇陽順氣湯東垣　黃耆一兩　半夏三錢，湯洗七次　草荳蔻二錢神麴一錢五分，炒　升麻　柴胡　當歸身　陳皮各一錢　甘草炙黃柏各五分　人參去蘆，三分

上㕮咀，每服三錢，水二盞，生薑三分，煎至一盅，去滓溫服，食前。

昇陽補氣湯東垣　厚朴薑製，五分　升麻　羌活　白芍藥獨活　防風　甘草炙　澤瀉以上各一錢　生地黃一錢半　柴胡二錢半

上為粗末，每服五錢，水二盞，生薑二片，棗二枚，煎至一盞，去滓，食前大溫服。

門冬清肺飲東垣　紫菀茸一錢五分　黃耆　白芍藥　甘草各一錢　人參去蘆　麥門冬去心　各五分　當歸身三分　五味子三粒

上分作二服，每服水二盞，煎至一盞，去滓，食後溫服。

大阿膠丸見吐血　**人參清鎮丸**見欬嗽　**皂角化痰丸**見痰飲　**白朮和胃丸**　即和中丸。見不能食。

‖ 虛　勞 ‖

〔仲景〕**大黃蟅蟲丸**　結在內者，手足脈必相失，宜此方，然必兼大補劑瓊玉膏之類服之。

大黃十分，古以二錢為一分，當是二錢半，蒸　黃芩二兩　甘草三兩桃仁一升　杏仁一升　地黃十兩　芍藥四兩　乾漆一兩　虻蟲一升水蛭百枚　蠐螬一升　蟅蟲半升

上十二味，末之，煉蜜為丸，小豆大。酒飲服五丸，日三

服。

陳大夫傳仲景百勞丸見畜血。

四君子湯　治真氣虛弱，及短氣脈弱。

白朮　人參　黃耆　茯苓各等份

上為粗末，每服四錢，水一盞，煎至七分，食遠溫服。一方，無黃耆，有甘草減半。加陳皮，名異功散。加陳皮、半夏，名六君子湯。

四物湯　益榮衛，滋氣血。

熟地黃補血。如臍下痛，非此不能除，乃通腎經之藥也。　川芎治風，泄肝木也。如血虛頭痛，非此不能除，乃通肝經之藥。　芍藥和血理脾。如腹中虛痛，非此不能除，乃通脾經之藥也。　當歸如血刺痛，非此不能除，乃通腎經之藥。

上為粗末，水煎。又春則防風四物，加防風，倍川芎。夏則黃芩四物，加黃芩，倍芍藥。秋則門冬四物，加天門冬，倍地黃。冬則桂枝四物，加桂枝，倍當歸。若血虛而腹痛，微汗而惡風，四物茂桂，謂之腹痛六合。若風眩，加秦芃、羌活，謂之風六合。若發熱而煩，不能睡臥，加黃連、梔子，謂之熱六合。若中濕身沉重無力，身涼微汗，加白朮、茯苓，謂之濕六合。若氣虛弱，起則無力尪然而倒，加厚朴陳皮，謂之氣六合。若虛寒脈微自汗，氣難布息，便清白，加乾薑、附子，謂之寒六合。若身熱脈躁，頭昏項強者，加柴胡、黃芩。若因熱熱生風者，加川芎、柴胡、防風。若目赤暴發，作雲翳，疼痛不可忍，宜四物龍膽湯。方見眼目門。若瘡疾，加荊芥，酒煎常服。若虛煩不得睡，加竹葉、人參。若虛熱，四物與參蘇飲相合，名補心湯主之。若煩躁大渴，加知母、石膏。若陰虛致熱與血相搏，口舌乾渴飲水，加瓜蔞、麥門冬。若諸痛有濕者，宜四物與白朮相半，加天麻、茯苓、穿山甲，酒煎。若四肢腫痛，不能行動，四物蒼朮各半湯主之。若嘔者，加白朮、人參、生薑。若水停心下，微吐逆者，加豬苓、茯苓、防己。若治燥結，四物與調胃承氣湯各半，為玉燭散。若臟閉澀者，加大黃、桃仁。若老人風秘，加青皮等份煎。若流濕潤燥，宜四

物理中各半湯。若滑瀉者，加官桂、附子。若血痢，加膠艾煎。若腹脹，加厚朴、枳實。若虛勞氣弱，咳嗽喘滿，宜厚朴六合。四物湯四兩，厚朴薑製一兩，枳實麩炒半兩。若血氣上衝，心腹肋下滿悶，宜治氣六合。四物湯四兩，加木香、檳榔各一兩。若發寒熱者，加乾薑炒黑、牡丹皮、白芍藥、柴胡。若虛壯熱似傷寒者，加人參、柴胡。四物與桂枝、麻黃、白虎、柴胡、理中、四逆、茱萸、承氣、涼膈等皆可作各半湯，此易老用藥大略也。四物湯加減治婦人雜病方二十六道，見婦人部。四物湯加減治妊娠傷寒方名六合湯一十五道，見傷寒部。四物湯中減調經方七道見調經。

八物湯偶方，四物、四君子二方和合也。

白尤　茯苓　人參　黃耆　當歸　芍藥　川芎　熟地黃

上為散，每五錢，水二盞，煎至一盞，去滓，食後溫服。

十全大補散　治男子婦人諸虛不足，五勞七傷。不進飲食，久病虛損，時發潮熱，氣攻骨脊，拘急疼痛，夜夢遺精，面色痿黃，腳膝無力，喘嗽中滿，脾腎氣弱，五心煩悶，並皆治之。

肉桂　甘草　芍藥　黃耆　當歸　川芎　人參　白尤　茯苓　熟地黃各等份

上為粗末，每服二大錢，水一盞，生薑三片，棗二枚，煎至七分，不拘時溫服。

肉桂、芍藥、甘草，小建中湯也；黃耆與此三物，即黃耆建中湯也。人參、茯苓、白尤、甘草，四君子湯也；川芎、芍藥、當歸、地黃，四物湯也。以其氣血俱衰，陰陽並弱，法天地成數，故名十全散。

聖愈湯　治一切失血，或血虛煩渴躁熱，睡臥不寧，或瘡證膿水出多，五心煩熱作渴等證。

熟地黃生者，自製　生地黃　當歸酒拌，各一錢　人參　黃耆炒川芎各二錢　水煎服。

金剛丸　牛膝丸　煨腎丸並見痿。

六味丸一名地黃丸，一名腎氣丸　治腎經不足，發熱作渴，小便淋閉，氣壅痰嗽，頭目眩暈，眼花耳聾，咽燥舌痛，齒牙不固，腰腿痿軟，自汗盜汗，便血諸血，失音，水泛為痰，血虛發熱等證，其功不能盡述。

熟地黃八兩，杵膏　山茱萸肉　乾山藥各四兩　牡丹皮　白茯苓　澤瀉各三兩

上各另為末，和地黃膏，加煉蜜丸，梧桐子大。每服七八十丸，空心食前滾湯下。

八味丸　治命門火衰，不能生土，以致脾胃虛弱，飲食少思，大便不實，臍腹疼痛，夜多溲溺等證。即六味丸加肉桂、附子各一兩。

加減八味丸　治腎水不足，虛火上炎，發熱作渴，口舌生瘡，或牙齦潰爛，咽喉作痛，或形體憔悴，寢汗發熱，五臟齊損。即六味丸加肉桂一兩、五味子二兩。

黑地黃丸《保命》加五味子為腎氣丸　治陽盛陰衰，脾胃[1]不足，房室虛損，形瘦無力，面多青黃，而無常色，此補氣益胃之劑也[2]。

蒼朮一斤，油[3]浸　熟地黃一斤　五味子半斤　乾薑秋[4]冬一兩，夏半兩，春七錢

上為細末，棗肉丸，如梧桐子大。食前米飲或酒服百丸。治血虛久痔甚妙。

《經》云：腎苦燥，急食辛以潤之。此藥開腠理，生津液，通氣，又五味子酸以收之，此雖陽盛而不燥熱，乃是五臟虛損於內，故可益血收之，此藥類象神品方也。

還少丹《楊氏》　大補心腎脾胃，治[5]一切虛損，神志俱

---

① 胃：《保命集》卷下本方作「腎」。

② 此補氣益胃之劑也：《保命集》卷下本方作「宜此藥養血益腎」。

③ 油：《保命集》卷下本方作「米泔」。

④ 秋：《保命集》卷下本方無此字。

⑤ 治：原脫，據《衛生寶鑑》卷六本方補。

耗，筋力頓衰，腰腳沉重，肢體倦怠，血氣羸乏，小便渾濁。

乾山藥　牛膝酒浸　遠志去心　山茱萸去核　白茯苓去皮　五味子　巴戟酒浸，去心　肉蓯蓉酒浸一宿　石菖蒲　楮實　杜仲去粗皮，薑汁、酒拌，同炒斷絲　舶茴香各一兩　枸杞子　熟地黃各二兩，此據《寶鑑》所定。考楊氏原方，山藥、牛膝各一兩半，茯苓、茱萸、楮實、杜仲、五味、巴戟、蓯蓉、遠志、茴香各一兩，菖蒲、地黃、枸杞各半兩。

上為細末，煉蜜同棗肉為丸，如梧桐子大。每服三十丸，溫酒或鹽湯下，日三服，食前。五日覺有力，十日精神爽，半月氣壯，二十日目明，一月夜思飲食，冬月手足常緩。久服令人身體輕健，筋骨壯盛，悅澤難老。更看體候加減，如熱加山梔子一兩，心氣不寧加麥門冬一兩，少精神加五味子一兩，陽弱加續斷一兩。常服固齒，無瘴癘。婦人服之，容顏悅懌，暖子宮，去一切病。

和中丸見不能食。

續斷湯《濟生》，下同　治肝勞虛寒，脅痛脹痛，關節疼痛[1]攣縮，煩悶，眼昏，不食。

川續斷酒浸　川芎　當歸酒浸，去蘆　陳皮去白　半夏製　乾薑炮，各一兩　肉桂不見火　炙甘草各半兩

㕮咀，每服四錢，水一盞，薑五片，煎服無時。

羚羊角散　治肝勞實熱，兩目赤澀，煩悶熱壅。

羚羊角鎊　柴胡去蘆　黃芩　當歸　決明子　羌活　赤芍藥　炙甘草各等份

煎服法同前續斷湯。

遠志飲子　治心勞虛寒，夢寐驚悸。

遠志去心　茯神去木　肉桂　人參　酸棗仁炒　黃耆　當歸酒浸，各一兩　甘草炙，半兩　煎服法同前。

酸棗仁湯　治心腎水火不交，精血虛耗，痰飲內蓄。怔忡恍惚，夜臥不安。

① 關節疼痛：原脫，據《重訂嚴氏濟生方·諸虛門》本方補。

酸棗仁泡，去皮，炒，一兩半　遠志肉　黃耆　蓮肉去心　沙參　當歸酒浸，焙　白茯苓　茯神各一兩　陳皮淨　粉草炙，各半兩

㕮咀，每服四錢，水一盞半，薑三片，棗一枚，瓦器煎七分，日三服，臨臥一服。

黃芩湯　治心勞實熱，口瘡煩渴，小便不利。

澤瀉　梔子仁　黃芩　麥門冬去心　木通　生地黃　黃連　甘草炙，各等份

每服四錢，水一盞，薑五片，煎服無時。

白朮散　治脾寒虛勞，嘔吐不食，腹痛泄瀉，胸滿喜噫。

白朮　人參　草果仁　厚朴製　肉荳蔻面裹煨熟，取出去面，用荳蔻　陳皮淨　木香　麥芽炒，各一兩　甘草炙，半兩

㕮咀，每服四錢，水一盞，薑五片，棗一枚，煎服無時。

小甘露飲　治脾勞實熱，身體眼目悉黃，舌乾，咽喉腫痛。

黃芩　升麻　茵陳　梔子仁　桔梗炒　生地黃　石斛　甘草炙，各等份

每服四錢，水一盞，薑五片同煎，溫服無時。

溫肺湯　治肺勞虛寒，心腹冷痛，胸脅逆滿，氣穿背痛，飲食即吐，虛乏①不足。

人參　鐘乳粉　製半夏　肉桂不見火　橘紅　乾薑炮　各一兩　木香不見火　甘草炙　各半兩

煎服法同前。

二母湯　治肺勞實熱，面目浮腫，咳嗽喘急，煩熱煩赤，骨節多痛，乍寒乍熱。

知母　貝母去心膜　杏仁去皮尖，炒　甜葶藶炒，各半兩　製半夏　秦艽　橘紅各一兩　炙甘草半兩

煎服法同前。

羊腎丸　治腎勞虛寒，面腫垢黑，腰脊引痛，屈伸不利，

---

① 乏：原作「之」，據虞衙本改。

夢寐驚悸，小便白濁。

熟地黃酒蒸，焙　杜仲炒　菟絲子酒蒸，別研　石斛去根　黃耆
續斷酒浸　肉桂　磁石煆，醋淬　牛膝酒浸，去蘆　沉香別研　五加
皮洗　山藥炒，各一兩

上為細末，用雄羊腎兩對，以蔥、椒、酒煮爛，入少酒糊
杵丸，如梧銅子大。每七十丸，空心鹽湯送下。

地黃湯　治腎勞實熱，腹脹耳聾，常夢大水。

生地黃　赤茯苓　玄參　石菖蒲　人參　黃耆　遠志肉甘
草煮　炙甘草各一兩

㕮咀，每服四錢，水一盞，薑五片，煎服無時。

木瓜散　治筋虛極，腳手拘攣，十指甲痛，數轉筋，甚則
舌捲卵縮，唇青面黑。

木瓜去子　虎脛骨酥炙　五加皮洗　當歸酒浸　桑寄生　酸
棗仁製　人參　柏子仁　黃耆各一兩　炙甘草半兩

五加皮湯　治筋實極，咳則兩脅下痛，不可轉動，並腳心
痛不可忍，手足爪甲青黑，四肢筋急。

羌活　羚羊角鎊　赤芍藥　防風　五加皮洗　秦艽　枳實
麩炒，去穰　甘草炙，各半兩

煎服法同前。

茯神湯　治脈虛極，咳則心痛，喉中介如梗狀，甚則咽腫。

茯神去木　人參　遠志甘草煮，去心　通草　麥門冬去心　黃
耆　桔梗炒　甘草炙，各等份

㕮咀，每服四錢，水一盞，薑五片，煎服無時。

麥門冬湯　治脈實極，氣衰血焦，髮落好怒，唇口赤甚。

麥門冬去心　遠志甘草煮，去心　人參　黃芩　生地黃洗　茯
神　石膏煆，各一兩　甘草炙，半兩

煎服法同前。

半夏湯　治肉虛極，體重，連肩脅不能轉，動則咳嗽，脹
滿痰飲，大便不利。

製半夏　白朮　人參　茯苓　陳皮淨　附子炮　木香　肉

桂　大腹皮　炙甘草各等份

煎服法同前。

薏苡仁散　治肉實極，肌膚淫淫①如鼠走，津液開泄，或時麻痺不仁。

薏苡仁　石膏煅　川芎　肉桂　防風　防己　羚羊角鎊
赤芍藥　杏仁去皮，麩炒　甘草炙，各等份

煎服法同前。

紫菀湯　治氣虛極，皮毛焦枯，四肢無力，喘急短氣。

紫菀茸洗　乾薑炮　黃耆　人參　五味子　鐘乳粉　杏仁麩炒，去皮　甘草炙，各等份

㕮咀，每服四錢，水一盞，薑五片，棗一枚，煎服無時。

前胡湯　治氣實極，胸膈不利，咳逆短氣，嘔吐不食。

前胡　製半夏　杏仁製炒　紫蘇子炒　枳實麩炒　淨陳皮
桑白皮炙　甘草炙，各等份

㕮咀，每服四錢，水一盞，薑五片，煎服無時。

鹿角丸　治骨虛極，面腫垢黑，脊痛不能久立，血氣衰憊，髮落齒枯，甚則喜睡。

鹿角二兩　牛膝酒浸，焙，去蘆，一兩半

上為細末，煉蜜丸，如梧桐子大。每服七十丸，空心鹽湯下。

玄參湯　治骨實極，面色焦枯，隱曲膀胱不通，牙齒腦髓若痛，手足痠痛，大小便秘。

玄參　生地黃洗　製枳殼　車前子　黃耆　當歸酒浸　麥門冬去心　白芍藥各一兩　炙甘草半兩

㕮咀，每服四錢，水一盞，薑五片，煎服無時。

磁石丸　治精虛極，體氣瘦悴，夢中走泄，後遺瀝不已，小便白濁，甚則陰痿。

---

① 淫淫：行進貌。《文選·羽獵賦》：「渙若天星之羅，浩如濤水之波，淫淫與與，前後要遮。」註：淫淫與與，皆進貌也。

磁石二兩，煅，醋淬　肉蓯蓉酒浸，焙　鹿茸酒蒸　續斷酒浸
杜仲薑炒　赤石脂煅　柏子仁炒，另研　熟地黃酒蒸，焙　山茱萸肉
菟絲子酒蒸，另研　巴戟去心　韭子炒，各一兩

上為細末，酒糊丸，梧桐子大。每服七十丸，空心，鹽
酒、鹽湯任下。

石斛湯　治精實極，眼視不明，齒焦髮落，通身虛熱，甚
而胸中煩悶，夜夢遺精。

小草　石斛　黃耆　麥門冬去心　生地黃洗[1]　白茯苓　玄
參各一兩　甘草炙，半兩

㕮咀，每服四錢，水一盞，薑五片，煎服無時。

人參養榮湯《和劑》　治脾肺俱虛，發熱惡寒，肢體瘦倦，
食少作瀉等證。若氣血虛而變見諸證，勿論其病，勿論其脈，
但用此湯，其病悉退。

白芍藥一錢五分　人參　陳皮　黃耆蜜炙　桂心　當歸　白
朮　甘草炙，各一錢　熟地黃　五味子炒，杵　茯苓各七分半　遠志
五分，去心

上薑、棗　水煎服。

雙和湯《和劑》　治虛勞，養氣血。

白芍藥七兩半　熟地黃酒洗　黃耆去蘆，蜜炙　當歸去蘆，洗，
酒浸，焙　川芎各三兩　炙甘草　肉桂不見火，各二兩二錢半

上為末，每服三錢，水一盞，薑三片，棗一枚，煎七分，
空心溫服。

七珍散見不能食。

樂令建中湯《和劑》　治臟腑虛損，身體消瘦，潮熱自汗，
將成勞瘵。此藥大能退虛熱，生血氣。

前胡　細辛淨　黃耆蜜塗炙　人參　桂心　橘皮去白　當歸
洗去土　白芍藥　茯苓去皮　麥門冬去心　甘草炙，各一兩　半夏湯
洗七次，切，七錢半

① 洗：原作「先」，據虞衙本改。

每服四錢，水一盞，薑四片，棗一枚，煎七分，不拘時熱服。

《究原》雙補丸《簡易》　治一切虛損，五勞七傷，面目黧黑，唇口乾燥，目暗耳鳴，夜夢驚恐，四肢痠痛。

鹿角霜三兩　黃耆炙　沉香　熟地黃洗，再蒸　菟絲子酒浸，蒸，焙　覆盆子去枝蒂　人參　宣木瓜　白茯苓去皮　五味子炒　薏苡仁炒　肉蓯蓉洗，酒浸　石斛去根，炒　當歸去蘆，酒浸　澤瀉去土，蒸。各一兩　麝香一錢，另研　硃砂半兩，為衣，別研

上為末，煉蜜丸，如梧桐子大。每服七十丸，空心鹽湯送下。

十四味建中湯《和劑》　治榮衛失調，氣血不足，積勞虛損，形體羸脊，短氣嗜臥，欲成勞瘵。

當歸酒浸，焙　白芍藥　白朮　麥門冬去心　甘草炙　肉蓯蓉酒浸　人參　川芎　肉桂　附子炮　黃耆炙　製半夏　熟地黃酒蒸，焙　茯苓各等份

㕮咀，每服三錢，水一盞半①，薑三片，棗一枚，煎至一盞，去滓②，空心溫服。

參朮膏　治中風虛弱，諸藥不應，或因用藥失宜，耗傷元氣，虛證蜂起，但用此藥，補其中氣，諸證自癒。

人參　白朮各等份　上水煎稠，湯化服之。

黃耆龜甲散見咳嗽血。

人參散《本事》　治邪熱客經絡，痰嗽煩熱，頭目昏痛，盜汗倦怠，一切血熱虛勞。

黃芩半兩　人參　白朮　茯苓　赤芍藥　半夏麴　柴胡甘草　當歸　乾葛各一兩

每服三錢，水一盞，薑四片，棗二枚，煎八③分，不拘時

---

① 半：原脫，據《局方》卷五木方補。

② 煎至一盞，去滓：原脫，據《局方》卷五本方補。

③ 八：原作「七」，據《本事方》卷四本方改。

溫服。

《易簡》逍遙散《元戎》 治血虛勞倦，五心煩熱，肢體疼痛，頭目昏重，心怔煩赤，口燥咽乾，發熱盜汗，減食嗜臥。及血熱相搏，月水不調，臍腹脹痛，寒熱如瘧。又療室女榮衛不和，痰嗽潮熱，肌體羸瘦，漸成骨蒸。加山梔、牡丹皮，為加味逍遙散。

白茯苓　白朮　當歸　白芍藥　柴胡各一兩　甘草半兩

上㕮咀，每服四錢，水一盞，煨生薑一塊切片，煎至六分，去滓熱服，無時。

清骨散　專退骨蒸勞熱。

銀柴胡一錢五分　胡黃連　秦艽　鱉甲醋炙　地骨皮　青蒿　知母各一錢　甘草五分

水二盞，煎八分，食遠服。血虛甚加當歸、芍藥、生地，嗽多加阿膠、麥門冬、五味子。

秦艽扶羸湯　治肺痿骨蒸，已成勞嗽，或寒或熱，聲嗄不出，體虛自汗，四肢怠惰。

軟柴胡二錢　人參　鱉甲醋炙　秦艽　當歸酒洗　紫菀　半夏各一錢　地骨皮　一錢半　甘草五分

熱甚者加青蒿，汗多加黃耆，去半夏、生薑。

水二盞，薑三片，烏梅、大棗各一枚，煎七分，食後服。

保真湯　治勞證體虛骨蒸，服之決補。

當歸　生地黃　熟地黃　黃耆蜜水炙　人參　白朮　甘草　白茯苓各五分　天門冬去心　麥門冬去心　白芍藥　黃柏鹽水炒　知母　五味子　軟柴胡　地骨皮　陳皮各一錢　蓮心五分

水二盞，薑三片，棗一枚，煎八分，食遠服。

茯苓補心湯見鼻衄　**鹿茸橘皮煎丸**見不能食。

三才封髓丹《寶鑑》　降心火，益腎水，滋陰養血，潤補不燥。

天門冬去心　熟地黃　人參各半兩　黃柏三兩　砂仁一兩半　甘草七錢半，炙

上六味，為末，麵糊丸，梧桐子大。每服五十丸，用蓯蓉半兩，切作片，酒一盞，浸一宿，次日煎三四沸，去滓，空心食前送下。

天真丹《寶鑑》　治下焦陽虛。

沉香　穿心巴戟酒浸　懷香炒　萆薢酒浸，炒　葫蘆巴炒香　破故紙炒香　杜仲麩炒去絲　琥珀珀　黑牽牛鹽炒去鹽。各一兩　官桂半兩

上十味，為末，用浸酒打糊為丸，如梧桐子大。每服五十丸，空心溫酒送下，鹽湯亦得。

天真丸《御藥》　治一切亡血過多，形槁肢羸，食飲不進，腸胃滑泄，津液枯竭。久服生血養氣，暖胃駐顏。

精羊肉七斤，去筋膜脂皮，劈開，入下藥末　肉蓯蓉半兩　當歸十二兩，洗，去蘆　山藥溫者去皮，十兩　天門冬去心，焙乾，一斤

上四味，為末，安羊肉內裹縛，用無灰酒四瓶，煮令酒盡，再入水二升，煮候肉糜爛，再入：

黃耆末五兩　人參末三兩　白朮末二兩

熟糯米飲焙乾作餅，將前後藥末和丸，梧桐子大。一日二次，服三百丸，溫酒下。如難丸，用蒸餅五七枚焙乾，入臼中杵千下丸之。

生脈散見中暑。

三才丸　天門冬　地黃　人參各等份

上為末，煉蜜丸。空心服。

霞天膏見積聚　**滾痰丸**見痰飲　**倒倉法**見積聚　**當歸龍薈丸**見脅痛。

柴胡飲子《寶鑑》　解一切肌骨蒸熱，寒熱往來，及傷寒發汗不解，或汗後餘熱勞復，或婦人經病不快，產後但有此證，並宜服之。

黃芩　甘草炙　大黃　芍藥　柴胡　人參　當歸各半兩

剉散，每服四錢，水一盞，薑三片，煎至六分，去滓溫服。

防風當歸飲子《保命》 治煩渴①，皮膚索澤，食後煎服，宜以此飲下地黃丸。

柴胡　人參　黃芩　甘草各一兩②　防風　大黃　當歸　芍藥各半兩　滑石三兩③

上㕮咀，每服五錢，水一盞半，薑三片，煎七分，溫服。如痰嗽，加半夏。如大便黃，米穀完山，驚悸，溺者淋閉，欬咳血衄血，自汗頭痛，積熱肺痿，後與大金花丸。

大金花丸　黃柏　黃芩　黃連　山梔各一兩

上為細末，水丸小豆大。每服一百丸，溫水下，日二三服。或大便實加大黃，自利不用大黃④。如中外熱者，此藥作散煎服，名解毒湯。腹滿⑤嘔吐欲作利者，每服解毒湯半兩，加半夏、茯苓、厚朴各三錢，薑三片。如白膿⑥下利後重者，加大黃三錢。

麥煎散　治少男室少，骨蒸黃瘦，口臭，肌熱盜汗，婦人風血攻痓四肢。

赤茯苓　當歸　乾漆　鱉甲醋炙　常山　大黃煨　柴胡　白朮　生地黃　石膏各一兩　甘草半兩

上為末，每服三錢，小麥五十粒，水煎，食後臨臥服。若有虛汗，加麻黃根一兩。

秦艽鱉甲散《寶鑑》，下同　治骨蒸壯熱，肌肉消瘦，唇⑦紅頰赤，氣粗，睏倦盜汗。

鱉甲一兩，去裙，醋炙　柴胡　地骨皮各一兩　秦艽　知母　當歸各半兩

---

① 渴：原作「熱」，據《保命集》卷中本方改。
② 各一兩：原脫，據《保命集》卷中本方補。
③ 三兩：原作「二錢」，據《保命集》卷中本方補。
④ 不用大黃：原脫，據《保命集》卷中本方補。
⑤ 滿：原作「痛」，據《保命集》卷中本方改。
⑥ 如白膿：此下原衍「後重」，據《保命集》卷中本方刪。
⑦ 唇：原作「舌」，據《衛生寶鑑》卷五本方改。

上為粗末，每服半兩，水一盞，入烏梅一枚，青蒿五葉，同煎至七分，去滓溫服，臨臥，空心各一服。《元戎》地骨皮枳殼散，有枳殼各等份，無青蒿，有桃柳枝頭各七個，薑三片。又去秦艽、當歸、加貝母。為柴胡鱉甲散，大便硬者服之。大便溏者，半氣半血，服逍遙散。

人參地骨皮散　治臟中積冷，營中熱，按之不足，舉之有餘，陰不足而陽有餘也。

茯苓半兩　知母　石膏各一兩　地骨皮　人參　柴胡　生地黃各一兩五錢

上㕮咀，每服一兩，生薑三片，棗一枚，水煎，細細溫服。間服生精補虛地黃丸。

人參柴胡散　即前人參散，無黃芩。

火鬱湯　柴胡升麻湯俱見發熱。

豬肝丸　牡蠣煅　白朮各四兩　苦參三兩

上為細末，以豬肝一具，煮極爛，剉研如膏和丸，如梧桐子大。每服三十丸，米飲送下，日三四服。此藥神應，瘦者服之即肥，莫測其理。

—— 虛勞治療臨床新用 ——

龜蛾丸治療性功能障礙及虛損病證 30 例

藥物組成：炙龜板 30g，雄蠶蛾 25g，枸杞子、炙首烏各 15g，肉蓯蓉 20g，菟絲子、桑螵蛸、炒白芍、當歸各 15g，黃耆 10g，茯苓 15g，遠志 10g，雞內金 15g。共研成細末，製成水蜜丸，如梧桐子大，每服 6g，1 日 3 次。

治療結果：龜蛾丸治療倦怠神疲、眩暈耳鳴、健忘失眠、納呆腹脹、腰膝痠痛等臟腑虛損類證方面，療效滿意。總有效率達 96.67%。（石志超.遼寧中醫雜誌，1999，26（4）：166）

‖ 傳屍勞 ‖

芎歸血餘散《直指》　治瘵疾，先用此方，次以後散取蟲[1]。

室女頂門生髮一小團，井水洗去油膩，法醋浸一宿，日中曬乾，紙裹[2]火燒存性　真川芎半兩　當歸三錢　木香　桃仁水浸，去皮，焙，各二錢　安息香　雄黃各一錢　全蠍二枚　江上大鯉魚頭生截斷，一枚，醋炙酥

上為末，分作四服，每服井水一大碗，淨室中煎七分，入紅硬降真香木半錢，燒北斗符入藥，月初五更，空心向北目天，呪曰：瘵神瘵神，害我生人，君秦帝救，服藥保身，急急如律令！呪五遍，面北服藥畢，南面吸生氣入口腹中，燒降香置床底下，午時又如前服藥。

鱉甲生犀散《直指》　治瘵疾，殺瘵蟲，取出惡物。

天靈蓋一具，男者色不赤可用，女者色赤勿用，以檀香煎湯候冷洗。呪曰：雷[3]公靈，雷公聖，逢傳屍，即須應，急急如律令！呪七遍訖，次用酥炙黃生鱉甲一枚，醋炙黃　虎長牙二枚，醋炙酥，如無，則用牙關骨半兩　安息香　桃仁水浸，去皮，焙　檳榔雞心者。各半兩　生犀角　木香　甘遂　降真香　乾漆㧳碎，炒煙略盡存性　阿魏酒浸，研，各三錢　雷丸二錢　穿山甲取四趾，醋炙焦　全蠍三個　蚯蚓十條，生研和藥

上件為末，每服半兩，先用豉心四十丸粒，東向桃、李、桑、梅小梢各二莖，長七寸，生藍青七葉，青蒿一小握，蔥白連根洗五莖，石臼內同柞，用井水一碗半，煎取一盞。入童子尿一盞，納藥末，煎取七分，入麝一字，月初旬五更空心溫服，即以被覆汗。恐汗中有細蟲，軟帛拭之，即焚其帛。少時必瀉蟲，以淨桶盛，急鉗取蟲，付烈火焚之，並收入磁器中，

---

① 治瘵疾，先用此方，次以後散取蟲：原脫，據修敬堂本補。
② 裹：原作「儽」，據《普濟方》卷二百三十五引《直指方》本方改。
③ 雷：原作「電」據《普濟方》卷二百三十五引《直指方》本方改。

瓦片敷，雄黃蓋之，泥和灰扎，埋深山絕入行處。

天靈蓋散即前方之變。

天靈蓋兩指大，洗呪炙如前法　檳榔如雞心者五枚，為末　阿魏五錢，細研　辰砂另研　麝香另研，各二錢半　安息香銅刀子切，入乳缽內研，同諸藥拌和，七錢半　連珠甘遂五錢，為末，一方不用此味

上六味，研極細，和令勻，每服三大錢，用後湯使下。

薤白二七莖　青蒿二握　甘草二莖，五寸許　蔥白二七莖　桃枝以下並用向東南嫩者　柳枝　桑白皮一云桑枝　酸石榴根一云枝。各二握，七寸許。

上八味，須選淨潔處採，用童子小便四升，於銀石器內以文武火煎至一升，濾去滓，分作三盞，將前藥末調下，五更初服，男患女煎，女患男煎。服藥後如覺欲吐，即用白梅肉止之。五更盡，覺臟腑鳴，須轉下蟲及惡物黃水，異糞異物。若一服未下，如人行五七里，又進一服，至天明更進一服，並溫吃。如瀉不止，用龍骨、黃連等份為末，熟水調下五錢，次吃白梅粥補之。

五癆麝香散　治男子婦人傳屍骨蒸實熱。

天靈蓋二錢半　柴胡一兩　犀角屑半兩　甘草三寸，患人中指長，男左女右　東引桃枝　青蒿東柳枝　石榴皮四味各一握　阿膠薤白　蔥白各七寸　麝香二錢半

上為末，用童便二升半浸藥一宿，明日早晚煎至升半，去滓服之。若男病女煎，女病男煎。忌貓、雞犬、驢、馬、僧、尼、孕婦、生人、孝子見之。煎成分為三服，入檳榔末三分，溫服。初服約人行三五里遠，便再進一服。倘噁心，以白梅含止之。服三五服病止，即瀉出異物若蟲，如頭髮馬尾，身赤口黑，身上如蟻行，不可名狀。瀉後蔥粥飲補之，同時藥煎補五臟茯神散。忌風一月，忌食油膩、溫麵、鹹味，並牛、豬、雞、鴨、犬等物。服此藥無不當日瘥。凡天下治勞，服之亦須累日及年，猶未全去病源者，不似此方。至年遠重病，不過兩劑，如病未多，即一劑飲子，便當服此。

茯神散　不問遠年近日取效，下蟲紅色便可治，肚下黑次之，肚子白色是食髓也，萬不一瘥，補方服也。

白茯神　茯苓　人參　遠志去心　龍骨　肉桂　甘草　陳皮各一兩　當歸　五味子各一兩半　黃耆二兩　大棗五十六枚

上為散，分作八服，每服入棗七枚，生薑二錢，用水一升半，煎至一升，趁前藥後吃，亦空心服，神效。

金明散　補肝臟勞極。

人參　知母　茯苓　秦艽去蘆　丁香　甘草炙　石膏煅　各等份

上為細末，每服二錢，水一盞，蔥白三寸，同煎至八分，通口服。

守靈散　補心臟勞極。

白茯苓　丁香　訶子各一兩，去核　桔梗　芍藥　羌活　甘草炙，各二錢五分

上為細末，每服二錢，入銀耳環一雙，蔥白二寸，同煎至八分，通口服。

魂停散　補脾臟勞極。

白芍　桔梗　人參　訶子皮　茯苓　甘草炙　丁香各等份

上為細末，每服二錢，水一盞，入蜜一匙，同煎至八分，通口服。

虛成散　補肺臟勞極。

枳實去瓤，麩炒　秦艽去蘆　白茯苓　芍藥　麻黃去節　玄胡索　當歸洗淨　茴香炒，各半兩　甘草二錢半，炙

上為極細末，每服二錢，水一盞，銀鐶一對，蜜五點，煎至八分，通口服。

育嬰散　補腎臟虛勞。

香附子二錢半，炒　黑附子一枚，炮　白蒺藜二錢半，去角　木香一錢　白茯苓半兩　甘草錢，炙

上為細末，每服二錢，水一盞，薑七片，蔥白同煎至七分，空心服。

紫河車丹 治飛蟲鬼疰，虛勞羸瘦，喘嗽氣。其法：取首胎男子者，以皂角水洗淨。次以銚子內用米醋潒洗控乾，將一小小焙籠，以紙周圍密糊，不令失火氣；或無小焙籠，只用小籃子去繫，密糊。安紫河車於上，用烈火焙，更將蓋子蓋之，焙令極乾，約只有十二三文重，候極乾，更入後藥。

人參一兩半　白朮炒　白茯苓　茯神　當歸　熟地黃各一兩　木香半兩　乳香另研　沒藥各四錢　硃砂二錢，另研　麝香二分

上為細末，諸藥和勻，以紅酒糊為丸，如梧桐子大。每服五十丸，煎人參湯下，空心服之，日午再[1]服。或煉蜜為丸亦可。

犀角紫河車丸《寶鑑》 治傳屍勞，三月必平復。其餘勞證，只消數服，神效。

紫河車一具，用米泔浸一宿，洗淨焙乾　鱉甲酥炙　桔梗去蘆　胡黃連　芍藥　大黃　敗鼓皮心醋炙　貝母去心　龍膽草　黃藥子　知母各二錢半　芒硝　犀角鎊　蓬朮各一錢半　硃砂研，二錢

上為細末，煉蜜丸，如梧桐子大，硃砂為衣。空心食前，溫酒服二十丸，如膈熱食後服。重病不過一料。

秘方鬼哭飲子 專取傳屍勞蟲。

天靈蓋酥炙　鱉甲醋炙　軟柴胡各二錢半　木香一錢二分　豉心醋炙黃　阿魏　安息香　甘草各一錢　桃仁去皮尖，另研，十一枚　貫眾二錢半　青蒿半握

上十一味，細切，杵為粗末，先以童便二升隔夜浸，露星月下，至四更時，煎至八分，去滓，分作二服，每服調蜈蚣散一錢，五更初溫服，穩臥至三點，又進一服。至日出時，覺腹中欲利，如未利再進一服，已利勿服。

蜈蚣散

赤腳蜈蚣以竹筒盛，薑汁浸，焙乾，一條　烏雞糞二錢半　檳榔二錢半　辰砂一錢二分半　麝香一錢，另研

---

① 再：原作「四」，據修敬堂本改。

上以五味為細末，和勻，入前煎藥內服。凡合藥宜六甲建除日，忌婦人、孝服、雞、犬見之，亦不可令患者知。如利下惡物並蟲，急用火燒，其病者所穿衣服被褥盡燒之。食蔥粥將息，以復元氣，務要清心靜養。

‖ 發　熱 ‖

三黃丸東垣　治丈夫婦人三焦積熱。上焦有熱，攻衝眼目赤腫，頭項腫痛，口舌生瘡；中焦有熱，心膈煩躁，飲食不美；下焦有熱，小便赤澀，大便秘結。五臟俱熱，即生癰癤瘡痍。及治五般痔疾，肛門腫痛，或下鮮血。

黃連淨　黃芩淨　大黃各十兩

上為細末，煉蜜丸，如梧桐子大。每服三十丸，食後熟水吞下。視臟腑虛實加減，小兒積熱亦宜服。一方，用腦、麝為衣，丸如豆大，夜間嚥化一二丸，亦好。

瀉白散錢氏　桑白皮炒黃　地骨皮各一兩　甘草炒，半兩

上為細末，每服二錢，水一盞，入粳米百粒煎，食後服。易老加黃連。海臟云：治肺熱傳骨蒸熱，自宜用此以直瀉之。用山梔、黃芩方能瀉肺，但當以氣血分之。

涼膈散　治大人小兒積熱，煩躁多渴，面熱唇焦，嚥燥舌腫喉閉，目赤鼻衄，頜①頰結硬，口舌生瘡，譫語狂妄，腸胃燥澀，便溺閉結，睡臥不安，一切風壅。

梔子仁　連翹　薄荷　黃芩　甘草各一兩半　大黃　芒硝各半兩

上為細末，每一兩，水二盞，竹葉七片，煎至一盞，去滓，入蜜少許，食後服，加薑煎亦得。去六經熱，減大黃、芒硝，加桔梗、甘草、人參、防風。治肺經邪熱，咳嗽有痰，加半夏。涼膈與四物各半服，能益血泄熱，各雙和散。錢氏去連

證治準繩·類方精選

---

① 頜：原作「領」，據虞衙本改。

翹，加藿香、石膏，為瀉黃散。《寶鑑》連翹四兩，硝、黃各二兩，餘各一兩。

《本事方》治大人小兒五臟積熱，煩躁多渴，唇裂喉閉，目赤，鼻頷結硬，口舌生瘡。陽明證傷寒，發狂見鬼譫語，大小便閉。一切風壅，並皆治之。

山梔仁　甘草　赤芍藥各一兩　大黃　朴硝　連翹　薄荷葉　乾葛各二兩

上為散，每服二錢，水一盞，入①竹葉七片，蜜三匙，同煎至七分，去滓，食後服。唯陽明證傷寒忌下。此藥《局方》變載。緣味數與用藥大段不同，予姪婦忽患熱病欲死，付之一服立效，後來累服累驗，幸毋忽。

白虎湯仲景　知母六兩　石膏一斤，碎　甘草二兩　粳米六合
上四味，以水一斗，煮米熟，湯成去滓，溫服一升，日三服。

地骨皮散錢氏　治壯熱作渴。
地骨皮　茯苓　甘草　柴胡　半夏　人參　知母各等份
上為末，每服一二錢，水煎。

瀉心湯錢氏　黃連一兩，去鬚，為極細末，每服一字至半錢、一錢，臨臥溫水調下。海藏云：易老單方瀉心湯，出於此，乃實邪也，實則瀉其子。

導赤散錢氏　丹溪云：導赤散正小腸藥也。
生地黃　木通　甘草各等份
上同為末，每服三錢，水一盞，入竹葉七片，同煎至五分，食後溫服。一本用黃芩，不用甘草。

硃砂安神丸見虛煩。

錢氏安神丸　麥門冬去心，焙　馬牙硝　白茯苓　乾山藥　寒水石研　甘草各半兩　硃砂一兩，研　龍腦一字，研
上為細末，煉蜜為丸，如雞頭實大。每服半丸，砂糖水化

---

① 入：原作「天」，據修敬堂本改。

下，無時。

千金地黃丸《本事》　治心熱。

黃連四兩，為末　生地黃半斤，研取汁，連滓拌黃連末，和勻，曬乾用

上再為細末，煉蜜丸梧桐子大。門冬湯下三十丸。

門冬丸　治心經有熱。

麥門冬一兩，去心　黃連半兩

上為細末，蜜丸如梧桐子大。食後熟水下三十丸。

清心丸海藏　治熱。

黃柏二兩，生用　麥門冬去心　黃連各一兩[①]　龍腦一錢

上為末，煉蜜丸如梧桐子大。每服十丸，臨臥門冬酒下，或薄荷湯亦得。

黃連清膈丸東垣　治心肺間有熱，及經中熱。

麥門冬去心，一兩　黃連去蘆，五錢　鼠尾黃芩淨剉，三錢

上為細末，煉蜜丸如綠豆大。每服二十丸，溫水送下，無時。

硃砂涼膈丸東垣　治上焦虛熱，肺脘噎膈。

黃連　山梔子各一兩　人參　茯苓各五錢　硃砂三錢，另研　腦子五分，另研

上為細末，煉蜜丸如梧桐子大，硃砂為衣。熟水送下五七丸，日進三服，食後。

火府丹見淋。

瀉黃散錢氏　藿香七錢　山梔仁一兩　石膏半兩　甘草二兩　防風四兩

上剉，同蜜酒微炒香，為細末，每服二錢，水一盞，煎清汁飲。海藏云：此劑瀉肺熱。

調胃承氣湯仲景　大黃去皮，酒浸，四兩　甘草炙，二兩　芒硝

---

① 麥門冬去心　黃連各一兩：《醫壘元戎・少陰證》本方作「天門冬一兩，麥門冬去心一兩，黃連半兩」。

半升

上三味，㕮咀，以水三升，煮取一升，去滓，納芒硝，更
上火微煮令沸，少少溫服。

人參黃耆散見嗽血　**補中益氣湯**見勞倦　**瀉青丸**見中風　**柴胡
飲子**見虛勞　**當歸龍薈丸**見脅痛。

回金丸[①]丹溪　伐肝經火，亦審虛實用之。

黃連六兩　吳茱萸一兩

上為末，粥丸。

佐金丸　佐肺金以伐肝木之邪。

片芩六兩　吳茱萸湯洗三次，一兩

上為末，粥丸，如梧桐子大。每服三五十丸，白朮，陳皮
煎湯下。

六味地黃丸見虛勞。

四順飲子一名清涼散　大黃蒸　甘草炙　當歸酒洗　芍藥各等份

上㕮咀，每服五錢，用水一盞半，薄荷十葉，同煎至七
分，去滓溫服。

桃仁承氣湯見畜血。

桔梗湯海藏　桔梗　連翹　山梔子　薄荷　黃芩　甘草各等
份

上為細末，竹葉白水煎，溫服[②]。

清神散《和劑》　消風壅，化痰涎，治頭目眩，面熱。

檀香剉　人參去蘆　羌活去苗　防風去蘆。各一兩　薄荷去土
甘草　荊芥穗各二兩　石膏研，四兩　細辛去苗，焙，五錢

上為末，沸湯點服二錢，或入茶末點服。此方虛熱可用。

龍腦飲子《和劑》　治蘊積邪熱，咽喉腫痛，眼赤口瘡，心
煩鼻衄。上中二焦藥也。

---

① 回金丸：《丹溪心法》卷一作「回令丸」。

② 溫服：此下原衍「汗之熱服」，春倍加防風羌活，夏倍加黃芩、知母，李夏淫雨
倍加羌活，秋加桂五錢，冬加桂一兩，亦可以意消息，隨證加減而用之」，據
《濟生拔粹・此事難知》本方刪。

砂仁　栝蔞根各三兩　藿香葉二兩四錢　石膏四兩　甘草蜜炙
十[1]六兩　梔子微炒，十二兩

上為末，每服二錢至三錢[2]，新汲水入蜜調下。

龍腦雞蘇丸　治上焦熱，除煩解勞，去肺熱咳衄，血[3]熱
驚悸，脾胃熱口甘吐血，肝膽熱泣出口苦，腎熱神志不定，上
而酒毒膈熱消渴，下而血滯五淋血崩等疾。

薄荷一斤　麥門冬去心，二兩　甘草一兩半　生地黃六兩，另末
黃連一兩　黃耆　新蒲耆炒　阿膠炒　人參各二兩，以上俱末　木通
二兩　銀柴胡二兩，剉，同木通沸湯浸一日夜，絞取汁

上為細末，好蜜二斤，先煎一兩沸，然後下生地黃末，不
住手攪，時加木通、柴胡汁，慢火熬膏，勿令火緊，膏成然後
加前藥末和丸，如豌豆大。每服二十丸，白湯下。虛勞虛煩，
梔子湯下；肺熱，黃芩湯下；心熱悸動恍惚，人參湯下；吐、
咳、唾、衄四血，去心，麥門冬湯下；肝[4]熱，防風湯下；腎
熱，黃柏湯下。以上並食後臨臥服。治五淋及治婦人漏下，車
前子湯下；痰嗽者，生薑湯下；莖中痛者，蒲黃、滑石，水一
盅調下；氣逆，橘皮湯下；室女虛勞，寒熱潮作，柴胡人參湯
下。

洗心散　治心肺積熱，風壅上攻，頭目昏痛，肩背拘急，
肢節煩疼，口苦唇焦，咽喉腫痛，痰涎壅滯，涕唾稠黏，小便
赤澀，大便秘滯。

白朮一兩半　麻黃　當歸　荊芥　芍藥　甘草　大黃各六兩
上為細末，每服二錢，水一盞，入生薑，薄荷少許[5]，同
煎至七分，溫服。

――――――――

① 十：原脫，據《局方》卷六本方補。
② 二錢至三錢：《局方》卷六本方作「一錢至二錢」。
③ 血：校本同，疑作「心」。
④ 肝：原作「汗」，據《醫壘元戎》本方改。
⑤ 許：原作「詐」，據虞衙本改。

瀉脾散　即瀉黃散。

貫眾散《寶鑑》　解一切諸熱毒，或中食毒、酒毒、藥毒，並皆治之。

黃連　貫眾　甘草　駱駝蓬各三錢

上為末，每服三錢，冷水調下。

大承氣湯見大便不通　**立效散**　**八正散**　**石葦散**俱見淋　**三才封髓丹**見虛勞　**滋腎丸**見小便不通。

黃連解毒湯崔氏[1]　黃連七錢半　黃柏　梔子各半兩　黃芩一兩

每服五錢，水一盞半，煎至一盞，去滓熱服，未知再服。

雄黃解毒丸見咽喉　**妙香丸**疎決腸胃，制伏木火。見痢　**木香金鈴散**見喘。

大黃散《保命》　治上焦熱而煩，不能臥睡。

山梔仁　大黃　鬱金各半兩　甘草二錢半

上為末，每服五錢，水煎溫服，微利則已。

錢氏地黃丸即六味地黃丸。

柴胡昇陽湯東垣　柴胡　升麻　葛根　獨活　羌活各半兩　防風二錢半　甘草生二錢，炙二錢　人參　白芍藥各半兩

上㕮咀，每服半兩，水三大盞，煎至一盞，去滓，稍熱服。忌冷物冰水月餘。

火鬱湯東垣　升麻　葛根　白芍藥　柴胡根各一兩　炙甘草　防風各五錢

上㕮咀，每服三四錢，水二大盞，入連鬚蔥白三寸，煎至一盞[2]，去滓，稍熱服。

三物黃芩湯見虛煩　**十全大補湯**見虛勞。

瀉血湯東垣　生地黃酒洗，炒　熟地黃　蒲黃　丹參酒炒　當歸酒洗　漢防己酒洗，炒　柴胡去蘆　甘草梢炙　羌活以上各一兩　桃仁湯浸，去皮，三錢

---

① 崔氏：原作「仲景」，據《外一於秘要》卷一本方改。

② 至一盞：原脫，據《蘭室秘藏》卷下本方改。

上為粗末，每服五錢，水一盞半，煎至①一盞，去粗，空心溫服。

退熱湯東垣　治表中虛熱，或遇夜則甚。

黃耆一錢　柴胡七分　生甘草　黃連酒製　黃芩　芍藥　地骨皮　生地黃去血熱　蒼朮各五分　當歸身　升麻各三分

上㕮咀，作一服，水二盞，煎至一盞，去滓，食遠溫服。

參蘇飲《易簡》　治感冒發熱頭疼，或因痰飲凝積發以為熱，並宜服之。若感冒發熱，亦如服養胃湯法，以被蓋臥，連進數服，微汗即癒。尚有餘熱，更徐徐服之，自然平治。因痰飲發熱，但連日頻進此藥，以熱退為期，不可預止。雖有前胡、乾葛，但能解肌耳。既有枳殼、橘紅輩，自能寬中快膈，不致傷脾。兼大治中脘痞滿，嘔逆噁心，開胃進食，無以踰此，毋以性涼為疑。一切發熱，皆能取效，不必拘其所因也。小兒室女，亦宜服之。

乾葛洗　前胡去苗　半夏湯洗七次，薑汁製炒　人參　茯苓去皮。各七分半　木香　紫蘇葉　枳殼去瓤，麩炒　桔梗去蘆　甘草炙　陳皮去白，各五分。

水一盞半，薑七片，棗一枚，煎六分，去滓溫服，不拘時。《易簡方》不用木香，只十味。

附紫雪《和劑》　療腳氣毒遍內外，煩熱不解，口中生瘡，狂易叫走，瘴疫毒癘，卒死溫瘧，五屍五疰，心腹諸疾，疔刺切痛，及解諸熱藥毒發，邪熱卒黃等，並解蠱毒鬼魅野道熱毒，又治小兒驚癇百病。

黃金一百兩　石膏　寒水石　磁石　滑石

以上四味各三斤，搗碎，水一斛，煮至四斗，去滓，入下項：

犀角屑　羚羊角屑　青木香搗碎　沉香搗碎，各五兩　玄參洗，焙，搗碎　升麻各一斤　甘草剉，炒，八兩　丁香一兩，搗碎

① 至：原脫，據《蘭室秘藏》卷下本方補。

以上八味，入前藥汁中，再煮取一斗五升，去滓，入下項：

朴硝精者十斤　硝石四升，如闕，芒硝亦得，每升重七兩七錢半

以上二味，入前藥汁中，微火上煎，柳木篦攪不住手，候有七升，投在木盆中，半日欲凝，入下項：

麝香當門子一兩二錢半，研　硃砂飛研，三兩

以上二味，入前藥中攪調令勻，寒之二日。

上件藥成霜雪紫色，每服一錢或二錢，用冷水調下，大人小兒臨時以意加減，食後服。

—— 發熱治療臨床新用 ——

單味羚羊角粉治療小兒發熱抽風遠期療效觀察

筆者根據中醫理論，結合臨床實踐，從「治未病」著手，即在抽風之症控制後，服用羚羊角粉 10 天，以平心肝肺之餘熱，從本論治，以防復犯。透過對 21 例患兒長期療效觀察，取得滿意效果。

高某，男性，7 歲。患兒自 3 歲起，每逢發熱超過 38.5℃即抽風，均採用物理降溫、鎮靜劑、輸液治療，熱退後，一切如常。年內頻頻發作，西醫屢作腦電圖，報告各波型正常，檢血鈣亦正常。曾多方治療，未見效果。

此次發熱兩天，抽風又作，見頭痛咳嗽，痰黃不暢。診為風熱外感，肺熱未清，進以桑菊飲加味 3 劑，每日 1 劑，水煎服，另服羚羊角粉 0.2g。

三日後複診，外感已除，肺熱已清。投以羚羊角粉 2g，分 10 次水沖服，每日 1 次。後未再復發。（嚴可斌.上海中醫藥雜誌，1994，6：25）

‖ 潮　熱 ‖

　　參蘇散見發熱　**小柴胡湯**見往來寒熱　**茯苓補心湯**見鼻衄　**十全大補湯**　**養榮湯**　**八珍散**　即七珍散加白扁豆俱見虛勞。

　　四物二連湯　治血虛五心煩熱，晝則明了，夜則發熱。

　　當歸　生地黃　白芍藥炒。各一錢　川芎七分　黃連炒，五分　胡黃連三分

　　上每服五錢，水煎。

‖ 惡　寒 ‖

　　三黃丸見發熱　**小柴胡湯**見往來寒熱。

　　昇陽益胃湯東垣

　　黃耆二兩　半夏湯洗，脈澀者可用　人參去蘆　甘草炙，各一兩　獨活　防風以秋旺，故以辛溫瀉之　白芍藥何故秋旺用人參、白朮、芍藥之類反補旺肺，為脾胃虛則肺最受邪，故因時而補易為力也　羌活各五錢　橘皮四錢，不去白　茯苓小便利，不渴者勿用　柴胡　澤瀉不淋勿用　白朮各三錢　黃連一錢

　　上吹咀，每服三錢，水三盞，薑五片，棗二枚，煎至一盞，去滓溫服，早飯後午飯前服之。禁忌如前。漸加至五錢止。服藥後，如小便利而病加增劇，是不宜利小便，當少去茯苓、澤瀉。

　　若喜食，初一二日不可飽食，恐胃再傷，以藥力尚淺，胃氣不得轉運升發也。須薄滋味，或美食助其藥力，益升浮之氣，而滋其胃氣。慎不可淡食，以損藥方，而助邪氣之降沉也。可以小役形體，使胃與藥得轉運升發。慎勿大勞，使氣復傷，若脾胃得安靜尤佳。若胃氣稍強，少食果以助穀藥之力。《經》云：五穀為養，五果為助者也。禁忌如前者，服藥也，忌語話一二時辰，及酒濕麵大料物，及冷蒸寒涼淡滲之物。

茯苓丸見臂痛。

黃耆補胃湯東垣　黃耆五錢　甘草三錢　香白芷二錢五分　藁本　升麻各二錢　草荳蔻　橘皮各一錢半　麻黃　當歸各一錢　蓮花青皮七分　柴胡六分　黃柏少許

上㕮咀，每服五錢，水二盞，煎至一盞，去渣，稍熱食前服。

桂枝加附子湯仲景　桂枝去粗皮，三[1]兩　附子一[2]枚，炮，去皮，切作八片　芍藥三兩[3]　生薑三兩，切　甘草二兩、炙　大棗十二枚，掰

以水七[4]升，煮取三[5]升，去滓，分溫三服。

桂枝新加湯又各桂枝芍藥半夏[6]生薑湯

桂枝湯內加人參一兩，芍藥、生薑各三錢。加水四升。

巴戟丸《發明》　治肝腎俱虛，收斂精氣，補真戢陽，充悅肌膚，進美飲食。

白朮　五味子　川巴戟去心　茴香炒　熟地黃　肉蓯蓉酒浸　人參　覆盆子　菟絲子酒浸　牡蠣　益智仁　骨碎補洗，去毛　白龍骨各等份

上十三味，為末，蜜丸桐子大，焙乾。每服三十丸，食前米飲下，日三服。此藥補精氣，止汗。

神珠丹一各離珠丹　治下焦元氣虛弱，小腹疼痛，皮膚燥澀，小便自利，足胻寒而逆。

杜仲炒去絲　萆薢　巴戟各二兩　龍骨一兩　破故紙三兩，炒　訶子五個　胡桃仁一百二十個　砂仁半兩　硃砂一錢，另研

上九味，為末，酒糊丸如梧桐子大，硃砂為衣，每服三十

---

① 三：原作「四」，據《傷寒論》卷二本方改。

② 一：原作「三」，據《傷寒論》卷二本方改。

③ 芍藥三兩：原脫，據《傷寒論》卷二本方補。

④ 七：原作「六」，據《傷寒論》卷二本方改。

⑤ 三：原作「二」，據《傷寒論》卷二本方改。

⑥ 半夏：校本同，疑作「人參」。

丸，溫酒或鹽湯送下。氣不化，小便不利，濕肌潤滑。熱蒸少陰[1]；氣不化，氣走小便自利，皮膚燥澀，為迫津液不能停，離珠丹主之。弦數者，陽陷於內，從外而之內也。弦則帶數，甲終於甲也；緊則帶洪，壬終於丙也。若弦虛則無火，細則有水，此二脈從內之外也，不宜離珠丹。

胡椒理中丸見痰飲。

鐵刷湯 治積寒痰飲，嘔吐不止，胸膈不快，不下飲食。

半夏四錢，湯泡 草荳蔻 丁香 乾薑炮 訶子皮各三錢 生薑一兩

上六味，㕮咀，水五盞，煎至二盞半，去滓，分三服無時。大吐不止，加附子三錢，生薑半兩。

桂附丸《寶鑑》 療風邪冷氣入乘心絡，臟腑暴感風寒，上乘於心，令人卒然心痛，或引背膂，乍間乍甚，經久不瘥。

川烏炮，去皮臍 黑附炮，去皮臍，各三兩 乾薑炮 赤石脂 川椒去目，微炒 桂去粗皮。各二兩

上六味，為末，蜜丸如梧桐子大。每服三十丸，溫水送下，覺至痛處即止；若不止，加至五十丸，以知為度。若早服無所覺，至午時再服二十丸。若久心痛服盡一料，終身不發。

大建中湯 治內虛裡急少氣，手足厥冷，小腹攣急，或腹滿弦急，不能食，起即微汗，陰縮，或腹中寒痛，不堪勞，唇口乾，精自出，或手足乍寒乍熱而煩冤痠痛，不能久立，多夢寐。

黃耆 當歸 桂心 芍藥各二錢 人參 甘草各一錢 半夏炮，焙 黑附子炮，去皮，各二錢半

上八味，㕮咀，每服五錢，水二盞，薑三片，棗二枚，煎至一盞，去滓，食前溫服。

二氣丹 助陽退陰，正氣和中。治內虛裡寒，冷氣攻擊，心脅腹滿刺痛，泄利無度，嘔吐不止，自汗時出，小便不禁，陽氣漸微，手足厥冷。及傷寒陰證，霍亂轉筋，久下冷痢，少

① 少陰：原作「陰少」，據《衛生寶鑑》卷六本方改。

氣羸困，一切虛寒痼冷。

硫黃_{細研}　肉桂_{去粗皮。各二錢半}　乾薑_炮　硃砂_{別研為衣。各二}_錢　黑附子_{大者一枚，去皮臍，炮製，半兩}

上為細末，研勻，麵糊為丸梧桐子大。每服三十丸，空心煎艾鹽湯下。

附子理中丸　治脾胃冷弱，心腹疼痛，嘔吐瀉利，霍亂轉筋，體冷微汗，手足厥冷，心下逆冷滿悶，腹中雷鳴，飲食不進，及一切沉寒痼冷，並皆治之。

人參_{去蘆}　附子_{炮，去皮臍}　乾薑_炮　甘草_炙　白朮_{各等份}

上為末，煉蜜和丸，每一兩作十丸。每服一丸，以水一盞化破，煎至七分，稍熱服，食前。

八味丸　**還少丹**　**天真丹**　**雙和湯**_{俱見虛勞}　**定志丸**_{見驚。}

益黃散_{錢氏}

陳皮_{一兩}　青皮　訶子肉　甘草_{各半兩}　丁香_{二錢}

上為細末，每服二錢或三錢，水煎服。_{海藏云：此劑瀉脾以燥}_{濕。}

小青龍湯_{見咳嗽}　**四逆湯**_{見厥。}

大已寒丸_{《和劑》}　治臟腑虛寒，心腹疼痛，泄瀉腸鳴，自利自汗，米穀不化，手足厥冷。

蓽茇　肉桂_{各四兩}　乾薑_炮　良薑_{各六兩}

上為細末，水煮麵精丸如梧桐子大。每服二十丸，米飲湯下，食前服。

‖ 往來寒熱 ‖

小柴胡湯_{仲景}　治傷寒四五日，往來寒熱，胸滿心煩喜嘔，風溫身熱，少陽發熱。

柴胡_{半斤}　黃芩　人參　甘草　生薑_{各三兩}　半夏_{半斤，洗}大棗_{十二枚，掰}

上七味，以水一斗二升^①，煮取六升，去滓，再煎取三升，溫服一升，日三服。

加味小柴胡湯　即前方加山梔、牡丹皮。

柴胡四物湯《保命》　治日久虛勞，微有寒熱，脈沉而數。

川芎　當歸　芍藥　熟地黃_{各一錢半}　柴胡_{八錢}　人參　黃芩　甘草　半夏_{各三錢}

上為末，不煎服。

解風湯《宣明》　治中風寒熱，頭目昏眩，肢體疼痛，手足麻痺，上膈壅滯。

人參　川芎　獨活　甘草　麻黃_{去節，湯洗，焙，各一兩}　細辛_{半兩}

上為末，每服三錢，水一盞，生薑五片，薄荷葉少許，同煎至八分，不拘時服。

防風湯　治中風寒熱。

防風　甘草　黃芩　桂枝　當歸　白茯苓_{各一兩}　秦艽乾葛_{各一兩半}　杏仁_{五十枚}

上為散，水、酒、薑、棗煎服。

調中湯《寶鑑》　白茯苓　乾薑　白朮　甘草_{各等份}

每服五錢，水一盞半，煎七分服。

地骨皮散_{雲岐}

柴胡　地骨皮　桑白皮　枳殼　前胡　黃耆_{各七錢半}　白茯苓　五加皮　人參　甘草　桂心　芍藥_{白條，各半兩}

上每服三錢，生薑三片，水煎服。

柴胡散　柴胡　黃耆　赤茯苓　白朮_{各二兩}　人參　地骨皮　枳殼_{麩炒}　桔梗　桑白皮　赤芍藥　生地黃_{各七錢半}　麥門冬_{去心，三兩}　甘草_{半兩}

上每服四錢，薑五片，水煎服。

柴胡清肝散_{見耳衄。}

證治準繩·類方精選

---

① 以水一斗二升：原作「水一斗」，據《傷寒論》卷三本方改。

佐金丸 治肝火脅肋刺痛，往來寒熱，頭目作痛，泄瀉淋閉，一切肝火之證，並皆治之見發熱。

黃耆丸 治產後蓐勞，寒熱進退，頭目眩痛，骨節痠痛，氣力虛乏。

黃耆　鱉甲　當歸炒，各一兩　桂心　白芍藥　續斷　川芎　牛膝　蓯蓉　沉香　柏子仁　枳殼各六錢半　五味子　熟地黃各半兩

上為細末，煉蜜為丸如梧桐子大，每服四五十丸，粥飲下，食後。

抑陰地黃丸《本事》

生地黃三兩　柴胡　秦艽　黃芩各半兩　赤芍藥一兩

上細末，煉蜜丸如梧桐子大。每服三十丸，烏梅湯吞下，不拘時候，日三服。昔齊褚澄療師尼寡婦別製方，蓋有為也。此二種寡居，獨陰無陽，欲心萌而多不遂，是以陰陽交爭，乍寒乍熱，全類溫瘧，久則為勞。嘗讀《史記・倉公傳》，濟北王侍人韓女，病腰背痛寒熱，眾醫皆以為寒熱也。倉公曰：病得之欲男子不可得也。何以知其然？胗其脈，肝脈弦出寸口，是以知之。蓋男子以精為方，婦人以血為主，男子精盛則思室，婦人血盛則懷胎，夫肝攝血故也，厥陰弦出寸口，又上魚際，則陰血盛可知。褚澄之言，信有為矣。右地黃丸，雖曰抑陰，實補陰瀉陽之劑也。

── 往來寒熱治療臨床新用 ──

表裡雙解多法聯用在外感熱病中的治療作用

筆者用柴桂芹石湯（自製）治療外感發熱 2000 餘例退熱效果良好，平均退熱時間為 18 小時。本方辛散發表，清熱解毒，表裡雙解，內外並治。其中柴胡、石膏為主藥，藥量必須重用，柴胡 10～30g，石膏30～200g 不等。若見高熱伴有苔黃

而乾或黃燥起刺，腹脹而痛，大便閉結，食慾減退等腸道燥結，腑氣不通者加枳實、大黃、厚朴、元明粉等解表、清熱，攻下三法聯用，既辛散發表，又清熱解毒，同時通腑攻下，釜底抽薪以達到表裡雙解之目的。若見津少口乾，唇紅乾裂可加蘆根，麥冬、天花粉、石斛等生津養陰之藥，增強退熱降溫之功，又能防止津液虧損，預防病情發展。

胃居中焦，有生化氣血津液之功，熱邪亢盛，胃液薰灼，可見唇紅口渴，舌質紅赤少苔等症，可用生津養胃之法。當外邪毒盛猛烈，如溫毒疫癘之邪侵犯機體，往往由衛表直入營血，內陷心包出現高熱神昏，譫語發狂，皮膚斑疹，痙厥抽搐等危重症候。必須解表清熱解毒與活血，清心開竅，鎮肝熄風等多法聯用，表裡同治。

筆者用銀翹散與犀角地黃湯，羚羊勾藤湯三方合用以達透表泄熱，清心開竅，鎮肝熄風之表裡雙解。常用銀花、連翹、柴胡、黃芩、石膏、生地、赤芍、丹皮、羚羊粉、鈎藤、竹葉、蓮心、菖蒲、鬱金等。若見痰濁塞盛，閉塞心竅，喉間痰濁阻塞，神昏譫語，苔黃厚或濁膩，舌質紅赤，脈弦滑或滑數者加豁痰開竅之品。如瓜蔞、半夏、天竹黃、竹瀝、貝母、礞石等。另外熱邪深入營血，常見肝腎陰傷，津液虧耗之象如唇紅乾裂，口乾咽燥，舌質紅降苔解脈細數則應滋補肝腎，滋水填精之品在所必須。常用酸甘鹹寒藥物，如阿膠、元參、白芍、烏梅、麥冬、鱉甲、龜板等。總之「表裡雙解，多法聯用」在治療外感熱病中能達到祛邪解毒，退熱降溫，益氣生津，扶助正氣，活血化夜，調理臟腑之目的。因此能較快的消除症狀和體徵，控制病情發展。（俞鳳祥.實用中西醫結合雜誌，1998，11（3）：227）

‖ 外熱內寒外寒內熱 ‖

桂枝湯 見傷濕　　小柴胡湯 見往來寒熱　　白虎湯 見發熱。

桂枝麻黃各半湯

桂枝去粗皮，一兩六錢六分羨　芍藥　生薑切　甘草炙　麻黃各一兩，去節　大棗四枚　杏仁二十四枚，湯浸，去皮尖及雙仁者

上七味，以水五升，先煮麻黃一二沸，去上沫，納諸藥，煮取一升八合，去滓，溫服六合。

‖ 上熱下寒上寒下熱 ‖

既濟解毒湯《寶鑑》　治上熱頭目赤腫而痛，胸膈煩悶，不得安臥；身半以下皆寒，足胻尤甚，大便微秘。

大黃酒煨，大便利勿用　黃連酒炒　黃芩酒炒　甘草炙　桔梗各二錢　柴胡　升麻　連翹　當歸身各一錢

上㕮咀，作一服，水二盅，煎至一盅，去渣，食後溫服。忌酒、濕麵、大料物及生冷硬物。

‖ 瘧 ‖

桂枝加芍藥湯①《保命》，下同

桂枝三錢　黃耆　知母　石膏　芍藥各半兩

上為粗末，每服五七錢，水煎。

桂枝黃芩湯　柴胡一兩二錢　黃芩　人參　甘草各四錢半　半夏四錢　石膏　知母各五錢　桂枝二錢

上為粗末，依前煎服。

四逆湯見厥　**通脈四逆湯**見泄瀉　**芍藥甘草湯**見腹痛　**桂枝加當歸芍藥湯**　即桂枝湯加當歸、芍藥　**小柴胡湯**往來寒熱　**黃芩芍藥湯**見滯下　**白虎湯**見發發熱　**小建中湯**見勞倦　**異功散**②即四君子湯陳皮　**四物柴胡苦楝附子湯**　即四物湯加三物見虛勞。

---

① 桂枝加芍藥湯：《保命集》卷中作「桂枝芍藥湯」。

② 異功散：原作「異攻散」，據修敬堂本改。

桂枝羌活湯《保命》下同

桂枝　羌活　防風　甘草炙，各半兩

上為粗末，每服半兩，水一盞，煎至一盞，迎發而服之。吐者，加半夏麴等份。

麻黃羌活湯　麻黃去節　羌活　防風　甘草炙，各半兩

同前服法。如吐，另半夏麴等份。

麻黃黃芩湯　麻黃一兩，去節　桃仁三十枚，去皮　黃芩五錢　甘草炙，三錢　桂枝二錢半

上為細末，同前服法。

桃仁味苦甘辛，肝者血之海，血受邪則肝氣燥，《經》所謂肝苦急，急食甘以緩之，故桃仁散血緩肝。謂邪氣深遠而入血，故夜發乃陰經有邪，此湯發散血中風寒之劑。

白芷湯　白芷一兩　知母一兩七錢　石膏四兩

上為粗末，同前法煎服。

桂枝石膏湯　桂枝五錢　石膏　知母各一兩半　黃芩一兩

上為粗末，分作三服，水一盞，同煎服。

大柴胡湯　柴胡半斤　黃芩　芍藥各三兩　半夏半升，洗　生薑五兩，切　枳實四枚，炙　大棗十二枚，擘　大黃二兩

上七味，以水一斗二升，煮取六升，去滓再煎，溫服一升，日三服。

大承氣湯見大便不通　**桃仁承氣湯**見蓄血。

柴胡桂薑湯　柴胡半斤　桂枝三兩，去粗皮　栝蔞根四兩　乾薑　黃芩　牡蠣煅，各二兩　甘草一兩，炙

上七味，以水一斗二升，煮取六升，去滓，再煎取三升，溫服一升，日三服。

白虎加桂枝湯《金匱》《脈經》云：朝發暮解，暮發朝解。

知母六兩　甘草炙，二兩　石膏一斤　桂去粗皮，三兩　粳米二合

上剉散，每五錢，水一盞半，煎至八分，去滓溫服，汗出即癒。

蜀漆散《金匱》　蜀漆洗[①]去腥　雲母燒二[②]日夜　龍骨等份

上杵為散，未發前以漿水服半錢匕。如溫瘧，另蜀漆一錢，臨發時服一錢匕。

牡蠣湯　治牡瘧。

牡蠣四兩，熬　麻黃去節　蜀漆各三兩　甘草二兩

以水八升，先煮蜀漆、麻黃，去上沫，得六升，納諸藥煮取二升，溫服一升。若吐則勿更服。

五苓散見消癉　**神祐丸**見痰飲　**甘露飲**　即桂苓甘露飲見霍亂。

人參柴胡飲子《事親》

人參　柴胡　黃芩　甘草　大黃　當歸　芍藥各等份

上為粗末，每服三錢，水一盞，生薑三片，煎至七分，去滓溫服。

平胃散見中食　**理中湯**見痞　**藿香正氣散**見中風　**不換金正氣散**見中寒。

對金飲子《和劑》　治寒熱瘧疾瘥後調理脾胃。

橘紅炒令[③]黃色，半斤　厚朴薑製　蒼朮製　甘草炙，各二兩

㕮咀，每服四錢，水一盞，薑三片，棗一枚，煎服。一方，加草果，倍用蒼朮，名草果平胃散，

五積散見中寒。

人參養胃湯《和劑》　加桂，治感寒發瘧。

草果　茯苓　人參去蘆，各半兩　甘草炙，七錢　橘紅七錢半　厚朴去粗皮，薑製　蒼朮湯洗，炒　半夏湯洗，各一兩　藿香洗去土，五錢

上㕮咀，每服四錢，水一盞半，薑七片，烏梅一枚，煎至七分，去滓熱服。脈弱無力，或寒多者，加乾薑、附子。如脈

---

① 洗：原作「燒」，據《金匱要略》卷上本方改。

② 二：原作「三」，據《金匱要略》卷上本方改。

③ 令：原作「赤」，據《金匱要略》卷二本方改。

洪有力，熱多者，加黃芩、黃連、柴胡。朴、蒼、藿香發散也，半、果、茯、橘劫痰也，人參惟虛人最宜。

薑附湯　附子理中湯並見中寒　**香薷飲**見傷暑　**縮脾飲**見中暑
消暑丸見傷暑　**竹葉石膏湯**見消癉　**除濕湯**見中濕　**朮附湯**見心痛。

四獸湯《簡易》　治食瘧諸瘧，和胃消痰。

半夏製　人參　茯苓　白朮　橘紅　草果　生薑　烏梅
大棗各等份　甘草炙，減半

上以鹽少許醃食頃，濕紙厚裹，慢火煨香熟。每服四錢，水一碗煎，半溫服。

紅丸子見傷食。

治瘴木香丸《直指》　牽牛一斤，淘去浮者，焙，搗取末四兩，別燒
雞心檳榔　陳橘紅各二兩　青木香　人參　熟附子　厚朴製　官
桂去粗皮　京三棱　羌活　獨活　乾薑炮　甘草炙　川芎　川大
黃剉，焙　芍藥各半兩　肉荳蔻六個

上為末，磁器密收，臨用稱牽牛末一兩，諸藥末共一兩，研和，煉蜜丸，梧桐子大。每服二十丸，橘皮煎湯下。以通利為度。

觀音丸《直指》　取下暑毒瘴毒。

圓白半夏生　烏梅肉　母丁香　川巴豆不去油，每件各十枚

上為末，薑麵糊丸，麻子大，上下以厚紙蓋貼，有油又再易紙。每服五丸，臨臥冷水下。此方舟人於海角遇一白衣授之。

清脾飲《濟生》　治瘴瘧，脈來弦數，但熱不寒，或熱多寒少，口苦咽乾，小便赤澀。

青皮　厚朴薑製　白朮　草果仁　柴胡去蘆　茯苓去皮　黃
芩　半夏湯洗七次　甘草炙，各等份

每服四錢，水一盞半，生薑三片，棗一枚，未發前服。忌生冷油膩。

草果飲《和劑》　治寒熱瘧疾初癒，服此進食理脾。

草果仁　紫蘇　良薑炒　川芎　青皮去白，炒　白芷　甘草

炒，各等份

上㕮咀，每服四錢，水一盅，薑三片煎，熱服。

七棗湯《濟生》　治五臟氣虛，陰陽相勝，痎瘧發作無時，或寒多熱少，或單寒者。

附子一枚，炮製，以鹽水浸再炮，如此七次，不浸，去皮臍。又方，以川烏代附子，以水調陳壁土為糊，浸炮七次

上分作二服，每服水一碗，薑七片，棗七枚，煎七分，臨發日早溫服。

驅瘧飲《和劑》　前胡　柴胡各四兩　桂心　桔梗　厚朴半夏各三兩　黃耆　乾薑炮　甘草各二兩

每服四錢，水一盞半，薑三片，棗四枚，煎七分，不拘時溫服。

參蘇飲見發熱。

柴朴湯　柴胡　獨活　前胡　黃芩　蒼朮　厚朴　陳皮半夏麴　白茯苓　藿香各一錢　甘草三分

水二盅，生薑五片，煎一盅，發日五更服。氣弱加人參、白朮，食不消化加神麴、麥芽、山楂。

七香丸見傷食。

加味香薷飲　香薷二錢　厚朴製　扁豆炒　白朮炒　白芍藥炒　陳皮　白茯苓　黃芩各一錢　黃連薑汁炒　甘草炙　豬苓　澤瀉各五分　木瓜七分

上生薑煎服。

口渴實者加天花粉、葛根、知母，虛者加五味子、麥門冬、人參。

交加雙解飲子《和劑》　治瘧疾，辟瘴氣，神效。

肉荳蔻　草荳蔻各二枚，一枚用水和麵裹煨，一枚生用　厚朴二寸，一半用薑汁浸炙，一半生用　甘草大者二兩，一半炙用，一半生用　生薑二塊，如棗大，一塊濕紙裹煨，一塊生用

每服分一半，用水一碗，煎全一大盞，去滓，空心服。

雄黃散　雄黃　瓜蒂　赤小豆各等份

上為細末，每服半錢，溫水倒下，以吐為度。

小胃丹 見痰飲。

鱉甲煎丸《金匱》 治瘧母。

鱉甲炙，三兩 烏扇燒 黃芩 鼠婦熬 大黃 桂枝 石韋去毛 厚朴 紫葳 阿膠各七錢半 乾薑 人參 瞿麥 桃仁各五錢 柴胡 蟅螂熬，各一兩五錢 芍藥 牡丹皮 蟅蟲炒，各一兩二錢半 蜂窠炙，一兩 葶藶炒 半夏各二錢半 赤硝三兩

上二十三味，為末，取煅灶下灰一斗，清酒一斛五斗，浸灰，候酒盡一半，著鱉甲於中，煮令泛爛如膠漆，絞取汁，內諸藥煎為丸，如梧桐子大。空心服七丸，日三服。《千金方》用鱉甲十二片，又以海藻三分、大戟一分、蟅蟲五分，無鼠婦、赤硝二味，以鱉甲煎和諸藥為丸。

瘧母丸 青皮 桃仁 紅花 神麴 麥芽 鱉甲醋煮，為君 三棱 蓬朮 海粉 香附俱用醋煮

上為末，神麴糊丸如梧桐子大。每服五七十丸，白湯下。

鱉甲飲子《濟生》 治瘧疾久不癒，脅下痞滿，腹中結塊，各曰瘧母。

鱉甲醋炙 白朮 黃耆 草果仁 檳榔 川芎 橘紅 白芍藥 甘草炙 厚朴製 各等份

上㕮咀，每服①四錢，水一盞，薑七片，棗一枚，為梅少許，煎七分，溫服無時。

消癖丸 治瘧母停水結癖，腹脅堅痛。

芫花炒 辰砂研細，等份

上為細末，蜜丸小豆大。每服十丸，濃棗湯下。下後即服養胃湯。

碧霞丹《百一》 治久瘧不癒。

巴豆取肉去油，別研，按東方甲乙木 肉桂去粗皮，研細，按南方丙丁火 硫黃去砂石，細研，按中央戊己土 白礬別研細，按西方庚辛金 青

① 每服：原脫，據《重訂嚴氏濟生方·諸瘧門》本方補。

黛別研細，按北方壬癸水

上件等份，五月一日修治，用紙裹，以盤盛，依前方位排定，忌貓、犬、婦人見之，安頓淨神前，端午日午時，用五家粽尖和藥令勻，丸梧銅子大。令患人以綿裹一丸塞鼻中，男左女右，於未發前一日安之，約度尋常發過少許方除。

芎歸鱉甲飲　治勞瘧，表裡俱虛，真元未復，疾雖暫止，少勞復來。

川芎　當歸　鱉甲醋炙　茯苓　青皮　陳皮　半夏　芍藥

上㕮咀，各等份，每貼二兩，用水二盅，生薑五片，棗二枚，烏梅一枚，煎至一盅，食遠服。熱多加柴胡，寒多加草果。

四將軍飲　治寒熱瘧疾，作而仆厥，手足俱冷，昏不知人，此雖一時救急之方[1]，用之有驗。

附子炮，去皮，二錢　訶子二錢半　陳皮三錢　甘草一錢半

上作一服，水二盅，生薑七片，棗七枚，煎至一盅，不拘時服。

祛瘧飲　三發後可用，因其衰而減之，立效。

知母去毛淨，鹽酒炒過，五錢　貝母去皮，九分　陳皮去白　山楂肉　枳實去瓤，各一錢半　檳榔八分　柴胡去苗淨，七分　紫蘇一錢　甘草去皮，炙，三分

用水二盅，煎至一盅，滓亦用水二盅，煎至八分，俱露一宿，臨發日天明服頭煎，未發前一個時辰服二煎。

又方　史崇質傳云：得之四明胡君，屢試屢驗。

黃耆蜜炙，一錢六分　人參　白朮　白茯苓　砂仁　草果　陳皮去白　五味子各一錢　甘草七分　烏梅三枚，去核

水二盅，生薑三片，棗二枚，煎一盅，溫服。

---

① 此雖一時救急之方：原作「此雖一時急」，據《醫方類聚》卷一百二十二引《醫方大成》本方改。

‖ 厥 ‖

參耆益氣湯 治氣虛陽厥，脈伏，手足厥冷。

人參　黃耆　白朮各一錢半　五味子二十粒，捶碎　麥門冬去心
陳皮　炙甘草各一錢

陽虛，加附子童便煮，一錢

水二盅，薑三片，棗二枚，煎八分，食前服。

芎歸養榮湯 治血虛陰厥，脈伏虛細，四肢厥冷。

當歸酒洗　川芎　白芍藥煨，各一錢半　熟地黃　黃柏酒炒
知母酒炒，各一錢　枸杞子　麥門冬去心，各八分　甘草五分

水二盅，煎八分，入竹瀝半盞，薑汁二三匙，食前服。

昇陽散火湯。　治熱厥。即柴胡昇陽湯。見發熱　**六味丸**壯水之
主，以制陽光　**八味丸**益火之原，以消陰翳。並見虛勞。

四逆湯 治陰證脈沉，身痛而厥。

甘草炙，二兩　乾薑一兩半炮　附子一枚，去皮，破八片，生用

上㕮咀，以水三升，煮取一升二合，去滓，分溫再服。強
人可大附子一枚，乾薑三兩。

白虎湯見發熱。

昇陽泄火湯一名補脾胃，瀉陰火，昇陽湯

羌活　黃耆　甘草炙　蒼朮米泔浸，去黑皮，切片曝乾，剉碎秤。
各一兩　人參　黃芩各七半　柴胡一兩半　黃連去鬚，酒製，半兩　升
麻八錢　石膏少許，長夏微用，過時去之，從權

上㕮咀，每服秤三錢，水二盞，煎至一盞，去滓，大溫
服。早飯後，午飯前，間日服。

大柴胡湯見瘧　**附子理中湯**見中寒　**理中湯**見勞倦　**滋腎丸**見
小便不通　**既濟解毒湯**見上熱下寒　**大承氣湯**見大便不通。

加減白通湯《寶鑑》　治形寒飲冷，大便自利，完穀不化，
臍腹冷痛，足胻寒而逆。

附子炮，去皮　乾薑炮，各一兩　官桂去粗皮　甘草炙　草荳蔻

面裹煨　半夏湯泡七次　人參　白朮各半兩

　　每服五錢，水二盞半，生薑五片，蔥白五根，煎一盞三分，去渣，空心宿食消①盡溫服。

　　瓜蒂散見傷食　**稀涎散**見中風　**導痰湯**見痰飲　**八味順氣散**見中氣　**調氣散**　**四七湯**並見氣　**小續命湯**見中風　**葛花解醒湯**見傷飲　**還魂湯**見卒中。

　　返魂丹　治屍厥不語。

　　硃砂水飛　雄黃另研，水飛　生玳瑁屑　麝香另研　白芥子各二錢半

　　上件藥，同研如粉，於瓷器中熔安息香和丸，如綠豆大。或衝惡不語，每服五丸，用童便化下。小兒熱風，只服一丸。

—— 厥證治療臨床新用 ——

鎮肝熄風湯配合西藥治療急性腦出血 30 例

　　藥物組成：代赭石 30g（包煎），生龍骨 30g，生牡蠣 30g，玄參 15g，懷牛膝 15g，生龜板 15g，白芍 10g，天冬 10g，川楝子 10g，生麥芽 6g，茵陳 6g，菖蒲 10g，甘草 5g，三七粉 3g。每日 1 劑，水煎服或鼻飼。15 天為 1 療程，共服 2 個療程。痊癒 10 例，顯效 12 例，好轉 5 例，無效 3 例，總有效率 90%。（戴娟·湖南中醫學院學報，1998，6：60）。

---

① 消：原脫，據《衛生寶鑑》卷二十二本方補。

‖ 氣 ‖

正氣天香散河間　治九氣。

烏藥二兩　香附末八兩　陳皮　紫蘇葉　乾薑各一兩

上為細末，每服一錢匕，鹽湯調服。

沉香降氣散《約說》　治陰陽壅滯，氣不升降，胸膈痞塞，喘促短氣。又治脾胃留飲，噫醋吞酸，脅下妨悶。

沉香二錢八分　縮砂仁七錢半　甘草炙，五錢五分　香附子鹽水炒，去毛，六兩二錢五分

上為極細末，每服二錢，入鹽少許，沸湯調服，不拘時，淡薑湯下亦得。

四七湯《和劑》　治喜、怒、憂、思、悲、恐、驚之氣結成痰涎，狀如破絮，或如梅核，在咽喉之間，咯不出，嚥不下，此七情所為也。中脘痞滿，氣不舒快，或痰飲飲嘔逆噁心，並皆治之。

半夏湯泡五次，一錢五分　茯苓去皮，一錢二分　紫蘇葉六分　厚朴薑製，九分

水一盞，生薑七片，紅棗二枚，煎至八分，不拘時服。

丁沉透膈湯見反胃　**木香調氣散**見中氣　**補中益氣湯**　**調中益氣湯**並見勞倦　**十全大補湯**見虛勞　**清暑益氣湯**見傷暑　**四君子湯**見虛勞　**四物湯**見鼻衄。

七氣湯《和劑》　治七情之氣，鬱結於中，心腹絞痛不可忍者。

人參去蘆　肉桂去粗[①]皮　甘草炙，各一兩　半夏湯泡七次，焙乾，五兩

上㕮咀，每服三錢，水一盞，薑三片，煎至八分[②]，食遠服。

《指迷》七氣湯　治七情相干，陰陽不得升降，氣道壅滯，攻衝作疼。

香附子二錢　青皮去白　陳皮去白　桔梗　蓬朮　官桂　藿香　益智仁　半夏湯洗七次　甘草炙，各一錢

水二盅，生薑三片，紅棗二枚，煎一盅，食遠服。

《三因》七氣湯見霍亂。

流氣飲子　治男子婦人五臟不和，三焦氣壅，心胸痞悶，咽塞不通，腹脅膨脹，嘔吐不食，上氣喘急，咳嗽痰盛，面目浮，四肢腫，大便秘澀，小便不通。憂思太過，鬱結不散，走注疼痛，腳氣腫痛，並皆治之。

紫蘇葉　青皮去白　當歸　芍藥　烏藥　茯苓去皮　桔梗　半夏湯洗　川芎　黃耆　枳實麩炒，各一錢　防風去蘆　陳皮去白　甘草炙　木香　大腹子連皮　檳榔　枳殼麩炒，各半錢

水二盅，生薑三片，紅棗一枚，煎至一盅，去滓，不拘時服。

大七氣湯見積聚。

蘇子降氣湯《和劑》　治虛陽上攻，氣不升降，上盛下虛，痰涎壅盛，胸膈噎塞，並久年肺氣至效。

紫蘇子炒　半夏湯泡，各二錢　前胡去蘆　甘草炙　厚朴去皮，薑製炒　陳皮去白，各一錢　川當歸去蘆，一錢半　沉香七分

水二盅，生薑三片，煎至一盅，不拘時服。虛冷人加桂五分，黃耆一錢。

秘傳降氣湯　治男子婦人上熱下虛，飲食過度，致傷脾

---

① 粗：原脫，據《局方》卷三本方補。

② 八分：《局方》卷三本方作「七分」。

胃，酒色無節，耗損腎元，水火交攻，陰陽關隔，遂使氣不升降。上熱則頭目昏眩，痰實嘔逆，胸膈不快，咽喉乾燥，飲食無味。下弱則腰腳無力，大便秘澀，裡急後得，臍腹冷疼。若治以涼，則脾氣怯弱，腸鳴下利。治以溫，則上焦壅熱，口舌生瘡。及腳氣上攻，與久痢不瘥，宜先服此藥，卻以所主藥治之。氣壅耳聾，泛熱咽痛，亦效。

桑白皮二兩，炒　枳殼湯浸，去瓤，麩炒　柴胡去[1]蘆，洗　陳皮炒黃色　甘草炒　各一兩　五加皮酒浸半日，為黃　骨碎補燎去毛，剉，炒　地骨皮炒黃　桔梗[2]草果去皮膜，淨洗，炒黃　訶子炮，取肉　半夏生薑自然汁和成餅，再碎炒，以上各半兩

上剉散，和勻，以碗盛，飯甑上蒸一伏時，傾出攤令冷收之，每服二錢，紫蘇三葉，生薑三片，水一盞，同煎七分，食後通口服。痰咳加半夏麯；心肺虛每料加人參、茯苓各一兩；上膈熱加北黃芩五錢；下部大假虛加少許炮附子煎，如使附子，多加生薑；婦人血虛加當歸一兩。

四磨湯《濟生》　治七情傷感，上氣喘息，妨悶不食。

人參　檳榔　沉香　天台烏藥

上四味，各濃磨水，和作七分盞[3]，煎三五沸，放溫空心服，或下養正丹尤佳。

養正丹《和劑》　治上盛下虛，氣不升降，元陽虧損，氣短身羸，及中風涎潮，不省人事，傷寒陰盛，自汗唇青，婦人血海久冷。

水銀　黑錫去滓淨稱，與水銀結砂子　硫黃研　硃砂研細，各一兩

上用黑盞一只，火上熔黑鉛成汁，次下水銀，以柳條攪，次下硃砂，攪令不見星子，放下少時，方入硫黃末，急攪成汁和勻，如有焰以醋酒之，候冷取出，研極細，煮糯米糊丸，綠

---

① 去：此下原衍「毛」，據《局方》卷三本方刪。

② 桔梗：此下原衍「炒黃」二字，據《局方》卷三本方刪。

③ 和作七分盞：原作「取七分」，據《局方》卷三本方改。

豆大。每三十丸，鹽湯、棗湯任下。

養氣丹《和劑》　治諸虛百損，真陽不固，上實下虛，氣不升降，或順或促，一切體弱氣虛之人，婦人血海冷憊諸證。

禹餘糧火煅醋淬七次，半斤，為末　代赭石如上法，一斤　紫石英火煅一次　赤石脂火煅一次　磁石火煅醋淬十次，各半斤

以上五石，各以水再研，挹其清者，置之紙上，用竹篩盛，滴盡水，候乾，各用瓦瓶盛貯，以鹽水紙筋和泥固濟陰乾，以硬炭五十斤，分作五處，煅此五石末，以紙灰蓋之，火盡再煅，如此三次，埋地坑內兩日出火毒，再研細，入後藥。

附子炮，二兩　肉蓯蓉酒浸一宿，焙，一兩半　懷香炒　破故紙酒炒　木香不見火　肉桂　肉荳蔻面裹煨　巴戟肉鹽湯浸　丁香沉香　山藥　當歸酒浸一宿，焙乾　白茯苓　鹿茸酥炙　遠志去心陽起石煅，別研　鐘乳粉　乳香　沒藥並另研　硃砂或煅或蒸，或黃耆、當歸煮熟　五靈脂主補虛，虛者須保胃氣。此品要精製淨去砂土，若過用令人膨飽傷胃。以上各一兩淨作末

上入前藥同研極勻，用糯米糊丸，每一兩作五十丸，陰乾，入布袋內擦光，每服二十丸，空心，溫酒，薑鹽湯任下，婦人艾、醋湯下。

復原通氣散《和劑》　治氣不宣流，或閃瘄癖，並閃挫腰脅，氣滯疼痛。

舶上茴香炒　穿山甲蛤粉炒，去粉用。各二兩　玄胡索去皮　白牽牛炒　陳皮去白　甘草炙，各一兩　南木香不見火，一兩半

上為細末，每服二錢，用熱酒調，病在上食後服，病在下食前服，不飲酒者，前南木香湯調。

木香流氣飲《和劑》　治諸氣痞塞不通，胸膈膨脹，面目虛浮，四肢腫滿，口苦咽乾，大小便秘。

半夏湯洗七次，焙，二兩　青皮去白　厚朴薑製，去粗皮　紫蘇去枝[1]梗　香附子去毛，炒　甘草炙，各一斤　陳皮去白，二斤　肉桂去

---

① 枝：原脫，據《局方》卷三本方補。

粗皮，不見火　蓬莪朮煨　丁香皮不見火　大腹皮製　檳榔　麥門冬去心　木香不見火　草果仁各六兩　木通去節，八兩　藿香葉　白芷　赤茯苓去皮　白朮　乾木瓜　人參去蘆　石菖蒲各四兩

上㕮咀，每服四錢，水一盞半，薑三片，棗二枚，煎七分，熱服。

蟠蔥散《和劑》　治男婦脾胃虛冷，氣滯不行，攻刺心腹，痛連胸脅，膀胱小腸腎氣，及婦人血氣刺痛。

延胡索三兩　肉桂去粗皮　乾薑炮，各二兩　蒼朮米泔浸一宿，切，焙　甘草炙，各半斤　縮砂去皮　丁皮　檳榔各四兩　三棱煨　蓬莪煨　茯苓去皮　青皮去皮，各六兩

上為末，每服二錢，水一盞，連根蔥白一莖，煎七分，空心熱服。

分心氣飲真方《直指》　治憂思鬱怒諸氣，痞滿停滯，噎塞不通，大小便虛秘。

紫蘇莖葉三兩　半夏製　枳殼製，各一兩半　青皮去白　陳橘紅　大腹皮　桑白皮炒　木通去節　赤茯苓　南木香　檳榔　蓬莪朮煨　麥門冬去心　桔梗　辣桂　香附　藿香各一兩　甘草炙，一兩二錢半

上剉散，每服三錢，水一大盞，生薑三片，棗二枚，燈心十莖，煎七分，不拘時服。一人癥瘕經年，虛腫腹脹，食不知飽，以此藥吞溫白丸，初則小便數次，後則大便盡通，其病頓癒。

分氣紫蘇飲　治男子婦人脾胃不和，胸膈噎塞脅疼，氣促喘急，心下脹滿，飲食不思，嘔逆不止。

紫蘇　五味子去梗　桑白皮炙　陳皮去白　桔梗去蘆　草果仁　大腹皮　茯苓去皮　甘草炙，各一錢半

水二盅，生薑三片，煎一盅，入鹽少許，食遠服。

沉香升降散《御藥》　治一切氣不升降，脅肋刺痛，胸膛膈痞塞。

沉香　檳榔各二錢半　人參　大腹皮炒　訶子各半兩，煨，去核　白朮　烏藥　香附子炒　紫蘇葉　厚朴去粗皮，薑製　神麴炒　麥

芽炒 各一兩 三棱煨 蓬朮煨 益智仁各二兩 陳皮去白 薑黃 甘草炒，各四兩

上為細末，每服二錢，食前用沸湯調服。一方加紅花。

木香檳榔丸《御藥》 疏導三焦，寬利胸膈，破痰逐飲，快氣消食。

木香 檳榔 枳殼麩炒 杏仁去皮尖，炒 青皮去瓤，各一兩 半夏麴 皂角去白，酥炙 鬱李仁去皮，各二兩

上為細末，別以皂角四兩，用漿水一碗，搓揉熬膏，更入熟蜜少許，和丸梧桐子大。每服五十丸，食後薑湯下。

青木香丸《和劑》 治胸膈噎塞，氣滯不行，腸中水聲，嘔噦痰逆，不思飲食。常服寬中利膈。

黑牽牛二百四十兩，炒香，取末一百二十兩 補骨脂炒香 蓽澄茄各四十兩 木香二十兩 檳榔用酸粟米飯裹，濕紙包，火中煨令紙焦，去飯，四十兩

上為細末，清水滴為丸如綠豆大。每服三十丸，茶湯、熟水任下。

沉香化氣丸 專攻赤、白、青、黃等色痢疾，諸般腹痛，飲食傷積、酒積、痰積、血積、跌撲損傷，五積六聚，胸膈氣逆痞塞，胃中積熱，中滿腹脹，癥瘕茶癖，及中諸毒惡氣，傷寒大便不通，下後遺積末盡，感時疫氣瘴氣，並諸惡腫瘡瘍腫毒，及食諸般牛畜等物中毒，不問婦人、男子、小兒並皆治之。

大黃錦紋者 黃芩條實者，各一兩 人參白棟者，去蘆 白朮去蘆，肥者，各三錢 沉香上好角沉水者，四錢，另為末

上將前四味剉碎，用雷竹瀝七浸七曝，候乾為極細末，和沉香末再研勻，用竹瀝入薑汁少許為丸，如綠豆大，硃砂為衣，曬乾，不見火。每服一錢，淡薑湯送下，小兒六分。

王氏《博濟》**利膈丸** 治三焦氣不順，胸膈壅塞，頭炫目昏，涕唾痰涎，精神不爽。

牽牛四兩，半生半熟 皂角不蛀者，塗酥炙，二兩

上為末，生薑自然汁煮糊為丸①如梧桐子大。每服二十丸，荊芥、薑②湯臨臥送下。

一塊氣丸

官桂 玄胡索 蓬朮炮 薑黃 砂仁 枳實 枳殼 黑牽牛取頭末 檳榔 大黃醋煮 雷丸 使君子取肉 白荳蔻 丁香各半兩 芫花酒浸，炒 香附子醋浸 京三棱炮 陳皮去白 胡椒各一兩 糖球 青皮各一兩半 川烏二錢半，酒浸，炒 錫灰 大麥芽用江子炒熟，去江子，各四兩 蘿蔔子一兩，用江子炒熟，去江子 江子一兩，去油 沉香 木香各四錢 皂角半斤，去皮，醋浸，炒

上為末，酒糊丸如梧桐子大。每服五七丸，諸般病證各隨後項湯使下。孕婦不可服，忌一切熱物。婦人一切血氣，當歸酒下；血崩，燕子泥湯下；小兒脫肛，艾湯下；小兒奶脾，橘皮湯下；小兒驚風，一歲一丸，薄荷湯下；白痢，乾薑湯下；小兒脾積，使君子、豬膽、蘆薈湯下；赤痢，甘草湯下；一切吐逆，生薑湯下；心膈膨脹，新汲水下；下元冷，好酒下；風熱閉塞，大小便不通，井花水、豆粉調下；婦人經脈不通，紅花、當歸酒下；赤白帶下，蔓荊子湯下；血昏當歸酒下；胎前產後，吳茱萸一兩重，酒一升，煎至二沸下；血塊氣血等，生薑、橘皮煎湯，入醋少許下；常服者，淡薑湯下；小女經③脈不通，紅花、當歸酒下；男子小腸氣，茴香湯下；咳嗽，烏梅湯下；腰疼，牽牛湯下；傷寒，蔥白湯下。

神保丸 治諸氣刺痛，流入背膂及脅下，諸藥不能治者。見傷食。

清咽屑自製 治喉中如有物，咯之不出，咽之不下，俗名梅核氣，仲景所謂咽中如有炙臠者是也。四七湯是其主方，但湯藥入咽即過病所，今推廣為屑，取其緩下。

---

① 煮糊為丸：原作「糊丸」，據《博濟方》卷二本方改。

② 薑：原脫，據《博濟方》卷二本方補。

③ 經：原作「紅」，虞衙本同，據修敬堂本改。

半夏製，一兩　橘紅　川大黃酒製，各五錢　茯苓　紫蘇葉
風化硝　真僵蠶炒　桔梗各二錢半　連翹　訶子肉　杏仁　甘草
各一錢二分

上為末，薑汁、韭汁和捏成餅，曬乾，築碎如小米粒大。
每用少許置舌上，乾嚥之，食後臨臥為佳。

—— 氣證治療臨床新用 ——

1. 當歸主咳逆上氣例證

止咳嗽，以紫菀 4.5g，黃耆、白芍、甘草各 3g，人參、麥
冬各 1.5g，當歸 0.9g，五味子 3 個，為粗末，水煎，食後分 2
次服。功效益氣健脾，清肺止咳。主治脾胃虛弱，咳嗽氣促。

定哮喘，以蘇子、製半夏各 75g，肉桂、當歸各 45g，炙
甘草 60g，前胡、厚朴各 30g，為粗末，加生薑 2 片，大棗 1
枚，紫蘇葉 5 片，每服 6g，水煎，去渣熱服。功效降氣平喘，
溫化寒痰。主治痰涎咳喘，氣短，胸膈滿悶，咽喉不利，舌苔
白滑或白膩等。（吳清華.山東中醫藥大學學報，1998，22
（6）：450）

2. 升降湯的新用

吞氣症：患者有反覆發作的持續性噯氣、腹部不適和飽
脹。由肝氣犯胃、肝鬱乘脾、脾胃升降失調而成。故治療應從
肝論治。用本方調肝理脾，和胃降逆，解鬱安神。

升降湯加味治療吞氣症 32 例。

升降湯加味：黨參、生黃耆、焦白朮、白芍、炒棗仁各
15g，陳皮、厚朴、雞內金、知母、柴胡各 12g，桂枝、川芎各
6g，代赭石、生麥芽、合歡皮各 30g。每日 1 劑，水煎分 2 次
服。配合支持性心理治療。

結果：治癒 24 例，占 75%；好轉 8 例，占 25%；總有效
率 100%。其中最少服藥 5 劑，最多服藥 26 劑。（彭玉生，黃

‖ 鬱 ‖

越鞠丸_{丹溪} 解諸鬱。

香附　蒼朮_{米泔浸一宿，炒}　川芎_{各二兩}　山梔_炒　神麴_{各一兩}五錢

為末，滴水丸如綠豆大。每服一百丸，白湯下。

氣鬱湯　治因求謀不遂，或橫逆之來，或貧窘所迫，或暴怒所傷，或悲哀所致，或思念太過，皆為氣鬱，其狀胸滿期脅痛，脈沉而濇者是也。

香附_{童便浸一宿，焙乾，杵去毛，為粗末，三錢}　蒼朮　橘紅　製半夏_{各一錢半}　貝母_{去心}　白茯苓　川芎　紫蘇葉_{自汗則用子}　山梔仁_炒　各一錢　甘草　木香　檳榔_{各五分}

生薑五片煎。如胸脅作痛，此有血滯也，宜參血鬱湯治之。

溫鬱湯　治因雨露所襲，或嵐氣所侵，或坐臥濕地，或汗出衣衫，皆為濕鬱，其狀身重而痛，倦怠嗜臥，遇陰寒則發，脈沉而細緩者是也。

蒼朮_{三錢}　白朮　香附　橘紅　厚朴_{薑汁炒}　半夏_製　白茯苓　川芎　羌活　獨活_{各一錢}　甘草_{五分}

生薑五片，水煎。

虞摶云：一男子年二十九，三月間房事後，騎馬渡溪，遇深淵沉投，幸得馬健無事，連濕衣行十五里抵家，次日憎寒壯熱，肢節煩痛，似瘧非瘧之狀。一醫作虛證治，而用補氣血藥，服之月餘不效。又易一醫，作勞瘵治，用四物湯加知、蘗、地骨皮之類，及丹溪大補陰丸，備加紫河車服，至九月反加滿悶不食。乃顧倩有乳婦人在家，只吃人乳汁四五杯，不吃米粒。召予診視，六脈皆洪緩，重按若牢，右手為甚。予作濕鬱處治，用平胃散倍蒼朮，加半夏、茯苓、白朮、川芎、香

附、木通、砂仁、防風、羌活，加薑煎服，黃昏服一帖，一更時又進一帖，至半夜遍身發紅丹如癮疹，片時隨沒而大汗，索粥，與稀粥二碗，由是前病除減能食，仍與前方服三帖，後以茯苓滲濕湯備加白朮，服二十餘帖平安。

血鬱湯 凡七情鬱結，盛怒叫呼，或起居失宜，或挫閃致瘀，一應飢飽勞役，皆能致血鬱，其脈沉澀而芤，其體胸脅常有痛如針刺者是也。

香附童便製，二錢　牡丹皮　赤麴　川通草　穿山甲　降真香　蘇木　山楂肉　大麥芽炒，研，各一錢　紅花七分

水、酒各一半煎，去滓，入桃仁去皮泥七分，韭汁半盞，和勻通口服。

熱鬱湯 有陰虛而得之者，有胃虛食冷物，抑遏陽氣於脾土中而得之者，其治法皆見發熱條中。此則治夫非陰虛，非陽陷，亦不發熱，而常自蒸蒸不解者也。

連翹四錢　薄荷葉　黃芩各一錢五分　山梔仁二錢　麥門冬去心，三錢　甘草五分　鬱金一錢　瓜蔞皮穰二錢

竹葉七片煎。

問：何不用蒼朮、香附、川芎？

曰：火變燥，燥藥皆能助火，故不用也。

痰鬱於痰飲門求之，食鬱於傷食門求之，故不著方。

—— **鬱證治療臨床新用** ——

1. 木鬱達之治療鬱證 4 則

心腎不交：合歡花 15g，鬱金、炒白芍、當歸、朱茯苓各 10g，磁石 20g，琥珀粉（沖）3g，生龍骨、牡蠣各 30g，黃連 10g，肉桂 3g，酸棗仁 20g，夜交藤 30g，膽南星 6g，竹茹、炙甘草各 6g。5 劑，水煎服，每日 1 劑，分 2 次服。

痰氣鬱結：柴胡 10g，枳殼 6g，炒白芍、當歸、杏仁各

10g，厚朴 6g，旋覆花（包）10g，海浮石 9g，枇杷葉 10g，川貝 6g，威靈仙 12g，玄參 20g，桔梗、炙甘草各 6g。5 劑，每日 1 劑，水煎服。

臟躁：合歡花 15g，鬱金 10g，炒白芍 12g，當歸 10g，小麥、百合各 30g，炒黃連 4.5g，朱茯苓 10g，磁石 20g，杏仁、旋覆花（包）各 10g，生龍骨、牡蠣各 30g，炒棗仁 20g，炙甘草 10g。5 劑，每日 1 劑。

督脈鬱火：生地 10g，知母、黃柏各 6g，肉桂 1g，懷牛膝、梔子、青蒿各 6g，合歡花 15g，鬱金、山藥各 10g，砂仁 6g。3 劑，每日 1 劑，（張光茹.遼寧中醫雜誌，2002，29（2）：113）

2. 袪鬱湯治療鬱證 66 例

基本方：枇杷葉 10g，鬱金 10g，澤蘭 10g，藕節 15g。每日 1 劑，3～5 劑為 1 個療程。兼有梅核氣者加半夏厚朴湯；氣虛者加黃耆、黨參；食滯者加山楂、麥芽；痰濕內盛者加二陳湯；胸痛者加瓜蔞薤白湯。

治療效果：顯效 52 例，好轉 12 例，無效 2 例。（黃旺惠.中國民間療法，2000，8（9）：35）

3. 消鬱神安湯治療鬱證 50 例臨床觀察

消鬱神安湯組成：柴胡 18g，白芍 15g，棗仁 12g，茯苓 10g，五味子 12g，知母 9g，當歸 12g，夜交藤 15g。氣鬱加香附，心神不寧者加生龍骨、生牡蠣，每日 1 劑，水煎服。1 週為 1 個療程，治療 1～3 個療程。

治療效果：治癒 39 例，好轉 9 例，無效 2 例，總有效率 96%。（董俊峰.甘肅中醫學院學報，1994，11（3）：24）

‖ 痞 ‖

海藏云：仲景諸瀉心等湯，手少陰也。以其心下痞，故入陽陰例。

大黃黃連瀉心湯　治太陽病，醫發汗，遂發熱惡寒，因復下之，心下痞，表裡俱虛，陰陽[1]氣並竭，無陽則陰獨[2]，復加燒針，因胸煩面色[3]青黃膚瞤者難治。若色微黃，手足溫者易癒。心下痞，按之濡，其脈關上浮者。

大黃二兩　黃連一兩，加黃芩，為伊尹三黃湯。

上剉如麻豆，沸湯二升清之，須臾絞去滓，分溫再服。

附子瀉心湯　治心下痞，而復惡寒汗出。本以下之，故心下痞，與瀉心湯痞不薢，其人渴[4]而口燥煩，小便不利者，五苓散主之。

大黃　黃連　黃芩各一兩　附子一枚，炮，去皮，切，別煮取汁

上四味，切三味，以麻[5]沸湯二升漬之，絞去滓，納附子汁，分溫再服。

生薑瀉心湯　治傷寒汗出解之後，胃中不和，心下痞硬，乾噫食臭，脅下有水氣，腹中雷鳴下利者。

生薑　半夏洗，各二兩　甘草炙　黃芩　人參各一兩半　乾薑黃連各半兩　大棗六枚，掰

上八味，以水五升，煮取三升，去滓，再煎取一升半，溫服半升。

（伊尹）甘草瀉心湯　治傷寒中風，醫反下之，其人下利日數十行，米穀不化，腹中雷鳴，心下痞硬而滿，乾嘔心煩不安，醫見心下痞，謂病不盡，復下之，其痞益其，此非結熱，但以胃中虛，客氣上逆，故使[6]硬，宜此湯治之。

甘草二兩　半夏一兩　黃芩　乾薑各三兩半　黃連　人參各半兩　大棗六枚

---

① 陰陽：此下原衍「血」字，據《傷寒論》卷四刪。
② 獨：原作「毒」，據《傷寒論》卷四改。
③ 色：原脫，據《傷寒論》卷四補。
④ 渴：原作「瀉」，據《傷寒論》卷四本方改。
⑤ 麻：原脫，據《傷寒論》卷四本方補。
⑥ 使：原作「便」，據修敬堂本改。

上七味，以水五升，煮取三升，去滓，再煎取一升半，溫服半升，分三服。

半夏瀉心湯　治心下滿①而不痛者，痞也，痛即為結胸。

半夏半升，泡　黃芩　乾薑　人參各三兩　黃連一兩　甘草炙，二兩　大棗十二枚

上七味，以水一斗，煮取六升，去滓，再煮取三升，分溫三服。

錢氏瀉心湯見發熱。

黃耆補中湯東垣　黃耆　人參各二錢　甘草　白朮　蒼朮　陳皮各一錢　澤瀉　豬苓　茯苓各五分

水一盅，煎七分，溫服，送下大消痞丸。

大消痞丸東垣　治一切心下痞滿，積年久不癒者。

白朮　薑黃各一兩　黃芩去焦　黃連炒，各六錢　枳實麩炒，五錢　半夏湯洗七次　陳皮　人參各四錢　澤瀉　厚朴　砂仁各三錢　豬苓二錢五分　乾生薑　神麴炒　炙甘草各二錢

上為細末，湯浸蒸餅為丸如梧桐子大。每服五七十丸至百丸，食遠白湯下。

黃連消痞丸東垣　治心下痞滿，壅塞不散，煩熱喘促不寧。

黃連一兩　黃芩炒，二兩　半夏九錢　枳實炒，七錢　橘紅　豬苓各五錢　茯苓　白朮　炙甘草各三錢　澤瀉　薑黃各一錢　乾生薑二錢

製丸服法同上。

失笑丸一名枳實消痞丸　東垣　治右關脈浮弦，心下濕痞，惡食懶倦，開胃進食。

枳實　黃連各五錢　白朮　人參　半夏麴各三錢　厚朴炙，四錢　乾生薑　炙甘草　白茯苓　麥芽各二錢

---

① 心下滿：原作「下利」，據《傷寒論》卷四本方改。

上為細末，湯浸蒸餅為丸，梧桐子大。每服五七十丸，白湯下，不拘時。量虛實加減服。

劉宗厚云：以上二方，並半夏瀉心湯加減法也。納有枳朮[①]湯、四君子、五苓、平胃等，利濕、消痞、補虛之藥也。

黃芩利膈丸東垣　除胸中熱，利膈上痰。

黃芩生，炒各一兩　白朮二錢[②]　枳殼　陳皮　南星各三錢　半夏　黃連　澤瀉各五錢　白礬五分

上為末，水浸蒸餅丸。每服三五十丸，白湯下，食遠服。合加薄荷葉一兩，玄明粉二錢。

葶藶丸一名人參順氣飲子　治心下痞，胸中不利。

半夏洗　厚朴炙　石膏　青皮以上各五分　當歸身七分　白荳蔻仁　縮砂仁　茵陳酒製炒　乾葛以上各一錢　炙甘草　羌活　黃芩一半酒洗，一半炒　苦葶藶酒洗，炒　人參　柴胡　獨活以上各三錢

上為細末，湯浸蒸餅和勻，篩子內擦如米大。每服二錢，臨臥用一口湯下。

消痞湯一名木香化滯湯　治因憂氣鬱結中脘，腹皮裡微痛，心下痞滿，不思飲食。

枳實炒　當歸梢各二分　陳皮　生薑　木香各三分　柴胡四分　草荳蔻　炙甘草各五分　半夏一錢　紅花少許　《試效方》有益智三分，無木香。

上為粗末，作一服，水二盞，生薑三片，煎至一盞，食遠服。忌酒濕麵。

理中丸　治胃寒而痞。

人參　甘草　白朮　乾薑以上各三兩

上四味，搗篩為末，蜜和丸如雞子黃大。以沸湯數合，和一丸研碎，溫服之，日三四，夜二服。腹中未熱，益至三四丸。

---

① 朮：原作「實」，據《玉機微義》卷三十七本方改。

② 二錢：原脫，據《蘭室秘藏》卷下有本方補。

增損理中丸《傷寒》 治太陰下之胸滿。諸結胸宜服此。

人參 白朮各一兩 甘草 黃芩各半兩 枳殼十二片

上為細末，煉蜜丸如彈子大。沸湯化一丸。渴者加栝蔞根，汗出者加牡蠣。

枳實理中丸《傷寒》 治寒實結胸。

茯苓 人參 白朮 乾薑 甘草各二兩 枳實十六片

上為細末，煉蜜丸如雞子黃大。每服一丸，熱湯化下，連進二三服。

《活人》桔梗枳殼湯 治傷寒痞氣，胸滿欲絕。

桔梗 枳殼去瓤，炒，各三兩

上剉，水煎，分作二服。

此手太陰經藥也。《活人書》云：審知是痞，先用此湯，無不驗也。緣枳殼行氣下膈，故效。

上清散一名通氣防風湯 清利頭目，寬快胸膈。

黃耆三錢 甘草二錢 人參 葛根各一錢五分 防風根一錢 蔓荊子半錢

上分作二服，每服水一盞半，煎至一盞，去渣，臨臥溫服。以夾衣蓋覆面首，不語，須臾汗出為效。未服藥，預一日不語，服畢亦一日不語。

枳朮丸見傷食 **回金丸** 瀉肝火，行濕與熱，能開痞結，治肝邪，補脾土見發熱 **檳榔丸**見傷食 **煮黃丸**見心痛 **瓜蒂散**見傷食 **二陳湯**見痰飲 **平胃散**見中食 **五苓散**見消癉 **越鞠丸**見鬱 **撾脾湯**見嘔吐 **丁沉透膈湯**見反胃 **木香流氣飲** **四七湯**並見氣 **導痰湯**見痰飲 **來復丹**見中暑 **四君子湯**見虛勞 **補中益氣湯**見勞倦 **木香順氣湯**見脹滿，但減人參。

木香寬中散 治七情傷於脾胃，以致胸膈痞滿，停痰氣逆，或成五膈之病。

青皮 陳皮 丁香各四兩 厚朴製，一斤 甘草炙，五兩 白荳蔻二兩 香附炒 砂仁 木香各三兩

上為末，每服二錢，薑、鹽湯點服。屬脾胃虛損之證，不

可多服，當與六君子湯兼服之。

《宣明》檳榔散　治傷寒陰證，下後成痞，滿而不痛，按之虛軟。

檳榔　枳殼各等份

上為末，每服三錢，煎黃連湯調下。

三脘痞氣丸《寶鑑》　治三焦痞滯，水飲停積，脅下虛滿，或時刺痛。

木香　白荳蔻仁　青皮炒　京三棱炮　橘紅各一兩　半夏湯泡七次，二兩　檳榔　砂仁　沉香　大腹子各五錢

上為末，神麴糊丸，梧桐子大。每服五六十丸，食後陳皮湯送下。

平補枳朮丸　調中，補氣血，消痞清熱。

白朮三兩　白芍酒炒，一兩半　陳皮　枳實去瓤，炒　黃連薑汁炒，各一兩　人參　木香各五錢

上為末，荷葉打米糊為丸如梧桐子大。每服六七十丸，米飲下。

方廣云：白朮補脾氣為君；白芍藥補脾血為臣；陳皮以和胃，枳實消痞，黃連清熱為佐；人參以補元氣，木香以調諸氣為使。如此平補氣血，廓清痰火，兼通氣道，則病邪日消，而脾胃日壯矣。

《濟生》瓜蔞實丸　治胸膈痞痛徹背，脅脹，喘急妨悶。

瓜蔞實研　枳殼①去瓤，麩炒　桔梗　半夏各等份

上為末，薑汁打糊為丸，梧子大。每服五七十丸，食後淡薑湯下。

按：

此方瓜蔞以潤肺滌痰，枳殼破滯氣，半夏豁痰燥濕，桔梗開膈載藥，可謂善治痞悶喘急矣。然痰因火動者，加黃連尤妙，蓋黃連佐枳殼消痞甚速。

---

① 殼：原作「實」，據《重訂嚴氏濟生方‧嘔吐翻胃噎膈門》本方改。

茯苓杏仁甘草湯仲景，下同　茯苓三兩　杏仁五十枚　甘草一兩
上三味，以水一斗，煮取五升，溫服一升，日三服。

橘枳生薑湯　橘皮一斤　枳實三兩　生薑半斤
上三味，以水五升，煮取二升，分溫再服。

薏苡仁附子散　薏苡仁十五兩　大附子十枚，炮
上二味，杵為散，服方寸匕，日三服。

厚朴大黃湯　厚朴一尺①　大黃六兩　枳實四枚，剉
上三味，以水五升，煮取二升，分溫再服。

栝蔞薤白白酒湯　栝蔞一枚，搗　薤白半斤　白酒七升
上三味，同煮取二升，分溫再服。

栝蔞薤白半夏湯　栝蔞一枚，搗②　薤白三兩　白酒一斗　半
夏半斤
上四味，同煮至四升，溫服一升，日三服。

枳實薤白桂枝湯　枳實四枚，剉　厚朴四兩　薤白半斤　桂枝
一兩　栝蔞一枚，搗
上五味，以水五升，先煮厚朴、枳實，取二升，去滓，納
諸藥，煮數沸，分溫三服。

人參湯　白朮　人參　甘草　乾薑各三兩
上四味，以水八升，煮取三升，溫服一升，日三服。

利膈散　治胸痺，喘息不通。

人參去蘆　赤茯苓　前胡各一兩　乾薑炮　桂心　甘草炙，各
半兩　陳皮去白，焙　訶梨勒去核　白朮各七錢半
上㕮咀，每服五錢，用水一大盞，薑三片，煎至五分，去
滓，不拘時，頻頻溫服。

半夏湯　治胸痺，心下堅痞，急痛徹背，短氣煩悶，自汗
出。

半夏湯洗，切，焙，二兩半　瓜蔞實一枚　薤白切，二合

---

① 一尺：原作「一兩」，據《金匱要略》卷中本方改。

② 搗：原脫，據《金匱要略》卷中本方補。

上剉片，每服五錢，水二盞，生薑三片，煎至一盞，去滓，食前溫服，日三服。

吳茱萸散　治胸痺，咽喉噎塞，不能下食。

吳茱萸湯浸，焙炒　半夏湯泡　赤茯苓去皮　鱉甲去裙襴，酥炙黃　京三棱　前胡去蘆　青皮去白，焙　厚朴去粗皮，薑汗炙　檳榔　白尤　桂心各一兩　枳殼麩炒，半兩

㕮咀，每服五錢，水一大盞，薑三片，棗三枚，煎至五分，去滓，不拘時，稍熱服。

荳蔻湯　治胸痺，心下堅痞。

白荳蔻去皮　官桂去粗皮　木香　人參各半兩　京三棱煨　神麴炒，各一兩　陳皮去白　麥芽炒，各七錢半　乾薑炮　甘草炙，各二錢半

上㕮咀，每服三錢，水二盞，生薑三片，鹽少許，煎至七分，去滓，食前溫服。

枳實散　治胸痺，心下堅痞，胸背拘急，心腹不利。

枳實麩炒　赤茯苓去皮　前胡去蘆　陳皮去白。各一兩　木香半兩

上㕮咀，每服五錢，用水一大盞，薑三片，煎五分，去滓，食前溫服。

半夏湯　治胸痺短氣。

半夏湯洗，焙　柴胡各半兩　赤茯苓去皮　前胡去苗　官桂去粗皮　人參各七錢半　甘草炙，二錢半

㕮咀，每服五錢，水二盞，生薑五片，棗三枚掰開，煎至一盞，去滓，不拘時溫服。

熨背散　治胸痺，心背疼痛氣悶。

烏頭　細辛　附子　羌活　蜀椒　桂心以上各一兩　川芎一兩二錢半

上搗篩，以少醋拌，帛裹，微火炙令暖，以熨背上，取瘥乃止。忌生冷如常法。

枳實散　治胸痛及背痛。

枳實麩炒，二兩　官桂去粗皮，一兩二錢半

上為細末，每服二錢，溫酒調服，橘皮湯調亦可，空心，日午、臨臥各一服。

透膈湯　治脾胃不和，中脘氣滯，胸膈滿悶，噎塞不通，噫氣吞酸，脅肋刺痛，嘔逆痰涎，食飲不下。

木香　白荳蔻　縮砂仁　檳榔　枳殼麩炒　厚朴薑製炒　半夏湯泡　青皮去皮　陳皮去白　大黃　朴硝　甘草炙，各一錢

上作一服，水二盅，薑三片，紅棗一枚，煎至一盅，食遠服。

── 痞證治療臨床新用 ──

胃院痞滿 38 例臨床療效觀察

給予加減半夏枳實厚朴湯：黨參、木瓜、黃連、厚朴、枳實各 15g，雞內金（炙）、草荳蔻、半夏、丁香、生地黃、石菖蒲各 10g，用水濃煎，分 3 次早、中、晚飯後口服，2 週為 1 療程。治療結果：38 例中，顯效 21 例，有效 14 例，無效 3 例，總有效率 92.10%。（劉承德.中醫藥信息，2000，1：33）

‖ 水　腫 ‖

海藏水氣問難

《經》云：諸不身半以下腫者，當利小便，身半以上，當發汗。《經》云：身半以上，天氣主之；身半以下，地氣主之。天氣主之者，其在皮也，其在皮者，故汗而發之。

問曰：肌肉之外，皮膚之裡，首至足一身皆腫者，當作何治？答曰：亦宜汗之也，與身半以上同法。身半以上汗之者，尺寸之天地也，故汗之。肌肉之外，皮膚之裡，一身盡腫者，從天而汗之，此表裡之浮沉，凡治之法，當如是也。肺心肝腎

中州以上俱宜汗，中州已下皆宜下[1]，如小便利而渴，不宜汗，不宜下，以其重亡津液故也。

問曰：仲景云：少陰脈緊而沉，緊則為痛，沉則為水，小便即[2]難。脈得諸沉，當責有水[3]，身體腫重，水病脈出者死。王叔和云：水氣浮大即延生。二者不同，何也？答曰：少陰證當沉，故脈出者死也。此水附骨，以當沉而下出，則當微出本部，即是得生也。此個出字，出本部之外，故死也。《經》云：陰陽俱虛，脈出者死，與此同意。水氣浮大即延生者，總而言之也。五臟六腑，上下表裡，及諸部分，俱在其中矣。此陰盛而陽虛也。故暴出者死。何以然？少陰沉，知周身無陽也。水病滯塞不通，脈暴出，陽何以周流於一身，養育一體，故死也。腹上腫者屬厥陰，腰腫者屬腎。

水氣求責法

有沉而有力，有沉而無力。有浮而有力，有浮而無力。中得之，亦有有力無力。

水氣脈並藥。

肺沉大腸浮

大腹皮　茯苓　甘遂　大戟　芫花　旋覆花　紫菀　陳皮　桑皮　杏仁　木香　葶藶　麻黃　梔子　芍藥　白朮　生薑皮

心沉小腸浮

桂　枳實　牽牛　芍藥　木通

脾沉胃浮

白朮　芍藥　生薑　赤小豆　棗　檳榔　黃耆　甘草　石膏

肝沉膽浮

川芎　芍藥　細辛

---

① 下：原作「汗」，據修敬堂本改。

② 即：原作「則」，據《金匱要略》卷中改。

③ 當責有水：原作「當附骨」，據《金匱要略》卷中改。

腎沉膀胱浮

澤瀉　茯苓　豬苓　白尤　木通　燈草　通草　牡蠣　滑石　澤蘭　附子　葶藶　瞿麥　車前子　防己

海藏集仲景水氣例水氣源流，並出《素問·水熱穴論》。

高低內外，輕重表裡，隨經補瀉，要當謹察肺、胃、腎三經，病即瘥也。

〔仲景〕**葶藶大棗瀉肺湯**　治喘嗽痰涎，面目浮腫。

甜葶藶　苦葶藶_{等份}　大棗

〔仲景〕**枳尤湯**　治心下水結如盤。

〔仲景〕**牡蠣澤瀉散**　治腰已下^①有水氣。

〔仲景〕**生薑瀉心湯**　治兩脅水氣，腹中雷鳴。

〔仲景〕**甘草附子白尤桂枝湯**　治陰證自汗，身微腫，風濕相搏，小便不利。

〔仲景〕**真武湯**　治少陰二三^②日不已，至四五日，腹痛，小便不利，四肢沉重疼痛，自下^③利，此為水氣，其人或咳，或小便利，或下利，或嘔者^④。

〔仲景〕**十棗湯**　大戟　芫花　甘遂各等份

三花神祐丸　十棗湯加　牽牛　大黃　輕粉水丸。

除濕丹　神祐丸加乳香　沒藥　玄青丹

神祐丸加黃連　黃柏　青黛

上以上四方^⑤，藥極有毒，不可輕也。

防己黃耆湯_{仲景，下同}

防己_{一兩}　黃耆_{一兩二錢半}　白尤_{七錢半}　甘草_{炙，半兩}

上剉，每服五錢匕，生薑四片，棗一枚，水一盞半，煎取八分，去滓溫服，良久再服。腹痛，加芍藥。一法，潔古用此

---

① 已下：原作「下已」，據修敬堂本改。

② 二三：原作「三二」，據《傷寒論》卷六本改。

③ 自下：原作「則不」，據《傷寒論》卷六本方改。

④ 或下利，或嘔者：原作「不利而嘔者」，據《傷寒論》卷六本方改。

⑤ 方：原作「味」，據修敬堂本改。

湯調五苓散，治因溫為腫者。又云：防己黃耆湯，治風水脈浮為在表，其人或頭汗出，表無他證，病者但下重，從腰以上為和，腰以下常腫，及身重難以屈伸。

越婢湯　加朮四兩，即越婢加朮湯。又見瘻厥。

麻黃六兩　石膏半斤[①]　生薑三兩　大棗十五枚　甘草二兩

以水六升，先煮麻黃，去上沫，納諸藥，煮取三升，分溫三服。

大腹皮散　大腹皮　桑白皮　川芎各二兩　漢防己　羌活　青皮去白　大黃炒　檳榔　桂心各一兩　甘草炙，半兩

上㕮咀，每服五錢，水一大盞，煎五分，去滓，不拘時溫服。

楮白皮散　楮白皮　豬苓去皮　木通各二兩　紫蘇莖葉　桑白皮各三兩　陳皮去白，一兩

上㕮咀，每服五錢，水一大盞，生薑三片，煎至六分，去滓，不拘時溫服。

防己茯苓湯　防己　黃耆　桂枝各三兩　茯苓六兩　甘草二兩

水六升，煮取二升，分溫三服。

蒲灰散見淋。

木香丸　木香　苦葫蘆子炒　乳香各二錢五分　檳榔二枚，一生一炮　甘遂炒令黃　硃砂細研，各半錢

為細末，以爛飯和，分傷四十九丸，面裹。於銚內水煮熟，令患人和汁吞之，以盡為度。清晨服藥，至午時其水便下，不計行數，水盡自止。

海蛤丸　海蛤研　防己各七錢五分　陳皮炒，去白　鬱李仁去皮，炒，各半兩　赤茯苓去皮　桑白皮　葶藶隔紙炒，各一兩

上為細末，煉蜜和丸如梧桐子大，每服二十丸，加至三十丸，米飲送下，早晚各一服。

---

① 斤：原作「兩」，據《金匱要略》卷中本方改。

檳榔散 檳榔半兩，另研末　商陸　生薑各一兩　桑白皮一兩半　甘草炙，二錢半

上除檳榔外，用水二大盞，煎至一大盞，去滓，五更初分作二服，每服調檳榔末二錢半服，至平明當利，如未利再服。

甘草麻黃湯 甘草二兩　麻黃四兩

水五升，先煮麻黃，去上沫，納甘草，煮取三升，溫服一升，重覆汗出，不汗再服。慎風寒。

麻黃附子湯 麻黃三兩　甘草二兩　附子一枚，炮

水七升，先煮麻黃，去上沫，納二味，煮取二升半，溫服八合，日三服。

杏子湯 未見，恐是麻黃杏仁甘草石膏湯。

五皮散《和劑》　治風濕客於脾經，氣血凝滯，以致面目虛浮，四肢腫滿，心腹膨脹，上氣促急。兼治皮水，妊娠胎水。

五加皮　地骨皮　生薑皮　大腹皮　茯苓皮各等份，一方加白朮，磨沉香、木香入。

上㕮咀，每服三錢，水一盞，煎七分，熱服無時。

五皮散《澹療》　治他病癒後，或瘧痢後，身體面[1]目、四肢浮腫，小便不利，脈虛而大。此由脾肺虛弱，不能運行諸氣，諸氣不理，散漫於皮膚腠之間，故令腫滿也，此藥最宜。

大腹皮　赤茯苓皮　生薑皮　陳皮　桑白皮炒，各等份

上為粗末，每服五錢，水一大盞，同煎八分，去滓溫服，不拘時，日三服。並忌生冷、油膩、堅硬之物。

香蘇散《寶鑑》　治水氣虛腫，小便赤澀。

陳皮去白，一兩　防己　木通　紫蘇葉各半兩

上為末，每服二錢，水二盞，生薑三片，煎至一盞，去滓，食前溫服。

除濕湯見中濕　**四磨湯**見氣　**桂黃丸**缺　**保和丸**見傷食。

疏鑿飲子《濟生》　治水氣通身浮腫，喘呼氣急，煩躁多

---

① 面：原脫，據《衛生寶鑑》卷十四本方補。

渴，大小便不利，服熱藥不得者。

　　澤瀉　商陸　赤小豆炒　羌活去蘆　大腹皮　椒目　木通　秦艽去蘆　茯苓皮　檳榔各等份

　　上㕮咀，每服四錢，水一盞，薑五片，煎七分，不拘時溫服。

　　實脾飲《濟生》　治陰水發腫，用此先實脾土。

　　厚朴去皮，薑製　白朮　木瓜去瓤　大腹子　附子炮　木香不見火　草果仁　白茯苓去皮　乾薑炮，各一兩　甘草炙，半兩

　　上㕮咀，每服四錢，水一盞，薑五片，棗一枚，煎七分，不拘時溫服。

　　五苓散見消癉　**木香流氣飲**見氣。

　　復元丹《三因》　治脾腎俱虛，發為水腫，四肢虛浮，心腹堅脹，小便不通，兩目下腫。

　　附子炮，二兩　南木香煨　茴香炒　川椒炒，出汗①　厚朴去粗皮，薑製　獨活　白朮炒　陳皮去白　吳茱萸炒　桂心各一兩　澤瀉一兩半　肉荳蔻煨　檳榔各半兩

　　上為細末，糊丸如梧桐子大。每服五十丸，不拘時，紫蘇湯送下。

　　黑錫丹見諸逆衝上　**蘇子降氣湯**見氣。

　　導滯通經湯《寶鑑》　治脾濕有餘，及氣不宣通，面目手足浮腫。

　　木香　白朮　桑白皮　陳皮各五錢　茯苓去皮，一兩

　　上㕮咀，每服五錢，水一盞，煎至一盞，去渣溫服，空心食前。

　　《內經》曰：濕淫所勝，平以苦熱，以苦燥之，以淡泄之。陳皮苦溫，理肺氣，去氣滯，故以為主。桑白皮甘寒，去肺中水氣，利水道，故以為佐。木香苦辛溫，除肺中滯氣；白朮苦甘溫，能除濕和中，以苦燥之；白茯苓甘平，能止渴除

---

① 汗：原作「汁」，據虞衙本改。

雜病證治類方　第二冊

129

濕，利小便，以淡滲之，故以為使也。

至無戊寅五月間，霖淫積雨不止，魯齊許平仲先生，時年五十有八，面目肢體浮腫，大便溏多，腹脹腸鳴時痛，飲食減少。命予治之，脈得弦細而緩。先生曰：年壯時多曾服牽牛、大黃藥，面目四肢，進有浮腫，今因陰雨，故大發。予曰：營運之氣，出自中焦，中焦者胃也，胃氣弱，不能布散水穀之氣，榮養臟腑經絡毛皮，氣行而澀為浮腫，大便溏多而腹脹腸鳴，皆濕氣勝也。四時五臟皆以胃氣為本，五臟有胃氣，則和平而身安。若胃氣虛弱，不能運動，滋養五臟，則五臟脈不和平。本臟之氣盛者，其脈獨見，輕則病甚，過則必死。故《經》曰：真臟之脈弦，無胃氣則死，共生之疾，幸而未至於甚，尚可調補。人知服牽牛、大黃為一時之快，不知其為終身之害也。遂用平胃散加白朮①、茯苓、草荳蔲仁，數服而腹脹溏瀉、腸鳴時痛皆癒，飲食進，止有肢體浮腫，以導滯通經湯主之，良癒。

木瓜丸 見中風。

分氣香蘇飲 桑白皮炒 陳皮 茯苓 大腹皮 香附炒，各一錢 紫蘇一錢半 桔梗 枳殼各八分 草果仁七分 五味子十五枚
水二盅，薑三片，煎八分，入鹽少許，食前服。

消導寬中湯 白朮一錢五分 枳實麩炒 厚朴薑製 陳皮 半夏 茯苓 山楂肉 神麴炒 麥芽炒 蘿蔔子炒，各一錢
水二盅，薑三片，煎八分服。小便不利，加澤瀉、豬苓。

胃苓湯 蒼朮 厚朴薑汁炒 陳皮 白朮 茯苓各一錢半 澤瀉 豬苓各一錢 甘草六分 官桂五分
上水加生薑煎服。

加味五皮湯 即五皮散內，腳腫加五加皮、木瓜、防己。不服水土，入胃苓湯。

消見散毒散 人參 獨活 柴胡 桔梗 枳殼麩炒 羌活

① 朮：原作「米」，據虞衙本改。

茯苓　川芎　前胡　甘草　荊芥　防風各一錢

水二盅，薑三片，煎八分，食遠服。

升麻和氣散《和劑》　乾薑半錢　乾葛一兩　大黃蒸，半兩　熟枳殼半錢　桔梗　熟蒼朮　升麻各一兩　芍藥七錢半　陳皮　甘草各一兩半　當歸　熟半夏　白芷　茯苓各二錢

每服四錢，水一盞，薑三片，燈心十五[①]莖，煎七分，食前溫服。

補中益氣湯見勞倦　　**六味丸**見虛勞　　**人參平肺散**見喘　　**滋陰丸**即益陰腎氣丸，見目。

加減《金匱》腎氣丸　治肺腎虛，腰重腳腫，小便不利，或肚腹腫脹，四肢浮腫；或喘急痰盛，已成蠱證，其效如神。此證多因脾胃虛弱，治失其宜，元氣復傷而變證者，非此藥不能救。

白茯苓三兩　附子五錢　川牛膝　官桂　澤瀉　車前子　山茱萸　山藥　牡丹皮各一兩　熟地黃四兩，搗碎，酒拌杵膏

上為末，和地黃，煉蜜丸，如梧桐子大。每服七八十丸，空心白湯下。《濟生》以附子為君，此薛新甫重定者。

調胃白朮澤瀉散《元戎》　　治痰病化為水氣，傳為不鼓，不能食。

白朮　澤瀉　芍藥　陳皮　茯苓　生薑　木香　檳榔各等份

上為末。

一法，加白朮，本藥各半，治臍腹上腫如神。心下痞者加枳實，下盛者中牽牛。

八正散見淋　　**梔子豉湯**見虛煩。

附方

漢防己煮散　主水腫上氣方。褚澄秘之。

漢防己　澤漆葉　石葦去毛　桑白皮　澤瀉　丹參　茯苓橘皮　白朮各二兩　生薑切，十兩　鬱李仁五合　通草一兩

[①] 五：原脫，據《局方》卷八本方補。

上十二味，以水一升七合，內四方寸匕，煮取八合，頓服，日二。小便利為度。

葶藶丸 治肺氣咳嗽，面目浮腫，喘促不安，小便赤色。

甜葶藶隔紙炒　貝母煨黃色　木通各一兩　杏仁去皮尖雙仁，炒　防己各二兩

上為細末，用棗肉和丸，如梧桐子大。每服五十丸，桑白皮煎湯，食前送下。

白朮木香散 治喘嗽腫滿，變成水病者，不能食，不能臥，小便秘者宜服。

白朮　豬苓去皮　檳榔　赤茯苓　澤瀉各一錢半　木香　甘草各一錢　官桂七分　滑石三錢　陳皮二錢

上作一服，水二盅，生薑三片，煎一盅，食前服。

分氣補心湯 治心氣鬱結，發為四肢浮腫，上氣喘急。

木通　川芎　前胡去苗　大腹皮泡　青皮　白朮　枳殼麩炒　甘草各一錢，炙　香附去毛，炒　白茯苓　桔梗各一錢半　細辛　木香各五分

上作一服，水二盅，薑三片，紅棗二枚，煎至一盅，食前服。

調榮飲 治瘀血留滯，血化為水，四肢浮腫，皮肉赤紋，名血分。

蓬朮　川芎　當歸　延胡索　白芷　檳榔　陳皮　赤芍藥　桑白皮炒　大腹皮　赤茯苓　葶藶炒　瞿麥各一錢　大黃一錢半　細辛　官桂　甘草炙，各五分

上作一服，煎服法同前。

當歸散 水腫之疾，多由腎水不能攝養心火，心火不能滋養脾土，故土不制水，水氣盈溢，氣脈閉塞，滲透經絡，發為浮腫之證，心腹堅脹，喘滿不安。

當歸　桂心　木香　赤茯苓　木通　檳榔　赤芍藥　牡丹皮　陳皮　白朮各一錢三分

上作一服，水二盅，紫蘇五葉，木瓜一片，煎一盅，不拘

時候。

烏鯉魚湯　治水氣四肢浮腫。

烏鯉魚一尾　赤小豆　桑白皮　白朮　陳皮以上各三錢　蔥白五莖

上用水三碗同煮，不可入鹽，先吃魚，後服藥，不拘時服。

無礙丸　治脾病洪流，四肢浮腫。

大腹皮二兩　檳榔　鬱李仁　蓬朮　三棱以上各一兩　木香半兩

上為細末，用炒麥蘗面煮糊為丸，如梧桐子大。每服七八十丸，食前生薑湯送下。

木香分氣湯　治氣留滯四肢，腹急中滿，胸膈脅肋膨脹，虛氣上衝，小便臭濁。

木香　豬苓　澤瀉　赤茯苓　半夏　枳殼　檳榔　燈心草蘇子各等份

上剉散，每服一兩，水二盞煎，入麝香末少許同服。

防己散　治皮水腫，如裹水在皮膚中，四肢習習然動。

漢防己　桑白皮　黃耆　桂心各一兩　赤茯苓二兩　甘草炙，半兩

上㕮咀，每服五錢，水一大盞，煎至五分，去滓，不拘時溫服。

導水茯苓湯　治水腫，頭面手足遍身腫如爛瓜之狀，手按而塌陷，手起隨手而高突，喘滿倚息，个能轉側，不得著床而睡，飲食不下，小便秘澀，溺出如割而絕少，雖有而如黑豆汁者，服喘嗽氣逆諸藥不效，用此即癒。亦嘗驗其病重之人，煎此藥時，要如熬阿剌吉酒相似，約水一斗，止取藥一盞，服後小水必行時，即漸添多，直至小便變清白為癒。

赤茯苓　麥門冬去心　澤瀉　白朮各三兩　桑白皮　紫蘇檳榔　木瓜各一兩　大腹皮　陳皮　砂仁　木香各七錢半

上㕮咀，每服半兩，水二盞，燈草二十五根，煎至八分，

去滓，空心服。如病重者，可用藥五兩，再加去心麥門冬二兩，燈草半兩，以水一斗，於砂鍋內熬至一大碗，再下小銚內煎至一大盞，五更空心服，滓再煎服，連進此三服，自然利小水，一日添如一日。

沉香琥珀丸　治水腫一切急難證，小便不通。

琥珀　杏仁去皮尖　紫蘇　赤茯苓　澤瀉各半兩　葶藶炒鬱李仁去皮　沉香各一兩半　陳皮去白　防己各七錢半

上為細末，煉蜜為丸如梧桐子大，以麝香為衣。每服二十五丸，加至五十丸，空心用[①]人參煎湯送下。量虛實加減。

人參木香散　治水氣病。

人參　木香　茯苓　滑石　琥珀　海金砂　枳殼　檳榔豬苓　甘草各等份

上為細末，每服五錢，生薑三片，水一盞，煎至七分，不拘時溫服，日進三服。

大沉香尊重丸　治蠱脹腹滿，水腫遍身，腫滿氣逆，嘔噦喘乏，小便赤澀，大便不調，一切中滿下虛危困之病。

沉香　丁香　人參　車前子　葶藶炒　檳榔各二錢　青皮白牽牛　枳實炒　木通各四錢　胡椒　海金砂　蠍梢去毒　木香茯苓　肉荳蔻各二錢半　白丁香一錢半　蘿蔔子六錢，炒　滑石三錢鬱李仁去皮，一兩二錢半

上為細末，生薑自然汁，煮糊為丸如梧桐子大。每服二十丸，不拘時薑湯送下，日進三服。忌鹽、魚、果、肉、麵食，只可食白粥。

續隨子丸　治通身腫滿，喘悶不快。

人參　木香　漢防己　赤茯苓面蒸　大檳榔　海金砂各五錢，另研　續隨子一兩　葶藶四兩，炒

上為末，棗肉丸如梧桐子大。每服二十丸至三十丸，煎桑白皮湯送下，食前。

---

① 用：原脫，據《奇效良方》卷四十本方補。

—— 水腫證治療臨床新用 ——

試論中醫治療水腫

藥方一：根據臨床諸證，辨為肺水者適用。藥物組成：野菊花 15g，漢防己 12g，淮山藥 15g，雲茯苓 15g，澤瀉 12g，防風 9g，桔梗 10g，白茅根 18g，黃柏 10g，麻黃 8g，桑白皮 10g。加減：尿常規中，尿蛋白（++）以上者，酌情加玉米鬚 30g，薏苡仁 30g、蟬蛻 6g；腰痛者，酌情加杜仲 15g，徐長卿 15g：尿常規中，紅細胞（++）以上者，酌情加大薊 15g，小薊 15g，杜仲 18g：小便不利者，酌情加桑白皮 15g，薏苡仁 30g，玉米鬚 25g；水腫喘急者，酌情加法夏 12g，葶藶子 15g、全瓜蔞 15g：兼外感風寒者，酌情加紫蘇 10g，荊芥 12g，蟬蛻 10g。

藥方二：根據臨床諸證，辨為脾水者適用。藥物組成：黃耆 18g，黨參 18g，熟地 10g，桑螵蛸 6g，桑寄生 12g，土茯苓 15g，黑大豆 30g，白茅根 15g，大棗 20g，當歸 15g。加減：血壓升高者，酌情加夏枯草 18g，菊花 20g；皮膚濕疹者，酌情加地膚子 30g，白蘚皮 25g；尿中出現白細胞者，酌情加蒲公英 18g，連翹 10g，魚腥草 15g；尿常規中，紅細胞（++）以上者，酌情加仙鶴草 15g，藕節 20g，生蒲黃 9g；尿常規中，尿蛋白（++）以上者，酌情加玉米鬚 15g，薏苡仁 25g。

藥方三：根據臨床諸證，辨為腎水者適用。藥物組成：生地黃 30g，黃耆 30g，白朮 15g，雲茯苓 15g，山萸肉 15g，澤瀉 20g，女貞子 15g，黨參 15g，炙甘草 6g，益母草 20g，牡蠣 30g，黃柏 12g。加減：尿常規中，紅細胞（++）以上者，酌情加白茅根 20g，小薊 15g；濕熱重者，酌情加金錢草 15g，板藍根 10g，車前草 15g；脘腹脹滿者，酌情加木香 9g，檳榔 15g；大便塘薄者，酌情加熟附子 9g，乾薑 9g，肉荳蔻 10g。

另外，水腫患者均鼓勵每天進食 1 個雞蛋和 250mL 牛

奶，以補充蛋白，增加消腫的效果。（梁傑.現代中西醫結合雜誌，2002，11（14）：1363）

‖ 脹　滿 ‖

大承氣湯見大便不通。

枳朮湯《金匱》　枳實七枚　白朮二兩

上㕮咀，以水五升，煮取三升，分溫三服。腹中軟，即當散也。

防己椒藶丸《金匱》　防己　椒目　葶藶炙　大黃各一兩

末之，蜜為丸，梧桐子大。先食飲服一[①]丸，日三服，稍增。口中自有津液，渴者加芒硝五錢。

厚朴七物湯《金匱》　厚朴半斤　甘草　大黃各三兩　大棗十枚　枳實五枚，剉　桂枝三兩[②]　生薑五兩

水一斗，煮取四升，溫服八合，日三服。嘔者加半夏五合，下利去大黃，寒多者加生薑至半斤。

黃耆湯疑即黃耆建中湯　**平胃散**見中食　**雙解飲子**見瘧。

中滿分消丸東垣　治中滿熱脹，有寒者不治。

黃芩去腐，炒，夏月一兩二錢　黃連淨炒，各五錢　薑黃　白朮　人參去蘆　甘草炙　豬苓去皮，各一錢　白茯苓去皮　乾生薑　砂仁各二錢　枳實炒黃　半夏湯泡　各五錢　厚朴薑製，一兩　知母炒，四錢　澤瀉　陳皮各三錢

上除茯苓、澤瀉、生薑外，共為細末，入上三味和匀，湯浸蒸餅為丸如梧桐子大。每服一百丸，焙熱，白湯下，食後服。量病人大小加減。

中滿分消湯東垣　治中滿寒脹。

黃耆　吳茱萸　厚朴　草荳蔻仁　黃柏各五分　益智仁

---

① 一：原作「十」，據《金匱要略》卷中本方改。

② 三兩：《金匱要略》卷上本方作「二」兩。

半夏　茯苓　木香　升麻各三分　人參　青皮　當歸　黃連　澤
瀉　生薑　麻黃不去節　柴胡梢　乾薑　川烏　華澄茄各二分

水二盞，煎至一盞，去滓，稍熱服。食前大忌房勞、酒、
麵、生冷、硬物、油膩。

莪朮潰堅湯東垣　莪朮煨　黃連　柴胡去蘆　甘草生用　神
麴炒　澤瀉各三分　陳皮去白　吳茱萸湯泡　青皮去白　升麻各二分
黃芩去黑皮　草荳蔻仁煨　厚朴薑製　當歸梢　益智仁各五分　紅
花二分　半夏七分　如渴加葛根四分。

水二盅，先浸藥少時，煎至一盅，稍熱服。忌酒、濕麵。

半夏厚朴湯　半夏一錢　厚朴八分　炒麴六分　當歸梢　豬
苓　京三棱　升麻各四分　肉桂　蒼朮　白茯苓　澤瀉　橘皮
生黃芩　草荳蔻仁　生甘草　柴胡各三分　木香　青皮各二分
吳茱萸　乾生薑　黃連各一分　紅花　蘇木各半分　桃仁七個　昆
布少許　渴加葛根三分。

水二盅，煎至一盅，去粗（ㄓㄚ，通「渣」），稍熱服。
二服後，前證又減一半，卻於前藥中加減服之。

通幽湯　潤腸丸俱見大便不通。

沉香交泰丸　沉香　橘紅　白朮各三錢　厚朴薑製，五錢　吳
茱萸湯泡　枳實麩炒　青皮去白　木香　白茯苓　澤瀉　當歸各二
錢　大黃酒浸，一兩

上為細末，湯浸蒸餅為丸，梧桐子大。每服五十丸，加至
七八十丸，溫湯下。微利為度。

木香順氣湯《寶鑑》　治濁氣在上，則生䐜脹，兩脅刺痛，
脈弦而細者。

木香　蒼朮　草荳蔻面裹煨，各三分　厚朴製，四分　青皮
益智仁　陳皮　澤瀉　白茯苓去皮　半夏　乾生薑　吳茱萸湯
泡，各二分　當歸　人參各五分　升麻　柴胡去蘆，各一錢

水二盞，煎至一盞，去粗溫服，食前。忌生冷、硬物。

木香塌氣丸　治中滿腹脹，下焦虛損者。

蘿蔔子炒　陳皮去白，各五錢　胡椒二錢　草荳蔻面裹煨　木香

青皮各三錢　蠍梢去毒，二錢半

上為細末，麵糊為丸如梧桐子大。每服三十丸，溫米飲下。忌油膩，服白粥百日，重者一年。小兒丸如麻子大，桑白皮湯下十丸，日三服。大人陰囊紅腫冰冷，須用青鹽、乾薑、白麵各三錢，水和膏，攤紙上塗貼。

《元戎》**木香塌氣丸**　治單腹脹。

丁香　胡椒各二錢　鬱李仁四錢　蠍尾　木香　檳榔各半兩枳實　白牽牛各一兩

上為細末，飯丸綠豆大。每服十丸至十五丸，陳皮、生薑湯任下。

木香散　治單腹脹。

木香　青皮　白朮　薑黃　草荳蔻各半兩　阿魏　蓽澄茄各一兩

上為細末，醋糊丸如綠豆大[1]，每二十丸，生薑湯送下。

藿香正氣散見中風　**五膈寬中散**見反胃　**木香流氣飲**　**沉香降氣湯**俱見氣。

香砂調中湯　治飲食所傷脾胃，嘔吐，胸滿噯噫，或胸腹脹痛。

藿香　砂仁各一錢二分　蒼朮二錢，米泔浸一宿，炒　厚朴薑製陳皮　半夏　茯苓　青皮　枳實麩炒，各一錢　甘草三分

大便瀉，去枳實、青皮，加麴、芽、山楂、肉果、黃連。

水二盅，薑三片，煎八分，食前服。

分心氣飲　紫蘇梗一錢半　青皮　芍藥　大腹皮　陳皮各一錢　木通　半夏各八分　官桂六分　赤茯苓　桑皮炒，各五分

水二盅，薑三片，燈心十莖，煎八分，食前服。

紫蘇子湯《濟生》　治憂思過度，致傷脾胃，心腹膨脹，喘促煩悶，腸鳴氣走，漉漉有聲，大小便不利，脈虛緊澀。

真紫蘇子炒，搥碎，一錢　大腹皮　草果仁　半夏製　厚朴製

① 大：原作「人」，據虞衙本改。

木香　陳皮去白　木通　白尤　枳實麩炒，各一錢　人參五分　甘草炙，三分

水一盅半，薑五片，煎八分，食遠服。

大橘皮湯　橘皮　厚朴薑製，各一錢半　豬苓　澤瀉　白尤各一錢二分　檳榔　赤茯苓　陳皮　半夏　山楂肉　蒼尤　藿香　白茯苓各一錢　木香五分　滑石三錢

水二盅，薑三片，煎八分，食前服。

大異香散　三棱　蓬尤　青皮　半夏麴　陳皮　藿香　桔梗　枳殼炒　香附炒　益智各一錢半　甘草炙，半錢

上分作二帖，每帖用水二盅，生薑三片，棗一枚，煎至一盅，去渣，食遠服。

大半夏湯　半夏湯泡　陳皮　茯苓　桔梗　檳榔　甘草各等份

上剉碎，每服三錢，水一盞半，生薑三片，煎至八分，去滓，食前溫服。

人參芎歸湯《直指》　治煩躁喘急，虛汗厥逆，小便赤，大便黑，名血脹。

人參　辣桂去粗皮　五靈脂炒，各二錢五分　烏藥　蓬尤煨　木香　砂仁　炙甘草各半兩　川芎　當歸　半夏湯泡，各七錢五分

上㕮咀，每服一兩五錢，生薑五片，紅棗二枚，紫蘇四葉煎，空心服。

七氣消聚散　香附一錢半　青皮　蓬尤　三棱俱醋炒　枳殼麩炒　木香　砂仁各一錢　厚朴薑製　陳皮各一錢二分　甘草炙，四分

水二盅，薑三片，煎八分，食前服。

參尤健脾湯　人參　白茯苓　陳皮　半夏　縮砂仁　厚朴薑製，各一錢　白尤二錢　炙甘草三分

水二盅，薑三片，煎八分服。加麴、芽、山楂肉，消脹尤妙。

桃仁承氣湯　**抵當湯**俱見畜血。

當歸活血散　赤芍藥　生地黃　當歸鬚酒洗，各一錢半　桃

仁去皮尖，炒　紅花酒洗　香附童便浸，各一錢　川芎　牡丹皮　玄胡索　蓬朮各八分，炮　三棱炮　青皮各七分

水二盅，煎七分，空心服。

補中益氣湯見勞倦。

化滯調中湯　白朮一錢五分　人參　白茯苓　陳皮　厚朴薑製　山楂肉　半夏各一錢　神麴炒　麥芽炒，各八分　砂仁七分

脹甚者，加蘿蔔子炒一錢，麵食傷尤宜用。

水二盅，薑三片，煎八分，食前服。

參苓白朮散見滯下　**胃風湯**見下血　**人參生脈散**　**葶藶大棗瀉肺湯**俱見喘　**小青龍湯**見咳嗽。

枳殼散《本事》　治五種積氣，三焦痞塞，胸膈滿悶，嘔吐痰逆，口苦吞酸。常服順氣寬中，除痃癖，消積聚。

枳殼　三棱　陳皮　益智仁　莪朮　檳榔　肉桂各一兩乾薑　厚朴　甘草　青皮　肉荳蔻　木香各半兩

㕮咀，每服三錢，水一盞，薑、棗同煎至七分，熱服，不拘時。

索氏三和湯三備加白朮方　白朮　厚朴　陳皮各三兩　檳榔　紫蘇各二兩　木通　甘草　海金砂　大腹皮　白茯苓　枳殼各一兩

上水煎服。

桂枝去芍藥加麻黃附子細辛湯　桂枝　生薑各三兩　甘草一兩[1]　大棗十二枚　麻黃　細辛各二兩　附子一個，炮

上七味，以水七升，先煮麻黃，去上沫，納諸藥，煮取二升，分溫三服。當汗出，如蟲行皮中即癒。

加味枳朮湯　治氣為痰飲所隔，心下堅脹，名曰氣分。歌云：氣分中滿並胸痺，三者雖殊皆此類。胸痺氣實滿虛，氣分挾飲茲為異。趺陽微遲寸遲澀，兩處推求病端的。陰氣不通則骨痛，陽氣不通身冷劇。陰氣前通痺不仁，陽氣前通惡寒慄。陰陽相得氣乃行，氣轉即散分虛實。實則失氣虛遺尿，

---

① 一兩：《金匱要略》卷中本方作「二兩」。

腹滿腸鳴何以療。心下堅大似旋盤，桂附朮湯為最妙。

　　枳殼_{麩炒}　辣桂　紫蘇莖葉　陳皮　檳榔　桔梗　白朮

五靈脂_炒　木香_{各二錢半}　半夏　茯苓　甘草_{各五錢}

　　上㕮咀，每服五錢，水二盞，生薑三片，煎至一盅，去

滓，食前溫服。

　　調榮飲　治血分_{見水腫}。

　　奪命丹　治瘀血入衣胞，脹滿難下，急服此藥，血即消，

衣自下。

　　附子_{半兩，炮}　牡丹皮_{一兩}　乾漆_{一兩，碎之，炒令煙盡}

　　上為細末，好醋一升，大黃末一兩，同熬成膏，和藥丸如

梧桐子大。溫酒吞五七丸。

　　黑神散_{見鼻衄}。

　　椒仁丸　治先因經水斷絕，後至四肢浮腫，小便不通，血

化為水。

　　椒仁　甘遂　續隨子_{去皮，研}　附子_炮　鬱李仁　黑牽牛_炒

五靈脂_{研碎}　當歸　吳茱萸　延胡索_{各五錢}　芫花_{醋浸，一錢}

蚖青_{十枚，去頭翅足，同糯米炒黃，去米不用}　班蝥_{十枚，去頭足翅，糯米}

_{炒黃，去米}　膽礬　信砒_{各一錢}　石膏_{二錢}

　　上為末，麵糊為丸如豌豆大。每服一丸，橘皮湯下。此方

藥雖峻厲，所用不多，若畏而不服，有養病害身之患，常治虛

弱之人，赤未見其有誤也。

　　人參丸　治經脈不利，化為水，流走四肢，悉皆腫滿，名

曰血分。其候與水相類，若作水治之，非也，宜用此。

　　人參　當歸　大黃_{濕紙裹，飯上蒸熟，去紙，切炒}　桂心　瞿麥

穗　赤芍藥　白茯苓_{各半兩}　葶藶_{炒，另研，一錢}

　　上為末，煉蜜丸如梧桐子大。每服十五丸，加至二三十

丸，空心飲湯下。

　　晞露丸《寶鑑》　治寒傷於內，氣凝不流，結於腸外，久為

癥瘕，時作疼痛，腰不得伸。

　　京三棱　蓬莪朮_{二味各一兩，並酒浸，入巴豆三十粒，切碎，同炒深}

黃色，去巴豆不用　乾漆洗去腥，炒煙盡　川烏炮，各半兩　硇砂四錢，另研　輕粉一錢，另研　茴香鹽炒　青皮去白　雄黃另研　穿山甲炒。各三錢　麝香五分，另研

上為細末，研勻，生薑汁煮麵糊和丸如梧桐子大。每服二十丸至三十丸，生薑湯送下，溫酒亦得，空心食前。

木香通氣散《寶鑑》　治寒氣結瘕，腹大堅滿，痛不可忍。

木香　戎鹽炒　京三棱炮，各半兩　厚朴一兩，薑製　枳實麩炒　甘草炙，各三錢　乾薑炮　蓬朮炮，各二錢

上為末，每服三錢，淡生薑湯調下，食前。

見睍丸《寶鑑》　治寒氣客於下焦，血氣閉塞而成瘕聚，堅大久不消者。

附子炮，去皮臍，四錢　鬼箭羽　紫石英各三錢　澤瀉　肉桂　玄胡索　木香各二錢　檳榔二錢半　血蠍一錢半，另研　水蛭一錢，炒煙盡　京三棱五錢，剉　桃仁三十粒，湯浸，去皮尖，麩炒，研　大黃二錢，剉，用酒同三棱浸一宿，焙

上十三味，除血蠍、桃仁外，同為末，入另研二味和勻，用元浸藥酒打糊丸如梧桐子大。每服三十丸，淡醋湯送下，食前，溫酒亦得。

和血通經湯《寶鑑》　治婦人室女受寒，月事不來，惡血積結，堅硬如石。

當歸　京三棱炮，各五錢　莪朮炮，四錢[1]　木香　熟地黃　肉桂各三錢　紅花　貫眾　蘇木各二錢　血蠍一錢，另研

上十味，除血竭外，同為細末和勻，每服三錢，熱酒一盞調下，食前。忌生冷及當風大小便。

附方

小溫中丸丹溪　治脹是脾虛，不能運化，不可下之。

陳皮　半夏湯泡，去皮臍　神麴炒　茯苓各一兩　白朮二兩　香附子不要烘曬　針砂各一兩半，醋炒紅　苦參炒　黃連炒，各半兩　甘

---

① 四錢：原脫，據《衛生寶鑑》卷十八本方補。

草三錢

上為末，醋、水各一盞，打糊為丸如梧桐子大。每服七八十丸，白朮六錢，陳皮一錢，生薑一片，煎湯吞下。虛甚加人參一錢，各用本方去黃連，加厚朴半兩。忌口。病輕者，服此丸六七兩，小便長。病甚服一斤、小便始長。

禹餘糧丸《三因》　治十種小氣，凡[①]腳膝腫，上氣喘滿，小便不利，但是水氣，悉皆主之。許學士及丹溪皆云：此方治膨脹之要藥。

蛇含石大者三兩，以新鐵銚盛，入炭火中燒蛇黃與銚子一般紅，用鉗取蛇黃傾入醋中，候冷取出，研極細　禹餘糧石三兩　真針砂五兩，先以水淘淨炒乾，入禹餘糧一處，用米醋二升，就銚內煮醋乾為度，後用銚並藥入炭中燒紅，鉗出傾藥淨磚地上，候冷研細。

以三物為主，其次量人虛實，入下項。治水多是取轉，惟此方三物，既非大戟、甘遂、芫花之比，又有下項藥扶持，故虛人老人亦可服。

羌活　木香　茯苓　川芎　牛膝酒浸　桂心　白荳蔻炮大茴香炒　蓬朮炮　附子炮　乾薑炮　青皮　京三棱炮　白蒺藜當歸酒浸一宿，各半兩

上為末，入前藥拌勻，以湯浸蒸餅，和藥再杵極勻，丸如梧桐子大。食前溫酒白湯送下三十丸至五十丸。最忌鹽，一毫不可入口，否則發疾愈甚。但試服藥，即於小便內旋去，不動臟腑，病去日日三服，兼以溫和調補氣血藥助之，真神方也。

木香化滯散　破滯氣，治心腹滿悶。

木香　薑黃　青皮去白　縮砂仁去殼　人參　檳榔　白朮各二錢　白荳蔻去殼　藿香葉　橘皮　大腹子　白茯苓去皮　白檀香　桔梗各五分　甘草炙，四分

上為細末，每服三錢，水一盞半，煎至一盞，稍熱服，食前，沸湯點服亦可。忌生冷硬物。

導氣丸　治諸痞塞，關格不通，腹脹如鼓，大便結秘，小

---

① 凡：原脫，據《三因方》卷十四本方補。

腸腎氣等疾，功效尤速。

青皮用水蛭等份同炒赤，去水蛭　莪朮用虻蟲等份同炒赤，去虻蟲　胡椒茴香炒，去茴香　三棱乾漆炒，去乾漆　檳榔班蝥炒，去班蝥　赤芍川椒炒，去川椒　乾薑硇砂炒，去硇砂　附子青鹽炒，去青鹽　茱萸牽牛炒，去牽牛　石菖蒲桃仁炒，去桃仁

上各等份，剉碎，與所製藥炒熟，去水蛭等不用，祇①以青皮等十味為細末，酒糊為丸如梧桐子大。每服五十丸，加至七十丸，空心用紫蘇湯送下。

三棱煎丸　治心腹堅脹，脅下滿硬，胸中痞塞，喘滿短氣。常服順氣消積滯，除膨脹。

京三棱生，半斤，搗為細末，以酒三升，於銀石器內熬成膏　杏仁湯泡，去皮尖，炒令黃色　乾漆炒煙盡　麥蘗炒，以上各三兩　青皮去白　蘿蔔子炒　神麴炒，以上各二兩　硇砂飛研，一兩

上為細末，以三棱膏和丸如梧桐子大。每服二十丸，食後溫米飲送下。

沉香散　治腹脹氣喘，坐臥不得。

沉香　木香各二錢半　枳殼麩炒　蘿蔔子炒，各三錢

上作一服，水二盅，生薑三片，煎至一盅，不拘時服。

溫胃湯　治憂思聚結，脾肺氣凝，陽不能正，大腸與胃氣不平，脹滿，上衝咳，食不下，脈虛而緊澀。

附子炮，去皮臍　厚朴去皮，生用　當歸　白芍藥　人參　甘草炙　橘皮各一錢半　乾薑一錢一分　川椒去閉口，炒出汗，三分

上作一服，水二盅，薑三片，煎至一盅，食前服。

木通飲　治脅肋刺痛膨脹，小便赤澀，大便不利，或浮腫。

木通　陳皮　紫蘇莖　甘草炙，各三錢

上作一服，水二盅，生薑三片，紅棗二枚，燈心十莖，煎至一盅，不拘時服。

---

① 祇：原作「秖」，據集成本改。

三香散　治一切氣，脾虛作脹，痞氣。

人參　官桂　甘草炙，各七分　桑白皮　桔梗　陳皮　枳實麩炒　麥門冬去心　青皮　大腹皮　半夏各一錢　紫蘇子　茯苓　香附子　木香各一錢二分

上作一服，水二盅，生薑三片，紅棗二枚，煎至一盅，食前服。

平肝飲子　治喜怒不節，肝氣不平，邪乘脾胃，心腹脹滿，頭眩嘔逆，脈來浮弦。

防風去蘆　枳殼麩炒　桔梗去蘆　赤芍藥　桂枝各一錢半　木香不見火　人參　檳榔　川芎　當歸　陳皮　甘草炙，各八分

上作一服，水二盅，生薑五片，煎至一盅，不拘時服。

強中湯　治食啖生冷，過飲寒漿，有傷脾胃，遂成脹滿，有妨飲食，甚則腹痛。

人參　青皮去白　陳皮去白　丁香各二錢　白朮一錢半　附子炮，去皮臍　草果仁　乾薑炮，各一錢　厚朴薑製　甘草炙，各五分

嘔加半夏，傷面加萊菔子各一錢。

水二盅，薑三片，紅棗二枚，煎一盅，不拘時服。

甘露散　腫脹用下藥，得利後以此補之。

人參　白朮　茯苓　豬苓各半兩　滑石六兩　澤瀉　甘草各一兩[①]

上為細末，每服三錢，食前白滾湯調下。

敷藥　治腹滿緊硬如石，或陰囊腫大，先用甘草嚼，後用此。

大戟　芫花　甘遂　海藻各等份

上為細末，用釅醋調麵和藥，攤於綿紙上，覆貼腫處，仍以軟綿裹住。

積塊丸　治癥瘕積聚癖塊，一應難消難化，腹中飽脹，或蟲積疼痛，皆能取效如神，不傷元氣。

---

① 兩：原作「錢」，據《奇效良方》卷四十一本方改。

京三棱　莪朮各用醋煨　自然銅　蛇含石各燒紅醋淬七次，以上各二錢　雄黃　蜈蚣全用焙燥，各一錢二分　木香一錢半　鐵粉用糯米醋炒，一錢　辰砂　沉香各八分　冰片五分　蘆薈　天竺黃　阿魏　全蠍洗，全用焙乾，各四錢

上為極細末，用雄豬膽汁煉為丸，黑狗膽汁尤妙，丸如梧桐子大。每服七八分，重者一錢，五更酒送下，塊消即止，不必盡劑。

孫一奎曰：予在吳下時[①]，有吳生諱震者，博雅君子也。一日偶談及鼓脹，乃詰予曰：鼓有蟲否乎？予卒不敢應，俛思久之，對曰：或有之。《本事方》云：臍腹四肢悉腫者為水，但只腹脹而四肢不甚腫者為蠱，注謂：蠱[②]，即鼓脹也。由是參之，古人曾以蠱、鼓同名矣。且蠱以三蟲為首，豈無旨哉？愚謂鼓脹，即今云氣虛中滿是也。以其外堅中空，腹皮繃急，有似於鼓，故以鼓脹名也。彼蠱證者，中實有物，積聚已久，濕熱生蟲[③]，理或有之。吳生曰：予質何其敏也。予堂嫂病鼓三載，腹大如箕，時或脹痛，四肢瘦削，三吳名劑，歷嘗不瘳。吳俗死者，多用火葬，燒至腹，忽響聲如炮，人皆駭然。乃見蟲從腹中爆出，高二三丈許，燒所之天為昏，俄而墜地，細視之皆蚘也。不下千萬數，大者長尺餘，蟲腹中復生小蟲，多者十五六條。或十數條，或五六條，蟲在人腹中蕃息若此，曷下令人脹哉？惜乎諸書未有言及者。予聞之恍然，如夢始覺，然猶未親見其異也。歲萬曆癸巳，赴督漕理刑吳比部之召而至淮陰。有王鄉宦者，其子年十六，新娶後腹脹大，按之有塊，形如稍瓜（菜瓜），四肢瘦削，發熱晝夜不退，已年半矣。醫惟以退熱消脹之劑投之，其脹愈大，其熱愈熾，喉中兩耳俱瘡。余診視之，脈滑數，望其唇則紅，其腹則疼，又多嗜

① 時：原作「持」，據修敬堂本改。
② 蠱：原作「鼓」，據《赤水玄珠》卷五改。
③ 濕熱生蟲：原脫，據《赤水玄珠》卷五補。

肥甘。余思諸凡腹疼者，唇色淡，不嗜飲食，今若此者，得非蟲乎？投以阿魏積塊丸，服之果下蟲數十，大者二，一紅一黑，長盡餘，蟲身紅淺自首貫尾，蟲腹中有蟲，大者數條，小者亦三四條。蟲下則熱漸減，脹漸消，三下而癒，益信前聞之不虛也。

—— 脹滿證治療臨床新用 ——

1. 調胃消脹膠囊治療慢性胃炎脹滿症 213 例臨床療效及實驗研究報告

治療方法：調胃消脹膠囊（柴胡、陳皮、半夏、枳實、川厚朴、佛手、甘草等），每粒膠囊 0.5g，每日 3 次，每次 4～6粒，30 天為 1 個療程。治療結果：臨床痊癒（臨床症狀消失，3 個月內無復發 153 例）占 71.8 0%，有效（臨床症狀消失，1個月內無復發 53 例）占 24.9%，無效（臨床症未減輕或加重者7 例）占 3.3%。總有效率 96.7%。（田養年.陝西中醫，2001，22（7）：391）

2. 旋覆瀉心湯治療上腹部脹滿 50 例

基本方：旋覆花、薑半夏、厚朴、黃芩、甘草各 10g，白芍 15g，蒲公英 20g，黃連、乾薑各 5g，陳皮 12g。加減：脹痛者重用白芍至 30g，加廣木香 10g；脅痛者加柴胡、鬱金各10g；反酸者加吳茱萸 5g；噯氣頻繁者加代赭石 30g。服法：每日 1 劑，水煎分 2 次飯前溫服。治療結果：50 例中，痊癒 36例（症狀消失 1 年以上無復發），顯效 6 例（症狀消失，但在1 年內復發，再服本方症狀又消失），有效 4 例（症狀明顯改善或基本消失，但須繼續服藥），無效 4 例（症狀無改善）。服藥最多者 60 劑，最少者 12 劑，平均每人服用 34 劑。（王端文.現代中西醫結合雜誌，2002，11（19）：1888）

‖ 積 聚 ‖

大七氣湯《濟生》 治積聚癥瘕，隨氣上下，心腹疠痛，上氣窒塞，小腹脹滿，大小便不利。

京三棱　蓬莪朮　青皮　陳皮各去白　藿香葉　桔梗去蘆　肉桂不見火　益智仁各一兩半　甘草炙，七錢半　香附炒，去毛，一兩半

㕮咀，每服五錢，水二盞，煎至一盞，去滓①，食前溫服。

肥氣丸東垣 治肝之積在左脅下，如覆杯，有頭足，久不癒，令人咳逆，瘧連年不已，其脈弦而細。

柴胡二兩　黃連七錢　厚朴半兩　椒炒去汗，去目及閉口者，四錢　甘草炙，三錢　莪朮炮　昆布　人參各二錢半　皂角去皮弦子，煨　白茯苓去皮，各一錢半　川烏炮，去皮臍，一錢二分　乾薑　巴豆霜各五分

上除茯苓、皂角、巴豆外，為極細末，再另研茯苓、皂角為細末，和勻，方旋入巴豆霜和勻，煉蜜丸如梧桐子大。初服二丸，一日加一丸，二日加二丸，漸加至大便微溏，再從兩丸加服，週而復始，積減大半勿服。在後積藥，依此法服之。

春夏秋冬另有加減法在各條下，秋冬加厚朴一半，通前重一兩，減黃連一錢半。若治風癇，於一料中加人參、茯苓、草蒲各三錢，黃連只依春夏用七錢，雖秋冬不減，淡醋湯送下，空心服。

加減肥氣丸東垣 春夏合此。治同前。

柴胡　厚朴　人參　乾薑各半兩　川烏　巴豆霜各三錢　肉桂二錢　黃連一兩　川椒　甘草各五分

上除巴平霜外，同為細末，旋入巴豆研勻，煉蜜丸如梧桐子大。初服二丸，一日加一丸，二日加二丸，漸加至大便微溏，再從二丸加服，淡醋湯下，空心服。秋冬去生薑半錢，加

① 去滓：原脫，據《重訂嚴氏濟生方·癥瘕積聚門》本方補。

厚朴一倍，減黃連一半。

《三因》肥氣丸

當歸頭　蒼朮各一兩半　青皮二[①]兩，炒　蛇含石火煨醋淬，七錢半　三棱　蓬朮　鐵鏽粉各三兩，與三棱、蓬朮同入醋煮一伏時

上為末，醋煮米糊丸如綠豆大。每服四十丸，用當歸浸酒下，食遠服。

鱉甲丸　治肥氣，體瘦無力，少思飲食。

鱉甲一枚，可用重四兩者，淨洗，以醋和黃泥固濟，背上可厚三分，令乾　荊三棱炮，剉　枳殼麩炒微黃，去穰，各三兩　川大黃剉，炒，二兩　木香不見火　桃仁湯浸，去皮尖雙仁者，用麩炒微黃，細研如膏，各一兩半

上除鱉甲外，搗為細末，後泥一風爐子，上開口，可安鱉甲，取前藥末並桃仁膏內鱉甲中，用好米醋二升，時時旋取入鱉甲內，以慢火熬令稠，取出藥，卻將鱉甲淨洗去泥，焙乾，搗為細末，與前藥同和搗為丸如梧桐子大，每服二十丸，空心溫酒送下，晚食前再服。

息賁丸東垣　治肺之積在右脅下，覆大如杯，久不已，令人灑淅寒熱，喘嗽發肺癰，其脈浮而毛。

厚朴薑製，八錢　黃連炒，一兩三錢　人參去蘆，二錢　乾薑炮　白茯苓去皮，另末　川椒炒去汗　紫菀去苗，各一錢半　桂枝去粗皮　桔梗　京三棱炮　天門冬　陳皮　川烏炮，去皮臍　白荳蔻各一錢　青皮五分　巴豆霜四分

上除茯苓、巴豆霜旋入外，餘藥共為細末，煉蜜丸如梧桐子大。每服二丸，一日加一丸，二日加二丸，加至大便微溏，再從二丸加服，煎淡薑湯送下，食遠。週而復始，積減大半勿服。秋冬加厚朴五錢，通前一兩三錢，黃連減七錢，用六錢。

加減息賁丸東垣　仲夏合此。其積為病，寒熱喘咳，氣上奔，脈澀，失精亡血，氣滯則短氣，血凝泣則寒熱相參，氣分寒，血分熱，治法宜益元氣，泄陰火，破氣削其堅也。

---

① 二：原作「一」，據《三因方》卷八本方改。

川烏　乾薑　白荳蔻　桔梗各一錢　紫菀　厚朴　川椒炒去汗　天門冬去心　京三棱　茯苓各一錢半　人參　桂枝各二錢　陳皮八錢　黃連一兩三錢　巴豆霜四分　紅花少許　青皮七分

上為末，湯泡蒸餅為丸如梧桐子大。初服二丸，一日加一丸，二日加二丸，加至大便微溏為度，再從二丸加服，煎生薑湯送下，食前。忌酒、濕麵、腥辣、生冷之物。

《三因》息賁湯　半夏湯泡　桂心　人參去蘆　吳茱萸湯泡　桑白皮炙　葶藶　炙甘草各一錢半

上作一服，用水二盅，生薑五片，紅棗二枚，煎至一盅，食前服。

半夏湯　治肺枳息賁咳嗽。

半夏湯泡去滑，焙乾　細辛去苗葉　桑根白皮炙　前胡去蘆，各一兩半　桔梗炒　貝母去心　柴胡去苗　訶梨勒煨，去核　人參去蘆　白朮　炙甘草各一兩

上㕮咀，每服三錢，水一盞，生薑三片，棗三枚掰破，同煎至七分，去滓溫服，食後、臨臥各一服。

枳實散　治息賁氣，腹脅脹硬，咳嗽見血，痰黏不利。

枳實麩炒　木香　檳榔　赤茯苓去皮　五味子　甜葶藶隔紙炒令紫色　訶梨勒去核　甘草微炙，各半兩　杏仁一兩，湯洗，去皮尖雙仁，麩炒黃色。

上㕮咀，每服三錢，水一中盞，生薑半分，煎至六分，去滓溫服，不拘時。

伏梁丸東垣　治心之積，起臍上，大如臂，上至心下，久不癒，令人煩心，其脈沉而芤。

黃連去鬚，一兩半　人參去蘆　厚朴去粗皮，薑製，各半兩　黃芩三錢　肉桂　茯神去皮　丹參炒，各一錢　川烏炮，去皮臍　乾薑炮　紅豆　草蒲　巴豆霜各五分

上除巴豆霜外，為末，另研巴霜，旋入和勻，煉蜜為丸如梧桐子大。初服二丸，一日加一丸，二日加二丸，漸加至大便微溏，再從二丸加服，淡黃連湯下，食遠，週而復始，積減

大①半勿服。秋冬加厚朴半兩，通前共一兩，減黃連半兩，只用一兩，黃芩全不用。

《三因》伏梁丸　茯苓去皮　人參去蘆　厚朴去粗皮，薑製炒　枳殼去瓤，麩炒　三棱煨　半夏湯泡七次　白朮各等份

上為細末，麵糊丸如梧桐子大。每服五十丸，食遠用米飲湯下。

乾漆丸　治伏梁氣，橫在心下，堅牢不散，胸中連背多疼。

乾漆搗碎，炒煙盡　芫花醋拌炒　鱉甲去裙，醋塗炙　硇砂研，以上各一兩　桃仁去皮尖，麩炒　木香不見火　川烏頭去皮臍，剉，鹽拌炒黃，各半兩　雄黃細研　麝香研，各二錢半

上為細末，入別研藥令勻，醋煮麵糊為丸如綠豆大。每服十丸，食前用溫酒送下。

半夏散　治伏梁積，心下硬急滿悶，不能食，胸背疼痛。

半夏湯泡去滑　鱉甲醋炙，各一兩半　川大黃剉，炒　訶梨勒皮　桂心　前胡　當歸焙　青橘皮去白　檳榔　木香　荊三棱炮，各一兩

上為末，每服三錢，水一中盞，生薑半分，煎至六分，去滓，不拘時，稍熱服。

治伏梁氣在心下，結聚不散。

用桃奴三兩，為末，空心溫服酒下。桃奴，是實著樹不落者，正月採樹上乾桃是也。

痞氣丸束垣　治脾之積，在胃脘，腹人發盤，久不癒，令人四肢不收，發黃疸，飲食不為肌膚，其脈浮大而長。

厚朴製，半兩　黃連去鬚，八錢　吳茱萸洗，三錢　黃芩　白朮各二錢　茵陳酒製炒　縮砂仁　乾薑炮，各一錢半　白茯苓另為末　人參　澤瀉各一錢　川烏炮，去皮臍　川椒各五分　巴豆霜另研　桂各四分

---

① 大：原作「太」，據虞衙本改。

上除茯苓、巴豆霜另研為末旋入外，餘藥同為細末，煉蜜丸，梧桐子大。初服二丸，一日加一丸，二日加二丸，漸加至大理微溏，再從二丸加服，淡甘草湯下，食遠，週而復始，各減大半勿服。

加減痞氣丸東垣　孟秋合此。

厚朴一錢　黃芩酒製　黃連酒製　益智仁　當歸尾　橘皮去白
附子各三分　半夏五分　吳茱萸　青皮　澤瀉　茯苓　神麴炒
莪朮　昆布　熟地黃　人參　炙甘草　巴豆霜葛根各二分　紅花
半分

上為細末，蒸餅為丸如梧桐子大。依前服法。

《三因》痞氣丸　赤石脂火煅醋淬　川椒炒去汗　乾薑炮，各
二兩　桂心　附子各半兩，炮　大烏頭炮，去皮臍，二錢半

上為細末，煉蜜和妨沼梧桐子大，以硃砂為衣。每服五十
丸，食遠米湯下。

蒜紅丸　治脾積，腹脹如鼓，青筋浮起，坐臥不得者。

丁香　木香　沉香　縮砂仁　青皮去白　檳榔　陳皮去白
蓬莪朮　草果去皮　牽牛各一兩　粉霜　肉荳蔻面裏煨，各一錢　白
茯苓去皮　人參各半兩　蒜二百瓣，半生用，半火煨熟

上為細末，以生熟蒜研膏，生絹絞取汁，和藥為丸如梧桐
子大。每服五七丸，加至十五丸，食後淡鹽湯送下。忌鹹酸魚
炸茶醬，淹藏雞鴨，生冷馬牛雜肉之類，只可食淡白粥百日。

鱉甲丸　治痞氣，當胃脘結聚如杯，積久不散，腹脅疼
痛，體瘦成勞，不能飲食。

鱉甲三兩，去裙襴，以米醋一小盞，化磠砂一兩，用塗鱉甲炙，以醋盡為
度　附子炮，去皮臍　京三棱炮　乾漆搗碎，炒煙盡　木香各一兩　吳
茱萸半兩，湯泡微炒　川大黃二兩，剉碎，醋拌炒令乾

上為細末，醋煮麵糊丸如梧桐子大。每服二十丸，空心溫
酒送下。

勻氣湯　治脾積痞氣，胃脘不安，肌瘦減食。

陳麴炒　麥芽炒　桂心去粗皮　鬱李仁半生，半炒　厚朴去粗

皮，薑汁炙　白朮各一兩　大腹子二枚，連皮　牽牛一兩，半生半炒　良薑炮，半兩　甘草炙，二兩

㕮咀，每服三錢，水一盞，生薑三片，棗一枚掰破，同煎至七分，去滓，食遠稍熱服，日三。

沉香飲子　治痞氣，升降陰陽。

沉香　木香　羌活　桑白皮微炒　人參　獨活　白茯苓　紫蘇葉各等份

㕮咀，每服三大錢，水一盞半，生薑五片，大棗二枚，煎至七分，去滓，食前溫服，二滓又作一服。

奔豚丸東垣　治腎之積，發於小腹，上至心下，若豚狀，或上或下無時，久不已，令人喘逆，骨痿少氣。及治男子內結七疝，女子瘕聚帶下，其脈沉而滑。

厚朴薑製，七錢　黃連炒，五錢　苦楝子酒煮，三錢　白茯苓另末　澤瀉　菖蒲各二錢　玄胡索一錢半　附子去皮　全蠍　獨活各一錢　川烏頭炮　丁香各五分　巴豆霜四分　肉桂二分

上除巴豆霜、茯苓另為末旋入外，餘藥為細末煉蜜丸如梧桐子大。初服二丸，一日加一丸，二日加二丸，漸加至大便微溏，再從二丸加服，淡鹽湯下，食遠，週而復始，積減大半勿服。秋冬加厚朴半兩，通前一兩二錢。如積勢堅大，先服前藥不減，於一料中加存性牡蠣三錢，疝、帶下勿加。如積滿腹或半腹，先治其所起是何積，當先服本臟積藥，諸疾自癒，是治其本也，餘積皆然。如服藥入覺熱，加黃連。如服藥人氣短，加厚朴。如服藥人悶亂，減桂。

《三因》奔豚湯　甘李根皮焙　乾葛　川芎　當歸　白芍藥　黃芩　甘草炙，各一錢半　半夏湯泡七次，二錢

上作一服，水二盅，薑五片，煎至一盅，食前服。

沉香石斛湯　治腎臟積冷，奔豚氣攻，少腹疼痛，上衝胸脅。

沉香　石斛　陳麴炒，各一兩　赤茯苓去皮　人參　巴戟去心　桂心去粗皮　五味子微炒　白朮　芎藭各七錢半　木香　肉荳蔻各

半兩

咬咀，每服三錢，水一盞，生薑三片，棗三枚掰破，煎至六分，去滓，食前熱服。

木香檳榔散　治積氣不散，結伏奔豚，發即上衝心胸，令人喘逆，骨瘦少力。

木香　檳榔煨　磁石火煨，醋淬　訶梨勒去核　牡蠣煨　桂心去粗皮　懷香子炒　芎藭　沉香　白芷炒，各半兩　陳橘皮湯浸去白，七錢半

上為細末，每服二錢，炒生薑，鹽湯下。

萬病紫菀丸《元戎》　治臍腹久患痃癖如碗大，及諸黃病，每地氣起時，上氣衝心，繞臍絞痛，一切蟲咬，十種水病，十種蠱病，及反胃吐食，嘔逆噁心，飲食不消，天行時病，女人多年月露不通，或腹如懷孕多血，天陰即發。又治十二種風頑痺，不知所歲，晝夜不安，夢與鬼交，頭多白屑，或哭或笑，如鬼魅所著。腹中生瘡腹痛，服之皆效。

紫菀去苗土　菖蒲九節者，去毛　吳茱萸湯洗　七次，焙乾　柴胡去鬚　厚朴薑製，一兩　桔梗去蘆　茯苓去皮　皂莢去皮弦子，炙　桂枝　乾薑炮　黃連去鬚，八錢　蜀椒去目及閉口者，微炒出汗　巴豆去皮膜，出油研　人參去蘆，各半兩　川烏炮，去皮臍，半兩加三錢　羌活　獨活　防風各半兩

上為細末，入巴豆研勻，煉蜜丸如梧桐子大。每服三丸，漸加至五丸、七丸，生薑湯送下，食後，臨臥服。有孕者不宜服。此方分兩，一依元板善本校定，厚朴、黃連下有分兩而無各字，川烏乃云半兩加三錢，不知何謂。考溫白丸方，惟川烏二兩半，餘藥各半兩，亦恐有訛，重於變古，姑仍之。

痔漏腸風，酒下；赤白痢，訶子湯下；膿血痢，米飲湯下；墮傷血悶，四肢不收，酒下；蛔蟲咬心，檳榔湯下；氣噎憂噎，荷葉湯下；打撲損傷，酒下；中毒帚灰，甘草湯下；一切風，升麻湯下；寸白蟲，檳榔湯下；霍亂，乾薑湯下；咳嗽，杏仁湯下；腰腎痛，豆淋灑下；陰毒傷寒，溫酒下；吐

逆，生薑湯下；飲食氣塊，麵湯下；時氣，並花水下；脾風，陳皮湯下；頭痛，水下；心痛，溫酒下；大小便不通，燈草湯下；因物所傷，以本物湯下；吐水，梨湯下；氣病，乾薑湯下；小兒天吊風搐，防風湯下，防己亦可；小兒疳痢，蔥白湯下；小兒乳食傷，白湯下；月信不通，紅花酒下；婦人腹痛，川芎酒下；懷孕半年後胎漏，艾湯下；有子氣衝心，酒下；產暈痛，溫酒下；血氣痛，當歸酒下；產後心腹脹滿，豆淋湯下；難產，益智湯下；產後血痢，當歸湯下；赤白帶下，酒煎艾湯下；解內外傷寒，粥飲下；室女血氣不通，酒下；子死腹中，葵子湯下。又治小兒驚癇，大人癲狂，一切風，及無孕婦人身上頑麻，狀如蟲行，四肢俱腫，呻吟走痛等疾。楊駙馬患風氣衝心，飲食吐逆，遍身枯瘦，日服五丸至七丸，至二十日，瀉出肉塊，如蝦蟆五六枚，白膿二升癒。趙侍郎先食後吐，目無所見，耳無所聞，服至五十日，瀉青蛇五七條，長四寸許，惡膿三升癒。王氏患大風病，眉髮墜落，手掌生瘡，服之半月，瀉出癩蟲二升，如馬尾，長寸許，後癒。李靈患肥氣，日服五丸，經一月，瀉出肉鱉三枚癒。茹黃門卒中風病，發時服藥，泄出惡膿四升，赤黃水一升，一肉蟲如亂髮，癒。李知府妻楊氏，帶下病七年，月崩不止，骨痿著床，日服五丸至十丸、十五丸，取下膿血五升，黃水一升，肉塊如雞子狀，癒。此藥治一切萬病如神，唯初有孕者不宜服。

溫白丸《和濟》 治心腹積聚，久癥癖塊，大如杯碗，黃疸宿食，朝起嘔吐，支滿上氣，時時腹脹，心下堅結，上來搶心，傍攻兩脅，十種水氣，八種痞塞，翻胃吐逆，飲食噎塞，五種淋疾，九種心痛，積年食不消化，或瘧疾連年不瘥，及療一切諸風，身體頑麻，不知痛癢，或半身不遂，或眉髮墜落，及療七十二種風，三十六種遁屍疰忤，及癲癇，及婦人諸疾，斷緒不生，帶下淋瀝，五邪失心，憂愁思慮，飲食減少，月水不調，及腹中一切諸疾，有似懷孕，連年羸瘦困憊，或歌或哭，如鬼所使，但服此藥，無不除癒。即前方病紫菀丸方減羌

活、獨活、防風。

易老治五積：肺息賁，人參、紫菀；心伏梁，菖蒲、黃連、桃仁；脾痞氣，吳茱萸、乾薑；肝肥氣，柴胡、川芎；緊奔豚，丁香、茯苓[①]、遠志。俱於溫白丸內加之。

萬病感應丸　於上溫白丸內加羌活、三棱、甘遂、杏仁、防風各一兩五錢，威靈仙一兩，卻減蜀椒。

厚朴丸見反胃。

《千金》硝石丸[②]　止可磨塊，不令困人，須量虛實。

硝石六兩　大黃八兩　人參　甘草各三兩[③]

上為細末，以三年苦酒醋也三升，置器中，以竹片作準，每入一升作一刻，先入大黃，不住手攪，使微沸盡一刻，乃下餘藥，又盡一刻，微火熬使[④]可丸如雞子黃大，每服一丸。如不用大丸，作梧桐子大，每服三十丸。服後下如雞肝、米泔、赤黑色等物。下後忌風冷，宜軟粥將息。

醋煮三棱丸《寶鑑》治一切積聚，不拘遠年近日，治之神效。

京三棱四兩，醋煮軟，竹刀切片，曬乾　川芎二兩。醋煮微軟，切片大黃半兩，醋浸，濕紙裏，煨過切

上為末，醋糊丸如梧桐子大。每服三十丸，溫水下，無時。病甚者一月效，小者半月效。

神功助化散太無　專治男子婦人腹中痞塊，不拘氣血食積所成，此方之妙，不可盡述。

地萹蓄　瞿麥穗　大麥芽各五錢　神麴二錢半　沉香　木香各一錢半　甘草五錢　大黃二兩

上為細末，淨依分兩和勻，男以燈心、淡竹葉二味等份煎湯，及無灰酒同調服，湯多於酒；婦人用紅花、燈心、當歸等

① 苓：原作「芩」，據虞衛本改。
② 硝石丸：《千金方》卷十一作「硝石大丸」。
③ 各三兩：《千金方》卷十一本方作「各二兩」。
④ 使：原作「便」，據《千金方》卷十一本方改。

份煎湯，及無灰酒同調服，酒多於湯。忌油膩動氣之物，及房事一月，藥須於黃昏服，大小便見惡物為度。

聖散子《寶鑑》 治遠年積塊，及婦人乾血氣。

硇砂 大黃各八錢 麥芽六兩，炒取淨面 乾漆炒煙盡，三兩 萹蓄 茴香炒 檳榔各一兩 婦人乾血氣，加穿山甲二兩，炮。

上為細末，每服五錢，臨臥溫酒調下，仰臥，此藥只在心頭。至天明大便如爛魚腸，小便赤為驗。藥並無毒，有神效。小兒用一錢，十五以上三錢，空心服之更效。此按古本校定，今《綱目》刻本硇砂乃六兩，大黃乃八兩，豈不誤人。

雞爪三棱丸《寶鑑》 治五臟痃癖氣塊。

雞爪三棱 石三棱 京三棱 木香 青皮去白 陳皮去白，各半兩 硇砂三錢 檳榔 肉荳蔻各一兩

上為細末，生薑汁打麵糊為丸梧桐子大。每服二十丸，薑湯下，空心、臨臥各一服。忌一切生冷硬黏物。

硇砂煎丸《寶鑑》 消磨積塊痃癖，一切凝滯。

黑附子二枚，各重五錢以上，正坐妥者，炮裂，去皮臍，剜作甕子 硇砂 木香各三錢 破故紙隔微炒 蓽茇各一兩

上將硇砂末，用水一盞，續續化開，納在甕內，火上熬乾，為末，安在附子甕內，卻用剜出附子末填，蓋口，用和成白麵，裹約半指厚，慢灰火內燒勻黃色，去麵，同木香等為細末，卻用元裹附子熟黃面為末，醋調煮糊為丸如梧桐子大。每服十五丸至三十丸，生薑湯下。

紅丸子見傷飲食。

削堅丸 治五積六聚，氣結成塊，食積癖痕，心腹脹滿，瘦悴少食。

鱉甲醋浸兩宿，去裙襴，再蘸醋炙黃，取末稱 乾漆搗碎，炒令煙出，取末稱 京三棱剉半棗大，好醋浸兩宿，焙，取末稱。以上各二兩半 細松煙墨燒去膠 沉香 肉桂去麤皮 乾薑炮 沒藥另研 蘿蔔子 乾蠍去毒，炒 胡椒 檳榔 木香 硇砂通明者，為末，用湯內飛另研，各半兩 乳香另研 粉霜另研 輕粉各二錢

為細末，研勻，好醋煮薄麵糊為丸如小綠豆大。每服二十丸，淡醋煎生薑湯送下，日進二服，夜間一服。如末利，漸加丸數服，微利即減。

二賢散　消積塊，進飲食。

橘紅一斤，淨　甘草四兩　鹽半兩

上用水二四碗，從早煮至夜，以爛為度，水乾則添水，曬乾為末，淡薑湯調下。有塊者，加薑黃半兩，同前藥煮。氣滯加香附二兩，同前藥煮；氣虛者加沉香半兩，另入。噤口痢，加蓮肉二兩，去心，另入。

妙應丸　即控涎丹見行痺　**龍薈丸**見脅痛。

阿魏丸　去諸積。

山楂肉　南星皂角水浸　半夏同南星浸　麥芽　神麴　黃連各一兩　連翹　阿魏醋浸　貝母　瓜蔞各半兩　風化硝　石鹼　胡黃連　白芥子各二錢半　蘿蔔子蒸，一兩

上為末，薑汁浸軟餅丸。一方，加香附、蛤粉，治嗽。

阿魏丸　去肉積。

阿魏　山楂肉各一兩　連翹五錢　黃連六錢半

上三味，為末，以阿魏醋煮為糊丸如梧桐子大。每服五六十丸，食前用白湯送下。脾胃虛者，用白朮三錢，陳皮、茯苓各一錢，煎湯送下。

導痰湯　**五飲湯**俱見痰飲。

散聚湯《三因》　治九氣積聚，狀如癥瘕，隨氣上下，發作心腹絞痛，攻刺腰脅，小腹䐜脹，大小便不利。

半夏湯洗七次　檳榔　當歸各七錢半　陳皮去白　杏仁去皮尖，麩炒　桂心各二兩　茯苓　炙甘草　附子炮，去皮臍　川芎　枳殼去穰，麩炒　厚朴薑製　吳茱萸湯浸，各一兩

每服四錢，水一盞，薑三片，煎七分，食前溫服。大便不利，加大黃。

沉香降氣散見氣　**蘇合香丸**見中風。

《宣明》三棱湯　治癥瘕痃癖，積聚不散，堅滿痞膈，食

不下，腹脹。

京三棱二兩　白朮一兩　蓬朮　當歸各半兩　檳榔　木香各七錢半

上為末，每服三錢，沸湯調下。

三聖膏

用石灰十兩，細篩過，炒紅，急用好醋熬成膏，入大黃末一兩，官桂末半兩，攪勻，以瓦器封貯，紙攤貼患處，火烘熱貼。大黃須錦紋者。

阿魏膏　治一切痞塊。更服胡連丸。

羌活　獨活　玄參　官桂　赤芍藥　穿山甲　生地黃　兩頭尖　大黃　白芷　天麻各五錢　槐、柳、桃枝各三錢　紅花四錢　木鱉子二十枚，去殼　亂髮如雞子大一團

上用香油二斤四兩，煎黑去粗，入髮煎，髮化仍去粗，徐下黃丹煎，軟硬得中，入芒硝、阿魏、蘇合油、乳香、沒藥各五錢，麝香三錢，調勻即成膏矣。攤貼患處，內服為藥。黃丹須用真正者效。凡貼膏藥，先用朴硝隨患處鋪半指厚，以紙蓋，用熱熨斗熨良久，如硝耗，再加熨之，二時許方貼膏藥。若是肝積，加蘆薈末同熨。

加減四物湯東垣　治婦人血積。

當歸　川芎　芍藥　熟地黃　莪朮　桂去粗皮　京三棱　乾漆炒煙盡，各等份

上為粗末，每服二錢，水二盞，煎法如常。

當歸丸丹溪　治婦人月經不調，血積證。

當歸　赤芍藥　川芎　熟地黃　莪朮　京三棱各半錢　神麴　百草霜各二錢半

上為細末，酒糊為丸梧桐子大。溫水下。

牡丹散雲岐　治婦人久虛羸瘦，血塊走注，心腹疼痛。

牡丹皮　桂心　當歸　玄胡索各一兩　莪朮　牛膝　赤芍藥各三兩　京三棱一兩半

上為粗末，每服三錢，水、酒各半盞，煎服。

化氣湯《三因》 治息積。

砂仁 桂心 木香各二錢半 甘草炙 茴香炒 丁香皮 青皮炒 陳皮 乾薑 蓬朮炒，各半兩 胡椒 沉香各一錢

上為細末，每服二錢，薑、蘇、鹽湯調下，婦人醋湯下。

—— 積聚證治療臨床新用 ——

重症鼓脹（腹水）治驗2例

例1，女，69歲，患肝硬化病史14年，腹水曾反覆出現，一個月前病人鼓脹發作，腹水再次出現。病人坐位，呼吸急促，面色枯黃，精神萎頓，腹膨隆，其狀如鼓。雙下肢高度水腫，不能平臥，臥則喘甚，身熱心煩，多日未大便，尿量日少，舌紅絳，苔白膩，脈弦滑數。辨證：屬中醫鼓脹重症，為濕熱結驟，壅塞中脘，氣機不利，已成陽明腑實證。治則：清具熱結，通利二便，使濁邪得利，危勢可緩，速投大承氣湯合五皮飲方加減治療，以瀉腑清熱降濁化濕疏利氣機。

藥物組成：生大黃10g，厚朴10g，枳實10g，芒硝3g（單沖），金錢草40g，茵陳40g，茯苓皮20g，檳榔片10g，車前子10g（單），陳皮15g，澤瀉10g，滑石20g（單包）。二劑水煎服。二日後再診，病人自述服方後二便通利，瀉下穢濁物大量，腹水驟減，病情明顯好轉，後去硝黃、檳榔片、滑石加山藥、白朮、人參、薏苡仁健脾扶正之品，鞏固療效，服藥一個月，病人腹水漸退，諸症盡消，鼓脹明顯好轉，病人已能自理。

例2，男，45歲，該患病程短，病勢急驟，僅發病20日便出現大量腹水，且便閉10餘日，尿量日減。病人面憔悴，躁動，腹大如鼓，自覺口乾渴，身煩熱，舌紅絳苔白膩，脈弦滑數。屬中醫鼓脹，濕熱結聚，陽明腑實，氣機不利。速投大承氣湯合五皮飲加減一劑，方藥同上，病人大便驟通，小便得

利，腹水大減，病勢緩解，又服上方加減 3 劑，腹水消返大半，危重之勢得挽，為進一步治療爭取了時機，後服疏肝理氣，健脾利濕，益氣扶正之品近 2 個月，病人腹水消退，諸症緩解。（鄧偉傑.牡丹江醫學院學報，1994，15（3）：63）

‖ 痰　飲 ‖

水煮金花丸潔古

南星　半夏各一兩，俱生用　天麻五錢　雄黃二錢　白麵三兩

上為細末，滴水為丸。每服五十丸至百丸，先煎漿水沸，下藥煮令浮為度，濾出，淡漿水浸，另用生薑湯下。

防風丸《和劑》　治一切風及痰熱上攻，頭痛噁心，項背拘急，目眩旋暈，心忪煩悶，手足無力，骨節痛痹，言語謇澀，口眼瞤動，神思恍惚，痰涎壅塞，昏憒健忘，虛煩少睡。

防風洗　川芎　天麻去苗，酒浸一宿　甘草炙，各二兩　硃砂半兩，研，水飛

上為末，煉蜜為丸，每兩作十丸，以硃砂為衣。每服一丸，荊芥湯化服，茶、酒嚼下亦得，無時。

川芎丸《和劑》　消見壅，化痰涎，利咽膈，清頭目。治頭痛旋暈，心忪煩熱，頸項緊急，肩背拘倦，肢體煩疼，皮膚搔癢，腦昏目痛，鼻塞聲重，面上游風，狀如蟲行。

川芎　龍腦　薄荷葉焙乾，各七十五兩　桔梗一百兩　甘草炙，三十五兩　防風去苗，二十五兩　細辛洗，五兩

上為細末，煉蜜搜和，每一兩半分作五十丸。每服一丸，臘茶清細嚼下，食後、臨臥。

化痰玉壺丸見頭痛。

〔丹溪〕　**搜風化痰丸**　人參　僵蠶　槐角　白礬　天麻　陳皮去白　荊芥各一兩　半夏四兩，湯浸　辰砂半兩，另研[1]

---

[1] 另研：原脫，據《丹溪心法》卷二本方補。

上為末，薑汗浸[1]，蒸餅為丸[2]，辰砂為衣。每服四十丸，薑湯下。

小黃丸_{潔古} 治熱痰咳嗽。

南星_{湯洗} 半夏_{湯洗} 黃芩_{各一兩}

上為細末，薑汁浸，蒸餅為丸梧桐子大。每服五七十丸，生薑湯下，食後。

小柴胡湯_{見寒熱}。

白朮丸_{潔古} 治濕痰咳嗽。

南星 半夏_{各一兩，俱湯洗} 白朮_{一兩半}

上為細末，湯浸蒸餅為丸如梧桐子大。每服五七十丸，食後生薑湯下。

玉粉丸_{潔古} 治氣痰咳嗽。

南星 半夏_{各一兩，俱湯洗} 橘皮_{去白，二兩}

上為細末，湯浸蒸餅為丸如梧桐子大。每服五七十丸，人參、生薑湯下，食後。

桔梗湯《和劑》 除痰下氣。治胸脅脹滿，寒熱嘔噦，心下堅痞，短氣煩悶，痰逆噁心，飲食不下。

桔梗_{細剉，微炒} 半夏_{湯洗七次，薑汁製} 陳皮_{去白。各十兩} 枳實_{麩炒赤黃色，五兩}

上為細末，每服二錢，水一中盞，入薑五片，同煎至七分，去滓，不拘時溫服。

薑桂丸_{潔古} 治寒痰咳嗽。

南星_洗 半夏_洗 官桂_{去粗皮，各一兩}

上為細末，蒸餅為丸梧桐子大。每服三五十丸，生薑湯送下，食後。痰而能食，大承氣湯微下之；痰而不能食，厚朴湯主之。

胡椒理中丸《和劑》 治肺胃虛寒，氣不宣通，咳嗽喘急，

---

① 浸：原作「研」。據《丹溪心法》卷二本方改。

② 為丸：此下原衍「除」，據《丹溪心法》卷二本方刪。

逆氣虛痞，胸膈噎悶，腹脅①滿痛，不能飲食，嘔吐痰水不止。

款冬花去梗　胡椒　甘草炙　蓽茇　良薑　細辛去苗　陳皮去白　乾薑各四兩　白朮五兩

上為細末，煉蜜為丸如梧桐子大。每服三十丸，加至五十丸，溫湯、溫酒、米飲任服，無時，日二。

吳茱萸湯仲景

吳茱萸一升，洗　人參三兩　生薑六兩，切　大棗十二枚，掰

上四味，以水七升，煮取二升，去滓，溫服七合，日三服。

桂苓朮甘湯見短氣　**十棗湯**見水腫。

小胃丹　芫花好醋拌勻過一宿，於瓦器內不住手攪炒令黑，不可焦甘遂濕麵裹，長流水浸半月，煮，曬乾　大戟長流水煮一時，再用水洗，曬乾，各半兩　大黃濕紙裹煨勿令焦，切，焙乾，再以酒潤，炒熟焙乾，一兩半　黃蘗炒，三兩

上為末，以白朮膏丸，如蘿蔔子大。臨臥津液吞下，或白湯送下。取膈上濕痰熱積，以意消息之。欲利，空心服。一方加木香、檳榔各半兩。

大青龍湯仲景

麻黃六兩，去節　桂枝二兩，去粗皮　甘草二兩，炙　杏仁四十粒，去皮　生薑三兩，切　大棗十二枚，掰　石膏如雞子大，碎加米

上七味，以水九升，先煮麻黃，減二升，去上沫，納諸藥煮取三升，去滓，溫服一升。

小青龍湯見咳嗽　**小半夏湯**見嘔吐。

澤瀉湯仲景　澤瀉五兩　白朮二兩

水二升，煮一升，分溫再服。

倍朮丸《和劑》　治五飲：一曰留飲，停下在心下；二曰澼飲，水在兩脅；三曰痰飲，水在胃中；四曰溢飲，水溢在膈；

---

① 腹脅：原作「脅腹」據《和劑局方》卷四本方改。

五曰流飲，水在腸間，動搖有聲[1]皆由飲水過多，或飲冷酒所致。

白朮二兩　桂心　乾薑各一兩

上為末，蜜丸。每服二十丸，溫米飲下，加至三十丸，食前服。

大五飲丸《千金翼》　遠志去心　苦參　藜蘆　白朮　烏賊[2]骨　甘遂　大黃　石膏　桔梗　五味子　半夏湯泡　紫菀　前胡　芒硝　栝蔞　桂心　肉蓯蓉　貝母　芫花　人參　當歸　茯苓　芍藥　大戟　葶藶　黃芩各一兩　附子炮，去皮臍[3]　常山　甘草　薯蕷　厚朴　細辛各七錢半　巴豆三十粒，去皮心，熬

上三十三[4]味，為細末，煉蜜丸，梧桐子大，酒下三丸，日三服，稍加之。忌肉食、生物、餳飴、冷水。

五飲湯海藏　治五飲最效。

旋覆花　人參　陳皮去白　枳實　白朮　茯苓　厚朴製　半夏製　澤瀉　豬苓　前胡　桂心　白芍藥　炙甘草以上各等份

上每一兩，分四服，薑十片，水二盞，煎至七分，去滓，溫服無時。因酒成飲，加葛根、葛花、砂仁。

黃芩利膈丸見痞。

滾痰丸《養生主論》　痰之為病，成偏頭風，成雷頭風，成太陽頭痛，眩暈如坐舟車，精神恍惚。或口眼瞤動，或眉稜耳輪俱癢。或頷腮四肢游風腫硬，似痛非痛。或渾身燥癢，搔之則癮疹隨生，皮毛烘熱，色如錦斑。或齒頰似癢似痛，而疼無定所，滿口牙浮，痛癢不一。或噯氣吞酸，鼻聞焦臭，喉間豆腥氣，心煩鼻塞，咽嗌不利，咯之不出，咽之不下，或因噴嚏而出，或因舉動而唾，其痰如墨，又如破絮，或如桃膠，或如

---

① 水在腸間，動搖有聲：原作「水在脅間，瀝瀝有聲」，據《和劑局方》卷四本方改。

② 賊：原作「魚」，據《千金翼方》卷十九本方改。

③ 附子炮，去皮臍：原脫，據《千金翼方》卷十九本方補。

④ 三：原作「二」，據本方藥味及《千金翼方》卷十九本方改。

蜆肉；或心下如停冰鐵，閉滯妨悶，噯噫連聲，狀如膈氣。或寢夢刑戮，刀兵劍戟。或夢入人家，四壁圍繞，暫得一竇，百計得出，則不知何所。或夢在燒人，地上四面煙火，枯骨焦氣撲鼻，無路可出。或不因觸發，忿怒悲啼，雨淚而寱。或時效行，忽見天邊兩月交輝，或見金光數道，回頭無有。或足膝痠軟，或骨節腰腎疼痛，呼吸難任。或四肢肌骨間痛如擊戳，乍起乍止，並無常所。或不時手臂麻痛，狀如風濕。或臥如芒刺不安，或如毛蟲所螫。或四肢不舉，或手足重滯。或眼如薑蜇，膠黏癢澀，開闔甚難。或陰晴交變之時，胸痞氣結，閉而不發，則齒癢咽痛，口糜舌爛，及其奮然而發，則噴嚏連聲，初則涕唾稠黏，次則清水如注。或眼前黑暗，腦後風聲，耳內蟬鳴，眼瞤肉惕。治之者，或曰腠理不密，風府受邪，或曰上盛下虛，或曰虛，或曰寒，或曰發邪。惟洞虛子備此疾苦，乃能治療。病勢之來，則胸腹間如有二氣交扭，噎塞煩鬱，有如煙火上衝，頭面烘熱，眼花耳鳴，痰涎涕淚，並從肺胃間湧起，凜然毛堅，噴嚏千百，然後遍身煩躁，則去衣凍體，稍止片時。或春秋乍涼之時，多加衣衾，亦得暫緩。或頓飲冰水而定，或痛飲一醉而寧，終不能逐去病根。乃得神祕沉香丸方，屢獲大效，癒人數萬，但不欲轉傳匪人，故以隱語括之。詩曰：甑裡翻身甲帶金，於今頭戴草堂深，相逢二八求斤正，硝煅青礞倍若沉。十七兩中零半兩，水丸梧子意須斟，除驅怪病安心志，水瀉雙身卻不任。

大黃蒸少頃，翻過再蒸少頃，即取出，不可過　黃芩各八兩　青礞石硝煅如金色　沉香　百藥煎此用百藥煎，乃得之方外秘傳。蓋此丸得此藥，乃能收斂周身頑涎聚於一處，然後利下，甚有奇功。曰倍若沉者，言五倍子與沉香，非礞倍於沉之謂也。以上各五錢

上為末，水丸如梧桐子大。白湯食後空心服。

一切新舊失心喪志，或癲或狂等證，每服一百丸，氣盛能食狂甚者加二十丸，臨時加減消息之。一切中風癱瘓，痰涎壅塞，大便或通或結者，每服八九十丸，或加至百丸，永無祕結

之患。一切陽證，風毒腳氣，遍身游走疼痛，每服八九十丸，未效加至百丸。一切無病之人，遍身筋骨疼痛不能名者，或頭疼，牙痛，或搔或癢，風蚛等證，風寒鼻塞，身體或疼或不疼，非傷寒證者，服八九十丸，痰盛氣實者加之。一切吞酸噯逆膈氣，及胸中疼悶，腹中氣塊衝上，嘔沫吐涎，狀如反胃，心下恍惚，如畏人捕，怵惕不安，陰陽關格，雙生乖證，食飢傷飽，憂思過慮，心下嘈雜，或痛或噦，或晝夜虛飽，或飢不喜食，急慢喉閉，赤眼，每用加減服。一切新舊痰氣喘嗽，或嘔吐頭運目眩，加減服之。一切腮頷腫硬，若瘰癧者，及口糜舌爛，咽喉生瘡者，每服六七十丸，加蜜少許，一處嚼碎噙化，睡時徐徐咽之。曾有口瘡者，服二三十丸，依前法噙之，二三夜瘥。一切男婦大小虛實，心疼連腹，身體羸瘦，發時必嘔綠水黑汁冷涎，乃至氣絕，心下溫暖者，量虛實加減服之。若事屬不虞之際，至於百丸，即便回生。未至顛危者，虛弱疑似之間，只服三十丸或五十丸，立見生意，然後爪徐徐進之，以瘥為度。兼服生津化痰，溫中理氣之藥。一切荏苒疾病，凡男婦患非傷寒內外等證，或酒色過度，或吐血，或月事愆期，心煩志亂，或腹脹脅痛，勞倦痰眩，或暴行日中，因暑伏痰，口眼喎邪，目痛耳憒鼻塞，骨節痠疼，乾嘔噁心，諸般內外疼痛，百藥無效，眾醫不識者，依前法加減服之效。

大抵服藥，須臨臥在床，用熟水一口許嚥下便臥，令藥在喉膈間，徐徐而下。如日間病出不測，疼痛不可忍，必欲急除者，須是一依前臥法服，大半日不可食湯水，及不可起身行坐言語，直候藥丸除逐上焦痰滯惡物過膈入腹，然後動作，方能中病，每夜須連進二次，次日痰物既下三五次者，仍服前數，下五七次，或直下二三次，而病勢頓已者，次夜減二十丸。頭夜所服並不下惡物者，次夜加十丸，人壯病實者，多加至百丸，惟候虛實消息之。或服過仰臥[1]，咽喉稠黏，壅塞不利

① 臥：原作「服」，據虞衙本改。

者，痰氣泛之，乃藥病相攻之故也。少頃藥力即勝，自然寧帖。往往病久結實於肺胃之間，或只暴病全無氾濫者，服藥下嚥即仰臥，頓然百骸安靜，五藏清寧，次早先去大便一次，其餘遍數皆是痰涕惡物，看甚麼糞，用水攪之，盡是痰片黏涎，或稍稍腹痛，腰腎拘急者，蓋有一種頑痰惡物，閉氣滑腸，裡急後重者，狀如痢疾，片餉即已。

若有痰涎易下者，快利不可勝言，頓然滿口生津，百骸爽快。間有片時倦怠者，蓋因連日病苦不安，一時為藥力所勝，氣體暫和，如醉得醒，如浴方出，如睡方起。此藥並不洞泄，刮腸大瀉，但取痰積惡物自腸胃次第而下，腹中糟粕，並不相傷，其推下腸腹之糞，則藥力所到之處，是故先去其糞。其餘詳悉，不能備述，服者當自知之。

利痰丸《玄味》

南星　皂角　石膏　牽牛頭末　芫花以上各二兩

上為細末，用薑汁糊丸如梧桐子大。每服一二十丸，量人虛實用之，薑湯下。一方加青鹽五錢，巴豆少許，青礞石硝煅如金色五錢。若風痰壅塞，此藥乃為先鋒，服之痰即已，如寒不宜用。

導痰丸《玄珠》　大半夏六兩，分作三分，一分用白礬一兩，為末浸水，一分用肥皂一兩[1]為末浸水；一分用巴豆肉一百粒，為末浸

上件餘藥在下，以半夏在上，浸至十日或半月，要常動水，令二藥相透，次相合處，揀去巴豆並皂角，將餘水以慢火煮令水乾，取出半夏，切，搗碎曬乾，或陰乾亦佳，後入卜藥：

甘遂製　百藥煎各二兩　全蠍　僵蠶各一兩

上為細末，薄糊丸如梧桐子大。每服十丸或十五丸，亦量人虛實，白湯下。

妙應丸　即控涎丸。見行痺。

---

① 一兩：原脫，據《四庫》本補。

祛風丸《寶鑑》　　有人喜食酸鹹，酒色過節，滲注成痰飲，聚於胸膈，滿則嘔逆，噁心涎流，一臂麻木，升則頭目昏眩，降則腰腳疼痛，深則左癱右瘓，淺則厥然仆地。此藥寬中祛痰，搜風理氣，和血駐顏，延年益壽。

　　半夏麴　荊芥各四兩　槐角子炒　白礬生　橘紅　硃砂各一兩

　　上為末，薑汁糊丸。每服五六十丸，生薑、皂角子仁湯送下，日三服。

　　川芎丸《本事》　　治膈上痰。

　　川芎二兩，細剉，慢火熬熟　川大黃二兩，蒸令乾

　　上件焙乾為末，用不蛀皂角五七挺，溫水揉汁，絹濾出渣，瓦罐中熬成膏，和前二味為丸如梧桐子大。每服十五丸，小兒三丸，薑湯下。

　　保和丸見傷食　**消暑丸**見傷暑　**蘇子降氣湯**見氣。

　　導痰湯《濟生》　　治痰涎壅盛，胸膈留飲，痞塞不通。

　　半夏湯洗七次，四兩　天南星炮，去皮　枳實去瓤，麩炒　赤茯苓去皮　橘紅各一兩　甘草炙，半兩

　　上㕮咀，每服上錢，水二①盞，薑十片，煎八分，去滓②食後溫服

　　小半夏茯苓湯《和劑》　　半夏　茯苓各等份

　　每服五錢，水一盞半，薑五片，煎七分，服無時。

　　丁香五套丸　　治胃氣虛弱，三焦痞澀，不能宣行水穀，故為痰飲，結聚胸膈，嘔吐噁心，脹滿不食。常服溫脾順氣。方見肩背痛。

　　二陳湯《和劑》　　治痰飲為患，或嘔逆噁心，或頭眩心悸，或中脘不快，或食生冷，飲酒過度，脾胃不和，並宜服之。

　　半夏湯洗七次　橘紅各五兩　白茯苓三兩　炙甘草一兩半

　　上㕮咀，每服四錢，水一盞，薑七片，烏梅一枚，煎六

證治準繩·類方精選

---

① 二：原作「一」，據《重訂嚴氏濟生方·痰飲論治》本方改。

② 去滓：原脫，據《重訂嚴氏濟生方·痰飲論治》本方補。

分，不拘時熱服。

青州白丸子_{見中風}　**來復丹**_{見中暑}。

八神來復丹《濟生》　硝石一兩，同硫黃為末，磁器內以微火炒，用柳篦攪，不可火太過，恐傷藥力，再研極細，名二氣末　太陰玄　精石飛研，一兩　五靈脂_{水澄清，濾去砂石，曬乾}　青皮_{去白}　陳皮_{去白，各二}_兩　舶上硫黃_{透明}　沉香　木香_{堅實者}　天南星_{粉白者，各一兩}

上為末，飛麵糊丸如梧桐子大。每服三十丸，空心米飲送下。

八味丸_{見虛勞}。

六君子湯

人參　白朮　茯苓　陳皮　製半夏_{各一錢}　炙甘草_{五分}

水二盞，薑五片，煎至一盅，去滓，不拘時溫服。

理中化痰丸　治脾胃虛寒，痰涎內停，嘔吐少食，或大便不實，飲食難化，咳唾痰涎。此屬中氣虛弱，不能統涎歸源也。

人參　白朮_炒　乾薑　甘草_炙　茯苓　半夏_{薑製}

上為末，水丸梧桐子大。每服四五十丸，白湯下。

補中益氣湯_{見傷勞倦}　**七氣湯**_{見氣}　**越鞠丸**_{見鬱}。

‖ 附　方 ‖

橘皮湯　治胸膈停痰。

橘皮　伏苓　半夏_{各一錢半}　旋覆花　青皮　桔梗　枳殼_薑_製　細辛　人參_{各一錢}　甘草_{半錢}

上作一服，用水二盅，薑五片，煎一盅，食遠服。

前胡半夏湯　治痰盛。

前胡　半夏_{薑製}　茯苓_{各二錢}　陳皮　木香　紫蘇　枳殼　甘草_{各一錢}

上作一服，用水二盅，生薑三片，烏梅一個，煎至一盅，食遠服。

桔梗湯　治胸膈脹滿，短氣，痰盛嘔逆，或吐涎沫。

桔梗炒　半夏薑製　陳皮去白。各三錢　枳實麩炒，一錢半

上作一服，水二盅，薑五片，煎一盅，不拘時服。

枇杷葉散　治痰逆。此藥溫胃，可思飲食。

青皮去白，焙　草荳蔻各半兩　前胡　枇杷葉拭去毛，炙黃　半夏湯泡　茯苓去皮　人參　大腹皮　白朮　厚朴去粗皮，薑汁炙，各一兩

上㕮咀，每服四錢，水一中盞，生薑半分，煎至六分，去滓，不拘時熱服。

旋覆花散　治心胸痰熱，頭目旋痛，飲食不下。

旋覆花　甘草炙，各半兩　枳殼去瓤，麩炒　石膏細研，各二兩　赤茯苓　麥門冬去心　柴胡去苗　人參各一兩　犀角屑　防風去杈　黃芩各七錢半

上㕮咀，每服五錢，水一大盞，生薑半分，煎至五分，去滓，食後良久溫服。

化涎散　治熱痰，利胸膈，止煩渴。

凝水石煅，研，一兩　鉛白霜另研　馬牙硝另研　雄黃另研，各一錢　白礬枯，研　甘草炙，各二錢半　龍腦少許

上為細末，研勻，每服一錢，不拘時，水調下。小兒風熱痰涎，用沙糖水調下半錢。此藥大涼，不可多服。

辰砂化痰丸　治風痰，安神志，利咽膈，清頭目。

辰砂飛研，為衣　白礬枯，研，各半兩　天南星炮，一兩　半夏麴三兩

上為細末，薑汁煮麵糊和丸如梧桐子大。辰砂為衣，每服三十丸，食後生薑湯下。

半夏利膈丸　治風痰壅盛，頭疼目眩，咽膈不利，涕唾稠黏；並治酒過停飲，嘔逆噁心，胸脅引痛，腹內有聲。

半夏湯洗，三兩　白附子生用，二兩　白茯苓去皮　白礬生用　人參去蘆　白朮　滑石　貝母各一兩　天南星生用，一兩半

上為細末，麵糊和丸如梧桐子大。每服三十丸，食後薑湯

下。

破痰消飲丸 治一切停痰留飲。

陳皮去白 川薑炮 京三棱炮，捶碎 草果面裹煨 良薑濕紙裹煨 蓬朮炮 青皮各一兩 半夏湯泡七次，三兩

上為細末，水煮麵糊和丸梧桐子大。陰乾，每服五十丸，食遠薑湯送下。

化痰鐵刷丸 治男婦風痰、酒痰、茶痰、食痰、氣痰；一切痰逆嘔吐，頭疼目眩，肺痿咯膿，聲如拽鋸，並皆治之。此藥墜痰，止嗽定喘。

白附子炮 南星炮 半夏洗 白礬生用，各半兩 寒水石 皂角去子，各一兩 乾薑七錢半 硇砂 輕粉各一錢

上為細末，水煮麵糊和丸如梧桐子大。每服二三十丸，食後用淡薑湯下。

沉香墜痰丸 治宿食不消，咽膈不利，咳嗽痰涎，頭目昏暈，嘔逆噁心，胸膈不快。

沉香 木香各二錢 青皮去白，二錢半 檳榔大者二枚，用麵裹煨熟 半夏麴二兩

上為細末，用生薑汁浸蒸餅和丸，如小豆大。每服三十丸，不拘時，薑湯下。

茯苓丸一名《指迷》茯苓丸 本治臂痛，具《指迷方》中云：有人臂痛，不能舉手[1]，或左右時復轉移，由伏痰在內，中脘停滯，脾氣不流行，上與氣搏。四肢屬脾，脾滯而氣不下，故上行攻臂，其脈沉細者是也。後人為此臂痛，乃痰證也，但治痰而臂痛自止。及婦人產後發喘，四肢浮腫者，用此而癒。

半夏二兩 茯苓一兩 枳殼去瓤，麩炒，半兩 風化朴硝二錢五分，如一時未易成，但以朴硝撒在竹盤中，少時盛水，置當風處，即乾如芒硝，刮取用亦可。

上為細末，生薑汁煮麵糊為丸如梧桐子大。每服三十丸，

---

[1] 不能舉手：此下原衍「足」，據《百一選方》卷五本方刪。

薑湯送下。累①有人為痰所苦，夜間兩臂如人抽牽，兩手戰抖，茶盞亦不能舉，服此隨癒。痰藥方多，唯此立見功效。

神仙墜痰丸 治痰飲，胸膈痞塞。此藥下痰。

皂角無蟲蛀者，刮去皮弦，酥炙黃色，去子淨，一兩六錢 白礬一兩二錢，生用 黑牽牛一斤，取頭末四兩

為細末，滴水丸，梧桐子大。每服三十丸，漸加至百丸，空心溫酒送下。看病輕重，輕者五日、十日癒，重者半月、一月癒。久服永無癱瘓之疾。

搜飲丸 治證同前。

木瓜一枚，切下頂，去瓤作礶，用生白礬、半夏麴等份，為細末，填木瓜內，卻用原頂蓋定，麻縷扎縛，於飯甑上炊熟搗②，爛研，以宿蒸餅和丸如梧桐子大。每服三五十丸，不拘時，薑湯下。

治懸飲，心腹氣滯，兩脅多疼。

半夏三兩，搗為末 皂角六兩，三兩去黑皮，酥炙令黃，搗為末，三兩去皮子搗碎，以酒一升，接取汁，去滓，煎成膏，將半夏以膏和作餅，以青蒿蓋出青衣，如造麴法，搗羅為細末 旋覆花一兩 木香 檳榔各二兩

上為細末，酒煮麵糊和丸如梧桐子大。每服二十丸，食前用薑湯下。

破飲丸 治五飲停蓄胸膈，呼吸之間痛引兩脅，脹滿氣促，胸腹結為癥癖，支滿胸膈，旁及兩脅，搶心疼痛，飲食不下，反胃吐逆，九種心疼，積年宿食不消，久瘧久痢，遁屍疰忤，顛症厥運，心氣不足，憂愁思慮，婦人腹中諸病，悉能治之。

蓽拔 丁香不見火 縮砂仁 胡椒 木香不見火 烏梅肉 青皮 巴豆去皮膜，各等份

上將青皮、巴豆以漿水同浸一宿，次日濾出同炒，青皮焦

① 累：《普濟方》卷一百六十五作「昔」。
② 熟搗：原作「兩次」，據《奇效良方》卷三十一本方改。

去巴豆，水淹烏梅肉，蒸一炊久，細研為膏，入藥末和勻，丸如綠豆大。每服五七丸，臨睡生薑湯送下。

八珍丸　治膈痰結實，滿悶喘逆。

丹砂研，半兩　犀角鎊　羚羊角鎊　茯神去木　牛黃研　龍腦研，各二錢半　牛膽南星　硼砂研，各一兩

上為細末，研勻，煉蜜和丸如雞頭實大。每服一丸，食後細嚼，人參、荊芥湯下。

鵝梨煎丸　治熱痰，涼心肺，利胸膈，解熱毒，補元氣。

大鵝梨二十枚，去皮核，用淨布絞取汁　薄荷生，半斤，研汁　皂角不蛀者十挺，去皮子，漿水二升，挼取濃汁　白蜜半斤[1]　生地黃半斤，研取汁，同上五味，慢火熬膏，和下藥　人參　白茯苓去皮　白蒺藜炒，去刺　肉蓯蓉酒浸，切，焙乾　牛膝酒浸　半夏湯泡　木香各一兩　檳榔煨，二兩　防風去杈　青橘皮去白　桔梗炒　羌活　白朮　山藥各七錢半　甘草炙，各半兩

上為細末，同前膏拌勻，柞令得所，丸如梧桐子大。每服十五丸，加至二十丸，食後荊芥湯送下，日二服。

麝香丹砂丸　治痰熱，咽膈不利，頭目昏痛。

麝香另研　木香　丁香　犀角　甘草炙，各二錢半　龍腦另研，一錢　人參　藿香去梗　牛膽南星　防風去杈　黃耆各半兩　麥門冬去心，七錢半　丹砂另研，一兩

上為細末，煉蜜和丸如雞頭實大。每服一丸，食後嚼破，用荊芥湯下。

金珠化痰化　治痰熱，安神志，除頭痛眩暈，心忪恍惚，胸膈煩悶，涕唾稠黏，咳嗽，咽嗌不利。

皂角子仁炒　天竺黃另研　半夏湯浸洗七次，生薑二兩去皮，同搗作餅，炙微黃　白礬透明者，枯過另研。以上各四兩　龍腦另研，半兩　辰砂水飛，研，二兩

上將皂角仁、半夏為末，與諸藥研勻，生薑汁煮麵糊丸如

---

① 半斤：原作「半升」，據《奇效良方》卷三十一本方改。

梧桐子大，金箔二十片為衣。每服五十丸，加至二十五丸，食後薑湯下。

皂角化痰丸東垣　治勞風，心脾壅滯，痰涎盛多，喉中不利，涕唾稠黏，嗌①塞吐逆，不思飲食，或時昏憒。

皂角木白皮酥炙　白附子炮　半夏湯洗七次　天南星炮　白礬枯　赤茯苓去皮　人參各一兩　枳殼炒，二兩

上為細末，生薑汁麵糊丸如梧桐子大。每服三十丸，溫水送下，食後。

法製清氣化痰丸　順氣快脾，化痰消食。

半夏　南星去皮臍　白礬　皂角切　乾薑各四兩

上先將白礬等三味，用水五碗，煎取水三碗，卻入半夏二味浸兩日，再煮至半夏、南星無白點為度，曬乾。

陳皮　青皮去穰　紫蘇子炒　蘿蔔子炒，另研　杏仁去皮尖，炒，研　葛根　神麴炒　麥芽炒　山楂　香附各二兩

上為末，蒸餅丸，梧桐子大。每服五七十丸，臨臥食後茶湯下。

薛新甫曰：一男子素厚味，胸滿痰盛，余以膏粱之人，內多積熱，與此丸服之而癒。彼見有驗，修合饋送，脾胃虛者，無不受者。

飛礬丹　化痰神效。

白礬通明者，二兩，枯　白僵蠶一兩半，用米醋浸一宿，炒　半夏湯洗七次　南星各一兩，切作片子，用皂角一兩半，去皮弦，用水一小碗同熬，水盡去皂角不用，只用南星

細末，薑汁糊丸如梧桐子大，水丸亦可。每服十五丸至二十丸，薑湯下。又治喉閉，用薄荷兩葉，以新汲水浸少時，嚼薄荷吞藥，用水送下。咽不得，即用十五丸搗細，用皂角水調，灌下即開。又治小兒急慢驚風，牙關緊急，不可開者，亦用皂角水調塗牙齦上，入咽即活。

① 嗌：原作「益」，據虞衛本改。

法製半夏《御藥》　消飲化痰，壯脾順氣。

用大半夏，湯洗泡七遍，以濃米泔浸一日夜，每半夏一兩，用白礬一兩半，研細，溫水化浸半夏，上留水兩指許，頻攪，冬月於暖處頓放，浸五日夜，取出焙乾，用鉛白霜一錢，溫水化，又浸一日夜，通七日盡取出，再用漿水慢火煮，勿令滾，候漿水極熟，取出焙乾，以瓷器收貯。每服一二粒，食後細嚼，溫薑湯下。又一法，依前製成半夏，每一兩，用白礬水少許漬半夏，細飛硃砂末醃一宿，歛乾焙用，依前法。亦可用生薑自然汁漬焙用。

神芎導水丸《心印》，下同

黃芩一兩　黃連　川芎　薄荷各半兩　大黃二兩　滑石　黑牽牛頭末，各四兩

河間製，治一切熱證，其功不可盡述。設或久病熱鬱，無問瘦悴老弱，並一切證可下者，始自十丸以為度。常服此藥，除腸胃積滯，不傷和氣，推陳致新，得以便快，並無藥燥騷擾，亦不睏倦虛損，遂病人心意。或熱甚必急須下者，使用四五十丸，末效再服，以意消息。常服二三十丸，不動臟腑，有益無損。或婦人血病下惡物，加桂半兩，病微者常服，甚者取利，因而結滯開通，惡物自下也。凡老弱虛人，脾胃經虛，風熱所鬱色黑齒槁，身瘦萎黃，或服甘熱過度，成三消等病，若熱甚於外則肢體躁擾，病於內則神志躁動，怫鬱不開，變生諸證，皆令服之。惟臟腑滑泄者，或裡寒脈遲者，或婦人經病，產後血下不止，及孕婦等，不宜服。

十棗湯見水腫。

舟車神祐丸　甘遂　芫花　大戟各一兩，俱醋炒　大黃二兩　黑牽牛頭末四兩　青皮　陳皮　木香　檳榔各半兩　輕粉一錢　取蟲，加蕪荑半兩

為末，水丸。空心服。

河間依仲景十棗湯例製出此方，主療一切水濕為病。戴人云：十棗泄諸水之上藥，所謂溫藥下者是已。如中滿腹脹，喘

嗽淋閉，水氣蠱腫，留飲癖積，氣血壅滯，不得宣通，風熱燥鬱，肢體麻痺，走注疼痛，久新瘧痢等，患婦人經病帶下，皆令按法治之，病去如掃，故賈同知稱為神仙之奇藥也。緣此方河間所定，初服五丸，日三服，加至快利後，卻常服以病去為度。設病癒後，平人能常服保養，宣通氣血，消運飲食。若病痞悶極甚者便多服，反煩滿不開，轉加痛悶，宜初服二丸，每服加二丸，加至快利為度，以意消息。小兒丸如麻子大，隨強弱增損，三四歲者三五丸，依前法加減。至戴人變為神芎丸，神祕不傳。然每令病人夜臥先服百餘粒，繼以浚川等藥投之，五更當下，種種病出，投下少末，再服和膈藥，須以利為度，有五日一下者，三日一下者，病輕者可一二度止，重者五六度方癒，是擒縱卷舒之妙，臨證制宜，非言可喻。觀其藥雖峻急，認病的確，自非老於諳練，有大負荷者，焉敢見諸行事。予每親製用之，若合符節，然又隨人強弱，當依河間漸次進服，強實之人，依戴人治法行之，神效。

大聖浚川散　大黃煨　牽牛取頭末　鬱李仁各一兩　木香三錢
芒硝三錢　甘遂半錢

評曰：此下諸積之聖藥也。諸濕為土，火熱能生濕土，故夏熱則萬物濕潤，秋涼則濕復燥乾，溫病本不自生，因於火熱怫鬱，水液不能宣通，停滯而生水濕也。凡病濕者，多自熱生，而熱氣多為兼病。《內經》云：明知標本，正行無間[①]者是也。夫濕在上者，目黃而面浮；在下者，股膝腫厥；在中者，肢滿痞膈痿逆；在陽不去者，久則化氣；在陰不去者，久則成形。世俗不詳《內經》所言留者攻之，但執補燥之劑，怫鬱轉加，而病愈甚也。法當求病之所在而為施治，瀉實補虛，除邪養正，以平為期而已。又常考戴人治法，假如肝木乘脾土，此土不勝木也，不勝之氣，尋救於子，已土能生庚金，庚為大腸，味辛者為金，故大加生薑，使伐肝木，然不開脾土，

① 間：原作「問」，據集成本改。

無由行也，遂以舟車丸先通閉塞之路，是先瀉其所不勝，後以薑汁調浚川散大下之，是瀉其所勝也。戴人每言，導水丸必用禹功散繼之，舟車丸必以浚川散隨後。如寒疝氣發動，腰腳胯急痛者，亦當下之，以瀉其寒水。世俗闇於治體，一概鹵莽，有當下而非其藥，終致委頓而已。豈知巴豆可以下寒，甘遂、芫花可以下濕，大黃、芒硝可以下燥，如是分經下藥，兼食療之，非守一方，求其備也。故戴人曰：養生與攻痾、本自不同，今人以補劑療病，宜乎不效，是難言也。

── 痰飲證治療臨床新用 ──

1. 培元固本湯治療痰飲 200 例

培元固本湯組方：生曬參（另煎）10g，炙黃耆 15g，桂枝 12g，熟附子（先煎）6g，白芍 12g，茯苓 12g，炒白朮 10g，製半夏 12g，陳皮 12g，甜杏仁 10g，射干 12g，冬蟲夏草 6g，蛤蚧 6g，懷山藥 12g，枸杞子 15g，丹參 15g，生山楂 15g，炙甘草 9g。兼胸悶、心悸、胸疼加全瓜蔞 15g，薤白 12g，香櫞 12g，痰多加白前 12g，川貝母 12g，紫菀 10g，款冬花 10g。亦可服橘紅丸；陰虛明顯去附子，加百合 15g，加服六味地黃丸；口唇、顏面青紫、喘急明顯加地龍 6g，桃仁 6g，馬勃 6g。亦可與丹參片同用；雙下肢水腫明顯，加炒薏苡仁 20g。

服用方法：每日 1 劑，水煎分 3 次服，治療 4 週為 1 療程。上方亦可研極細末，裝入膠囊，每日 2 次，每次服 2 粒，早晚空服。治療結果：200 例中，臨床控制 13 例（占 6.5%），顯效 138 例（占 69%）；有效 34 例（占 17%）；無效 15 例（占 7.5%），總有效率為 92.5%。（段均才.青海醫藥雜誌，1998，28（6）：27）

2. 經方治療痰飲 4 則

①攻逐水飲治懸飲　方用十棗湯：芫花、甘遂、大戟各等

份，製成膠囊。服法：十棗膠囊 5 粒（每粒含生藥 0.5g），隔日 1 次，清晨空腹用棗湯 1 次服下，瀉下數次後方可進食。飲邪結聚胸脅，阻礙氣機，升降失常，故用十棗湯取得滿意效果。

②清熱滋陰利水治勞淋　豬苓湯加味：豬苓 10g，茯苓 15g，澤瀉 10g，滑石 20g，阿膠 10g（烊化），生地黃 15g，牡丹皮 10g，黃柏 10g，白茅根 30g，忍冬藤 30g。水煎服，日 1 劑。津液受傷水熱互結用豬苓湯獲效。

③宣肺滲濕消風水　麻黃連翹赤小豆湯加減：麻黃 6g，連翹 10g，赤小豆 30g，杏仁 9g，連皮茯苓 15g，薏苡仁 30g，車前子 15g，陳皮 10g，大腹皮 12g。水煎服，日 1 劑。臨床靈活化裁治療風水常獲殊效。

④清熱逐水治臌脹　牡蠣澤瀉散加減：牡蠣 20g，澤瀉 12g，商陸 10g，海藻 10g，天花粉 15g，三棱 10g，莪朮 10g，枳實 10g，車前子 10g，白茅根 30g，敗醬草 15g，黃芩 9g，茵陳 10g。水煎服，日 1 劑。屬病邪未去，氣化不行，濕熱雍滯，水飲停聚身半以所致。病變雖久而實證可見，用此方獲效。（曹遠禮.河北中醫，2002，24（9）：683）

‖ 咳　嗽 ‖

《金匱》：咳而脈浮者，**厚朴麻黃湯**主之。

厚朴五兩　麻黃四兩　石膏如雞子大　杏仁　半夏　五味子各半斤　乾薑　細辛各二兩　小麥一升

上以水一斗二①升，先煮小麥熟，去渣，納諸藥，煮取三升，溫服一升，日三服。

安腎丸《直指》　治腎經虛寒，咳嗽痰唾，面色黯黑，小腹動氣作痛見喘　**桂枝湯**見傷暑。

證治準繩·類方精選

① 二：原作「三」，據《金匱要略》卷上本方改。

《易簡》杏仁湯　治咳嗽，不問外感風寒，內傷生冷，及虛勞咯血，痰飲停積，皆治療之。

人參　半夏　茯苓　細辛減半　乾薑減半　甘草　桂枝減半　五味子　芍藥各等份

上㕮咀，每服四錢，水一盞半，杏仁去皮尖剉五枚，生薑三片，煎至六分，去渣溫服。

若感冒得之[①]加麻黃等份　若脾胃素實者，用御米殼去筋膜，剉碎，以醋醃炒，等份加之，每帖加烏梅一枚煎服，尤妙。嘔逆噁心者，不可用此。若久年咳嗽，氣虛喘急，去杏仁、人參，備加麻黃，芍藥、乾薑、五味子各增一半，一名小青龍湯。

附《濟生》橘蘇散　治傷風咳嗽，身熱有汗惡風，脈浮數有熱，服杏子湯不得者。

橘紅　紫蘇葉　杏仁去皮　五味子　製半夏　桑白皮炙　貝母去心　白朮各一兩　甘草炙，半兩

上㕮咀，每服四錢，水一盞，生薑五片，煎七分，溫服，無時。

二陳湯見痰飲。

寧嗽化痰湯　治感冒風寒，咳嗽鼻塞。

桔梗　枳殼麩炒　半夏薑湯泡七次　陳皮　前胡　乾葛　茯苓各一錢　紫蘇一錢二分　麻黃一錢，冬月加，夏月減　杏仁炒，去皮尖桑皮各一錢　甘草四分

水二盅，薑三片，煎八分，食遠熱服。

金沸草散《和劑》　治肺感寒邪，鼻塞聲重，咳嗽不已。

旋覆花去梗　麻黃去節　前胡去皮，各七分　荊芥穗一錢　甘草炒　半夏湯洗七次，薑汁浸　赤芍藥各五分

水一盞半，生薑三片，棗一枚，煎八分，不拘時溫服。

消風散見眩暈　六君子湯見痰飲　六味丸見虛勞　黃連解毒湯

---

① 之：原脫，據《和劑局方》卷四本方補。

見發熱。

梔子仁湯　鬱金　枳殻_{麩炒}　升麻　山梔仁_{炒，各等份}

上每服五錢，水煎。

麥門冬湯　治火熱乘肺，咳嗽有血，胸膈脹滿，五心煩熱。

麥門冬　桑白皮_炒　生地黃_{各一錢}　半夏　紫菀　桔梗　淡竹葉　麻黃_{各七分}　五味子　甘草_{各五分}

上薑水煎服。

白虎湯_{見發熱}　**香薷飲**_{見中暑}　**補中益氣湯**_{見勞倦}。

華蓋散《和劑》　治肺受風寒，咳嗽聲重，胸膈煩滿，頭目昏眩。

麻黃_{去根節}　紫蘇子_炒　杏仁_{炒，去皮尖}　桑白皮_炒　赤茯苓_{去皮}　橘紅_{以上各一錢}　甘草_{五分}

水二盅，生薑五片，紅棗一枚，煎至一盅，去滓，不拘時服。

加減麻黃湯　治肺感寒邪咳嗽。

麻黃_{去節，二錢}　杏仁_{炒，去皮尖}　半夏_{薑製}　陳皮_{各一錢}　辣桂　甘草_{炙，各半錢}

水二盅，生薑四片，紫蘇半錢，同煎至一盅，去滓，不拘時服。

小柴胡湯_{見往來寒熱}。

小青龍湯　麻黃　芍藥　乾薑　炙甘草　細辛　桂枝_{各三兩}　五味子　半夏_{各半升，湯洗}

上八味，以水一斗，先煮麻黃減二升，去上沫，納諸藥，煮取三升，去滓，溫服一升。

白朮酒_{見中濕}　**辰砂化痰丸**_{見痰飲}。

八風丹　治諸風及痰熱上攻，頭痛面赤，目眩旋暈，鼻塞咽乾，頸項不利，痰唾稠濁，神情如醉，百節疼痛，耳嘯蟬鳴，面上游風，口眼蠕動。

滑石_{細研}　天麻_{酒浸，各一兩}　龍腦_研　麝香_{研，各二錢五分}

白僵蠶微炒　白附子炮，各半兩　半夏白礬製，二兩　凝水石火燒通赤，細研水飛，半斤

上件藥，搗羅為細末，入研者藥同研令勻，煉蜜和丸如櫻桃大。每服一丸，細嚼，溫荊芥湯下，茶清亦得，食後服。

竹葉石膏湯見消癉。

應夢人參散《和劑》　甘草炙，六兩　人參　桔梗　青皮　白芷　乾葛　白朮各三兩　乾薑炮，五錢半

每服三錢，水一盅，薑二片，棗二枚，煎七分，不拘時熱服。

觀音應夢散《夷堅志》

人參一寸，用官楝者　胡桃二枚，去殼，不去皮

上以水二盞，薑五片，棗二枚，臨臥煎服。蓋人參定喘，帶皮胡桃能斂肺也。

款冬花散《和劑》　知母　桑葉洗，焙　款冬花去梗，各十兩　阿膠炒　麻黃去根節　貝母去心，炒　杏仁去皮尖，各四十兩　甘草炙　半夏湯洗，薑製。各二十兩

每服三錢，水一盞，薑三片，煎七分，食後溫服。

二母散《和劑》

知母　貝母各等份

每服五錢，水二盞，薑三片，煎八分，溫服無時。

四七湯見氣。

紫菀茸湯《濟生》　治飲食過度，或食煎，邪熱傷肺，咳嗽咽癢，痰多唾血，喘急脅痛，不得睡臥。

紫菀茸洗　款冬花　百合蒸，焙　杏仁去皮尖　阿膠蛤粉炒　經霜桑葉　貝母去心　蒲黃炒　半夏各一兩，製　犀角鎊　人參各半兩

上㕮咀，每服四錢，水盞半，薑五片，煎八分，食後溫服。

潤肺丸《統旨》　訶子　五味子　五倍子　甘草各等份

上為末，蜜丸噙化。久嗽，加粟殼。

清音丸《統旨》　桔梗　訶子各一兩　甘草五錢　硼砂　青黛各三錢　冰片三分

上為細末，煉蜜丸如龍眼大，每服一丸，噙化。

橄欖丸《得效》　百藥煎　烏梅　甘草　石膏各等份

上為末，煉蜜丸如彈子大。臨臥噙化一丸。

清咽寧肺湯《統旨》　桔梗二錢　山梔炒　黃芩　桑皮　甘草　前胡　知母　貝母各一錢

水二盅，煎八分，食後服。

蛤蚧湯　治咳嗽吐膿血，及肺痿羸瘦，涎涕稠黏。

蛤蚧酒浸，酥炙　知母焙　貝母焙　鹿角膠炙令燥　枇杷葉去毛，炙　葛根　桑皮炙　人參　甘草炙　杏仁湯浸，去皮尖雙仁，炒，以上各一兩

每服三錢，水一盞半，煎至八分，去滓，不拘時溫服。

保和湯　治勞證久嗽，肺燥成痿，服之絕效。

知母　貝母　天門冬去心　麥門冬去心　款冬花各一錢　天花粉　薏苡仁炒　杏仁去皮尖，炒，各五分　五味子十二粒　馬兜鈴　紫菀　桔梗　百合　阿膠蛤粉炒　當歸　百部各六分　粉草炙　紫蘇　薄荷各四分

水二盅，薑三片，煎七分，入飴糖一匙，食後服。

吐血或痰帶血，加炒蒲黃、生地黃、小薊。痰多加橘紅、茯苓、瓜蔞仁。喘去紫蘇、薄荷，加蘇子、桑皮、陳皮。

知母茯苓湯　治肺痿喘嗽不已，往來寒熱，自汗。

知母　白朮各八分　茯苓去皮　五味子　人參　半夏湯泡七次　柴胡　甘草炙，各一錢　薄荷　川芎　阿膠各半錢　款冬花　桔梗　麥門冬　黃芩各七分

水二盅，生薑五片，煎至一盅，食後服。

紫菀散　治欬中有血，虛勞肺痿。

人參　紫菀各一錢　茯苓　知母　桔梗各一錢半　阿膠蛤粉炒，一錢　貝母一錢二分　五味子十五粒　甘草五分

水二盅，煎八分，食後服。

五味子湯 治咳嗽，皮膚乾燥，唾中有血，胸膈疼痛。

五味子炒　桔梗炒　紫苑　甘草炒　續斷各五分　竹茹一錢
赤小豆一撮　生地黃　桑白皮炒，各二錢

上水煎服。

《本事》鱉甲丸 治勞嗽虛證，及鼻流清涕，耳作蟬鳴，
眼見黑花，一切虛證，丈夫婦人皆可服。

五味子二兩　鱉甲　地骨皮各三兩

上為末，煉蜜丸如梧桐子大。空心食前，溫酒或鹽湯任意
服三五十丸，婦人醋湯下。此方乃曲江人家秘方，服效者眾，且處主有
理。

三拗湯《和劑》　治寒燠不常，暴嗽喘急，鼻塞痰壅。

麻黃不去根[①]節　杏仁不去皮[②]尖　甘草不炙，各等份，一本甘草減
半

每服五錢，水一盅，生薑五片，煎服。有汗即癒。

青金丸《三因》　治肺虛風壅，咳嗽喘滿，咯痰血。

杏仁去皮尖，二兩，用牡蠣煅成粉，與杏仁同炒黃色，去牡蠣粉不用
青黛一兩

上為末，研勻，用黃蠟一兩熔化，搜和丸如彈子大，壓扁
如餅。每用梨三個，或軟柿餅一個去核，入藥在內，濕紙裹
煨，約藥熔方取出，去火毒，細嚼，糯米飲下。

一方名甲乙餅，治咳出血片，兼痰內有血絲，不問年深日
近，但只聲在，一服取效。右用青黛一兩，牡蠣粉七錢，杏仁
七粒為皮尖研，蠟丸，湯使同上。

人參養肺丸 治肺胃俱傷，氣奔於上，客熱薰肺，咳嗽喘
急，胸中煩悸，涕唾稠黏，吐血嘔血，並皆治之。

人參去蘆　黃耆蜜炙，各一兩八錢　白茯苓去皮　瓜蔞根各六錢
杏仁炒，去皮，二兩四錢　半夏麴炒，四兩　皂角子三十個，炒，去皮

① 根：原脫，據《局方》卷二本方補。
② 皮：原脫，據《局方》卷二本方補。

上為細末，煉蜜和丸如彈子大。每服一丸，食後細嚼，用紫蘇湯送下，喘用桑白皮湯下。

寧肺湯　治榮衛俱虛，發熱自汗，肺氣喘急，咳嗽痰涎。

人參　當歸　白朮　熟地黃　川芎　白芍藥　五味子　麥門冬去心　桑白皮　白茯苓去皮　甘草炙，以上各一錢　阿膠蛤粉炒，一錢半

上作一服，用水二盅，生薑五片，煎至一盅，食後服。

貝母散　治暴發咳嗽，多日不癒。

貝母　杏仁去皮尖　桑白皮各二錢　五味子　知母　甘草各一錢　款冬花一錢半

上作一服，用水二盅，生薑三片，煎至一盅，食後服。

治嗽得效方　治諸嗽久不瘥。

人參　款冬花　白礬枯　佛耳草　甘草各二錢

上剉碎，作一服，用水二盅，生薑三片，棗一枚，烏梅半個，煎至七分，食後服。

治嗽補虛方

牛骨一副，取髓　白沙蜜八兩　杏仁四兩，湯去皮尖，另研如泥乾山藥刮去皮，四兩，研為細末　胡桃肉四兩，去皮，另研如泥

上將牛骨髓、沙蜜，砂鍋內煎熬沸，以絹帛濾去滓，盛在瓷瓶內，將山藥、杏仁、胡桃三味亦入瓶內，以紙密封瓶口，重湯內煮一日一夜取出，每日早晨用白湯化一匙服。

雌黃丸　治暴嗽，久嗽，勞嗽。

以上金粟丸葉子雌黃一兩，研細，用紙筋泥固濟小合子一個，令乾，勿令泥厚，將葉入合子內，水調赤石脂封合子口，更以泥封之，候乾，坐合子於地上，上面以末入窯瓦坯子擁合子，令作一尖子，上用炭十斤簇定，頂上著火，一熨斗籠起，令火從上漸熾，候火銷三分去一，看瓦坯通紅，則去火候冷，開合子取藥，當如鏡面光明紅色，入乳缽內細研，湯浸蒸餅和丸，如粟米大。每服三丸、五丸，食後用甘草湯下，服後睡良久，妙。

紫金散　治一切痰嗽，日夜不得眠臥。

天南星去皮臍　白礬　甘草以上各半兩　烏梅取肉，二兩

上為粗散，用慢火於銀石器內炒令紫色，放冷，研為細末。每服二錢，臨臥時身體都入鋪臥內，用薑汁七分，溫湯三分，暖令稍熱，調前藥末服之。嚥下便仰臥低枕，想藥入於肺中，須臾得睡，其嗽立止。

治久咳嗽上氣，心胸煩熱，唾膿血。

紫蘇子微炒　鹿角膠搗碎，炒　杏仁湯泡，去皮尖雙仁，炒微黃，以上各三兩　生薑汁一合　白蜜一中盞　生地黃汁一合

上前三味，都搗令熟，入薑汁，地黃汁，蜜相和，以慢火熬成膏，於不津器中密封之。每服半匙許，用溫粥飲調下，日三四服。

蘇子煎　治上氣咳嗽。

紫蘇子　生薑汁　生地黃汁　白蜜　杏仁各一升

上搗蘇子，以地黃汁、薑汁澆之，以絹絞取汁，更搗以汁澆之，絞令味盡，去滓，熬令杏仁微黃黑如脂，又以汁澆之，絹絞往來六七度，令味盡去滓，納蜜合和，置銅器中，於湯上煎之，令如飴。每服方寸匕，日三夜一。一方無地黃汁。

《救急》療上氣咳，肺氣胸痛。《病原》：咳嗽上氣者，肺氣有餘也。肺感於寒，則成咳嗽。肺主氣，氣有餘則喘咳上氣。此為邪搏於氣，氣壅滯不得宣通，是為有餘，故咳嗽而上氣也。其狀喘咳上氣，及多涕唾，面目浮腫，則氣逆也。

杏仁三大升，去皮尖及雙仁者，研如泥　白蜜一大升　牛酥二大升

上將杏仁於磁盆中，用水研取汁五升，淨磨銅鐺，勿令脂膩，先傾三升汁於鐺中，刻木記其深淺，又傾汁二升，以緩火煎，減於所記處，即內蜜、酥等，煎還至木記處，藥乃成，貯於不津磁器中。每日三度，以暖酒服一大匙，不能飲酒，和粥服亦得。服至一七日唾色變白，二七日唾稀，三七日咳斷。

此方非獨治咳，兼補虛損，去風冷，悅肌膚白瓠。婦人服之尤佳。

百合湯　治肺氣壅滯，咳嗽喘悶，膈脘不利，氣痞多渴，腰膝浮腫，小便淋澀。

百合　赤茯苓　陳皮湯浸，去白　紫蘇莖葉　人參　大腹皮　豬苓去黑皮　桑根白皮　枳殼麩炒　麥門冬去心　甘草炙，各一兩　馬兜鈴七枚，和皮

上粗搗篩，每服四錢，水一盞半，入生薑一棗大，同煎至八分，去滓，不拘時溫服。

葶藶散　治咳嗽面目浮腫，不得安臥，涕唾稠黏。

甜葶藶隔紙炒　鬱李仁湯去皮，炒　桑白皮各一兩　紫菀去苗土　旋覆花　檳榔　木通各半兩　大腹皮七錢半

上為散，每服三錢，水一中盞，生薑半分，煎至六分，去滓，不拘時溫服。

天門冬丸　治肺臟壅熱，咳嗽痰唾稠黏。

天門冬去心，一兩半，焙　百合　前胡　貝母煨　半夏湯洗去滑　桔梗　桑白皮　防己　紫菀　赤茯苓　生乾地黃　杏仁湯浸，去皮尖雙仁，麩炒黃，研如膏，以上各七錢半

上為細末，煉蜜和搗二三百杵，丸如梧桐子大。每服二十丸，不拘時，生薑湯送下，日三服。

前胡散　治咳嗽，涕唾稠黏，心胸不利，時有煩熱。

前胡　桑白皮　貝母煨，各一兩　麥門冬一兩半，去心，　甘草炙，二錢半　杏仁半兩，湯浸，去皮尖雙仁，炒

上為散，每服四錢，以水一中盞，入薑半分，煎至六分，去滓溫服，無時。

久嗽丹溪　肺受風寒久嗽，非此不能除。南星、款花、鵝管石、佛耳草、雄黃為末拌艾，以薑一厚片，留舌上，次用艾上燒之，須令煙入喉中。一方無佛耳草，有鬱金。又方，鵝管石、雄黃各一分半，另為末，款花，佛耳草各一分半，另為末。卻用紙一幅，方方闊四五寸，以雞子清塗中央，四旁各懸一寸許不塗，然後以鵝管石、雄黃末摻子雞子清上，又以款花、佛耳末摻其上覆之，又用箭筋從不塗紙旁捲起為一紙筒，

用糊黏牢其旁，抽箭筋出，焙乾。用時將一紙筒含在口，一頭火燒，以口吸菸煙令滿之，咽至燒筒盡為度，卻吃茶二三口壓之。

療久嗽薰法：每旦取款子花好①雞子，少許蜜拌花使潤，納一升鐵鐺中，又用一瓦碗鑽一孔，孔內安小竹筒，或筆管亦得，其筒稍長，置碗鐺相合及插筒處，皆麵糊塗之，勿令泄氣，鐺下著炭火，少時款冬煙自行管出，以口含筒吸取咽之。如胸中稍悶，須舉頭，即將指按住竹筒，勿令漏煙出氣，及煙盡止。凡如是，五日一為之，至六日則飽食羊肉餛飩一頓，永瘥。一法，不用鐺碗，用有嘴瓦瓶燒藥，蓋住瓶口，卻以口於瓶嘴吸煙咽之，尤捷。

枳殼湯潔古　治久嗽胸膈不利者，多上焦發熱。

枳殼炒，三兩　桔梗二兩②　黃芩一兩半

上為細末，每早取二兩半，水三盞，煎至一盞，日作三服，午時、申③時、臥時各一服，三日七兩半服盡。又服半夏湯，用半夏薑製切片，每三錢半，水盞半，薑五片，煎至一盞，食後，日二三服。二三日服了，再服枳殼丸④，盡其痰為度。論曰：先消胸中痰氣，後去膈上痰，再與枳朮丸，謂首尾合治，盡消其氣，令痰不復作也。

款氣丸潔古　治久嗽痰喘，肺氣浮腫。

青皮　陳皮　檳榔　木香　杏仁　茯苓　鬱李仁去皮　川當歸　莪朮　馬兜鈴炮　葶藶各三錢　人參　防己各四兩　牽牛頭末，二兩半

上為細末，薑汁麵糊丸如梧桐子大。每服二十丸，加至七十丸，食後薑湯送下。

馬兜鈴丸潔古　治多年喘嗽不止，大有神功。

---

① 好：校本同，疑作「如」。

② 二兩：《保命集》卷下本方作「一兩」。

③ 申：原作「中」，據修敬堂本改。

④ 枳殼丸：《保命集》卷下作「枳朮丸」。

馬兜鈴去土　半夏湯洗七次，焙乾　杏仁去皮尖，麩炒，各一兩　巴豆二十一粒，去皮細，研

以上除巴豆、杏仁另研外，餘為細末，用皂角膏子為丸如梧桐子大，雄黃為衣。每十丸，臨臥煎烏梅湯下，以利為度。

貝母湯《本事》　治諸嗽久不瘥。

貝母一兩，去心薑製　黃芩[1]　乾薑生　五味子　陳皮各一兩　桑白皮[2]　半夏　柴胡　桂心各半兩[3]　木香　甘草各二錢半

上為粗末，每服五錢，水一盞半，加杏仁七粒去皮尖，生薑七片，煎去滓，熱服。有蔣氏之妻積年嗽，製此方授之，一服瘥，以台諸般嗽悉癒。右方有寒有熱，有收有散，諸嗽通用也。

人參散　治諸咳嗽喘急，語言不出。年入者多服見效。

人參　知母　貝母　馬兜鈴去皮用肉　麻黃去節　杏仁生用　半夏以上各一錢半　天仙藤一錢

上作一服，水二盅，烏梅一枚，蜜一匙，煎至一盅，臨睡服。

人參清肺湯《和劑》　治肺胃虛寒，咳嗽喘急，坐臥不安，並治久年勞嗽，吐血腥臭。

地骨皮　人參去蘆　阿膠麩炒　杏仁去皮尖，麩炒　桑白皮去粗皮　知母　烏梅去核　炙甘草　粟殼去蒂蓋，蜜炙，各等份

上㕮咀，每服三錢，水一盞半，烏梅、棗子各一枚，煎一盞，臨臥溫服。

參粟湯《和劑》　人參　款冬花　粟殼醋炙，各等份

每服四錢，水一盅，阿膠一錢，烏梅一個，煎七分，臨臥溫服。

〔丹溪〕久嗽丸子

海蛤粉研細　膽星臣　杏仁臣　訶子佐　青黛左　皂角使

---

① 黃芩：此下原衍「半兩」，據《本事方》卷三本方刪。

② 桑白皮：此下原衍「半兩」，據《本事方》卷三本方刪。

③ 各半兩：原作「各一兩」，據《本事方》卷三本方改。

上為末，薑汁丸如梧桐子大。薑湯下。

久嗽乃積痰久留肺脘，黏滯如膠，氣不能升降，或挾濕與酒而作。

香附子_{童便浸}　僵蠶_炒　海蛤粉　瓜蔞仁　蜂房　杏仁　薑汁　竹瀝　神麴_{各等份}

上為末，蜜調噙化。

謝老人，形實，夏月無法，成久嗽痰。

半夏_{薑製}　紫蘇葉_{各一兩}

上二味，入落末、蜆殼末、神麴末，以瓜蔞瓤、桃仁半兩和丸。先服三拗湯三帖，方服此丸子。

男子五十歲，舊年因暑月入冷水作勞患瘧，後得痰嗽，次年夏末得弦脈而左手虛，叩之必汗①少而有痰，身時時發熱，痰如稠黃膠，與下項方藥，仍灸大椎、風門，肺俞五處。

半夏_{一兩}　白朮_{七錢}　茯苓_{六錢}　黃芩　陳皮　桔梗　枳殼　石膏_{煅，各半兩}　僵蠶_{炒，二錢半}　五味子_{一錢半}

上用神麴糊丸。薑湯下三十丸。先與三拗湯加黃芩、白朮二帖，夜與小胃丹十丸，以攪其痰。

腎氣八味丸_{風虛損}　**生料鹿茸丸**_{見溲血}。

大菟絲子丸《和劑》　治腎氣虛損，五勞七傷，腳膝痠痛，面色黧黑，目眩耳鳴，心忡氣短，時有盜汗，小便滑數。

菟絲子_{淨洗，酒浸}　澤瀉　鹿茸_{去毛，酥炙}　石龍芮_{去土}　肉桂_{去粗皮}　附子_{炮，去皮，各一兩}　石斛_{去根}　熟乾地黃　白茯苓_{去皮}　牛膝_{酒浸一宿，焙乾}　續斷　山茱萸_{去核}　肉蓯蓉_{酒浸，切，焙}　防風_{去蘆}　杜仲_{去粗皮，炒去絲}　補骨脂_{去毛，酒炒}　蓽澄茄　沉香　巴戟_{去心}　茴香_{炒，各三兩②}　五味子　桑螵蛸_{酒浸，炒}　覆盆子_{去枝葉萼}　芎藭_{各半兩}

上為細末，酒煮麵糊丸如梧桐子大。每服二十丸，空心溫

---

① 汗：原作「汁」，據修敬堂本改。

② 各三兩：《和劑局方》卷五本方作「各三分」。

酒、鹽湯任下。

時行　**參蘇飲**見發熱。

── 咳嗽治療臨床新用 ──

1. 杏蘇二陳湯治療小兒脾虛痰濕咳嗽 45 例

藥物組成：法半夏、炒苦杏仁、桔梗各 6g，僵蠶、蟬蛻、陳皮、甘草各 3g，茯苓、魚腥草各 15g，紫蘇子 9g，萊菔子 10g。治療結果：治癒（症狀、體徵消失）38 例，好轉（症狀明顯減輕，肺部囉音基本消失）5 例，無效（症狀和體徵無明顯改善）2 例。總有效率為 95.6%。（林銳金.新中醫，2000，32（11）：46）

2. 白擬宣降平調湯治療小兒痰濕咳嗽 200 例臨床觀察

藥物組成：瓜蔞殼、桑白皮、萊菔子、茯苓各 10g，蘇子、製半夏、川貝母、橘皮、枳殼、側柏葉各 5g，炙麻黃 3～5g。水煎服，日 1 劑，分兩次溫服。（張淑淑.湖南中醫藥導報，2004，10（7）：34）

‖ 乾咳嗽 ‖

丹溪云：乾咳嗽極難治，此係火鬱之證，乃痰鬱其火邪在中，用苦桔梗以開之，下用補陰降火之劑，不已即成勞，倒食法好。此不得志者有之，宜用補陰方，四物湯加竹瀝、炒柏之類。

海藏云：甘潔湯，此仲景少陰咽痛藥也。孫真人肺癰吐膿血，用生甘草加減二十餘條。甘潔湯方，用桔梗三兩，甘草一兩，白水煎服。咳逆氣者加陳皮，咳嗽者加貝母、知母，咳發渴者加五味子，吐膿血者加紫菀，肺痰者加阿膠，面目腫者加茯苓，嘔者另生薑、半夏，少氣者加人參、麥門冬，腹痛者加黃耆，目赤

者加梔子、黃連，咽痛者加鼠粘子、竹茹，聲不出者中半夏、桂枝，疫毒頭腫者加鼠粘子、大黃、芒硝，胸痛膈不利者加枳殼，心胸痞者加枳實，不得眠者加梔子，發狂者加防風、荊芥，酒毒者加葛根、陳皮。

一中年婦人乾咳，寸脈滑動似豆狀，餘皆散大不浮，左大於右，每五更心躁熱有汗，但怒氣則甚，與桔梗不開，諸藥不效，遂以石膏、香附為君，芩、連、青黛、門冬、瓜蔞、陳皮、炒柏、歸、橘為臣，五味，砂仁、川芎、紫菀佐之，凡二十餘帖而安。

‖ 喉中有聲 ‖

射干麻黃湯_{仲景} 射干　細辛　紫菀　款冬花_{各三兩}　麻黃　生薑_{各四兩}　五味子　半夏_{各半升}　大棗_{七枚}

水一斗二升，先煮麻黃兩沸，去上沫，納諸藥，煮取三升，分溫三服。

白前湯《千金》　治咳逆上氣，身體浮腫，短氣腫滿，旦夕倚壁不得臥，喉中水難聲。

白前　紫菀　半夏　大戟_{各二兩}①

水一斗，浸一宿，明旦煮取三升，分三服。

清金湯　治丈夫婦人遠年近日咳嗽，上氣喘急，喉中涎聲，胸滿氣逆，坐臥不寧，飲食不下。

陳皮_{去白}　薏苡仁　五味子　阿膠_炒　茯苓_{去皮}　紫蘇　桑白皮　杏仁_{去皮尖，炒}　貝母_{去心}　款冬花　半夏麴　百合_{各一錢}　粟殼_{蜜炒}　人參　甘草_{炙，各半錢}

上作一服，水二盅，生薑三片，棗三枚，烏梅一枚，煎一盅，食後服。

---

① 各二兩：原作「各三兩」，據《千金方》卷十八本方改。

‖ 失　音 ‖

杏仁煎　治咳嗽，失音不出。

杏仁去皮尖，三兩，研　生薑汁　白蜜　飴糖各一兩半　桑皮　貝母去心　木通各一兩二錢半　紫菀去土　五味子各一兩

上剉碎，用水三升，熬至半升，去滓，入前杏仁等四味，再熬成膏，每服一匕，含化。一方加款冬花、知母各一兩。

通聲煎　治咳嗽氣促，胸中滿悶，語聲不出。

杏仁一升，去皮尖以仁，炒，另研如泥　木通　五味子　人參　桂枝去粗皮　細辛　款冬花　菖蒲　竹茹　酥各三兩　白蜜　生薑汁各一升　棗肉二升

上前八味，剉如麻豆大，以水五升，微火煎五七沸，去滓，納酥、蜜、薑汁並棗肉，再煎令稀稠得所，每服一匙，用溫酒一小盞化下。一方無酒，含咽之。

‖ 熱　痰 ‖

小陷胸湯仲景　黃連一兩　半夏半升洗　栝蔞實大者一枚

上以水六升，先煮栝蔞，取三升，去滓，納諸藥，煮取二升，去滓，分溫三服。

青礞石丸　去痰，或痞痛經絡中有痰。

青礞石煅，五錢　半夏二兩　風化硝二錢　白朮一兩　陳皮　茯苓各七錢半　黃芩半兩

上炒神麴，薑汁糊丸。

又方礞石丸

礞石半兩，煅　半夏七錢半　南星　茯苓各五錢　風化硝二錢

上為末，神麴糊丸。

痰嗽化痰方　白芥子去殼　滑石各半兩　貝母　南星各一兩　風化硝二錢半　黃芩酒洗，一兩半

上為末，湯浸蒸餅丸。<small>丹溪云：脅下痰，非芥子不能除。</small>

人參半夏湯丸《寶鑑》　化痰墜涎，止嗽定喘。療風痰食痰，一切痰逆嘔吐，痰厥頭痛，或風氣偏正頭痛，或風壅頭目昏，或耳鳴、鼻塞、咽乾，胸膈不利。

人參　茯苓<small>去皮</small>　南星　薄荷<small>各半兩</small>　寒水石　白礬<small>生用</small>　半夏　薑屑<small>各一兩</small>　蛤粉<small>二兩</small>　藿香<small>二錢半</small>

上為末，水麵糊為丸如梧桐子大。每服三十丸。薑湯下，食後，日三服，白湯亦得。一方加黃連<small>半兩</small>，黃蘗<small>二兩</small>，尤效。又治酒病，調和臟腑殊妙。

人參清鎮丸　治熱止嗽，消痰定喘。

人參　柴胡<small>各一兩</small>　黃芩　半夏　甘草<small>炙，各七錢</small>　麥門冬　青黛<small>各三錢</small>　陳皮<small>二錢</small>　五味子<small>十三粒</small>

上為末，麵糊丸如梧桐子大。每服三十丸，溫白湯送下，食後。

玉液丸　治風壅，化痰涎，利咽膈，清頭目，除煩熱。

寒水石<small>煅令赤，出火毒，水飛過，三十兩</small>　半夏<small>湯洗，焙，為細末。</small>白礬<small>枯，研細，各十兩</small>

上研和勻，麵糊丸如梧桐子大。每服三十丸，食後用淡生薑湯下。

—— 熱痰咳嗽治療臨床新用 ——

榔黃二丑散治療小兒痰熱咳喘 60 例

方藥組成：檳榔 2g，大黃 1.5g，黑丑 1.5g，白丑 1.5g，黨參 1.5g。上藥共為細末，蜜水調服，日 2～3 次，療程 1 週。結果痊癒（咳喘停止，兩肺哮鳴音消失）25 例，有效（咳喘減輕，兩肺少許哮鳴音）22 例，無效 3 例。平均療程 6.5 天。（文永傑.江西中醫藥，1996，2（增刊）·91）

‖ 寒　痰 ‖

半夏溫肺湯《拔粹》　治心腹中脘痰水冷氣，心下汪洋，嘈雜腸鳴[1]，常多涎唾，口中清水自出，脅肋急脹，痛不欲食，此胃氣虛冷所致，其脈沉弦細遲。

旋覆花　人參　細辛　桂心　甘草　陳皮　桔梗　芍藥　半夏製，各半兩　赤茯苓七錢半

上㕮咀，每服四錢，生薑三片[2]，水煎，食後服。

溫中化痰湯　治停痰留飲，胸膈滿悶，頭炫目暈，咳嗽涎唾，或飲酒過多，嘔噦噁心。

良薑炒　青皮去白　乾薑炒　陳皮去白，各五錢。

上為細末，醋煮麵糊為丸如梧桐子大。每服五十丸，食後用米飲送下。

—— 寒痰咳嗽治療臨床新用 ——

溫肺化痰湯治療久咳不癒 50 例分析

基本方：紫菀、百部、冬花、法夏各 15g，橘紅、白前、桔梗、僵蠶、北杏仁各 12g，茯苓 20g，甘草 10g。

若痰熱鬱肺型加桑白皮、黃芩各 12g，涼燥咳嗽型加乾薑 10g，麻黃 12g，肺脾氣虛型加北耆、黨參各 20g。每日 1 劑，水煎 2 次，分 2 次服。

治療結果：治癒 36 例，好轉 12 例，無效 2 例，總有效率為 96%。（曾素娥.實用中醫內科雜誌，2004，18（3）：234）

---

① 腸鳴：原脫，據《濟生拔粹·醫學發明》本方補。
② 三片：《濟生拔粹·醫學發明》本方作「七片」。

‖ 風　痰 ‖

祛痰丸　治風痰喘嗽。

人參去蘆　陳皮去白　青皮去白　茯苓去皮　白朮煨　木香
天麻各一兩　槐角子　半夏湯泡七次，各七錢半　豬牙皂角去皮弦子，
酥炙，五錢

上為細末，薑汁煮麵糊為丸如梧桐子大。每服五七十丸，
食後溫酒送下，生薑湯亦可。

—— 風痰咳嗽治療臨床新用 ——

化痰開竅法治療眩暈50例

基本方：半夏、陳皮、荷葉、竹茹、天麻、防風各10g，
茯苓、菖蒲、菊花、牡蠣各15g，膽南星、人參各5g，澤瀉
20g。以上中藥水煎20分鐘，取200ml，人參另煎25分鐘，
取汁50ml與其他藥汁混和，共取250ml，溫服，每劑藥煎兩
次，1天1劑，1週為1個療程。

治療結果：顯效30例，好轉15例，無效5例。其中，治
療1個療程痊癒30例，治療10天痊癒15例，治療10天後無
效5例。（苟存霞.陝西中醫，2005，（26）2：130）

‖ 氣　痰 ‖

星香丸　治諸氣嗽生痰。

南星　半夏各三兩，用白礬一兩入水，同二味浸一宿　陳皮五兩，米
泔浸一週時，去白，取淨三兩　香附子三兩，皂角水浸一週時，曬乾。

上四味，俱不見火，碾為細末，薑汁煮麵糊和丸如梧桐子
大。每服五十丸，食後淡生薑湯送下。

‖ 濕　痰 ‖

白朮湯　治五臟受濕，咳嗽痰多，上氣喘急，身體重痛，脈濡細。

白朮三錢　白茯苓去皮　半夏湯泡七次　橘紅各二錢　五味子甘草炙，各一錢

上作一服，用水二盅，生薑五片，煎至一盅，不拘時服。

麻黃湯　治肺臟發咳，咳而喘急有聲，甚則唾血。

麻黃三錢　桂枝二錢　甘草一錢　杏仁二十粒

上水煎服。

桔梗湯　治心臟發咳，咳而喉中如梗狀，甚則咽腫喉痹

苦桔梗三錢　甘草六錢

上水煎服。

小柴胡湯見往來寒熱。

升麻湯　治脾臟發咳，咳而右脅下痛，痛引肩背，甚則不可以動。

升麻　白芍藥　甘草各二錢　葛根三錢

上水煎服。

麻黃附子細辛湯　治腎臟發咳，咳則腰背相引而痛，甚則咳涎。又治寒邪犯齒，致腦齒痛，宜急用之，緩則不救。

麻黃　細辛各二錢　附子一錢　上水煎服。

烏梅丸　治胃腑發咳，咳而嘔，嘔甚則長蟲出。

烏梅三十枚　細辛　附子　桂枝　人參　黃柏各六錢　乾薑一兩　黃連一兩五錢　當歸　蜀椒各四兩

上為末，先用酒浸烏梅一宿，去核蒸子，與米飯搗如泥為丸，梧桐子大。每服三十丸，白湯下。

黃芩半夏生薑湯　治膽腑發咳，嘔苦水如膽汁。

黃芩炒　生薑各三錢　甘草炙　半夏各二錢

上薑、水煎服。

赤石脂禹餘糧湯　治大腸腑發咳，咳而遺矢。

赤石脂　禹餘糧_{各二兩，並打碎}　水上煎服。

芍藥甘草湯　治小腸腑發咳，咳而失氣。

芍藥　甘草_{炙，各四錢}　上水煎服。

茯苓甘草湯　治膀胱腑發咳，咳而遺溺。

茯苓_{二錢}　桂枝_{二錢五分}　生薑_{五大片}　炙甘草_{一錢}

上水煎服。

〔錢氏〕**異功散**　治久咳不已，或腹痛少食，面腫氣逆。又治脾胃虛弱，飲食少思等證。

人參　茯苓　白朮　甘草　陳皮_{各等份}

上每服三五錢，薑、棗水煎服。

—— 濕痰咳嗽治療臨床新用 ——

杏蘇二陳湯治療濕痰咳嗽 45 例

藥物組成：法半夏、炒苦杏仁、桔梗各 6g，僵蠶、蟬蛻、陳皮、甘草各 3g，茯苓、魚腥草各 15g，紫蘇子 9g，萊菔子 10g。

治療結果：治癒（症狀、體徵消失）38 例，好轉（症狀明顯減輕，肺部囉音基本消失）5 例，無效（症狀和體徵無明顯改善）2 例。總有效率為 95.6%。（林銳金.新中醫，2000，32（11）：46）

‖ 肺　痿 ‖

人參養肺湯　治肺痿咳嗽有痰，午後熱，並聲嘶者。

人參_{去蘆}　阿膠_{蛤粉炒}　貝母　杏仁_炒　桔梗　茯苓　桑皮

枳實　甘草_{以上各一錢}　柴胡_{二錢}　五味子_{半錢}

上水二盅，生薑三片，棗一枚，煎至一盅，食遠服

‖ 肺　脹 ‖

越婢加半夏湯見喘。

‖ 喘 ‖

三拗湯　華蓋散俱見咳嗽　滲濕湯見傷濕　白虎湯見發熱。

越婢加半夏湯《金匱》　麻黃六兩　石膏半斤　生薑三兩　甘草一兩①　半夏半升　大棗十五枚

上六味，以水六升，先煮麻黃，去上沫，納諸藥，煮取三升，分溫三服。

小青龍加石膏湯《金匱》　麻黃　芍藥　桂枝　細辛　甘草乾薑各三錢②　五味子　半夏各半升　石膏二兩

上九味，以水一斗，先煮麻黃，去上沫，納諸藥煮取三升，強人服一升，羸者減之，日三服，小兒服四合。

麻黃定喘湯東垣　治小兒寒鬱而喘，喉鳴，腹內鳴堅滿，鼻流清涕，脈沉急而散。

麻黃　草荳蔲各一錢　益智仁一分半　厚朴　吳茱萸各二分　甘草　柴胡梢　黃芩生，各一分　當歸尾　蘇木　升麻　神麴各半分　紅花少許　全蠍一枚

上分二服，水一大盞，煎七分，稍熱服，食遠。忌風寒，微汗效。

麻黃蒼朮湯東垣

治秋暮冬天每夜連聲嗽不絕，大嗽，至天明日高方緩，口苦，兩脅下痛，心下痞悶，臥而多驚，筋攣肢節痛，痰唾涎沫，日晚神昏呵欠，不進飲食。

柴胡根　羌活根　蒼朮各五分　麻黃八分　防風根　甘草根

① 一兩：《金匱要略》卷上本方作「二兩」。
② 各三錢：《金匱要略》卷上本方作「各三兩」。

生　歸梢各四分　黃芩　熟甘草各三分　五味子九個　草荳蔻六分
黃耆一錢半

上分二帖，水煎，稍熱服，臨臥。

四磨湯　四七湯俱見氣。

平氣散《寶鑑》

白牽牛二兩，半生半炒，取頭末一半　青皮去白　雞心檳榔各三錢
陳皮去白，半兩　大黃七錢

上為細末，每服三錢，生薑湯一盞調下，無時。

《內經》曰：肺苦氣上逆，急食苦以瀉之。故白牽牛苦
寒。瀉氣分濕熱上攻喘滿，故以為君。陳皮苦溫，體輕浮，理
肺氣；青皮苦辛平，散肺中滯氣，故以為臣。檳榔辛溫，性沉
重，下痰降氣；大黃苦寒，蕩滌滿實，故以為使也。

加減瀉白散　桑白皮一兩　地骨皮　知母　陳皮去白　桔梗
各五錢　青皮去白　黃芩　炙甘草各三錢

上㕮咀，每服五錢，水二盞，煎至一盞，食後溫服。

木防己湯《金匱》　木防己三兩　石膏雞子大一塊　桂枝二兩
人參四兩

上四味，以水六升，煮取二升，分溫再服。

木防己加茯苓芒硝湯

木防己　桂枝各二兩　人參　茯苓各四兩　芒硝三合

上五味，以水六升，煮取二升，去滓，納芒硝，再微煎，
分溫再服。微利則癒。

葶藶大棗瀉肺湯《三因》　治肺癰，胸膈脹滿，上氣喘急，
身面目俱浮腫，鼻塞聲重，不知香臭。

葶藶不以多少，炒令黃

上件細研，丸如彈子大，水三盞，棗十枚，煎一盞，去
棗，入藥煎七分，食後服。法令先投小青龍湯三服，乃進此
藥。即《濟生》葶藶散，湯使不同。《濟生方》炒甜葶藶、桔梗、瓜
蔞子、薏苡仁、升麻、桑皮、葛根各一兩，炙甘草半兩

千緡湯《婦人大全》　治喘急有風痰者。

半夏七個，炮製，四片破之　皂角去皮弦　甘草炙，各一寸[①]　生薑如指大

上用水一碗，煮去半，頓服。一方，不用甘草，但用半夏末一兩，皂角半兩，生薑七片，同入紗袋中，水三升，煎至一盞五分，以手揉洗取清汁，分作三服，並服二服效。

半夏丸《保命》　治因傷風而痰作喘逆，兀兀欲吐，噁心欲倒。

半夏一兩　檳榔　雄黃各三錢

上為細末，薑汁浸蒸餅為丸梧桐子大。每服三五十丸，薑湯下。小兒丸如米大。

人參半夏丸見嗽　**沉香滾痰丸**見痰飲。

槐角利膈丸《寶鑑》　治風勝痰實，胸滿，及喘滿咳嗽。

皂角一兩，酥炙，去皮弦子　半夏　槐角炒，各半兩　牽牛一兩半

上同為細末，生薑汁麵糊如梧桐子大。每服三十丸，食後生薑湯下。

定喘餅子《寶鑑》　芫花醋浸一宿，炒　桑白皮[②]　吳茱萸炒　馬兜鈴　陳皮去白，各一兩　寒食麵三兩　白牽牛三兩，半生半炒，取淨[③]末二兩

上為末，和勻，滴水丸如櫻桃大，揑作[④]餅子。取熱灰半碗，在鍋內同炒餅子熱，每夜服一餅，嚼爛，煎馬兜鈴湯下。如患人心頭不快，加上一餅或兩餅，至微明利下，神效。婦人有胎者不可服。

木香金鈴散[⑤]《保命》　治暴熱心肺，上喘不已。

大黃五錢　金鈴子[⑥]　木香各三錢　朴硝二錢　輕粉少許

---

① 各一寸：原作「各一十」，據修敬堂本改。

② 桑白皮：此下原衍「炒」，據《衛生寶鑑》卷十二本方刪。

③ 淨：原作「頭」，據《衛生寶鑑》卷十二本方改。

④ 作：原脫，據《衛生寶鑑》卷十二本方補。

⑤ 木香金鈴散：《保命集》卷中作「木香金鈴子散」。

⑥ 金鈴子：此下原衍「去核」，據《保命集》卷中本方刪。

上為末，柳白皮煎湯調下，食後，三四錢，以利為度。

麥門冬湯《金匱》　麥門冬七升　半夏一升　人參二兩[①]　甘草二兩　粳米三合　大棗十二枚

上六味，以水一斗二升，煮取六升，溫服一升，日三夜一服。

天門冬丸《保命》　治婦人喘嗽，手足煩熱，骨蒸寢汗，口乾引飲，面目浮腫。

天門冬十兩，去心　麥門冬八兩，去心　生地黃三斤，取汁為膏

上前二味為細末，膏子為丸如梧桐子大。每服五十丸，逍遙散下。逍遙散須去甘草，加人參。或與王氏《博濟方》人參荊芥散亦得。如面腫不已，《經》曰：面腫曰[②]風，故宜汗。麻黃、桂枝可發其汗，後與柴胡飲子去大黃。《咳論》曰：治臟者治其腧，治腑者治其合，浮腫者治其經。治腧者其土也，治合者亦治其土也，如兵圍魏救趙之法也。

人參平肺散東垣　治肺受熱而喘。

桑白皮炒，二錢　知母一錢半　甘草炙　茯苓　人參　地骨皮　天門冬去心，各一錢　青皮　陳皮各六分　五味子三十粒，捶碎

水二盅，生薑五片，煎一盅，食遠溫服。如熱甚，加黃芩、薄荷葉各一錢。

參蘇溫肺湯東垣　治肺受寒而喘。

人參　肉桂　甘草　木香　五味子　陳皮　製半夏　桑白皮　白尤　紫蘇莖葉各二兩　白茯苓一兩

上咬咀，每服五錢，水一盞半，生薑三片，煎至七分，去滓，食後溫服。如冬寒，每服不去節麻黃半分，先煎去沫，下諸藥。

調中益氣湯風勞倦　**分氣紫蘇飲**見氣　**《指迷》七氣湯**　即大七氣湯去三棱，加半夏見積聚。

---

① 二兩：原作「四兩」，據《金匱要略》卷上本方改。

② 曰：原作「因」，據《素問·平人氣象論》改。

安腎丸和劑　治腎經久積陰寒，膀胱虛冷[①]，下元衰憊，耳重唇焦，腰腿腫痛，臍腹撮痛，兩脅刺脹，小腹堅痛，下部濕癢，夜夢遺精，恍惚多驚，皮膚乾燥，面無光澤，口淡無味，不思飲食，大便溏[②]泄，小便滑數，精神不爽，事多健忘。常服補元陽，益腎氣。

　　肉桂去粗皮，不見火　川烏頭炮，去皮臍，各十六兩　桃仁麩炒　白蒺藜炒，去刺　巴戟去心　山藥　茯苓去皮　肉蓯蓉酒浸，炙　石斛去根，炙　萆薢　白朮　破故紙各四十八兩

　　上為末，煉蜜為丸如梧桐子大。每服三十丸，溫酒或鹽湯送下，空心食前。小腸氣，茴香酒下。

　　小安腎丸附　治腎氣虛乏，下元冷憊，夜多旋溺，肢體倦怠，漸覺羸瘦，腰膝沉重，嗜臥少力，精神昏憒，耳作蟬鳴，面無顏色，泄瀉腸鳴，眼目昏暗，牙齒蛀痛。

　　香附子　川烏頭　川楝子以上各一斤，用鹽四兩，水四升，同煮候乾，切焙　蘹香十二兩　熟地黃八兩　川椒去目及閉口者，微炒出汗，四兩

　　上六味，為細末，酒糊為丸如梧桐子大。每服二十丸至三十丸，空心臨臥，鹽湯、鹽酒任下。

　　八味丸見虛勞　**養正丹**見氣　**息賁丸**見積聚。

　　加減瀉白散《發明》　治陰氣在下，陽氣在上，咳嗽嘔吐喘促。

　　桑白皮一兩　茯苓三錢　地骨皮七錢　甘草　陳皮　青皮去白　五味子　人參去蘆，各半兩

　　上㕮咀，每服四錢，水一盞半，入粳米數十粒[③]同煎，溫服，食後。

　　定喘奇方　治稠痰壅盛，體肥實而喘者。

────────

① 冷：原作「令」據虞衙本改。

② 溏：原作「澀」，據《和劑局方》卷五本方改。

③ 數十粒：《醫學發明》卷四本方作「十粒」。

廣橘紅二兩，用明礬五錢同炒香，去礬不用　半夏一兩半　杏仁麩炒　瓜蔞仁去油，各一兩　炙甘草七錢　黃芩酒拌曬乾，五錢　皂角去皮弦子，燒存性，三錢

上為末，用淡薑湯打糊為丸，綠豆大。每食後白湯下一錢，日二次。服三五日，大便下稠痰而癒。虛弱人每服七分。

人參定喘湯　治肺氣上逆喘，喉中有聲，坐臥不安，胸膈緊痛，及治肺感寒邪，咳嗽聲重。

人參去蘆　麻黃去節　阿膠蛤粉炒　半夏麴　五味子　粟殼去蒂，蜜炙　甘草各一錢　桑白皮二錢

上作一服，用水二盅，薑三片，煎至一盅，食後服。

團參散　治肺氣不利，咳嗽上喘。

紫團參　紫苑茸各三錢　款冬花二錢

上作一服，水二盅，烏梅一枚，煎一盅，食遠服。

杏參散　治墜墮驚恐，或度水跌仆，疲極喘息。

杏仁炒，去皮尖　人參去蘆　橘紅　大腹皮　檳榔　白尤　訶子面裏煨，去核　半夏湯泡　桂心不見火　紫苑洗　桑白皮　甘草炙，各一錢

上作一服，水二盅，薑三片，紫蘇七葉，煎一盅，去滓，服無時。

紫蘇子湯　治憂思過度，邪傷脾肺，心腹膨脹，喘促煩悶，腸鳴氣走，漉漉有聲，大小便不利，脈虛緊而澀見脹滿。

五味子湯　治喘促，脈伏而數者。

五味子二錢　人參去蘆　麥門冬去心　杏仁去皮尖　橘紅去白，各二錢半

上作一服，用水二盅，生薑三片，紅棗三枚，煎至一盅，去滓，不拘時服。

九寶湯　治經年喘嗽通用。

麻黃去節　陳皮　桂枝　紫蘇　桑皮炒　杏仁去皮尖，炒　大腹皮　薄荷　甘草炙，各一錢六分

上作二帖　每帖用水二盞，生薑五片，烏梅一枚，食遠煎

服。

加味控涎丸 治風熱上攻壅盛，中脘停痰，留飲喘急，四肢浮腫，腳氣入腹，及腹中諸氣結聚，服之得利即效。

大戟　芫花醋炒　甘遂　苦葶藶炒，各三錢　巴豆去油，一錢牽牛頭末炒，一兩

上為細末，滴水和丸如粟米大。每服三丸，茶清下，湯亦可。

皺肺丸 治喘。

款冬花　知母　秦艽　百部去心　紫菀茸　貝母　阿膠糯米炒，各一兩　杏仁去皮尖，別研，四兩

上為末，將羊肺一具，先以水灌洗，看容得水多少，即以許水更添些，煮杏仁令沸濾過，灌入肺中繫定，以糯米泔煮熟，研細成膏，搜和前藥末，杵數千下，丸如梧桐子大。每服五十丸，食前用桑白皮煎湯下。

百花膏 治喘嗽不已，痰中有血。

百合蒸，焙　款冬花各等份

上為細末，煉蜜丸如龍眼大。每服一丸，食後細嚼，生薑湯送下，噙化尤佳。喘不行臥

神祕湯[①]《發明》　紫蘇葉　陳皮洗[②]　生薑　桑白皮炒　人參各五錢　白茯苓去皮　木香各三錢

上㕮咀，以水三升，煎至一升，去滓，大溫分三服。

小青龍湯見咳嗽。

桂苓五味甘草湯《金匱》

桂枝去皮　茯苓各四兩　甘草炙，三兩　五味子半升

上四味，以水八升，煮取三升，分溫三服[③]

真應散《三因》　治遠年喘急不能眠，百藥不效者。

---

① 神祕湯：原作「三因神祕湯」，據《醫學發明》卷四本方改。
② 洗：原作「去白」，據《醫學發明》卷四本方改。
③ 分溫三服：原作「分三溫服」，據《金匱要略》卷中本方改。

白石英四兩，通明者，以生絹袋盛，用雄豬肚一具，以葉入內縫定，煮熟取藥出，再換豬肚一具，如前法煮三次，煮了取藥出，曬乾研

上為末，以官局款冬花散二錢，入藥末二錢，再加桑加皮二寸，生薑三片，棗子一枚，水一盞半，煎至七分，通口服。豬肚亦可食，只不得用醬、醋、鹽、椒、薑等調和。款冬花散方，用款冬花一錢，貝母、知母、桑葉、杏仁、半夏、阿膠、甘草各二錢，麻黃去節四錢，為粗末是也。

—— 喘證治療臨床新用 ——

1. 喘證論治點滴體會

李某某，女，4 歲，患兒發燒咳嗽，流涕 3 天，繼而出現喘息，喘鳴有聲，咯痰不爽，面紅，大便乾燥，舌紅苔薄黃，脈滑數。證屬痰熱壅肺，治以清熱化痰，宣肺止喘。

處方：麻黃 4g，石膏 10g，杏仁 6g，貝母 6g，銀花 10g，白芥子 6g，蟬衣 3g，大黃 3g，甘草 3g。3 劑。喘咳減輕，發燒消退，大便通，上方去大黃加款冬花 6g，服三劑病癒。

劉某某，男，56 歲，咳喘反覆發作，近又感受風寒，出現咳喘氣急，不能平臥，胸悶痰多，咳痰清稀，頭痛惡寒，舌淡苔白，脈弦緊。為風寒外來，內有痰飲，阻礙肺氣，肺氣失宣，治宜溫肺化飲，解表通陽。

處方：麻黃 10g，桂枝 10g，半夏 6g，細辛 3g，白芍 10g，射干 10g，蟬衣 6g，五味子 10g，甘草 3g。二劑，喘咳、惡寒明顯好轉，繼服 3 劑喘咳已平。（吳海生.內蒙古中醫藥，1995，3：32）

2. 寒飲內停咳喘證治體會

顧某，女，32 歲，1993 年 6 月 15 日初診。患者自幼體弱，咳喘 10 餘年，冬發夏癒。近 1 週來自覺惡寒甚，背部惡寒。晝穿棉衣，夜蓋棉披。咳嗽喘急，喘息不能平臥，入夜咳

痰尤甚，甚則嘔吐涎沫，舌質淡嫩，苔薄白，脈弦數。證屬風寒外束，水飲內停。治宜溫肺化飲，解表通陽。

方用小青龍湯。藥用：炙麻黃 5g，桂枝 10g，薑半夏 10g，五味子 5g，乾薑 4g，白芍 4g，細辛 1.5g，白朮 10g，炙甘草 6g，服上方 5 劑後，咳痰量大減，背微惡寒。效不更方，將原方中乾薑加至 6g，細辛加至 3g。繼服 3 劑後，患者已能身穿單衣，夜不咳喘，眠佳。再進 3 劑而癒。為鞏固療效，將上方製成散劑，每服 3g，每日 2 次，並配以金匱腎氣丸於每晚臨睡前服 1 丸，囑長期服用，以圖根治並改善體質。半年後隨訪，未發生過咳喘，身體狀況明顯好轉。（顧傑.中級醫刊，1994，29（10）：61）

‖ 哮 ‖

紫金丹《本事》 治多年肺氣喘急哮嗽，夕不得臥。

砒水飛，半錢　淡豆豉好者二錢，用水略潤少進，以紙挹乾，研膏

上用鼓膏子和砒同杵極勻，丸[1]如麻子大。每服五丸至十丸，量大小與之，並用臘茶清極冷吞下，臨臥，以知為度。

清金丹 治食積痰壅，哮喘咳嗽，遇厚味發者用之。

蘿蔔子淘淨蒸熟，曬乾為末，一兩　豬牙皂角燒存性，三錢

上以生薑汁浸蒸餅，丸如小綠豆大。每服三五十丸，嚥下。劫喘，以薑汁煉蜜丸如梧桐子大，每服七八十丸，嚥下止之。

治遠年近日哮喘痰嗽

蟬退去足　輕粉另研　馬兜鈴各一兩　五靈脂生　雄黃生　杏仁去皮尖　砒生，各五錢　淡豆豉四十丸粒

上為末，用生薑、葶藶自然汁，合輕粉諸藥為丸，小彈子大。每服一丸，細嚼，臨臥薑湯下。

---

① 丸：原脫，據《本事方》卷二本方補。

蘇子二錢　麻黃去節　款冬花　桑葉蜜炙　半夏各三錢　杏仁去皮尖　甘草各一錢半　白果二十一枚，去殼衣，炒黃色

水三盅，不用薑，煎二盅，徐徐頻服。

又方　治同前。

用糯米泔水，磨茶子滴入鼻中，令吸入口內服之，口中橫咬竹管一根，片時間則涎自口鼻中流出如綿，當日立癒，二次絕根。

治水哮　芫花為末　大水上浮淨濾過　大米粉

上三味，搜為粿，清水煮熟，恣意食之。

又方　青皮一枚半開者，入巴豆一粒　鐵線縛定，燒存性，為末，薑汁並酒各一呷同調服，過口便定。

定喘湯　白果二十一枚，去殼切碎，炒黃色　麻黃　款冬花　桑皮蜜炙　法製半夏如無，以甘草湯泡七次，去皮用。各三錢　蘇子二錢　杏仁　黃芩炒，各一錢半　甘草一錢

水三盅，煎二盅，分二服，不用薑，徐徐服，無時。

壓掌散　治男婦哮喘痰嗽。

麻黃去節，二錢半　炙甘草二錢　白果五個，打碎

上水煎，臨臥服。

── 哮證治療臨床新用 ──

麻杏石甘湯加減治療熱哮 103 例

方藥組成：麻黃、杏仁、生石膏、炙甘草、薄荷、桔梗、淡豆豉、牛蒡子。

若痰熱塞肺，症見咳黃黏痰、痰多、胸腹滿悶、納差者，加全瓜蔞、貝母、膽南星、黃芩、橘紅、天竺黃；肺胃熱盛，症見汗出不止，口渴欲飲，氣促，煩躁，眠差，便乾，尿黃或口舌生瘡者，加板藍根、魚腥草、知母、大黃；便秘者，加芒硝；高熱驚風者，加鉤藤、僵蠶、蟬衣；伴哮喘發作，喘重

者，加地龍、葶藶子、僵蠶；哮重者，加蘇子；咳重者，加桃仁、前胡、白前；伴發熱、無汗者，加蘇梗、柴胡或重用石膏；咽喉腫痛者，加牛蒡子、射干；兼有腹脹者，加紫蘇子。每日 1 劑，分 3 次服，12 天為 1 個療程。

結果：痊癒 79 例，好轉 14 例，無效 10 例。有效率為 90.3%（陳豔.河南中醫藥學刊，2001，17（4）：50）

‖ 產後喘 ‖

芎歸湯 川芎三錢　當歸酒拌，五錢
上水煎服。

奪命丹見脹滿。

二味參蘇飲 治產後瘀血入肺，咳嗽喘急。
人參一兩　蘇木二兩
上作一劑，水煎服。若既癒，即當用六君子湯以補脾胃。若口鼻黑氣起，急用此藥加附子五錢，亦有得生者。

血竭散 治產後敗血衝心，胸滿上喘。
真血竭如無，紫礦代　沒藥等份
上研細，頻篩再研，取盡為度，每服二錢，用童便合好酒大半盞，煎一沸，溫服，方產下一服，上床良久再服。其惡血自循下行，更不衝上，免生百病。

旋覆花湯《三因》 治產後傷風寒，咳喘嗽，痰涎壅盛，坐臥不寧。
旋覆花　赤芍藥　荊芥穗　半夏麴　五味子　麻黃　茯苓
杏仁　甘草　前胡各等份
每服四錢，水一盞半，薑五片，棗一枚，煎七分，食前溫服。

小調經散 產後四肢浮腫者，敗血循經流入四肢，淫留日深，腐爛如水，故令四肢腫，面黃，服此血行腫消則癒。
沒藥　琥珀　桂心　芍藥　當歸各一錢　細辛　麝香各五分

上為細末，每服半錢，薑汁、酒各少許調停服。

見晛丸 治傷鹹冷飲食而喘者。

薑黃 三棱 蓽澄茄 陳皮 良薑 人參 蓬朮各等份

上為細末，用蘿蔔慢火①煮爛研細，將汁煮②麵糊丸如梧桐子大。蘿蔔子湯下③。

‖ 短 氣 ‖

苓桂朮甘湯④仲景

茯苓四兩 桂枝 白朮各三兩 甘草三兩

上四味，以水六升，煮取三升，分溫三服。

腎氣丸 即八味丸見虛勞 **小青龍湯**見咳嗽 **厚朴大黃湯**見痞 **澤瀉湯**見眩暈 **葶藶大棗湯** **木防己湯**並見喘 **茯苓杏仁甘草湯** **橘枳薑湯** **栝蔞薤白半夏湯**並見痞。

四桂飲⑤《和劑》 治元臟氣虛，真陽耗散，兩耳蟬鳴，臍腹冷痛，小便滑數，泄瀉不止⑥。

木香濕紙裹煨 茯苓 人參 附子炮，去皮臍，各等份

每服二線，用水一盞，生薑三片⑦，棗一枚，鹽少許，煎七分，空心食前溫服。

椒附丸《和劑》 補虛壯氣，溫和五臟。治下經不足，內挾積冷，臍腹弦急，痛引腰背，四肢倦怠，面色黧黑，唇口乾燥，目暗耳鳴，心忪短氣，夜多異夢，晝少精神，時有盜汗，小便滑數，遺瀝白濁，腳膝緩弱，舉動乏力，心腹脹滿，不進

---

① 慢火：原作「浸」，據《三因方》卷十七本方改。

② 煮：原脫，據《三因方》卷十七本方補。

③ 蘿蔔子湯下：《三因方》卷十七本方作「蘿蔔湯下三十丸」。

④ 苓桂朮甘湯：原作「桂苓朮甘湯」，據《金匱要略》卷中本方改。

⑤ 四桂飲：《和劑局方》卷三作「四柱散」。

⑥ 小便滑數，泄瀉不止：原作「大小便滑數」，《和劑局方》卷三本方改。

⑦ 三片：《和劑局方》卷三本方作「二片」。

飲食，並宜服之。

附子炮，去皮臍　川椒去目，炒出汗　檳榔各半兩　陳皮去白
牽牛微炒　五味子　石菖蒲　乾薑炮，各一兩

上八味，剉碎，以好米醋於磁器內，用文武火煮令乾，
焙，為細末，醋煮麵糊為圓如梧桐子大。每服三十丸，鹽酒或
鹽湯空心食前吞下。婦人血海冷，當歸酒下；泄瀉，飯飲下；
冷痢，薑湯下；赤痢，甘草湯下。極暖下元，治腎氣缺乏，及
療腰疼。

半夏湯　治胸痺短氣。

半夏湯洗，焙　柴胡各半兩　前胡去蘆　赤茯苓去皮　官桂去粗
皮　人參各七錢　甘草二錢半

㕮咀，每服五錢，水二盞，薑五片，棗三枚掰開，煎一
盞，去滓，不拘時溫服。

麥門冬飲子　治吐血不癒，或肺氣虛而短氣，不足以息，
或腎虛發熱，唾痰，皮毛枯燥。

五味子十粒　麥門冬去心　當歸身　人參各五分　黃耆一錢
生地黃五錢

上為粗末，作一服，水二盞，煎至一盞，去粗，稍熱服，
不拘時。以三棱針於氣衝出血，立癒。

── 短氣治療臨床新用 ──

肺脹方治療肺心病 52 例療效觀察

自擬肺脹方：黃耆 15g，黃精 30g，黨參 15g，葶藶子
15g，蘇梗 15g，車前子 15g（單包），地龍 10g，海蛤殼 30g，
水蛭粉 2g，當歸 15g，皂莢 3g，陳皮 10g，連翹 20g。

加減：痰濕咳嗽，選加蒼朮 10g，苡仁 15g，以利濕化痰。
肺熱嗽選加黃芩，清熱宣肺化痰。燥邪傷肺咳嗽，選加麥冬、
沙參等。痰中帶血為肺熱傷絡運用麥冬、荊芥炭。腎陽虛咳嗽

可服金匱腎氣丸。腎陰虛咳嗽，可服用六味地黃丸。合併心衰者加用強心利尿藥。

　　治療結果：52 例中臨床治癒 38 例占 73.07%，有效 8 例占 15.38%，無效 6 例占 11.53%，總有效率 88 .45%。（丁淑榮.內蒙古中醫藥，1995，3：32）

‖ 嘔吐膈氣 ‖

生薑半夏湯《元戎》 止嘔吐,開胃消食。

半夏㕮咀 生薑切片,各三錢

上量水多少,煎至七分服。

薑橘湯《活人》 治嘔噦,手足逆。

橘皮去白 生薑切片,各三錢

水一盅,煎七分。

橘皮半夏湯《元戎》 治積氣痰痞,不下飲食,嘔吐不止。

陳皮去白 半夏各二兩 生薑一兩半

上㕮咀,水五盅,煎至二大盅,去滓,分三服,食後臨臥服。

水煮金花丸見痰飲 **紫沉丸**見嘔吐。

半夏生薑大黃湯 治反胃。

半夏二兩 生薑一兩半 大黃二兩

水五升,煮取三升,分溫再服。

‖ 嘔 吐 ‖

大半夏湯仲景 治胃反嘔吐。

半夏二升,洗完用 人參三兩 白蜜一升

以水一斗二^①升，和蜜揚之二百四十遍，煮藥取二升半^②，溫服一升，餘分再服。

二陳湯_{見痰飲}　**理中湯**_{見霍亂}。

治中湯　即理中湯加陳皮、青皮等份。

丁香吳茱萸湯_{東垣}　治嘔吐噦，胃寒所致。

吳茱萸　草荳蔻　人參　蒼朮　黃芩_{各一錢}　升麻七分
當歸_{一錢半}　柴胡　半夏　茯苓　乾薑　丁香　甘草_{各五分}

上為細末，每服半兩，水二盞，煎至一盞，去渣，食前熱服。忌冷物。

藿香安胃散_{東垣}　治脾胃虛弱，不進飲食，嘔吐不待腐熟。

藿香_{一錢半}　丁香　人參_{各二錢}　橘紅_{五錢}

上為細末，每服二錢，水二盞，生薑三片，同煎至一盞，去渣涼服，食前，和渣服亦可。

鐵刷湯_{見惡寒}。

溫中湯　即理中湯加丁香。

紅豆丸《寶鑑》　治諸嘔逆膈氣，把胃吐食。

丁香　胡椒　砂仁　紅豆各二十一粒

上為細末，薑汁^③丸，皂角子大。每服一丸，以大棗一枚，去核填藥，面裹煨熟，去面細嚼，白湯下，空心日三服。

小柴胡湯_{見往來寒}。

豬苓散_{仲景}　豬苓　茯苓　白朮_{各等份}
上杵為散，飲服方寸匕，日二服。

吳茱萸湯_{見傷寒吐}。

半夏瀉心湯_{見痞}。

丁香透膈湯　**五膈寬中湯**_{俱見胃反}　**枳南湯**_{見咽喉}^④　**道痰湯**

---

① 二：原作「三」，據《金匱要略》卷中本方改。

② 二升半：原作「三升」，據《金匱要略》卷中本方改。

③ 薑汁：此下原衍「糊」，據《衛生寶鑑》卷十三本方刪。

④ 枳南湯見咽喉：本書第八冊「咽喉」無此方，疑訛。

見痰飲。

新法半夏湯《和劑》　治脾胃氣溺，痰飲不散，嘔逆酸水，腹脅脹痞，頭旋噁心，不思飲食。

縮砂仁　神麴炒　陳皮去白　草稞仁各五兩[1]　白荳蔻仁　丁香各半兩　大半夏四兩，湯浸[2]洗七次，切作兩片，白礬末一兩，沸湯浸一晝夜，洗去礬，俟乾，一片切作兩片，薑汁浸一晝夜，隔湯燉，焙乾為末，薑汁拌柿餅，炙黃用　甘草二兩，半生半炙

上為細末，每服二錢，先用生薑自然汁調成膏，入炒鹽湯，不拘時點服。

摑脾湯《和劑》

麻油四兩　良薑十五兩　茴香炒，七兩半　甘草十一兩七錢

上炒鹽一斤，同藥炒，為細末。每服一錢，不拘時，白湯點服。

靈砂丹《和劑》　治上盛下虛，痰涎壅盛。最能鎮墜，升降陰陽，和五臟，助氣元。

水銀一斤　硫黃四兩

上二味，用新銚納炒成砂子，入水火鼎煅煉，為末，糯米糊丸如麻子大。每服三丸，空心，棗湯、米飲、井花水、人參湯任下，量病輕重，增至五七丸。忌豬羊血、綠豆粉、冷滑之物。

養正丹見氣　**半硫丸**見大便閉。

竹茹湯《本事》　治胃熱嘔吐[3]。

乾葛　半夏薑汁半盞，漿水一升，煮耗一半，各三錢

上為末，每服五錢，水一盞，薑三片，竹茹一彈大，棗一枚，同煎至七分，去渣溫服。

槐花散《良方》　大凡吐多是膈熱，熱且生痰，此藥能化胃膈熱涎，有殊效。

---

① 各五兩：原作「各一兩」，據《局方》卷四本方改。
② 浸：原脫，據《本事方》卷四本方補。
③ 吐：原脫，據《本事方》卷四本方補。

皂角_{去皮，燒煙絕}　白礬_{熬沸定}　槐花_{炒黃黑色}　甘草_炙

上各等份，為末，每服二錢，白湯調下。

枇杷葉飲[①]《本事》　止嘔惡，和中利膈。

枇杷葉_{去毛，二錢}　人參　半夏_{各一錢}　茯苓_{五錢}　茅根_{二兩}
生薑_{七片}

水煎，去滓，入檳榔末五分，和勻服。

—— 嘔吐治療臨床新用 ——

大半夏湯治療嘔吐舉隅

頑固性神經性嘔吐

工某，女，25 歲。患者 2 年來經常嘔吐，食入即吐，吐出物為胃內容物，無明顯噁心，胃脘脹痛。患者形體消瘦，而色萎黃，神倦乏力，大便秘結，舌淡苔白，脈弦滑。證屬脾虛不運、鬱生涎飲、聚結不散。治以補脾養胃、化飲散結、降逆止嘔。方用大半夏湯加味：法半夏 12g，上黨參 10g，生薑 10g，炒白朮 20g，砂仁 10g（後下），前胡 10g，香附 10g，枳殼 6g，蜂蜜 30g，炙甘草 10g。水煎服，日 1 劑。服藥 3 劑後嘔吐停止，上方略為加減連服 12 劑。1 年後隨訪病情無復發。

胃癌嘔吐

吳某，女，61 歲。患者有慢性胃及十二指腸球部潰瘍病史 10 年。經常發作陣發性胃脘部疼痛。近 3 個月來胃脘部疼痛明顯加重，用過止痛藥物，但疼痛無明顯減輕，出現反覆性嘔吐，開始吐出食物，以後吐出大量的黏液。近來做鋇餐造影提示：胃及十二指腸潰瘍、胃竇部潰瘍惡變。證見：形體消瘦，惡病質面容，舌苔薄白，脈弦滑。證屬痰飲阻滯、脾虛失運、久吐傷陰。治以化飲降逆、補脾養陰。方用大半夏湯加味：法

---

① 枇杷葉飲：《本事方》卷四作「枇杷葉散」。

半夏 15g，花旗參 12g，生薑 12g，白朮 15g，陳皮 10g，麥門冬 9g，厚朴 6g，蜂蜜 20g，炙甘草 10g。服藥 2 劑後疼痛有所緩解，繼服 6 劑，嘔吐未再出現。

賁門痙攣嘔吐

李某，男，15 歲。患者訴嘔吐月餘，飯後或飲水即吐，嘔吐物為飲食或黏液，不嘔吐時如常人，曾在多家醫院治療，效果不佳。就診時證見飲食難下，嘔吐較頻繁，咳嗽多痰，舌淡苔白，脈滑。證屬痰飲阻滯、脾失健運。治以化飲散結、健脾和胃、降逆止嘔。方用大半夏湯加味：黨參 20g，法半夏 10g，蜂蜜 20g，厚朴 10g，白朮 12g，陳皮 10g，白荳蔻 10g，生薑 9g，砂仁 10g，甘草 6g。服藥 4 劑後，嘔吐明顯好轉，原方略為加減，繼續服藥 20 劑，嘔吐消失，恢復正常。

幽門不完全性梗阻所致嘔吐

張某，男，49 歲。患者胃脘部悶痛，近半年來出現嘔吐，逐漸加重，食後尤甚，吐出不消化食物及清水痰涎。納差，消瘦，大便燥結。常感胃脘部灼熱隱痛，曾在地區人民醫院做胃鏡及鋇餐檢查，診斷為胃及十二指腸潰瘍、幽門不完全性梗阻。經多方治療，嘔吐未見緩解。診時見患者舌苔白膩，脈虛略大。證屬脾虛挾飲、久吐傷陰。治以補脾養陰、化飲散結降逆。方用大半夏湯加味：法半夏 15g，人參 10g，蜂蜜 60g，炒白朮 15g，枳殼 10g，甘草 10g。服藥 2 劑後嘔吐明顯改善。其他症狀亦得到緩解，連服 20 劑而癒。隨訪 1 年未復發。

‖ 漏　氣 ‖

麥門冬湯《三因》　治漏氣。因上焦傷風，開其腠理，上焦之氣慓悍滑疾，遇開即出，經氣失道，邪氣內著，故有是證。

麥門冬去心　生蘆根　竹茹　白朮各五兩　甘草炙　茯苓各二兩　人參　陳皮　葳蕤各三兩

上剉散，每服四大錢，水一盞半，薑五片，陳米一撮，煎

七分，去滓熱服。

‖ 走 哺 ‖

人參湯《三因》 治走哺。蓋下焦氣起於胃下口，別入迴腸，注於膀胱，並與胃傳糟粕而下大腸。今大小便不通，故知下焦實熱之所為也。

人參 黃芩 知母 萎蕤 茯苓各三錢 蘆根 竹茹[①] 白朮 梔子仁 陳皮各半兩 石膏煅，一兩

上為剉散，每服四錢，水一盞半，煎七分，去滓溫服。

‖ 吐 食 ‖

桔梗湯《家珍》 治上焦氣熱上衝，食已暴吐，脈浮而洪。

桔梗 白朮各一兩半 半夏麴二兩 陳皮去白 枳實炒 白茯苓 厚朴各一兩，薑製炒

上粗末，每服一兩，水一盞，煎至七分，取清溫服。

木香散 木香 檳榔各等份

上為細末，前藥調服。

大承氣湯見大便不通。

荊黃湯《保命》 治證同桔梗湯。

荊芥一兩 人參五錢 甘草二錢半 大黃三錢

上粗末，作一服，水二盞，煎至 盞，去渣，調檳榔散二錢，空心服。

檳榔散 檳榔二錢 木香一錢半 輕粉少許

上為細末，同煎藥下。亦用水浸蒸餅為丸如小豆大，每服二十丸，食後服。

紫沉丸《潔古》 治中焦吐食，由食積與寒氣相格，故吐而

疼。

砂仁　半夏麴各三錢　烏梅去核　丁香　檳榔各二錢　沉香
杏仁去皮尖　白朮　木香各一錢　陳皮五錢　白荳蔻　巴豆霜各五
分，另研

上為細末，入巴豆霜令勻，醋糊為丸如黍米大。每服五十
丸，食後薑湯下，瘥則止。小兒另丸。一法，反胃吐食，用橘
皮一個，浸少時去白，裹生薑一塊，麵裹紙封，燒令熟，去外
皮，煎湯下紫沉丸一百丸，一日二服，後大便通，至不吐則
止，此主寒積氣。《病機》有代赭石、肉果，無白朮。

大黃甘草湯《金匱》　大黃四兩　甘草一兩
水三升，煮取一升，分溫再服。

金花丸《潔古》　治吐食而脈弦者，由肝勝於脾而吐，乃由
脾胃之虛，宜治風安胃。

半夏湯洗，一兩　檳榔二錢　雄黃一錢半
上細末，薑汁浸蒸餅為丸如梧桐子大。小兒另丸，薑湯
下。從少至多，漸次服之，以吐止為度。

青鎮丸　治嘔吐脈弦，頭痛而有汗。

柴胡一兩　黃芩七錢半　甘草　人參各五錢　半夏一兩半，洗[①]
青黛二錢半
上細末，薑汁浸蒸餅為[②]丸，梧桐子大。每服五十丸，薑
湯下。

茯苓澤瀉湯《金匱》　茯苓半斤　澤瀉四兩　甘草二兩　桂枝
二兩　生薑四兩　白朮三兩
上以水一升，煮取三升，納澤瀉，再煮取二升半，溫服八
合，日三服。

① 一兩半，洗：原作「三錢」，據《潔古家珍・吐論》本方改。
② 為：原脫，據《潔古家珍・吐論》本方補。

‖ 乾　嘔 ‖

陳皮湯《金匱》　陳皮四兩　生薑半斤

水七升，煮取三升，溫服一升，下嚥即癒。

‖ 惡　心 ‖

生薑半夏湯《金匱》　半夏半升　生薑汁一升[①]

以水三升，煮半夏，取二升，納生薑汁，煮取一升半，小[②]冷，分四服，日三夜一服。止，停後服。

茯苓半夏湯《拔粹》

炒麴三錢　大麥芽半兩，炒黃　陳皮　天麻各二錢　白朮　白茯苓　半夏各一兩

上為粗末，每服五錢，水二盞，生薑五片，煎至一盞，去渣熱服。

柴胡半夏湯《拔粹》　半夏二錢　蒼朮　炒麴各一錢　生薑三片　柴胡　藁本　升麻各五分　白茯苓七分

上為粗末，水二盞，煎至五沸，去渣溫服。

‖ 吐　酸 ‖

八味平胃散《三因》　厚朴去皮，薑炒　升麻　射干米泔浸　茯苓各一兩半　大黃蒸　枳殼去瓤，麩炒　甘草炙，各一兩　芍藥半兩

每服四錢，水一盞，煎七分，空心溫服。

咽醋丸 丹溪

吳茱萸去枝梗，煮，曬乾　陳皮去白　黃芩炒，各五錢　蒼朮七錢半　黃連一兩，細切，用陳壁泥同炒

---

① 生薑汁一升：原作「生薑一斤」據《金匱要略》卷中本方改。

② 小：原作「少」，據《金匱要略》卷中本方改。

上為細末，麴糊丸，梧桐子大。

神朮丸《本事》 治停飲成癖，久則嘔吐酸水。吐已停久復作，如潦水之有科臼，不盈科則不行也。脾土惡濕，而水則流濕，莫若燥脾以勝濕，崇土以堆科臼，則疾當去矣。

蒼朮一斤，米泔浸 生芝麻五錢，用水二盞，研細取漿 大棗十五枚，煮熟去皮核，研細

上以蒼朮焙乾為末，然後以芝麻漿及棗肉和勻，杵丸如梧桐子大。每服五十丸，溫湯下。忌桃、李、雀、蛤。初服覺燥，以山梔末一錢，湯調服。

乾薑丸《聖惠》 乾薑 枳殼 橘紅 葛根 前胡各五錢 白朮 半夏麴各一兩 吳茱萸 甘草各二錢半

上細末，煉蜜丸，梧桐子大。每服三十丸，米飲下。

參萸丸丹溪 沼濕熱滯氣者，濕熱甚者用為嚮導，上可治吞酸，下可治自利。

六一散七兩，即益元散 吳茱萸二兩，煮過

一方，去茱萸，加乾薑一兩，名溫六丸。

── 吐酸治療臨床新用 ──

烏梅湯治療吞酸 2 例

例 1：李某，女，55 歲。吞酸反覆發作 6 年，再發並加重半年，伴燒心、口苦、口乾、急躁易怒、乏力，每遇寒或惱怒則吞酸加重，嚴重時脘內灼熱疼痛，泛吐大量酸水且夾苦味，納減，二便調，舌淡紅、苔薄黃，脈弦。辨證：肝熱脾寒，寒熱互結。處方：烏梅 20g，桂枝、細辛各 6g，黃連、附子（先煎）各 4g，當歸 15g，乾薑、川椒、人參各 10g，黃柏 3g。2劑，水煎服，日 1 劑。患者服 2 劑後燒心、吞酸明顯減輕，口乾、口苦也大減，舌淡紅、苔薄白，脈弦。效不更方，繼上方 4 劑。隨訪至今未發。

例 2：楊某，女，60 歲。吞酸反覆發作 30 年。證見吞酸、燒心、食道部灼熱疼痛，口乾、口苦、胃脘畏寒，四肢乏力，食後氣短，平素倦怠、嗜臥、汗出較多。便溏，溺赤，舌暗紅、苔薄白，脈沉弱。辨證：脾虛中寒，肝經有熱，寒熱互結。處方：烏梅 20g，細辛 6g，黃連 2g，乾薑、桂枝、當歸、川椒、人參各 10g，附子（先煎）、黃柏、吳茱萸各 8g。服藥後吞酸、燒心、食道灼熱疼痛已減大半，口苦、口乾基本消失。體力及精神也較前大有好轉。繼上方 4 劑。諸症繼續明顯減輕，舌淡紅，苔薄白，脈較前有力。上方減川椒，加黃耆 20g，白朮 10g。5 劑，水煎服。偶發吞酸但症極輕微可自行緩解余無不適。（劉月敏.陝西中醫，2001，22（10）：629）

‖ 嘔清水 ‖

茯苓飲《金匱》

茯苓　人參　白朮各三兩　枳實二兩　陳皮二兩半[①]　生薑四兩

水六升，煮取一升八合，分溫三服，如人行八九里進之。

五苓散見消癉。

‖ 吐涎沫 ‖

吳茱萸湯見傷寒吐。

小青龍湯見咳嗽。

‖ 嘔　膿 ‖

地黃湯《直指》　治膿血嘔吐。

---

① 二兩半：原作「五錢」，據《金匱要略》卷中本方改。

生地黃洗，焙　川芎各一兩　半夏製　甘草炙，各七錢半　南星湯洗七次　芍藥　白芷　茯苓　北梗　前胡　知母　人參各半兩

每服三錢半，薑五片，烏梅一個，煎服。

‖ 嘔　蟲 ‖

烏梅丸見傷寒蚘厥。

‖ 反　胃 ‖

香砂寬中湯《統旨》　治氣滯，胸痞噎塞，或胃寒作痛者。

木香臨服時。磨水入藥三四匙　白朮　陳皮　香附各一錢半　白荳蔻去殼　砂仁　青皮　檳榔　半夏麴　茯苓各一錢　厚朴薑製，一錢二分　甘草三分

水二盅，薑三片，煎八分，入蜜一匙，食前服。

補氣運脾湯《統旨》　治中氣不運，噎塞。

人參二錢　白朮三錢　橘紅　茯苓各一錢半　黃耆一錢，蜜炙　砂仁八分　甘草四分，炙　有痰加半夏麴一錢。

水二盅，薑一片，棗一枚，煎八分，食遠服。

滋血潤腸湯《統旨》　治血枯及死血在膈，飲食不下，大便燥結。

當歸酒洗，三錢　芍藥煨　生地黃各一錢半　紅花酒洗　桃仁去皮尖，炒　大黃酒煨　枳殼麩炒，各一錢

水一盅半，煎七分，入韭菜汁半酒盞，食前服。

人參利膈丸《寶鑑》　治胸中不利，大便燥結，痰嗽喘滿，脾胃壅滯。推陳致新，治膈氣之聖藥也。

木香　檳榔各七錢半　人參　當歸酒洗　藿香　甘草　枳實麩炒黃，各一兩　大黃酒浸[1]蒸熟　厚朴薑製，各二兩

[1] 浸：原作「濕」，據《衛生寶鑑》卷十三本方改。

上為細末，滴水為丸如梧桐子大。每服三五十丸，食後溫湯送下①。

滋陰清膈飲《統旨》　治陰火上衝，或胃火太盛，食不入，脈洪數者。

當歸　芍藥煨　黃柏鹽水炒　黃連各一錢半　黃芩　山梔　生地黃各一錢　甘草三分

水二盅，煎七分，入童便、竹瀝各半酒盞，食前服。

二陳湯見痰飲　**來復丹**見中暑。

丁沉透膈湯《和劑》　治脾胃不和，痰逆噁心，或時嘔吐，飲食不進。十膈五噎，痞塞不通，並皆治之。

白朮二兩　香附子炒　縮砂仁　人參各一兩　丁香　麥芽　木香　肉荳蔻　白荳蔻　青皮各半兩　沉香　厚朴薑製　藿香　陳皮各七錢半　甘草炙，一兩半　半夏湯洗七次　神麴炒　草果各二錢半

每服四錢，水二大盞②，薑三片，棗一枚，煎八分③，不拘時熱服。

五膈寬中散《和劑》　治七情四氣傷於脾胃，以致陰陽不和，胸膈痞滿，停痰氣逆，遂成五膈。並治一切冷氣。

白荳蔻去皮，二兩　甘草炙，五兩　木香三兩　厚朴去皮，薑汁炙熱，一斤　縮砂仁　丁香　青皮去白　陳皮去白，各四兩　香附子炒，去毛，十六兩

上為細末，每服二錢，薑三片，鹽少許，不拘時，沸湯點服。

谷神嘉禾散《和劑》　治脾胃不和，胸膈痞悶，氣逆生痰，不進飲食，或五噎五膈。

白茯苓去皮　縮砂去皮　薏苡仁炒　枇杷葉去毛，薑汁炙香　人

---

① 濕湯送下：原作「諸飲送下」，據《衛生寶鑑》卷十三木方改。

② 水二大盞：原作「水一盞」，據《局方》卷三本方改。

③ 煎八分：原作「煎七分」，據《局方》卷三本方改。

參去蘆，各一兩　白朮炒，二兩　桑白皮炒　檳榔炒　白荳蔻炒，去皮　青皮去白　穀芽炒　五味子炒，各半兩　沉香　杜仲去皮，薑汁、酒塗炙　丁香　藿香　隨風子①　石斛酒和炒　半夏薑汁搗和作餅，炙黃色　大腹子炒　木香各七錢半　甘草炙，兩半　陳皮去白　神麴炒。各二錢半

　　每服三錢，水一盞，薑二片②，棗二枚，煎七分，不拘時溫服。五噎，入乾柿一枚；膈氣吐逆，入薤白三寸，棗五枚。

　　代抵當丸見畜血。

　　秦川剪紅丸《良方》　治膈氣成翻胃，服此吐出瘀血及下蟲而效。

　　雄黃別研　木香各五錢　檳榔　三棱煨　蓬朮煨　貫仲去毛　乾漆炒煙盡　陳皮各一兩　大黃一兩半

　　上為細末，麵糊為丸如梧桐子大。每服五十丸，食前用米飲送下。

　　芫花丸《本事》　蕪花醋炒，一兩　乾漆③　狼牙根　桔梗炒黃　藜蘆炒　檳榔各半兩　巴豆十粒，炒黑

　　上為細末，醋糊為丸如赤豆大。每服二三丸，加至五七丸，食前生薑湯下。此方常服，化痰、消堅、殺蟲。予患飲癖三十年，暮年多嘈④雜，痰飲來潮⑤即吐，有時急⑥飲半杯酒即止，蓋合此症也。因讀巢氏《病源》論酒癖云：飲酒多而食穀少，積久漸瘦，其病常⑦思酒，不得酒則吐，多睡，不復⑧能食，是胃中有蟲使然，名為酒癖，此藥治之。要之，須禁酒即

---

① 隨風子：即未成熟的訶子。《本草圖經》：訶子「其子示熟時，風飄墮者，謂之隨風子」。
② 薑二片：原作「薑三片」，據《局方》卷三本方改。
③ 乾漆：原作「牛膝」，據《本事方》卷三本方改。
④ 多嘈：原作「嘗多」，據《本事方》卷三本方改。
⑤ 來潮：此下原衍「遲」，據《本事方》卷三本方刪。
⑥ 急：原脫，據《本事方》卷三本方補。
⑦ 其病常：此下原衍「欲」。據《本事三方》卷三本方刪。
⑧ 不復：原作「復不」，據《本事方》卷三本方改。

易治，不禁無益也。

厚朴丸 主翻胃吐逆，飲食噎塞，氣上衝心，腹中諸疾。

厚朴　蜀椒去目，微炒　川烏頭炮，去皮，各一兩五錢　紫菀去土苗　吳茱萸湯洗　菖蒲　柴胡去苗　桔梗　茯苓　官桂　皂角去皮弦，炙　乾薑炮　人參各二兩　黃連二兩半　巴豆霜半兩

上為細末，入巴豆霜勻，煉蜜為劑，旋旋丸如梧桐子大。每服三丸，漸次加至五七丸，以利為度，生薑湯下，食後而臥。此藥治效，與《局方》溫白丸同，及治處暑以後秋冬間下痢，大效。春夏加黃連二兩，秋冬再加厚朴二兩。如治風，於春秋所加黃連、厚朴外，更加菖蒲、茯苓各一兩半。如治風痛不瘉者，依春秋加藥外，更加人參、菖蒲、茯苓各一兩半。如心之積，加菖蒲、白茯苓為輔。如脾之積，如肝之積，加柴胡、蜀椒為輔。如肺之積，加黃連、人參為輔，加茱萸、乾薑為輔。秋冬久瀉不止，加黃連、茯苓。

萬病紫菀丸見積聚　**益元散**見傷暑。

三乙承氣湯子和　北大黃去粗皮　芒硝即焰硝　厚朴薑製　枳實生用，各半兩　甘草去皮，炙，一兩　當歸酒洗，焙，二錢半重

上㕮咀，每服半兩，水盞半，生薑五片，棗二枚掰開，同煎七分，去滓熱服，不拘時候。病重者，每服一兩，加薑二片，棗一枚，若不納藥，須時時呷服之，以通為度。雖為下藥，有泄有補，卓有奇功。劉河間又加甘草，以為三一承氣，以甘和其中，最得仲景之秘。試論只論四味，當歸不在試論之列，不可即用，然等份不多，縱用亦無妨。

四生丸子和　治一切結熱。常服肢體潤澤，耐老。

北大黃去粗皮，酒洗，紙包煨香，不可過，存性，一兩　黑牽牛三兩，取頭末一兩　皂角去皮，生用，一兩　芒硝生用，半兩

上為末，滴水為丸梧桐子大。每服二三十丸，白湯送下。

對金飲子子和　淨陳皮八兩，焙製　蒼朮四兩，焙　人參一兩　厚朴四兩，薑炒　甘草炙，三兩　黃芩二兩半，去皮心黑灰　黃耆一兩

㕮咀，每服半兩，水盞半，生薑五片，棗二枚，同煎七

分，去滓熱服。先服承氣湯，夜服四生丸。如已效，進食不格拒，方用對金飲子。然初病作，且於嘔吐胃熱類內選用清利之藥，審其虛實重輕，方用前藥更佳。

── 反胃治療臨床新用 ──

陳崑山治反胃驗案

用陳夏六君加味，健脾和胃。藥用黨參 10g，白朮 12g，茯苓 15g，甘草 6g，陳皮 10g，法夏 12g，厚朴 10g，熟大黃 3g，黃藥 10g，麥冬 10g，白及 12g。連服 30 劑後症狀完全消失。（喻建平.江西中醫藥，1999，30（2）：3）

‖ 噎 ‖

人參散見大便秘　**厚朴丸**見反胃。

昆布丸《良方》　治五噎，咽喉妨塞，食飲不下。

昆布洗去鹹水　麥門冬去心，焙　天門冬去心，焙　訶梨勒去核，各一兩半　木通　川大黃微炒　川朴硝　鬱李仁湯浸，去皮，微炒　桂心　百合合一兩　羚羊角屑　杏仁湯浸，去皮尖，麩炒黃　紫蘇子微炒　射干各半兩　柴胡去蘆　陳皮湯浸，去白　檳榔各二錢半

上為細末，煉蜜和搗三百杵，丸如梧桐子大。每服三十丸，不拘時，熱酒送下。夜飯後用綿裹彈子大一丸嚼化。

代抵當丸見畜血。

竹皮散《良方》　治噎聲不出。

竹皮一方用竹葉　細辛　通草　人參　五味子　茯苓　麻黃　桂心　生薑　甘草各一兩

上㕮咀，以水一斗，煮竹皮，下藥煮取三升，分三服。

補中益氣湯見勞倦。

吳茱萸丸東垣　大理脾胃，胸膈不通，調中順氣。

吳茱萸　草荳蔻仁各一錢二分　橘皮　益智仁　人參　黃耆

升麻各八分　白僵蠶　澤瀉　薑黃　柴胡各四分　當歸身　甘草炙，各六分　木香二分　青皮三分　半夏一錢　大麥芽一錢五分

上為細末，用湯浸，蒸餅為丸如綠豆大。每服三十丸，細嚼，白湯送下，無時。

利膈丸見反胃　**黃耆補中湯**見痞　**滋腎丸**見小便不通　**消痞丸**見痞。

‖ 吐 利 ‖

黃芩加半夏生薑湯仲景　黃芩三兩　甘草炙，二兩　芍藥一兩[1]　半夏半升[2]　生薑三兩[3]　大棗十二枚[4]

上水一斗，煮取三升，去滓[5]，溫服一升，日再夜一服。

黃芩湯《外台》　黃芩二兩　人參　乾薑各三兩　桂枝一兩　半夏半兩　大棗十二枚

上水七升，煮取三升，溫分三服。

理中丸見痞　**六一散**　即益元散見傷暑。

水煮金花丸潔古　治風痰。

半夏湯洗　天南星洗　寒水石燒存性，各一兩　天麻半兩　雄黃一錢半　白麵四兩

上為末，滴水為丸，梧桐子大。每服百丸，先煎漿水沸，下藥煮令浮為度，漉出，生薑湯下，食前。

‖ 霍 亂 ‖

加減理中湯《良方》　人參　乾薑　白朮各三錢　甘草炙，一錢

---

① 一兩：原作「三兩」，據《金匱要略》卷中本方改。
② 半升：原作「半斤」，據《金匱要略》卷中本方改。
③ 三兩：原作「四兩」，據《金匱要略》卷中本方改。
④ 十二枚：原作「二十枚」，據《金匱要略》卷中本方改。
⑤ 去滓：原脫，據《金匱要略》卷中本方補。

水一盅，煎一盅，不拘時服。

若為寒濕所中者，加附子一錢，名附子理中湯。

若霍亂吐瀉者，加橘紅、青皮各一錢半，名治中湯。

若干霍亂心腹作痛，先以鹽湯少許頻服，候吐出令透，即進此藥。

若嘔吐者，於治中湯內加丁皮、半夏各一錢，生薑十片煎。

若泄瀉者，加橘紅、茯苓各一錢，名補中湯。

若溏泄不已者，於補中湯中內加附子一錢；不喜飲食，水穀不化者，再加砂仁一錢。

若霍亂嘔吐，心腹作痛，手足逆冷，於本方內去白朮，加熟附子，名四順湯。

若傷寒結胸，先加桔梗、枳殼等份，不癒者，及諸吐利後胸痞欲絕，心胸高起急痛，手不可近者，加枳實、白茯苓各一錢，名枳實理中湯。

若渴者，再於枳實理中湯內加栝蔞根一錢。

若霍亂後轉筋者，理中湯內加火煅石膏一錢。

若臍上築者，腎氣動也，去朮，加官桂一錢半。腎惡燥，去朮，恐作奔豚，故加官桂。

若悸多者，加茯苓一錢。若渴欲飲水者，加白朮半錢。若寒者，加乾薑半錢。

若腹滿者，去白朮，加附了一錢。若飲酒過多，及啖炙煿熱食，發為鼻衄，加川芎一錢。

若傷胃吐血，以此藥能理中脘，分利陰陽，安定血脈，只用本方。

二香散《良方》　治暑濕相搏，霍亂轉筋，煩渴悶亂。

藿香　白朮　厚朴　陳皮　茯苓　半夏　紫蘇　桔梗　白芷　香薷　黃連　扁豆各一錢　大腹皮　甘草各半錢

水二盅，薑五片，蔥白三根，煎至一盅，不拘時服。

香薷散《活人》　治陰陽不順，清濁相干，氣鬱中焦，名為

霍亂。此皆飽食多飲，復睡冷席，外邪內積，結而不散，陰陽二氣，壅而不反，陽氣欲降，陰氣欲升，陰陽交錯，變成吐利，百脈混亂，榮衛俱虛，冷搏筋轉，皆宜服此。

厚朴_{去皮，薑汁炒}　黃連_{薑汁炒，各二兩}　香薷_{四兩}　甘草_{半兩}

上為末，每服四錢，水煎，不犯鐵器，慢火煎之。兼治不時吐利，霍亂，腹撮痛，大渴煩躁，四肢逆冷，冷汗自出，兩腳轉筋，痛不可忍者，須井中沉令極冷，頓服之乃效。

桂苓白朮散《寶鑑》　治冒暑飲食所傷，傳受濕熱內盛，霍亂吐瀉，轉筋急痛，滿腹痛悶，小兒吐瀉驚風，皆宜服此。

桂枝　人參[①]　白朮　白茯苓_{各半兩}　澤瀉　甘草　石膏　寒水石_{各一兩}　滑石_{二兩}

一方，有木香、藿香、葛根各半兩。

上為細末，每服三錢，白湯調下，或新汲水薑湯下亦可。

桂苓甘露飲《寶鑑》　流濕潤燥，治痰涎，止咳嗽，調臟腑寒熱嘔吐，服之令人遍身氣液宣平，及治水腫瀉利。

肉桂　藿香　人參_{各半兩}　木香_{二錢半}　白茯苓_{去皮}　白朮　甘草　澤瀉　葛根　石膏　寒水石_{各一兩}　滑石_{二兩}

上為末，每服三錢，白湯，冷水任調下。

六和湯_{見傷暑}　**蘇合香丸**_{見卒中}　**除濕湯**_{見中濕}。

訶子散《三因》　治老幼霍亂，一服即效。

訶子_{炮，去核}　甘草_炙　厚朴_{薑製}　乾薑_炮　神麴_炒　草果_{去殼}　良薑_炒　茯苓　麥芽_炒　陳皮_{各等份}

上為細末，每服二錢，候發不可忍時，用水煎，人鹽少許服之。

七氣湯《三因》　治七氣鬱結五臟之間，陰陽不和，揮霍變亂，吐利交作。

半夏_{湯泡}　厚朴　白芍藥　茯苓_{各二錢}　桂心　紫蘇　橘紅　人參_{各一錢}

---

① 人參：《衛生寶鑑》卷十六本方中無此藥，疑衍。

上作一服，用水二盅，生薑七片，紅棗一枚，煎至一盅，不拘時服。

吳茱萸湯《良方》　治冒暑伏熱，腹痛作瀉或痢，並飲水過度，霍亂吐瀉，其證始因飲冷，或冒寒，或忍饑，或大寒，或乘舟車，傷動胃氣，令人上吐下瀉並行，頭旋眼暈，手腳轉筋，四肢逆冷，用藥遲慢，須臾不救。

吳茱萸　木瓜　食鹽各半兩

上同炒令焦，先用瓷器盛水三升，煮令百沸，入藥煎至二升以下，傾一盞，冷熱隨病人服之。卒無前藥，用枯白礬為末，每服一大錢，沸湯調服。更無前藥，用鹽一撮，醋一盞，同瘅至八分，溫服。或鹽梅鹼酸等物皆可服。

通脈四逆湯見泄瀉　**五苓散**見消瘅　**四逆湯**見厥　**平胃散**見中食　**建中湯**見傷寒吐。

建中加木瓜柴胡湯　平胃散加木瓜亦可。

桂枝二兩半　芍藥二兩　甘草一兩　膠飴半升　生薑一兩半　大棗六枚　木瓜　柴胡各五錢

每服一兩，水三盞，煎一盞半，去渣，下膠餳匙服。

四君子加白芍藥高良薑湯

四君子湯各一兩　白芍藥　良薑各五錢

同前法煎服。

四君子加薑附厚朴湯

四君子湯各一兩　生薑　附子炮　厚朴薑製，各三錢

同前煎服。

建中加附子當歸湯　桂枝一兩　芍藥二兩　甘草半兩　膠飴半升　附子炮　當歸各三錢　生薑一兩半　大棗六枚

同前法煎。

藿香正氣散見中風　**來復丹**見中暑　**神保丸**見傷飲食　**養正丹**見氣　**四順湯**即理中湯備加甘草　**十補散**即十補湯。

木瓜湯《直指》　治吐瀉不已，轉筋擾悶。

酸木瓜一兩　茴香二錢半，微炒　吳茱萸半兩，湯洗七次　甘草

炙，二錢

上剉散，每四錢，薑五片，紫蘇十葉，空腹急煎服。

止渴湯《良方》　人參去蘆　麥門冬去心　茯苓去皮　桔梗　瓜蔞根　葛根　澤瀉　甘草炙，各五錢

上為細末，每服二錢，不拘時，蜜湯調下。

增損縮脾飲《寶鑑》　草果　烏梅　甘草　砂仁各四兩　乾葛二兩

每服五錢，生薑五片同煎以水浸極冷，旋旋服之，無時。

茯苓澤瀉湯《三因》

茯苓八兩　澤瀉四兩　甘草炙　桂心各二兩　白朮三兩

每服四錢，生薑三片同煎，食前服。一方，有小麥五兩。

麥門冬湯《良方》　麥門冬去心　白茯苓去皮　半夏湯泡七次　橘皮　白朮各一錢半　人參　小麥　甘草炙，各一錢

水二盅，生薑五片，烏梅少許，同煎至一盅，不拘時服。

白朮散《良方》　治傷寒雜病一切吐瀉煩渴，霍亂虛損氣弱，保養衰老，及治酒積嘔噦。

白朮　茯苓去皮　人參　藿香各半兩　葛根一兩　木香二錢半　甘草炙，一兩半

上為細末，每服二錢，白湯調下。如煩渴，加滑石二兩，甚者加薑汁，續續飲之，無時。

烏梅散《良方》　烏梅肉微炒　黃連去鬚，微炒　當歸微炒　附子炮裂，去皮臍　熟艾以上各七錢半　阿膠搗碎，炒令燥　肉荳蔻去殼　赤石脂上各一兩　甘草炙，半兩

上為細末，不拘時，粥飲調下二錢。

黃連丸《良方》　黃連去鬚，微炒　黃柏微炒　厚朴去皮，生薑汁塗炙令香，以上各七錢半　當歸微炒　乾薑炮煨　木香不見火　地榆以上各半兩　阿膠搗碎，炒黃燥，一兩

上為末，煉蜜和搗二三百杵，丸如梧桐子大。每服二十丸，不拘時，粥飲送下。

止血湯《良方》　治霍亂下焦虛寒，或便利後見血。

當歸_焙　桂心_{去粗皮}　續斷_{各三兩}　生地黃_焙　乾薑_{炮裂①，各}
四兩　阿膠_{炙令燥}　蒲黃　甘草_{炙，各二兩}

上搗篩，每服三錢，水一盞，煎七分，去滓溫服，日三
服。

厚朴湯《良方》　治乾霍亂。

厚朴_{去皮，生薑汁炙令香}　枳殼_{去瓤，麩炒}　高良薑　檳榔　朴
硝_{各七錢半}　大黃_{炒，二兩}

上搗篩，每服三錢，水一盞半，煎一盞，溫服。

活命散　治脾元虛損，霍亂不吐瀉，腹脹如鼓，心胸痰
壅。

丁香_{七粒}　葛根②_{半兩}　甘草_{炙，一分③}　生薑_{半兩}　鹽_{一合}

上剉碎，用童便一盞半，煎一盞，分二次溫服。

冬葵子湯《良方》　治乾霍亂，大小便不通，手足俱熱，悶
亂。

冬葵子　滑石_研　香薷_{各二兩}　木瓜_{一枚，去皮瓤}

上搗篩，每服五錢，水二盅，煎一盅，溫服，日四五服。

人參散《大全》　治脾胃虛寒，霍亂吐瀉，心煩腹痛，飲食
不入。

人參　厚朴_{薑製}　橘紅_{各一錢}　當歸　乾薑_炮　甘草_{炙，各五分}

上用棗，水煎服。

人參白朮攻《良方》　治脾胃虛弱，吐瀉作渴，不食。

白朮　茯苓　人參　甘草_炒　木香　藿香_{各五分}　乾葛_{一錢}

上用水煎服。吐甚，加生薑汁頻飲之。

木瓜煎《良方》　治吐瀉轉筋，悶亂。

吳茱萸_{湯泡七次}　生薑_{切，各二錢半}　木瓜_{木刀切，一兩半}

每服二三錢，用水煎。

---

① 裂：原作「製」，據《奇效良方》卷二十本方改。
② 葛根：原作「菖蒲根」，據《奇效良方》卷二十本方改。
③ 一分：原作「一兩」，據《奇效良方》卷二十本方改。

‖ 關　格 ‖

柏子仁湯　人參　關夏　白茯苓　陳皮　柏子仁　甘草炙
麝香少許，另研

上生薑煎，入麝香調勻和服。加鬱李仁更妙。

人參散　人參　麝香　片腦各少許

上末，甘草湯調服。

既濟丸《會編》　治關格，脈沉細，手足厥冷者。

熟附子童便浸　人參各一錢　麝香少許

上末，糊丸如梧桐子大，麝香為衣。每服七丸，燈心湯
下。

檳榔益氣湯《會編》　治關格勞後，氣虛不運者。

檳榔多用　人參　白朮　當歸　黃耆　陳皮　升麻　甘草
柴胡　枳殼

上生薑煎服。

木通二陳湯《會編》　治心脾痛後，小便不通，皆是痰隔於
中焦，氣滯於下焦。

木通　陳皮去白　白茯苓　半夏薑製　甘草　枳殼

上生薑煎服，服後探吐。更不通，加味小胃丹，加味控痰
丸。

道氣清利湯《會編》　治關格吐逆，大小便不通。

豬苓　澤瀉　白朮　人參　藿香　柏子仁　半夏薑製　陳
皮　白茯苓　甘草　木通　梔子　黑牽牛　檳榔　枳殼　大黃
厚朴薑製　麝香少許

上生薑煎服，兼服木香和中丸。吐不止，灸氣海、天樞；
如又不通，用蜜導。

加味麻仁丸《會編》　治關格大小便不通。

大黃一兩　白芍藥　厚朴薑汁炒　當歸　杏仁去皮尖　麻仁
檳榔　南木香　枳殼各五錢　麝香少許

上為末，蜜丸。熟水下。

皂角散《會編》　治大小便關格不通，經三五日者。

大皂角燒存性。

上為末，米湯調下。又以豬脂一兩煮熟，以汁及脂俱食之。又服八正散加檳榔、枳殼、朴硝、燈心草、茶根。

大承氣湯見傷寒潮熱。

—— 關格治療臨床新用 ——

關格方為主中西醫結合治療慢性腎衰 40 例療效觀察

中藥關格方：荊芥 6g，防風 6g，白芷 10g，獨活 12g，丹參 6g、茜草 10g，地榆 10g，槐花 10g，大腹皮 10g，檳榔 10g，白茅根 10g，蘆根 10g，絲瓜絡 10g，焦三仙各 10g、生大黃 5g 組成。氣虛加黃者 15g，太子參 15g，氣陰兩虛加沙參 10g，西洋參 3g，麥冬 10g，嘔吐加黃連 3g，法半夏 10g，竹茹 10g。日 1 劑，水煎分兩次溫服。結果：40 例中顯效 16 例，有效 20 例，無效 4 例，顯效率為 40%，總有效率為 90%。（周雲南.湖南中醫藥導報.2001，7（5）：228）

‖ 呃　逆 ‖

大補陰丸丹溪　降陰火，益腎水。

黃柏鹽酒拌，新瓦上炒褐色　知母去皮，酒拌濕炒，各四兩　熟地黃懷慶肥大沉水者，酒洗，焙乾用　敗龜板酥炙黃，各六兩

上細末，豬脊髓加煉蜜為丸，如梧桐子大。每服五十丸，空心薑、鹽湯下。

大補丸丹溪　治腎經火，燥下焦濕。

黃柏酒炒褐色

為末，水丸。隨證用藥送下。

理中湯見霍亂。

橘皮竹茹湯　陳皮二升　竹茹二升　大棗三十枚　生薑半斤　甘草五兩　人參一兩

以水一斗，煮取三升，溫服一升，日三[1]服。

黃連瀉心湯見痞　小承氣湯大便不通　調胃承氣湯見發熱　桃仁承氣湯見蓄血　木香和中丸見大便不通　二陳湯　導痰湯並見痰飲。

陳皮湯　陳皮四兩　生薑半斤

以水七升，煮取三升，溫服一升，下咽即瘥。

小青龍湯見咳嗽。

柿錢散潔古　柿錢　丁香　人參各等份

上為細末，水煎，食後服。

丁香柿蒂散《寶鑑》　丁香　柿蒂　青皮　陳皮各等份

上為粗末，每服三錢，水一盞半，煎七分，去渣溫服，無時。

羌活附子湯《寶鑑》　羌活　附子炮　木香　茴香炒，各五錢　乾薑一兩

上為細末，每服二錢，水一盞半，鹽一撮，煎二十沸，和滓熱服。

小半夏茯苓湯見嘔吐　枳實半夏湯見傷飲食　木香調氣散見中氣　丁香煮散見不能食。

丁香散《婦人良方》　治心煩呃噫。

丁香　白荳蔻各半兩　伏龍肝一兩

上為末，煎桃仁、吳茱萸湯，每服一錢調下。

羌活散同上　治呃逆。

羌活　附子炮　茴香炒，各半兩　木香　白薑[2]炮，各一錢

上為末，每服二錢，水一盞，鹽一捻，煎服。

參附湯同上　治陽氣虛寒，自汗惡寒，或手足逆冷，大便

---

① 三：原作「五」，據《金匱要略》卷中本方改。

② 白薑：即乾薑。

自利；或臍腹疼痛，呃逆不食；或汗多發痙等症。

人參一兩　附子炮，五錢

上薑、棗，水煎，徐徐服。去人參，加黃耆，名耆附湯。

——　呃逆治療臨床新用　——

中醫治療頑固性呃逆近況

藥物療法：①解表、祛風法：用麻黃湯加蟬衣、僵蠶、柿蒂、生薑。服 2 劑，好轉。服 4 劑，痊癒。

②降逆止呃法：羅宏治腦血管病併發症 34 例，用旋覆代赭湯去人參、甘草、大棗、加麥冬、丹參、牛膝、菖蒲、鬱金。結果：平均 3 天，全部治癒。慕延民治中風併發本病 20 例，用止呃湯（法夏、旋覆花、柿蒂、陳皮、川棟子、鬱金、沉香、木香、枳實、甘草）痊癒。

劉新梅治本病 6 例用回陽救急湯去五味子，半夏。結果：服 1 劑呃止 4 例，服 2 劑呃止 2 例，總有效率 100%。

張興斌治本病 32 例，用丁香、鬱金、柿蒂、旋覆花、代赭石、半夏、陳皮均獲顯效。

③活血化瘀法：李繼功治本病 37 例，用血府逐瘀湯 3～9 劑，結果：治癒 36 例，無效 1 例。易獻春用血府逐瘀湯 8 劑，痊癒。

賴澤毅用血府逐瘀湯去紅花、赤芍、甘草加鬱金、代赭石，服 3 劑，好轉。原方加柿蒂、竹茹服 7 劑，痊癒。熊殿文治本病 21 例，用桃仁、白芍、丹參、紅花、鬱金、牛膝、旋覆花、代赭石、當歸。脾腎陽虛加附片、乾薑、茯苓；肝鬱氣結加柴胡、川棟子；胃陰不足加生地、沙參；脾虛痰阻加半夏、茯苓、白朮。結果：痊癒 17 例、有效 3 例，無效 1 例。

④疏肝解鬱法：劉抱桐用逍遙散加溫膽湯 3 劑呃逆漸平，又進 20 劑，諸症悉除。

粉劑治療：賈井輝用全蠍粉每次 2g，日 3 次，黃酒為引，共治療 5 例，一般服 3～5 次，呃逆停止，療效頗佳。

貢軍用韭菜籽炒熱研細末，每次 9g。日三次。3 次服完，呃逆止，屢治屢效；

范林用韭菜子粉，每次 5g，日 3 次，服 3 次呃逆止。

針炙治療：李兆針刺人中穴治療本病 40 例。結果：針 1 次治癒 35 例，針 2 次治癒 5 例。

金經國針刺攢竹穴治療本病 40 例。方法：用 1 寸毫針斜刺雙攢竹，結合患者閉口鼓腹自身調節。結果：針 1 次治癒 3 例，針 2 次治癒 7 例，總治癒率 100%。

王金海針刺安胃穴治療脾胃病併發本病 153 例針刺後以雙目流淚為最好，並用物刺激鼻孔取嚏效亦佳。結果：針 1 次治癒 55 例，針 2 次治癒 68 例，針 3 次以上治癒 21 例，針 5 次以上不癒 5 例，治癒率 94.12%。

蔡國偉針刺缺盆穴治療本病 68 例。結果：經治 1 次痊癒 18 例，2 次痊癒 17 例，3 次痊癒 15 例，4 次痊癒 10 例，5 次痊癒 8 例，治癒率 100%。

祁越針刺中縫穴，治療本病 37 例，均獲顯效。

康世英取至陽配氣舍，治療本病 45 例。方法：取穴至陽。配穴氣舍留針 20～30 分鐘，亦可用手指按壓 I 0～15 分鐘，均能達到同樣效果。結果：痊癒 33 例，好轉 8 例，無效 4 例。

張雲輝針刺治療本病 30 例。取穴中脘、足三里、三陰交（雙）、配內關（雙）、太衝，效欠佳加攢竹。結果：痊癒 22 例，好轉 6 例，無效 2 例，總有效率 93.3%。

陳素華針加溫和灸治療本病 103 例，取穴：1 組內關、膻中。2 組：中脘、足三里、膈俞、胃寒加灸梁門；胃熱針瀉陷谷；陽虛加灸氣海，關元；陰虛針補太谿，三陰交；肝氣橫逆者，針瀉期門、太衝、呃逆重者可配合 2 組治療。結果：痊癒 86 例，顯效 14 例，無效 3 例，總有效率達 97.09%。

周透娟持續薰灸治療本病 150 例。取穴：膻中，中脘，關元，重症加腎俞。結果：痊癒 103 例，顯效 47 例，有效率 100%。

穴位注射治療：宋海波治療本病 11 例用維生素 K_3 膻中穴注射，30～40 分鐘後呃逆可停止。結果：治癒 9 例，好轉 1 例，無效 1 例，總有效率 91%。

李有田治療手術後發本病 87 例，用維生素 B_1，維生素 B_6 注射液各 1 支，取雙內關穴各注射 1.5ml，無效者可重複治療 1 次。結果：痊癒 74 例，顯效 6 例，好轉 6 例，無效 2 例，總有效率為 97.69%。

楊淑坤治療本病 48 例，取雙側內關穴，用維生素 B_1，維生素 B_6 每穴各注射 2ml，無效者可重複治療 1 次，結果：痊癒 30 例，顯效 10 例，好轉 6 例，無效 2 例，總有效率 95.83%。

耳穴治療：田維桂用耳穴壓豆，取隔、胃、肝、腎上腺、神門、皮質下、內分泌壓 1 側耳穴、左右耳三日換 1 次，壓豆 1 次後呃逆明顯減輕，壓 2 次後，呃逆持續時間縮短，壓 4 次後呃逆止，又壓豆 2 次。病癒未復發。

張雪朝治本病取耳針隔、胃為主穴，配交感、神門，也可用王不留行子貼壓耳穴，共治療 21 例，輕者針 2 次治癒，重者針 5 次治癒。

郭瑞琦用經絡診療器取耳穴隔、胃。備用穴肺、脾、大腸、小腸。找到變阻點，每穴治療 10 分鐘，共治療本病 15 例。結果：經治 1 次治癒 8 例，2 次治癒 6 例。3 次治癒 1 例。

奚彩昆按壓耳隔穴治療本病 32 例均治癒。

劉雲按壓耳呃逆穴，取單側或雙側，用火柴棍或大頭針鈍頭，由輕至重按壓共治療 37 例，療效滿意。

指壓法治療：趙建平按壓晴明穴（雙），治療危重病併發本病 6 例，大約指壓後半分鐘呃逆即可緩解、停止。

王家順用雙手按壓雙側止呃穴，局部有酸、脹、麻痛感為

證治準繩・類方精選

度。結果：經 1 次按壓，治癒 64 例，好轉 14 例，無效 2 例，總有效率 97.50%。

劉仁義取指壓中諸，養老二穴，4 分鐘後呃逆止，每日指壓 1 次，連續 3 天未再復發。

李正秋用點穴（雙內關、雙隔關）。結果：痊癒 84 例，顯效 51 例，總有效率 100%。

周建平用拇指壓少商，治療手术後併發本病 126 例。結果有效 104 例，無效 22 例。

常晉華用手掐中衝穴，一般持續 2 分鐘，即可見效。療效可靠。對神經性呃逆尤為適宜。（李明良.湖南中醫學院學報，1994，（14）3：62）

‖ 噫 ‖

旋覆代赭湯見傷寒痞。

枳殼散《本事》　治心下蓄積，痞悶或作痛，多噫敗卵氣。

枳殼　白朮各半兩　香附一兩　檳榔三錢[①]

上為細末，每服二錢，米飲調下，日三服，不拘時候。

丹溪治宣州人，與前方，證皆除，氣上築心膈，噫氣稍寬，脈之右關弱短，左關左尺長洪大而數，此肝有熱，宜瀉肝補脾。

青皮一錢　白朮二錢半　木通　甘草各二分　煎，下保和丸十五粒，抑青丸二十粒。

噫氣，胃中有火有痰。

南星製　半夏　軟石膏　香附各等份，水煎服。

---

① 三錢：原作「二錢」，據《本事方》卷三本方改。

‖ 諸逆衝上 ‖

調中益氣湯見勞倦　蘇子降氣湯見諸氣。

黑錫丹《和劑》　治痰氣壅塞，上盛下虛，心火炎盛，腎水枯竭，一應下虛之證，及婦人血海久冷無子，赤白帶下。

沉香　葫蘆巴酒浸，炒　附子炮　陽起石研細水飛，各一兩　肉桂半兩　破故紙　舶茴香炒　肉荳蔻麵裹煨　木香　金鈴子蒸，去皮核，各一兩　硫黃　黑錫去滓稱，各二兩

上用黑盞或新鐵銚內如常法結黑錫、硫黃砂子，地上出火毒，研令極細，餘藥並細末和勻，自朝至暮，以研至黑光色為度，酒糊丸，如梧桐子大，陰乾，入布袋內擦令光瑩。每四十丸，空心鹽薑湯或棗湯下，女人艾棗湯下。

養正丹見中風。

沉附湯《直指》　附子生，一錢　沉香　辣桂　蓽澄茄　甘草炙，各半錢　香附一錢

水二盞，薑七片，煎八分，空心溫服。

正元散見自汗　四柱湯見泄瀉　靈砂丹見嘔吐　三炒丹見嗽血　硃砂丹見泄瀉。

‖ 諸見血證 ‖

南天竺飲《聖濟》　治血妄行，九竅皆生，服藥不止者。

南天竺草生瞿麥是，如拇指大一把，剉碎　生薑一塊，如拇指大　大梔子三十枚，去皮　燈心如小拇指一把　大棗去核，五枚　甘草炙，半兩

水一大碗，煎至半碗，去渣，不拘時溫服。

四神湯《元戎》　治婦人血虛[1]，心腹病[2]痛不可忍者。

當歸　川芎　赤芍藥各一兩　乾薑炮，半兩

---

[1] 虛：原作「氣」，據《醫壘元戎・厥陰證》本方改。
[2] 病：原脫，據《醫壘元戎・厥陰證》本方補。

上為細末，酒調服三錢。

大全大補湯見虛損。

茜根湯《普濟》　治吐血、咯血、嘔血等症。

四物湯加童便浸香附一錢五分，茜草根二錢半，忌鐵水煎，二、三服立癒。

生血地黃百花丸《良方》　治諸虛不足，下血、咯血、衄血，腸澼內痔，虛勞寒熱，肌肉枯瘦。

生地黃十斤，搗汁　生薑半斤，搗汁　藕四斤，搗汁　白沙蜜四兩　無灰酒一斤

以上五味，用銀器或砂鍋內熬至二碗許，漸成膏，一半磁器收之，一半入乾山藥末三兩，再一二十沸，次入後藥。

當歸焙　熟地黃焙　肉蓯蓉酒浸，焙　破故紙　阿膠麩炒　黃耆蜜炙　石斛去根，焙　覆盆子　遠志去心　麥門冬去心　麥門冬去心　白茯苓去皮　枸杞子以上各二兩

上為細末，以山藥膏子和丸，如梧桐子大。每服五十丸，用溫酒調地黃膏子送下，空心食前，日進三服。

生地黃飲子《良方》　治諸吐血、下血、溺血、衄血。

生地黃　熟地黃　枸杞子　地骨皮　天門冬　黃耆　芍藥　黃芩　甘草各等份

上剉碎，每服一兩，水二盞，煎七分，食後溫服。

如脈微身涼惡風，加桂半錢，吐血者多有此證。

必勝散《元戎》　治男婦血妄行，吐血、嘔血、咯血、衄血。

人參　當歸　熟地黃　小薊並根用　川芎　蒲黃炒　烏梅肉

上等份，粗末，水煎，去滓溫服，無時。

檗皮湯《元戎》　治衄血、吐血、嘔血，皆失血虛損，形氣不理，羸瘦不能食，心忪少氣，燥渴發熱。

生地黃　甘草　黃柏　白芍藥各一兩

上㕮咀，用醇酒三升，漬之一宿，以銅器盛，米飲下蒸一炊時久，漬汁半升服，食後。時對病增損。《肘後》用熟地

黃，水，酒煎飲清。

犀角地黃湯　治主脈浮，客脈芤，浮芤相合，血積胸中，熱之甚，血在上焦，此藥主之。

犀角　大黃各一錢　黃芩三錢　黃連二錢　生地黃四錢

水二盅，煎至一盅，食後服。

‖ 鼻　衄 ‖

茅花湯《活人》　茅花

每服三錢，水一盞半，煎七分，不拘時溫服。

止衄散《得效》

黃耆六錢　赤茯苓　白芍藥　川當歸　生地黃　阿膠各三錢

上為細末，食後黃耆湯調服二錢。

理中湯見霍亂　**小建中湯**見傷勞倦。

三黃補血湯東垣

熟地黃二錢　生地黃三錢　當歸　柴胡各一錢半　白芍藥五錢
川芎二錢　牡丹皮　升麻　黃耆各一錢，補之

上粗末，每服半兩，水二盅，煎五沸，去渣溫服，食前。

兩手脈芤，兩頭則有，中間全無而虛曰芤。血至胸中，或衄血、吐血，犀角地黃湯主之。

犀角地黃湯《活人》　易老云：此藥為最勝。

犀角如無以升麻代之　芍藥　生地黃　牡丹皮

上㕮咀，水煎服。

熱多者，加黃芩。脈大來遲，腹不滿，自言滿者，無熱也，不用黃芩。升麻與犀角性味主治不同，以升麻代之，以是知引陽也，治瘡疹太盛。如元虛人，以黃芩芍藥湯主之。黃芩芍藥湯，用黃芩、芍藥、甘草。一方，加生薑、黃耆，治虛家不能飲食，衄血吐血。

芎附飲《三因》　川芎二兩　香附四兩

上為細末，每服二錢，不拘時，茶湯調服。

一字散《濟生》　雄黃　細辛各半兩　川烏尖生，五個

上為細末，每服一字，入①薑汁少許②，茶芽煎湯，不拘時調服。

四物湯見虛勞　**養正丹**見氣　**八味丸**見虛勞　**腎著湯**見傷濕
五苓散見消癉　**金沸草散**見嗽。

黃耆芍藥湯東垣　治鼻衄，血多面黃③眼澀多眵④，手麻木。

黃耆三兩⑤　甘草炙，二兩　升麻一兩　葛根　羌活各半兩　白芍藥二錢⑥

上為粗末，每服半兩，水二盞，煎至一盞，去渣溫服。

六脈細弦而澀，按之空虛，其色必白而夭不澤者，脫血也。此大寒證，以辛溫補血養血，以甘溫滑潤之劑佐之即癒，此脫血傷精氣之證也。六脈俱大，按之空虛，心動面赤，善驚上熱，乃手少陰心之脈也。此因氣盛多而亡血，以甘寒鎮墜之劑瀉火與氣，以墜浮氣，以辛溫微苦峻補其血，再用三黃補血湯。

茯苓補心湯《三因》

木香五分　紫蘇葉　乾葛　熟半夏　前胡去苗　茯苓去皮。各七分　枳殼去穰，麩炒　桔梗去蘆　甘草炙　陳皮去白，各五分　生地黃　白芍藥　川芎　當歸各一錢　薑五片，棗一枚

水二盅，煎一盅，食遠溫服。

生料雞蘇散《玄珠》　治鼻衄血者，初出多不能止，用黃丹吹入鼻中，乃肺金受相火所制然也。

---

① 入：原脫，據《重訂嚴氏濟生方・頭面門》本方補。
② 少許：原脫《重訂嚴氏濟生方・頭面門》本方補。
③ 血多面黃：原作「血面多黃」，據《蘭室祕藏》卷中本方改。
④ 眵：原作「眩」，據《蘭室祕藏》卷中本方改。
⑤ 三兩：原作「一兩」，據《蘭室祕藏》本方改。
⑥ 二錢：《蘭室祕藏》卷中本方無，《醫方類聚》卷八十五引《東垣試效方》本方作「一兩」。

雞蘇葉　黃耆去蘆　生地黃　阿膠　白茅根各一兩　麥門冬去心　桔梗　蒲黃炒　貝母去心　甘草炙，各五錢

每服四錢，薑三片，不煎服。

蘇合香丸見中風。

小烏沉湯《和劑》　調中快氣，治心腹刺痛。

烏藥去心，十兩　甘草炒，一兩　香附子沙盆內漸去毛皮，焙乾，二十兩

上為細末，每服一錢，不拘時，沸湯點服。

黑神散《和劑》　黑豆炒，半升，去皮　乾熟地黃酒浸　當歸去蘆，酒製　肉桂去粗皮　乾薑炮　甘草炙　芍藥　蒲黃各半兩

上為細末，每服二錢，酒半盞，童子小便半盞，不拘時，煎調服。

蘇子降氣湯見諸氣　**十全大補湯**見虛損。

地黃散《元戎》　治衄血往來，久不癒。

和于黃　熟地黃　地骨皮　枸杞子

上等份，焙乾，為細末。每服二錢，蜜湯調下，無時。

—— 鼻衄治療臨床新用 ——

內科血證治療規律的探討

實熱證：以咳血、吐血、鼻衄、紫癜為多見，其次為便血和尿血。特點：病勢急，病程短，出血量多，血色鮮紫深紅，血質濃厚而稠或肌膚散佈大小不等的斑疹，斑色深紅，伴面赤煩熱、口渴口苦、尿黃便結、舌紅苔黃、脈弦滑數有力。病機為火盛氣逆，血熱妄行。治宜清熱瀉火，涼血止血。常用方：犀角地黃湯、三黃瀉心湯、龍膽瀉肝湯、黛蛤散、十灰散等。常用藥：黃芩、山梔子、生地、丹皮、赤芍、水牛角、白茅根。可適當配合收斂止血藥。實熱證出血臨床又有胃火、肝火、肺熱、大腸熱盛、心火亢盛的不同。

①胃火偏盛：臨床以吐血為多見。此外，胃火上衝，也常為鼻衄、齒衄的常見原因。凡血熱妄行，且胃火偏盛者，可在基本方內加黃連、生石膏、生大黃以清泄胃火，代表方為三黃瀉心湯，輕者可用玉女煎加減。

②肝火偏盛：如肝火犯胃，常以吐血為主；肝火犯肺，常以咳血為主。凡血熱妄行且見肝火偏盛者，可在基本方內加龍膽草、青黛、代赭石以瀉肝降逆，代表方如龍膽瀉肝湯；咳血可在基本方中，加黛蛤散合瀉白散。

③肺熱偏盛：臨床以咳血為多見，又因肺開竅於鼻，肺熱上壅，也可引起鼻衄。凡血熱妄行且見肺熱偏盛者，可在基本方內加桑白皮、知母、蘆根以清瀉肺熱，代表方為瀉白散。如咳血或鼻衄係由風熱或風燥犯肺所致者，可用桑菊飲或桑杏湯加減。

④大腸熱盛：常以便血為主，臨床多以近血為特點。可在基本方內加地榆、槐花等，代表方如槐花散、地榆散。如兼挾大腸濕熱（舌苔黃膩為標誌）可選用赤小豆當歸散合地榆散。

⑤心火亢盛，下移小腸：常以血尿為主，可在基本方內加小薊根、生蒲黃、木通、竹葉、滑石、石韋等。代表方如小薊飲子。凡暴出血且血熱火盛之象明顯，出血量多勢湧者，可用犀角（水牛角代）地黃湯加大黃為通用方，再參考基本方進行加減。

陰虛證：以咳血、尿血、紫癜、齒衄為多見。特點：病勢緩，病程長，血量時多時少，血色鮮紅或淡紅，伴見陰虛內熱見證（舌紅、苔少、脈細數為主要依據）。病機為陰虛火旺，灼傷血絡。治宜滋陰降火止血。常用方：茜根散、知柏地黃湯、百合固金湯、玉女煎等。常用藥：生地 30g，元參 15～30g，旱蓮草 30g，麥冬、阿膠、白芍、丹皮等常規用量。降火藥可酌選山梔、黃芩或知母、黃柏，對症止血藥可選用收斂止血之品。陰虛證出血，臨床又有肺陰虛和肝腎陰虛的不同。

①肺陰偏虛者，臨床以咳血為多見。凡陰虛火旺且見肺陰

偏虛者，可在基本方內加北沙參、天門冬、百合、川貝（沖）、海蛤殼等。一般以百合固金湯為代表方。

②肝腎陰虛者，臨床以尿血、齒衄為多見。尿血為主者，可在基本方內加小薊，或用知柏地黃湯加減；以齒衄為主者，可在基本方內加龜板、淮牛膝等，或用滋水清肝飲合茜根散，或知柏地黃湯加減；皮下紫癜酌加龜板、花生衣 30g，槐花 30g，紅孩兒 30g。

氣虛證：以便血、紫癜為多見，少數可有廣泛部位的出血。特點：出血遷延不癒，血量一般較少但亦可暴出且量多，血色暗淡，質多稀薄散漫，稍勞則甚，伴有氣虛見證，常見脈象為細軟脈，大量出血時可見芤脈。病機為氣不攝血，血無所主。治宜益氣攝血止血。常用方：補中益氣湯、歸脾湯、黃土湯。常用藥：黃耆、黨參、白朮、炙甘草、紅棗、仙鶴草等。若虛寒證象明顯（形寒肢冷，脈沉遲細弱），加炮薑炭，甚則加熟附子，以溫陽益氣攝血；便血為主者，加灶心土或赤石脂 50～60g。代表方如黃土湯；出血量多，氣虛欲脫，另加人參濃煎餵服；若表現為出血性休克者，還可用參附四逆湯以益氣固脫，人參用量一般為 15～30g。

血瘀證：以吐血、便血、紫癜為多見，少數有廣泛部位的出血。特點：多見於反覆出血及常用收斂止血藥者。血出紫黯成塊，或鮮血與紫暗血塊混挾而出，或血出反覆不止，常伴有瘀血見證。病機為血瘀留積，血不循經。治宜祛瘀止血。常用方：桃紅四物湯、失笑散等。常用藥：當歸、赤藥、桃仁、紅花、蒲黃、三七、大黃、茜草等。（洪廣祥．江西中醫藥，1997，（28）1：1）

‖ 舌　衄 ‖

妙香散 見心痛。

戒鹽丸《奇效》，下同　治舌上黑有數孔，大如筋，出血如

湧泉，此心臟病。

戎鹽　黃芩一作葵子　黃柏　大黃各五兩　人參　桂心　甘草各二兩

上為細末，煉蜜和丸，如梧桐子大。每服十丸，米飲送下，日三服。亦燒鐵烙之。

香參丸　治心臟熱盛，舌上出血。

人參　生蒲黃　麥門冬去心　當歸切，焙，各半兩　生地黃一兩，焙　甘草二錢半，炙

上為細末，煉蜜和丸，如小彈子大。每服一丸，溫水化下，一日三四服。

升麻湯　治心臟有熱，舌上出血如湧泉。

升麻　小薊根　茜根各一兩半　艾葉七錢半　寒水石三兩，研

每服三錢匕，水一盞，煎至七分，去滓，入生地黃汁一合，更煎一二沸溫服。

寸金散　治心經煩熱，血妄行，舌上血出不止。

新蒲黃三錢匕　新白麵三錢匕　牛黃研　龍腦研，各半錢匕

上研勻，每服一錢，生藕汁調服，食後。

熟艾湯　治心經蘊熱，舌上血出，及諸失血。

熟艾以糯米半合同炒　松黃　柏葉炙，各半兩

每服三錢匕，水一盞，煎七分，去滓，不拘時溫服。

紫霜丸《良方》　治舌上出血，竅如針孔。

紫金砂即露蜂房頂上實處是，研，一兩　蘆薈研，三錢　貝母去心，四錢

上為細末，煉蜜和丸，如櫻桃大。每服一丸，水一小盞化開，煎至五分，溫服。

吐血、衄血，用溫酒化開服。

治舌上出血如簪方

黃連半兩　黃柏三兩　梔子二十枚

上以酒二升，漬一宿，煮三沸，去滓頓服。

聖金散《良方》　治舌上出血不止。

黃葉子一兩　青黛二錢五分

上為細末，每服一錢匕，食後新汲水調下，日二服。

黃柏散《良方》　治心經熱極，舌上出血[1]。

黃柏二兩[2]，塗蜜，以慢火炙焦，研為末

每服二錢匕，溫米飲調下。

── 舌衄治療臨床新用 ──

知柏地黃湯治舌衄

鄒某，男，32 歲，已婚，患者舌體滲血已月餘，伴心中煩熱，口苦咽乾，不欲飲食，進食則舌痛。追問病史，方知此病起於頻繁性交之後，且尚有陽強易舉，手足心熱等症。舌質瘦小而紅，苔少，脈細數。

此乃腎陰不足，虛火上炎所致之舌衄，也當滋陰降火以治其本。藥用生地 21g，枸杞 18g，山藥 15g，知母、茯苓、白芍、地骨皮各 12g，黃柏、澤瀉、丹皮、棗皮各 9g。2 劑。藥後陽強易舉顯著好轉，口苦減輕，遂令再服上方 2 劑。三診：舌衄止，餘證盡去，唯口苦食少而已。遂用柴苓六君子湯加焦三仙 2 劑而癒。（陳國華.新疆中醫藥，1995，4：51）

‖ 齒　衄 ‖

消風散見頭痛　　安腎丸見咳嗽喘　　黑錫丹見諸逆衝上　　清胃散見齒　甘露飲見齒。

雄黃麝香散《奇效》，下同　治牙齗腫爛出血。

雄黃一錢半　麝香一字　銅綠　輕粉　黃連　黃丹炒，各一錢

---

[1] 治心經熱極，舌上出血：原作「治舌出血不止，名曰舌衄」，據《奇效良方》卷六十本方改。

[2] 二兩：原作「不拘多少」，據《奇效良方》卷六十本方改。

血竭　白礬枯，各半錢

　　上為細末，研勻，每用些少，敷患處。

　　黃連散　治齒齦間出血，吃食不得。

　　黃連　白龍骨　馬牙硝各一兩　白礬一分　龍腦一錢

　　上為細末，每用少許，敷牙根下。

　　生肌桃花散　治牙斷內血出，或有竅，時出血。

　　寒水石煅，三錢　硃砂飛，一錢　甘草炒，一字　片腦半字

　　上為細末，研勻，每用少許，貼患處。

　　鬱金散　治齒出血。

　　鬱金　白芷　細辛各等份

　　上為細末，擦牙，仍以竹葉、竹皮濃煎，入鹽少許含咽，或炒①鹽敷亦可。

　　治牙宣出血

　　明白礬煅，二錢　乳香半錢　麝香少許

　　上研細，輕手擦良久，鹽湯灌漱。

　　神效散　治牙縫血出。

　　草烏　青鹽　皂莢各等份

　　上入瓦器內，燒灰存性。每用一字揩齒，立效。

　　治滿口齒血出。

　　上用枸杞為末，煎湯漱之，然後吞下，立止。根亦可。一方，用子汁含滿口，更後吃。治齒忽然血出不止方

　　上用梧桐淚，研為細末，乾貼齒縫，如血不止再貼。

　　治齒縫中血出

‖ 耳　衄 ‖

　　柴胡清肝散薛氏　治肝膽三焦風熱瘡瘍，或瘡毒於兩耳前後，或身外側至足，或胸有乳小腹下，或兩股內側至足等證。

---

① 咽，或炒：原脫，據《奇效良方》卷六十二本方補。

柴胡　黃芩_炒　人參各三分　山梔_炒　川芎各五分　連翹　桔梗各四分　甘草三分

上水煎服。

六味地黃丸_{見虛勞}。

麝香佛手散《奇效》　治五般耳出血水者。

麝時少許　人牙煅過存性，出火毒

上為細末，每用下許，吹耳內即乾。及治小兒痘瘡出現而靥者，酒調一字服之，即出。芍藥散　治熱壅生風，耳內痛與頭相連，血水流出。見耳。

‖ 吐　血 ‖

蘇子降氣湯　養正丹俱見氣。

人參飲子《奇效》　治脾胃虛弱，氣促氣虛，精神短少，衄血、吐血。

人參去蘆，二錢　五味子二十粒　黃耆去蘆　麥門冬去心　白芍藥　當歸身各一錢半　甘草炙，一錢

上作一服，水二盅，煎至一盅，食遠服。

團參丸《奇效》　治吐血咳嗽，服涼藥不得者。

人參　黃耆　飛羅麵各一兩　百合五錢

上為細末，滴水和丸，如梧桐子大。每服三五十丸，用茅根湯下，食遠服。

石膏散《奇效》

石膏　麥門冬各二兩　黃芩　生地黃　升麻　青竹茹　葛根　瓜蔞根各一兩　甘草炙，半兩

每三錢，水一中盞，煎六分，去滓，不拘時溫服。

腎著湯見傷濕　**五苓散**見消癉。

雞蘇丸《奇效》　治虛熱，昏冒倦怠，下虛上壅，嗽血、衄血。

雞蘇葉八兩　黃耆　防風去蘆　荊芥各一兩　菊花四錢①　片腦半錢　川芎　生地黃　桔梗　甘草各半兩

上為細末，煉蜜和丸，如彈子大。每服一丸，細嚼，麥門冬去心煎湯下，不拘時服。又治肺損吐血，日漸乏力，行步不得，喘嗽痰涎，飲食不美，或發寒熱，小便赤澀，加車前子三錢，用桑枝剉炒香煎湯嚼下。

龍腦雞蘇丸《和劑》　治胸中鬱熱，肺熱咳嗽，吐血，鼻衄，血崩，下血，血淋，涼上膈虛勞煩熱。

柴胡二兩，剉，同木通以沸湯大半升浸一二宿，絞汁後入膏　木通二兩，剉，同柴胡浸　阿膠　浦黃　人參各二兩　麥門冬去心，四兩　黃耆一兩　雞蘇淨葉一斤，即龍腦薄荷　甘草一兩半　生乾地黃末六兩，後入膏

上為細末，以蜜二斤，先煉一二沸，然後下生地黃末，不住手攪，時時入絞下柴胡、木通汁，慢慢熬成膏，勿令焦，然後將其餘藥末同和為丸，如豌豆大。每服二十丸，熱②水下。

十四友丸見驚　**蘇合香丸**見中風　**黑神散**　**小烏沉湯**俱見鼻衄。

天門冬湯《奇效》　治思慮傷心，吐血、衄血。

天門冬去心　遠志去心，甘草煮　莧耆去蘆　白芍藥　麥門冬去心　藕節　阿膠蛤粉炒　生地黃　當歸去蘆　人參　沒藥　甘草炙，各一錢

水二盅，生薑五片，煎至一盅，不拘時服。

松花散《奇效》　治吐血久不止。

松花一兩半　生地黃　鹿角膠炒黃　薯蕷各一兩　艾葉二錢半　茜草根　白茯苓　紫菀去苗　人參　百合　刺蘇　甘草炙，各半兩

上為細末，每服二錢，不拘時，米飲調下。

百花煎《奇效》　治吐血不止，咳嗽，補肺。

---

① 四錢：原作「三錢」，據《奇效良方》卷五十本方改。
② 熱：原作「熟」，據《局方》卷六本方改。

生地黃汁　藕汁各一升　黃牛乳一升半　胡桃仁十枚，研如糊
生薑汁半升　乾柿五枚，細剉，研如糊　大棗二十一枚，煮，去皮核，研
如糊　清酒一升，將上七味同酒入銀鍋煎沸，方下後藥　黃明膠炙燥，為末
秦艽各半兩，為末　杏仁湯浸，去皮尖雙仁，炒，研如糊，三兩，同入煎中

　　上相次下煎，減一半，納入好蜜四兩，徐徐著火，後入瓷
盒中盛。每日三度，每服一匙，糯米飲調下，酒亦可。

　　大阿膠丸《和劑》　治肺虛客熱，咳嗽咽乾，多唾涎沫，或
有鮮血，並勞傷肺胃，吐血、嘔血。

　　麥門冬去心　丹參　貝母炒　防風各半兩　山藥　五味子
熟地黃　阿膠炒　茯苓各一兩　茯神　柏子仁　百部根　製杜仲
各半兩　遠志肉　人參各二錢半

　　上為細末，蜜丸，彈子大。每一丸，用水一盞，煎至六
分，和滓服。

　　大阿膠丸《寶鑑》　治嗽血、唾血。

　　阿膠微炒　卷柏　生地黃　熟地黃　大蘇獨根者，曬乾　雞蘇
葉　五味子各一兩　柏子仁另研　茯苓　百部　遠志　人參　麥
門冬　防風各半兩　乾山藥一兩

　　上為細末，煉蜜丸，如彈子大。煎小麥、麥門冬湯，嚼下
一丸，食後。

　　大薊散《得救》　治食啖辛熱，傷於肺經，嘔吐出血，名曰
肺疽。

　　大薊根洗　犀角鎊　升麻　桑白皮去皮，炙　蒲黃炒　杏仁去
皮尖，各二錢　甘草炙　桔梗炒。各一錢

　　水二盅　生薑五片，煎至一盅，不拘時服。

　　理中湯見霍亂　**十全大補湯**見虛損　**茯苓補心湯**見鼻衄。

　　四生丸　治吐衄，血熱妄行。

　　生荷葉　生艾葉　側柏葉　生地黃各等份

　　上搗爛為丸，如雞子大。每服一丸，用水二盅，煎一盅，
去渣服。

‖ 咳嗽血 ‖

金沸草散見嗽。

補肺湯[1]《和劑》　治肺氣不足，久年咳嗽，以致皮毛焦枯，唾血腥臭，喘乏不已。

鐘乳碎如米粒　桑白皮　麥門冬去心，各三兩　白石英碎如米粒　人參去蘆　五味子揀　款冬花去粳　肉桂去粗皮　紫菀洗去土，各二兩

上為粗末，每服四錢，水二盞，薑五片，大棗一枚，粳米三十餘粒，煎一盞，食後漸服。

養正丹見氣　**靈砂丹**嘔吐。

三炒丹《和劑》

吳茱萸去核梗，洗淨，以破故紙一兩同炒　草果仁以舶上茴香一兩炒　葫蘆巴以山茱萸一兩同炒，俱候香熟，除去同炒之藥。以上各一兩

上為末，酒煮麵糊丸，如梧桐子大。每服六十丸，不拘時，鹽湯下。

百花膏《濟生》　款冬花　百合蒸，焙，各等份

上為末，煉蜜丸，如龍眼大。每服一丸，臨臥嚼薑湯下。

七傷散丹溪　治勞嗽吐血痰。

黃藥子　白藥子各一兩半　赤芍藥七錢半　知母　玄胡素各半兩　鬱金二錢半　當歸半兩　山藥　乳香　沒藥　血竭各二錢

上為末，每服二錢，茶湯下。本草云：黃藥子、白藥子治肺熱有功。一法，紅花、當歸煎湯下。

大阿膠丸見吐血。

五味[2]**黃耆散**《寶鑑》　治因嗽咯血成勞，眼睛疼，四肢睏倦，腳膝無力。

黃耆　麥門冬　熟地黃　桔梗各半兩　甘草二錢半　白芍藥　五味子各二錢　人參三錢

---

① 補肺湯：《局方》卷四作「鐘乳補肺湯」。
② 五味：此下原衍「子」，據《衛生寶鑑》卷十二本方及本書目錄刪。

上為粗末，每服四錢，水一盅半，煎七分，日三服。

黃耆鱉甲散《寶鑑》　治虛勞客熱，肌肉消瘦，四肢倦怠，五心煩熱，口燥咽乾，頰赤心忡，日晚潮熱，夜有盜汗，胸脅不利，食減多渴，咳嗽稠黏，時有膿血。

黃耆一兩　黃芩　桑白皮　半夏　甘草炙　知母　赤芍藥　紫菀各五錢　秦艽　白茯苓焙　生地黃　柴胡　地骨皮各六錢六分　肉桂　人參　桔梗各三錢二分　鱉甲去裙，酥炙　天門冬去心，焙，各一兩

上為粗末，每服二大錢，水一大盞，食後煎服。

人參黃耆散《寶鑑》　治虛勞客熱，肌肉消瘦，四肢倦怠，五心煩熱，咽乾頰赤，心忡潮熱，盜汗減食，咳嗽膿血。

人參　桔梗各一兩　秦艽　鱉甲去裙，酥炙　茯苓各二兩　知母二錢半　半夏湯洗　桑白皮各一半　紫菀　柴胡各二兩半　黃耆三兩半

上為粗末，每服五錢，水煎服。

滋陰保肺湯《統旨》

黃柏鹽少許　知母各七分　麥門冬去心，三錢　天門冬去心，一錢二分　枇杷葉去毛炙，一錢半

當歸　芍藥煨　生地黃　阿膠蛤粉炒，各一錢　五味子十五粒　橘紅　紫菀各七分　桑白皮一錢半　甘草五分

上水煎服。

人參蛤蚧散《寶鑑》　治三年間肺氣喘咳嗽，咯唾膿血，滿面生瘡，遍身黃腫。

蛤蚧一對全者，河水浸五宿，逐日換水，洗去腥氣，酥炙黃色　杏仁去皮尖，炒，五兩　甘草炙，五兩[①]

人參　茯苓　貝母　知母　桑白皮各二兩

上為細末，瓷器內盛。每日如茶點服，神效。

麥門冬湯《元戎》　麥門冬去心　桑白皮　生地黃各一兩　半

① 五兩：原作「三兩」，據《衛生寶鑑》卷十二本方改。

夏湯洗七次　紫菀　桔梗炒　淡竹茹　麻黃去根節，各錢五分　五味子　甘草炙，各半兩

上為粗末，每服五錢，水二盞，生薑二錢半，棗三枚劈破，同煎去渣，食後溫服。

雞蘇丸見吐血　**倒倉法**見積聚。

人參救肺散《奇效》　治咳吐血。

人參　黃耆　當歸尾　熟地黃各二錢　蒼朮①　升麻　白芍藥　柴胡各一錢　蘇木　陳皮　甘草各半錢

水二盅，煎至一盅，食遠服。

杏子湯嗽。

白扁豆散《本事》　白扁豆　生薑各半兩　枇杷葉去毛　半夏　人參　白朮各二錢半　白茅根七錢半

水三升，煎一升，去渣，下檳榔末一錢和勻，分作四服，不拘時候。

甘橘湯見咽喉。

劫勞散《大全》　治肺痿痰嗽，痰中有紅線，盜汗發熱，熱過即冷，飲食減少。

白芍藥六兩　黃耆　甘草　人參　當歸　半夏　白茯苓　熟地黃　五味子　阿膠炒，各二兩

每服三錢，水一盞半，生薑二片，棗三枚，煎九份，無時溫服，日三。

噙化丸丹溪

香附童便浸　北杏仁童便浸，去皮尖，炒　山梔仁炒　青黛　海粉　瓜蔞仁　訶子肉　馬兜鈴

上為細末，入白硼砂少許，煉蜜少加薑汁為丸。每噙化一丸。白湯下。

天一丸丹溪　此壯水之主，以製陽光劑也。與前方相兼服，治陰虛火咳血等症，甚效。

---

① 蒼朮：原作「桑白皮」，據《奇交良方》卷五十本方改。

懷地黃　牡丹皮　黃柏童便浸，曬乾　知母童便浸，曬乾　枸杞
子　五味子　麥門冬　牛膝　白茯苓

上為末，煉蜜丸，梧桐子大。空心白湯吞下八九十丸。

‖ 咯　血 ‖

四物湯見虛勞　白扁豆散見嗽血　黑神散　小烏沉湯俱見鼻衄
七珍散見不能食。

白及枇杷丸戴氏　白及一兩　枇杷葉去毛，蜜炙　藕節各五錢

上為細末，另以阿膠五錢，剉如豆大，蛤粉炒成珠，生地
黃自然汁調之，火上燉化，入前件為丸，如龍眼大。每服一
丸，嚼化。

白及蓮鬚散戴氏

白及一兩　蓮花鬚金色者佳　側柏葉　沙參各五錢

上為極細末，入藕節汁、地黃汁，磨京墨令黑，調藥二
錢，如稀糊啜服。

── 咳血治療臨床新用 ──

1. 養陰清肺湯治療支氣管擴張咯血 25 例小結

臨床表現：反覆咯血史，或長期咳嗽，咯大量膿痰，咳嗽
咯痰與體位改變有關，全身症狀有發熱，咽乾，鼻燥，乏力，
食慾減退，消瘦等。

方用養陰清肺湯：玄參 20～30g，生地 30～50g，天冬
10～15g，甘草 6g，白芍 15～20g，丹皮 15～20g，薄荷 3～
6g，浙貝 10～15g。水煎，2 次溫服，每日 1 劑。

加減法：咯血量較多者加川牛膝、白茅根、藕節；屬肝火
犯肺而兼口苦、心煩者加龍膽草、生梔子；夾血塊者加田三
七、茜根、花蕊石；咳嗽較劇者加蘇子、瓜蔞、杏仁；氣陰耗

傷較重者合生脈散。（呂敬江等.湖南中醫雜誌，1994，3：35）

2. 百合固金湯加十灰散治療肺結核出血20例

百合固金湯加十灰散基本方藥組成：百合 10g，地黃 20g，熟地 30g，麥冬 15g，玄參 15g，川貝母 10g，當歸 10g，白芍 10g，桔梗 10g，甘草 10g，大薊 15g，小薊 15g，荷葉炭 10g，側柏葉 15g，茅根 20g，茜草根 15g，大黃 9g，梔子 9g，棕桐皮 15g，牡丹皮 15g。反覆咳血量多者去桔梗加白及、阿膠、三七同服，5天為1療程。經1療程治療後血止者去十灰散，繼服百合固金湯加蛤粉、阿膠、三七治療。（李曙明等.時珍國藥研究，1998，3：256）

‖ 溲　血 ‖

五苓散見消癉　**四物湯**見虛勞。

膠艾湯《和劑》　阿膠碎，炒燥　芎藭　甘草炙，各二兩[1]　當歸　艾葉炙，各三兩，　白芍藥　熟乾地黃各四兩

每服三錢，水一盞，酒六分，煎八分，空心稍熱服。

鹿茸丸《濟生》　川牛膝去蘆，酒浸　鹿茸去毛，酒蒸　五味子各二兩　石斛去根　棘刺　杜仲去皮，炒　陽起石煅　川巴戟去心　山藥炒　菟絲子淘淨，酒浸　附子炮，去皮尖　川楝子取肉，炒　磁石煅　官桂不見火　澤瀉各一兩　沉香半兩，另研

上為末，酒糊丸，如梧桐子大。每服七十丸，空心溫酒送下。

八味地黃丸見虛勞。

鹿角膠丸《濟生》　治房室勞傷，小便尿血。

鹿角膠半兩　沒藥另研　油頭髮灰各三錢

上為末，用茅根汁打麵糊為丸，如梧桐子大。每服五十

---

① 各二兩：原作「各一兩」，據《局方》卷九本方改。

丸，鹽湯下。

辰砂香散見心痛　**調胃承氣湯**見發熱。

玉屑膏《三因》　治尿血並五淋砂石，疼痛不可忍受者。

黃耆　人參各等份

上為末。用蘿蔔大者，切一指厚，三指大，四五片，蜜醃少時，蘸蜜炙乾，復蘸復炙，盡蜜二兩為度，勿令焦，至熟蘸黃耆、人參末吃，不以時，仍以鹽湯送下。

小薊飲子《濟生》　治下焦結熱，尿血成淋。

生地黃四兩　小薊根　滑石　通草　蒲黃炒　藕節　淡竹葉　當歸去蘆，酒浸　山梔仁　甘草炙，各半兩

上㕮咀，每服四錢，水一盞，煎八分，空心溫服。

當歸散《玄珠》　治婦人小便出血，或時血尿。

當歸　羚羊角　赤芍藥各五錢　生地黃一兩　大薊葉七錢半

分作三帖，水煎，食前服。治血淋方。

牛膝一兩　黃柏　知母　澤瀉各一兩　麥門冬　天門冬　山梔仁各一兩半　生地黃二兩

上為末，粥糊丸，如梧桐子大。每空心白湯吞下八九十丸。

又方

人參　白尤　川當歸　熟地黃　川芎　山楂　茯苓各八分　黃耆七分　升麻三分　右水煎服。

又方

牡丹皮　當歸　生地黃　山梔子　白芍藥　甘草梢　滑石　澤瀉　白茯苓　木通各等份

每服五七錢，加生薑皮二分，燈心一分，水煎，食前服。

瞿薑散《奇效》下同　治血淋血尿。

瞿麥穗　赤芍藥　車前子　白茅根無根用花　赤茯苓　桑白皮炒　石葦去毛　生乾地黃　阿膠炒　滑石　黃芩　甘草炙，各二錢

上為細末，每服二錢，入血餘燒灰一錢，食前沸湯調服。

柿蒂散　治血淋。

上用乾柿蒂，燒灰存性，為末。每服二錢，空心米飲調下。

當歸湯　治血淋及五淋等疾。

當歸_{去蘆}　淡竹葉　燈心　竹園荽　紅棗　麥門冬_{去心}　烏梅　木龍_{一名野葡萄藤}　甘草

上各等份，剉碎，煎湯作熟水，患此疾者多渴，隨意飲之。

羚羊角飲　治血淋，小便結熱澀痛。

羚羊角屑　梔子仁　葵子_{炒，以上各一兩}　青葙①子　紅藍花_炒　麥門冬_{去心}　大青　大黃_{炒，各半兩}

上搗篩，每服三錢匕，水一盞，煎七分，去滓，不拘時溫服。

雞蘇飲子　治血淋不絕。

雞蘇_{一握，切}　石膏_{八分，碎}　竹葉_{一握，切}　生地黃_{一升，切}　蜀葵子_{四分，為末}

上先將四味，以水五升，煮取二升，去滓，下葵子末，分溫二服，如人行五里久進一服。

忌蕪荑、蒜、麵、炙肉等。

金黃散　治小便血淋疼痛。

大黃_煨　人參　蛤粉　黃蜀葵花_{焙，各等份}

上為細末，每服一錢匕，燈心煎湯調服，日三。

神效方　治血淋。

海螵蛸　生乾地黃　赤茯苓_{各等份}

上為細末，每服一錢，用柏葉、車前子煎湯下。

髮灰散　治血淋，若單單小便出血如尿。

上用亂髮燒灰，入麝香少許，每服一錢，用米醋溫湯調下。

---

① 葙：原作「箱」，據《奇效良方》卷三十五本方改。

治尿血方

淡竹葉　麥門冬　白茅花　車前子　陳柳枝　天門冬去心
地榆　香附子　鬱金燈心各半錢

上以水二碗，煎八分，去滓，調四苓散，空心服。

四苓散

茯苓去皮　豬苓去皮　白朮　澤瀉各等份

上為細末，每服二錢，空心用前煎藥調服。

蒲黃丸　治虛損，膀胱有熱，尿血不止。

蒲黃　葵子　赤茯苓　黃耆以上各一兩　車前子　當歸微炒
荊實以上各七錢半　麥門冬去心　生地黃各二兩

上為細末，煉蜜和搗二三百杵，丸如梧桐子大。每服三十
丸，食前用米飲送下。

牡蠣散　治勞損傷中血尿。

牡蠣煅，為粉　車前子　白龍骨煅令赤　熟地黃　黃芩　桂
心各一兩

上為細末，每服二錢，食前米飲調下。

如神散　治心臟有熱，熱乘於血，血滲小腸，故血尿也。

阿膠蛤粉炒，一兩　山梔仁　車前子　黃芩　甘草各二錢半

上細末，每服半錢或一錢，井花水調服，日三。

鹿茸散　治小便血尿，日夜不止。

鹿茸酒洗，去毛，塗酥炙令黃　生地黃焙　當歸焙，以上各二兩
蒲黃一兩　冬葵子炒，四兩半

上為極細末，每服三錢匕，空心用溫酒調服，日二。一
方，治下元虛憊血尿，煉蜜為丸，如梧桐子大。每服二十丸，
食前用炒鹽湯下。

治小便頻數，卒然下血不止，並不疼痛。此緣心中積惡，
機謀艱險，長懷嫉妒，多積忿氣，傷損肝心正氣；又因色傷，
小腸氣虛，血乘虛妄行，故有此疾，宜服此方。

桑寄生一兩　熟地黃　茯苓各半兩　人參　川芎　獨活　蒲
黃各二錢半　甘松　沉香各八分四釐

上為細末，每服三錢匕，水一盞，煎一二沸，便瀉出去滓，非時吃。服此藥後，其血已安，覺丹田元氣之虛，腰膝沉重，多困少力者，宜用桑寄生為細末，每服一二錢，非時點服補之。

犀角地黃湯　治小腸淋瀝出血，疼痛難忍，及治心血妄行衄血等疾，食後臨臥服之，用絲茅根煎服。余癸丑夏，當苦淋瀝之疾，出血不已，得黃應明授此方，數服而癒。

犀角如無，以升麻代之，半兩　芍藥二錢　牡丹皮半兩　生地黃二錢

上剉碎，作一服，水一盞，煎八分，空心服。

—— 尿血治療臨床新用 ——

知柏地黃湯治血精

郭某，男，35歲，已婚，患者在性交時，發現射出之精液為鮮紅色，無所苦，射精快感不減。半月後，再次性交，其精色仍如前述。除上述外，尚見尿微灼熱，脈沉細稍數。藥用生地黃21g，山藥30g，棗皮、丹皮、茯苓、澤瀉、知母各12g，牛膝、黃柏各9g。4劑而癒。隨訪半年，未發。（陳國華.新疆中醫藥，1995，4：51）

‖ 下　血 ‖

赤小豆當歸散《金匱》
赤小豆五兩，水浸令芽出，曝乾　當歸一兩
上搗為末，漿水服方寸匕，日三服。

黃土湯《金匱》　甘草　熟地黃[1]　白朮　附子炮　阿膠

---

[1] 熟地黃：《金匱要略》卷中本方作「乾地黃」。

黃芩各三兩　灶中黃土半斤①

水八升，煮取三升，分溫二服。

黃連湯潔古　黃連　當歸各五錢　甘草炙，二錢半

每服五錢，水煎。

芍藥蓮連湯潔古　芍藥　黃連　當歸各半兩　大黃一錢　淡桂五分　甘草炙，二錢

每服五錢，水煎。痛甚者，調木香、檳榔末各一錢。

升麻補胃湯東垣

升麻　柴胡　防風各一錢半　黃耆　羌活各一錢　獨活　白芍藥　牡丹皮　熟地黃　生地黃　甘草炙，各五分　葛根　當歸身各三分　肉桂少許

上作二服，水二盞，煎一盞，去渣，稍熱食前服。

和中益胃湯東垣

熟地三錢　當歸身酒洗，三分　升麻五分　柴胡五分　蘇木一分　藁本二分　甘草炙，三分　益智三分

水三大盞，煎至一盞，去渣，午飯前服。

昇陽除濕和血湯東垣　生地黃　牡丹皮　炙甘草　生甘草各五分　白芍藥一錢半　黃耆一錢　升麻七分　熟地黃　當歸身　蒼朮　秦艽　肉桂各三分　陳皮二分

水四大盞，煎至一盞，稍熱空心服。

益智和中湯東垣　白芍藥一錢五分　當歸身　黃耆　升麻　炙甘草各一錢　牡丹皮　柴胡　葛根　益智仁　半夏各五分　桂枝四分　肉桂一分　乾薑少許

上為粗末，水三盞，煎一盞，去渣，食後溫服。

七味白朮散見消癉。

昇陽除濕防風湯東垣　蒼朮泔②浸，去皮淨，炒，四錢　白朮　白茯苓　白芍藥各一錢　防風二錢

---

① 斤：原作「升」，據《金匱要略》卷中本方改。
② 泔：原作「酒」，據《脾胃論》卷中本方改。

上除蒼朮另作片，水一碗半，煮至二大盞，納諸藥，同煎至一大盞，去渣，稍熱空心食前服。

如飧泄不禁，以此藥導其濕。如飧泄及泄不止，以風藥昇陽，蒼朮益胃去溫。脈實，腹脹閉塞不通，以苦多甘少藥泄之。如得通，復以昇陽湯助其陽。或不便，以昇陽湯中加泄藥通之。

結陰丹《寶鑑》　治腸風下血，臟毒下血，諸大便血疾。

枳殼麩炒　威靈仙　黃耆　陳皮去白　椿根白皮　何首烏荊芥穗各半兩

上為末，酒糊丸，如梧桐子大。每服五七十丸，陳米飲入醋少許，煎過放溫送下。

平胃地榆湯《寶鑑》　蒼朮　升麻　黑附子炮，各一錢　地榆七分　白朮　陳皮　茯苓　厚朴　乾薑　葛根各半錢　甘草炙當歸　炒麴　白芍藥　益智仁　人參各三分

水二盞，生薑三片，棗二枚，煎至一盞，去渣，食前溫服。

胃風湯《易簡》　人參　茯苓　川芎　官桂　當歸　芍藥白朮各等份

每服二錢，水一大盞，粟米百餘粒，同煎七分，去渣，稍熱空心服。小兒量力增減。

若加熟地、黃耆、甘草等份為十味，名十補湯。若虛勞嗽加五味子，若有痰加半夏，若發熱加柴胡，若有汗加牡蠣，若虛寒加附子，若寒加乾薑，皆依本方等份。若骨蒸發熱，飲食自若者，用十補湯加柴胡一兩。若氣弱，加人參，若小便不利加茯苓，若脈弦澀加川芎，若惡風加官桂，若脈澀加當歸，若腹痛加白芍藥，若胃熱濕盛加白朮。

連蒲散　黃連　蒲黃炒，各一錢二分　黃芩　當歸　生地黃枳殼麩炒　槐角　芍藥　川芎各一錢　甘草五分

水二盅，煎八分，食前服。酒毒加青皮，乾葛，濕毒加蒼朮、白朮。

理物湯　即理中湯、四物湯並用。

黃連阿膠丸見滯下　香連丸見虛勞　理中湯見霍亂　黑神散見
鼻衄　膠艾湯見溲血　震靈凡見泄瀉　駐車丸見滯下　吳茱萸見噎
平胃散見中食　五苓散見消癉　神應丸見傷食。

枳殼散《和劑》　枳殼去穰，炒，二十四兩　甘草炙，六兩
上為末，每服一錢，空心沸湯點服。

酒煮黃連丸見傷暑　烏梅丸見傷寒厥　小烏沉湯見鼻衄。

烏連湯《三因》　黃連　烏頭炮，各等份
每服三錢，水一盞，煎五分，空心溫服。熱加黃連，冷加
烏頭。

荊梅花丸缺。

蒜連丸《濟生》　獨頭蒜一個　黃連去鬚，不拘多少，研末
上先用獨頭蒜煨香熟，和藥拌勻丸，如梧桐子大。每服四
十丸，空心陳米飲送下。

烏荊丸《和劑》　治諸風縱緩，言語謇澀，遍身麻痺[1]，皮
膚瘙癢；並婦人血風，頭疼眼暈；及腸風藏毒，下血不止；有
病風攣搐，頭頷寬 不收，六七服瘥。

川烏炮，去皮臍，一兩　荊芥穗二兩
上為末，醋糊丸，如梧桐子大。每服二十丸，酒、湯任
下。有疾，食空時日進三四服；無疾，早晨一服。

棕灰散《事親》　敗棕不拘多少，燒灰存性，為細末
上每服二錢，空心，好酒或清米飲調服。

三灰散《楊氏》　乾側柏略焙，為末，五錢　桐子炭再燒作炭，為
末，二錢　棕櫚燒存性，為末，勿令化作白灰，三錢
上分作二服，空心糯米飲調下。

敗毒散見傷濕。

槐花湯《統旨》　槐花炒　側柏葉杵　荊芥穗　枳殼麩炒黃
色，各二錢五分

① 痺：原作「痛」，據《局方》卷一本方改。

水二盅，煎八分，空心溫服。

斷紅丸《濟生》　側柏葉炒黃　川續斷酒浸　鹿茸燎①去毛，醋煮　附子炮，去皮臍　阿膠蛤粉炒成珠子　黃耆去蘆　當歸去蘆，酒浸，以上各一兩　白礬枯，半兩

上為末，醋煮米糊丸，如梧桐子大。每服七十丸，空心米飲送下。

十全大補湯見虛損　**黃耆飲**　即黃耆六一湯見自汗。

── 便血治療臨床新用 ──

自擬槐米湯治療便血 156 例

（1）藥物組成：槐米 15g，黃柏 15g，黃耆 30g，白茅根 30g，生大黃 3g（後下），桔梗 10g，連翹 10g，射干 10g，石斛 10g，廣木香 10g，生地黃 12g，地榆炭 15g，荊芥炭 10g，烏梅 15g，當歸 10g，生甘草 5g，牡丹皮 10g。

（2）用法和製法：將地榆、荊芥 2 味藥物炒炭研末，等份備用沖服，文火水煎，每日 1 劑，每日早晚 2 次。總有效率為 93.6%。（熊金義.湖南中醫藥導報.1996.10：27）

‖ 痔下血不止 ‖

芎歸丸　川芎　當歸　神麴炒　槐花微炒　莫耆　地榆各半兩　荊芥穗　頭髮燒存性　木賊　阿膠炒，各一兩

上為細末，煉蜜為丸，如梧桐子大。每服五十丸，食前用米湯飲送下。

黑丸子《良方》　專治久年痔漏下血。

百草霜　白薑各一兩　木饅頭二兩②　烏梅　敗棕　柏葉

① 燎：原作「火」，據《濟生方》卷八本方改。
② 二兩：原作「三兩」，據《奇效良方》卷五十一本方改。

亂髮各一兩二錢半，俱各燒存性，為末　桂心三錢　白芷五錢

上為細末，研勻，醋糊為丸，如梧桐子大。每服三五十丸，空心用米湯送下。

加味四君子湯　治五痔下血，面色萎黃，心忪耳鳴，腳弱氣乏，口淡食不知味。

人參　白朮　茯苓　白扁豆蒸　黃耆　甘草各等份

上為細末，每服二錢，白湯點服。一方，有五味子，無甘草。

臭樗皮散《良方》　治痔漏下血及膿不止。

臭樗皮微炒　酸石榴皮　黃連去鬚　地榆　阿膠炒令黃，各一兩　艾葉三分，微炒

上為細末，每服二錢，食前粥飲調下。

神效方《良方》　治痔疾下血，日夜不止。

白礬五兩　綠礬三兩　黃丹　伏龍肝　猬皮各二兩

上搗碎，入瓷罐子內，用炭火五七斤，燒炭盡為度，候冷取出，研如粉，以麵糊為丸，如梧桐子大，每服十丸，空心米飲子。

地榆散《良方》　漢血痔。

上用地榆為細末，每服二錢匕，食前米飲調下，日三服。

【治血箭痔】

上用苦楝子肉，為細末，酒煮糊為丸，如梧桐子大，每服三十丸，空心蒼耳子煎湯送下，日三服。

止血方　治痔瘡血出不止。

上用明血竭，為末敷之。

【治痔疾便血方】

上用活鯽魚一個，八兩重者，洗淨，鱗、尾、腸、肚皆不去。用棕皮二兩，洗淨寸截，先將棕一兩，鋪在瓦罐子內，次安魚，上面卻將棕一兩蓋之，即閉罐口，黃泥固濟、火畔炙乾。量罐子開一地坑，先安小磚一片，後坐罐子，四面用熟炭火六七斤燒煅，候煙絕取罐子，於淨地以瓦盆合定，淨土擁，

勿令透氣，經一宿出火毒，開取藥細研。每服一錢，食前用米飲調下。忌動風之物。

豬臟丸 治大人小兒大便下血日久，多食易飢，腹不痛，裏不急。先用海螵蛸炙黃，去皮，白者為末，以木賊草煎湯調下，三日後效。

黃連二兩，剉碎　嫩豬臟二尺，去肥

上以黃連塞滿豬臟，紮兩頭，煮十分爛，研細，添糕糊丸，如梧桐子大。每服三五十丸，食前米飲送下。

槐角散 治脾胃不調，脹滿下血。

槐角二兩　枳殼　當歸　蒼朮　陳皮　厚朴製，各一兩　烏梅　甘草各半兩

上㕮咀，每服五錢，水一盞，煎七分，去滓，食前服。

豬臟丸 治痔瘻下血。

豬臟一條，洗淨控乾　槐花炒，為末，填入臟內，兩頭紮定，石器內米醋煮爛

上搗和丸，如梧桐子大。每服五十丸，食前當歸酒下。

鯽魚方 治腸風血痔，及下痢膿血，積年瀉血，面色萎黃。

大活鯽魚一尾，不去鱗肚，不穿孔，去其腸穢，入白礬　白礬一塊，如金橘大

上用敗棕皮重包，外用厚紙裹，先煨令香熟，去紙，於熨斗內燒，帶生存性，為細末。每服一錢，空心溫米飲調下。一方，瓦瓶內蓋定，炭火燒為灰，軟飯和丸，如梧桐子大。每服二十丸，食前粥飲下。

勝金丸一名百藥散　治腸見下血，溺血不止，及臟毒或便血。

百藥煎三兩，一兩生用，一兩燒存性

上為細末，軟飯和丸，如梧桐子大。每服五十丸，空心米飲下。一方，為細末，米湯調二錢服。

四季側柏散 治腸風臟毒，下血不止。

側柏葉燒存性，春採東，夏採南，秋採西，冬採北。

上為細末，每服二錢，糯米飲調下。一方，用葉一斤，洗炙為末，每服二錢，食前枳殼湯調服。

腸風黑散　治臟毒下血。

荊芥燒　枳殼炒，各二兩　亂髮　槐花　槐角　甘草炙，各一兩半

上回入磁瓶內，泥固濟，燒存三分性，出火氣，同枳殼炙木饅頭為末。每服二錢，食前溫酒調服，水煎亦可。

黃連散　治腸風下血，疼痛不止。

黃連　貫眾　雞冠花　烏梅肉　大黃各一兩　甘草炙，三分

上為細末，每服二錢，不拘時，米湯調下。

椿皮丸　漢痔漏下血疼痛。

東行椿根白皮

上為細末，醋糊和丸，如梧桐子大。每服七十丸，空心用米湯送下。

卷柏散①治臟毒。

卷柏生石上，高四五寸，根黃如絲、莖②細，上有黃點子，取枝焙乾用黃耆各等份

上為細末，每服二錢，空心米飲調服。

── 痔瘡治療臨床新用 ──

止痛如神湯加減治療痔瘡 234 例

基本方：秦艽、當歸尾、皂角子（燒存性，研）或皂角刺各 15g，蒼术、黃柏、桃仁各 10g，澤瀉 12g，檳榔 9g，熟大黃、防風各 6g。

加減：炎性外痔腫痛甚者，去檳榔加黃連、黃芩、公英、

---

① 卷柏散：原作「卷柏丸」，據《世醫得效方》卷七本方及本方製服法改。

② 莖：原脫，據《世醫得效方》卷七本方補。

製乳沒；血栓性外痔墜脹疼痛者，加澤蘭、赤芍、製乳沒；大
便下血者，去蒼朮、檳榔加黃芩、槐花、生地榆；大便秘結、
小便難解者，去蒼朮加鬱李仁、車前子、以生大黃易熟大黃；
年老體弱痔核脫出者，加黨參、黃耆、柴胡、升麻。

　　用法：每日 1 劑，第一、二次煎液內服，第三煎時加入五
倍子 15～20g，苦參 30～50g，朴硝 15～20g（後溶於藥液），
先薰蒸待藥液溫度適宜時坐浴 15～20 分鐘。總有效率為
97.9%。（周萬祥.湖北中醫雜誌，1999.2：23）

‖ 治腸風臟毒方 ‖

山裡果曬乾
上為細末，每服二錢，空心米飲調下。

‖ 蓄　血 ‖

犀角地黃湯見鼻衄　**桃仁承氣湯**　**抵當湯**並見傷寒蓄血。
　　許州陳大夫傳**仲景百勞丸方**　治一切勞瘵積滯疾，不經藥
壞證者宜服。
　　當歸炒　**乳香**　**沒藥**各一錢　**䗪蟲**十四個，去翅足　**人參**二錢
大黃四錢　**水蛭**十四個，炒　**桃仁**十四個，浸，去皮尖

　　上為細末，煉蜜為丸，梧桐子大。都作一服，可百丸，五
更用百勞水下，取惡物為度，服白粥十日。百勞水，勺揚百遍，乃
仲景甘瀾水也。

　　抵當丸與湯四味同，但分兩減半，搗細，水調服。前之百
勞丸，乃是此抵當丸內加人參、當歸、沒藥、乳香，蜜丸，甘
瀾水下。

　　通經丸方　乃仲景抵當丸內加穿山甲、廣茂、桃仁、桂，
蜜丸。婦人傷寒妊娠不可以此丸下，當以四物湯、大黃各半湯
下之。

又方，衢州張推官在勘院，王公以職醫宿直夜，口傳此方，治人效者不可勝數，尋常凝滯，其效尤速，任衝不調，經脈閉塞，漸成癥瘕。

虻蟲_{麩炒，四十個}　水蛭_{炒，四十個}　斑蝥_{去翅足，炒}　杜牛膝_{各一兩}　當歸　紅花_{各三錢}　滑石_{二錢半}

上細末，每服一錢，生桃仁七個細研，入酒調下。如血未通再服，以通為度，食前。

地黃湯_{韓氏《微旨》}　治病人七八日後，兩手脈沉遲細微，膚冷，臍下滿，或者或妄，或狂或躁，大便實而色黑，小便自利者，此蓄血證具也。若年老及年少氣虛弱者，宜此方主之。

生地黃_{自然汁一升，如無生地黃，只用生乾地黃末二兩①}　生藕_{自然汁半升，如無藕，以薊刺汁半升，如無薊刺汁，用薊刺末一兩}　藍葉_{一握，切碎，乾煮末，一兩②}　虻蟲_{二十個③，去足翅，炒黃}　大黃_{一兩，剉如穀子大}　桃仁_{半兩}　水蛭_{十個，麩炒④}　乾漆_{炒煙盡，半兩⑤}

上同一處，水三升半⑥，慢火熬及二升以來，放冷，分三服。投一服，至半日許血末下，再投之。此地黃湯，比抵當湯丸其實甚輕也。如無地黃與藕汁，計升數添水同煎。

生漆湯_{《元戎》}　病人七八日後，兩手脈沉細而數，或關前脈大，臍下滿，或狂走，或喜妄，或譫語，不大便，小便自利，若病人年少氣實，即血凝難下，恐抵當丸力不能及，宜此。

生地黃_{汁一升，如無汁，用生乾地黃三兩半}　犀角_{一兩，鎊，為末}　大黃_{三兩，剉碎如骰子大}　桃仁_{三十個擂碎}

---

① 二兩：原作「一兩」，據《傷寒微旨論》本方改。

② 一兩：《傷寒微旨論》本方無，《濟生拔粹・此事難知》本方作「半兩」。

③ 二十個：原作「三十個」，據《傷寒微旨論》本方改。

④ 麩炒：原在「桃仁半兩」之下，據《傷寒微旨論》本方移此。

⑤ 乾漆炒煙盡，半兩：原脫，據《傷寒微旨論》及《濟生拔粹・此事難知》本方補。

⑥ 水三升半：此下原衍「同」，據《傷寒微旨論》本方刪。

上作一處，用水三升，好酒一升，慢火熬，三升以來，傾出濾去滓，再入鍋，投點光生漆一兩半，再熬之，至二升即住，淨濾去滓，放冷，作三服，每投服，候半日許血未下，再投一服，候血下即止。服藥如無生地黃汁，再添水一升同煎。

《活人》大黃湯《元戎》　治陽毒傷寒未解，熱結在內，恍惚如狂者。

桃仁二十粒，麩炒黃　官桂七錢　芒硝二錢半　大黃　甘草　木通　大腹皮各一兩

上㕮咀，每服四錢，水一盞，煎至六分，去滓溫服，無時。此方細末，蜜丸梧桐子大，溫酒下二三十丸，治婦人經閉或不調。若瘀血已去，以復元通氣散加當歸煎服亦可，又法，筋骨損傷，用左經丸之類；或用草烏頭，棗肉為丸，服之以行諸經者，以其內無瘀血，故用之。藥劑寒熱溫涼不一，惟智者能擇之，而不可偏執也。

代抵當丸　行瘀血自制。

大黃川產如錦紋者，去皮及黑心，四兩　芒硝一兩，如欲穩，以玄明粉代　桃仁麩炒黃，去皮尖，另研如泥，六十枚　當歸尾　生地黃　穿山甲蛤粉炒，各一兩　桂三錢或五錢

上為極細末，煉蜜丸，如梧桐子大。蓄血在上焦，丸如芥子大，臨臥去枕仰臥，以津咽之，令停留喉下，搜逐膈上，中焦食遠，下焦空心，俱梧桐子大，以百勞[1]水煎湯下之。用歸、地者，欲下血而不損血耳，且引諸藥至血分也，諸藥皆狼悍，而欲以和劑之也。如血老成積，此藥攻之不動，宜去歸、地，加廣茂，醋浸透焙乾，一兩，肉桂七錢。

通真丸　婦人通經，男子破血。

大黃去皮，米醋同煮爛　桃仁各四兩，去皮尖，另研　天水末四兩，天水一名益元散　乾漆二兩，用瓦上焙煙盡　杜牛膝二兩，生

上為末，醋糊丸，如梧桐子大。每服六七十丸。

---

① 勞：原作「澇」，據前百勞丸改。

大內傷丸 治血瘀。

白朮黃土炒 枳殼 麩炒 黃芩酒炒，各六錢 厚朴薑汁炒 香附童便炒 蒼朮米泔水洗，蔥汁炒 草果炒 木瓜 赤麴炒 三棱蜜炙，各五錢 蓬朮蜜水炒，七錢 青皮麩炒 川芎 白芍藥酒炒 神麴炒 枳實麩炒 石菖蒲各一兩 小茴香炒 肉桂 甘草炙 乳香出汗，各一兩 前藥二十一味，共為細丸，神麴糊丸，如彈子大[①]，硃砂一兩為衣。湯、酒任下，多不過二丸。

‖ 上部內傷方 ‖

牡丹皮一錢 江西紅麴八分 香附八分，單便製 麥芽一錢 桔梗五分，中部不用 川通草一錢 穿山甲一錢，麩炒，有孕不用 降香一錢，為末 紅花七分 山楂八分 蘇木一錢，搥碎

上酒、水各一盅，煎八分。甚者加童便一盅。如痰盛加薑製半夏七分半，有孕者油炒。如痛甚加真乳香、沒藥各七分半。中部加枳殼，脅痛加柴胡。

① 大：原作「夫」，據虞衛本改。

‖ 頭　痛 ‖

麻黃附子細辛湯見傷寒太陽。

吳茱萸湯見湯寒吐。

清空膏東垣　羌活　防風各一兩　柴胡七錢　川芎五錢　甘草炙，一兩半　黃連炒，一兩　黃芩三兩，一半酒製，一半炒

上為細末，每服二錢，熱盞內入茶少許，湯調如膏，抹在口內，少用白湯臨臥送下。

白虎湯見傷寒發熱。

安神散東垣　黃耆　羌活　酒黃柏各一兩　防風二錢半　酒知母　酒生地黃　柴胡　升麻各五錢　炙甘草　生甘草各三錢

每服半兩，水二盞，煎至一盞半，加蔓荊子半錢，川芎三分，再煎至一盞，臨臥去渣熱服。東垣、丹溪治虛熱頭痛，大率皆以酒芩、酒連、酒柏加風劑也。

川芎散《寶鑑》　　治頭風，偏正頭痛昏眩，妙方。

川芎　細辛　羌活　槐花　甘草炙　香附子　石膏各半兩荊芥　薄荷　菊花　防風去杈　茵陳各一兩

上為末，每服二錢，食後茶清調下，日三服。忌動風物。

清上瀉火湯東垣　　昔有人年少時氣弱，於氣海、三里節次約灸五七百壯，至年老添熱厥頭痛，雖冬天大寒，猶喜寒風①，其頭痛便癒，微來暖處，或見煙火，其痛復作，五七年

---

① 寒風：原作「風寒」，據《蘭室秘藏》卷中本方改。

不癒，皆灸之過也。

　　羌活三錢　酒知母　酒黃芩各一錢半　黃耆　酒黃柏各一錢
防風　升麻各七分　柴胡　藁木　酒黃連　生地黃　甘草各五分
川芎　荊芥　蔓荊子各二分　蒼朮　當歸各三分　細辛　紅花各少許
　　分作二服，每服水二盞，煎至一盞，去渣，稍熱服，食
遠。

　　補氣湯東垣　服前藥之後服此藥。

　　黃耆八分　甘草炙　當歸身各二錢　柴胡　升麻各二分　細辛
少許　麻黃炒　苦丁香各半錢水煎服。

　　石膏散《寶鑑》　麻黃去根節　石膏各一兩　何首烏半兩　葛根
七錢半

　　上為細末，服服三錢，生薑三片，水煎，稍熱服。

　　石膏散《寶鑑》　川芎　石膏亂紋好者　白芷各等份
　　上為細末，每服四錢，熱茶清調下。

　　荊芥散《本事》　荊芥　石膏煅，存性，各等份
　　上為細末，每服二錢，薑汁三片，蔥白三寸和鬚，使水一
盞，煎至七分，食後服。治丈夫婦人風虛頭疼，氣虛頭疼，婦
人胎前產後傷風頭疼，一切頭疼，並皆治之。

　　茵陳揀淨，五兩　麻黃　石膏煅存性，各二兩
　　上為末，每服一錢，釅茶調下，食後服，服畢仰臥霎時。

　　羌活附子湯東垣　黃耆　麻黃各一錢　羌活　蒼朮各半錢　防
風　升麻　甘草各二分　黑附子一分　白芷　白僵蠶　黃柏各三分
　　水煎，去渣溫服，食後。若有寒嗽，加佛耳草三分。

　　麻黃吳茱萸湯東垣　蒼朮一錢　麻黃　羌活各五分　吳茱萸三
分　藁木　柴胡　升麻　黃耆　當歸　黃柏　黃連　黃芩各二分
半夏　川烏　蔓荊子各一分　細辛　紅花各少許
　　水二盞，煎至一盞，去渣，稍熱服，食遠。

　　透頂散《本事》　治偏正頭風、夾腦風，並一切頭風，不問
年深日近。

　　細辛表白者，三莖　瓜蒂七個　丁香三粒　糯米七粒　腦子　麝

香各一黑豆大

上將腦、麝，乳體內研極細，卻將前四味研勻，另自治為末，然後入乳體內，湯起腦、麝令勻，用瓦罐子盛之，謹閉罐口。患人隨左右搐之，一大豆許，良久出涎一升許則安。

大川芎丸河間　治頭風旋暈眩[1]急，外合陽氣，風寒相搏，胃膈痰飲，偏正頭疼，身體拘倦。

川芎一斤　天麻四兩，用鄆州者

上為末，煉蜜丸，每兩作十丸。每服一丸，細嚼，茶、酒下，食後服。

神聖散河間　治腦風，邪氣留飲不散，項背怯寒，頭痛不可忍者。

麻黃去節　細辛去苗　乾蠍[2]生一半，炒一半　藿香葉各等份

上為末，每服二錢，煮荊芥、薄荷，酒調下，茶調亦得。並治血風證。

乳香盞落散《寶鑑》　治男子婦人偏正頭疼不可忍者。

御米殼去蒂，四兩　陳皮　甘草炙　桔梗去蘆　柴胡去苗，各一兩

上為細末，每服三[3]錢，水一盅，入燈心十莖，長四指，同煎七分，去渣，食後溫服。

順氣和中湯　治氣虛頭痛。

黃耆一錢半　人參一錢　白朮　陳皮　當歸　芍藥各五分　甘草炙　升麻　柴胡各三分　蔓荊子　川芎　細辛各二分

水二盞，煎至一盞，去渣溫服，食後。服之減半，再服而癒。

調中益氣湯見勞倦　**半夏白朮天麻湯**見眩暈。

玉壺丸[4]《和劑》　治風痰吐逆，頭痛目眩，胸膈煩滿，飲食不下，及咳嗽痰盛，嘔吐涎沫。

---

① 眩：原作「弦」，據《宣明論》卷二本方改。

② 蠍：原作「葛」，據《宣明論》卷二本方改。

③ 三：原作「二」，據《衛生寶鑑》卷九本方改。

④ 玉壺丸：《局方》卷四作「化痰玉壺丸」。

天南星生　半夏生，各一兩　天麻半兩　頭白麵三兩

上為細末，滴水為丸，如梧桐子大。每服三十丸，用水一大盞，先煎令沸，下藥煮五七沸，候藥浮即熟，漉出放溫，別用生薑湯下，不計時候服。水煮金花丸見痰飲。

玉真丸《本事》　治腎氣不足，氣逆上行，頭痛不可忍，謂之腎厥，其脈舉之則弦，按之則堅。

硫黃二兩　石膏煅通赤，研　半夏湯洗　硝石研。各一兩

上為細末，研勻，生薑汁糊丸，如梧桐子大，陰乾。每服二十丸，薑湯或米飲下。更灸關元百壯。《良方》中黃丸子亦佳。虛寒甚者，去石膏，用鐘乳粉一兩。

正元散見勞倦　**大三五七散**見中風　**來復丹**見中暑　**黑錫丹**見痞。

茸硃丹《魏氏》　辰砂　草烏　瞿麥　黃藥子各一兩

上為粗末，瓷碗一個，以薑汁塗炙數次，入砂在內，上鋪諸藥，復以盞蓋了，掘一小坑，安碗在內，用熟炭五斤，煅令火盡，吹去草藥灰，取辰砂研細，或只獨用辰砂末。每服一錢半，淡薑湯下。或加用鹿茸，燭去毛，切片酒浸，為末三兩，和黃棗肉丸，如梧桐子大。每服三四十丸，人參湯下，空心服。熟砂有毒，更宜斟酌。

鉤藤散見眩暈　**治中湯**　**紅丸子**二方並見傷食　**葛花解醒湯**見傷飲　**沉香降氣散**見氣　**蘇子降氣湯**見氣　**養正丹**見氣　**既濟解毒湯**見上熱下寒。

白芷散東垣　治風頭痛，搐鼻。

石膏　芒硝各二錢　薄荷三錢　鬱金　白芷各二錢

上為細末，口含水搐鼻。

上症在太陽，加羌活二錢，防風一錢，紅豆二粒，為末搐之。

川芎散①東垣　治搐鼻。

---

① 川芎散：《蘭室秘藏》卷中本方作「碧雲散」。

青黛一①錢半　蔓荊子　川芎各一錢二分　鬱金　芒硝各一錢　石膏一錢三分　細辛根一錢　薄荷葉二錢　紅豆一粒

上為末。

瘦人搐鼻藥丹溪　軟石膏　朴硝半錢　腦子　檀香皮　荊芥　薄荷葉各一錢　白芷　細辛各三錢

如聖散《寶鑑》　治眼目偏痛，頭風。

麻黃燒灰，半兩　盆硝三錢半　麝香　腦子各少許

上為細末，搐之。

又方

楊梅青　硝石　伏龍肝　各等份，為末搐鼻。

瓜蒂神妙散河間　治偏正頭目昏眩，及偏正頭痛。

焰硝　雄黃　川芎　薄荷葉　道人頭即蒼耳子　藜蘆各一分　天竺黃一錢半

上為細末，含水，鼻中搐一字，神驗。

火筒散初虞　治頭風。

蚯蚓糞四錢　乳香二錢　麝香少許

上為末，用紙筒自下燒之，吸煙搐鼻內。

一滴金丸《治效》　治首風，及偏正頭風。

人中白　地龍各一分

上為細末，用羊膽汁和丸，和芥子大。每用一②丸，新汲水一滴化開，滴入兩鼻中。

治八般頭風《本事》　草烏尖　細辛等份　黃丹少許

上為細末，用葦管搐入鼻中。

《斗門方》　治卒頭上痛。皂莢末吹鼻，嚏即止。

頭風摩散方《金匱》　大附子一枚，炮　食鹽等份

上二味為末，以方寸匕摩疢上，令藥力行。

《聖惠》治風頭痛，每天欲陰風雨先發者。用桂心一兩，

① 一：原作「二」，據《蘭室秘藏》卷中本方改。
② 一：原脫，據虞衛尬補。

為末，以酒調如膏，用敷頂上並額角。

治頭風餅子《聖惠》　五倍子　全蠍　土狗各七個

上為末，醋糊作如錢大餅子，發時再用醋潤透，貼太陽穴上，炙熱貼之，仍用帕子縛之，啜濃茶，睡覺即即癒。

沖和膏《玄珠》治偏正頭風腫痛，並眼痛者。

紫荊皮炒，五兩　獨活去節，炒，三兩　赤芍藥炒，二兩　白芷菖蒲各一兩

上為末，蔥頭煎濃湯調塗。

秘方貼頭風熱痛。

用大黃，朴硝各等份，為末，並底泥和捏作餅，貼兩太陽穴。

秘方茶調散《玄珠》　治風熱上攻，頭目昏痛，及頭風熱痛不可忍。

片芩二兩，酒拌炒三次，不可令焦　小川芎一兩　細芽茶三錢　白芷五錢　薄荷三錢　荊芥穗四錢

頭顛及腦痛，加細辛、藁本、蔓荊子各三錢。

上為細末，每服二三錢，用茶清調下。

芎朮湯《奇效》，下並同　治濕頭痛，眩暈痛極。

川芎　附子生，去皮臍　白朮以上各三錢　桂心去皮　甘草各一錢

上作一服，水二盅，生薑七片，棗二枚，煎至一盅，食遠服。

川芎散　治風盛膈壅，鼻塞清涕，熱氣上攻，眼目多淚生眵，及偏正頭痛。

川芎　柴胡各二錢　細辛　半夏麴　人參　前胡　防風甘菊花　甘草炙，各一錢　薄荷少許

上作一服，水二盅，薑三片，煎至一盅，食後服。

菊花散　治風熱上攻，頭痛不止。

甘菊花去梗　旋覆花去梗　防風去蘆　枳殼去瓤，麩炒　川羌活去蘆　蔓荊子　石膏　甘草炙，各一錢半

上作一服，水二盅，薑五片，煎一盅，不拘時服。

芎辛導痰湯　治痰厥頭痛。

川芎　細辛　南星　陳皮去白　茯苓以上各一錢半　半夏二錢
枳實麩炒　甘草各一錢

上作一服，水二盅，薑七片，煎至一盅，食後服。

大追風散　治久新偏正頭疼，肝臟久虛，血氣衰弱，風毒
上攻，頭目眩暈，心煩，百節痠痛，鼻塞聲重，項背拘急，皮
膚瘙癢，面上游風，狀若蟲行，一切頭風。兼治婦人血風攻
注。此藥消風化痰，清利頭目。

川烏炮，去皮臍　防風　川芎　荊芥　僵蠶炒去絲　石膏煅
甘草炙，以上各一兩　白附子炮　全蠍去毒，炒　羌活　地龍出土，炒
南星　天麻　白芷以上各五錢　乳香研　沒藥研　草烏炮　雄黃以
上各一錢半

上為細末，每服半錢，臨睡細茶湯調服。

止痛太陽丹　天南星　川芎各等份

上為細末，用連鬚蔥白，同搗爛作餅，貼於太陽痛處。

治氣攻頭疼不可忍者。

蓖麻子　乳香各等份[①]

上同搗爛作餅，貼太陽穴上。如痛定，急去項上解開頭鬚
出氣，即去藥。一方，無乳香。

治頭痛不可忍方

上用蒜一顆，去皮研取自然汁，令病人仰臥垂頭，以銅
點少許，滴入鼻中，急令搐入腦，眼中淚出，瘥。

治頭痛　上用水調決明子木，貼太陽穴。一方，作枕，去
頭風，明目。

急風散　治男婦偏正頭疼[②]，夾腦風，太陽穴痛，坐臥不
安。

川烏生，去皮臍　辰砂研，各一兩　南生生，二兩

---

① 各等份：原脫，據《奇效良方》卷二十四本方補。
② 疼：原作「風」，據《奇效良方》卷二十四本方改。

上為細末，用酒調塗痛處，小兒貼囟門。

點頭散 治偏正頭疼。

川芎二兩　香附子四兩，炒，去毛

上為細末，每服二錢，食後用茶清調服。

芎犀丸 治偏正頭疼，一邊鼻不聞香臭，常流清涕，或作臭氣一陣，服芎、蠍等藥不效者，服此不十服癒，及治噴嚏稠濃。

川芎　硃砂研，內一兩為衣　石膏研　片腦以上各四兩　人參　茯苓　甘草炙　細辛以上各二兩　犀角生用　梔子各一兩　阿膠炒，一兩半　麥門冬去心，三兩

上為細末，煉蜜為丸，如彈子大。每服一丸或二丸，食後經嚼，茶、酒任下。

葫蘆巴散① 治氣攻頭痛如破。

葫蘆巴炒　三棱剉，醋浸炒乾　乾薑炮，各一兩

上為細末，每服二錢，不拘時，溫生薑湯或酒調服。及治瘴瘧瘥後頭痛。

—— **頭痛治療臨床新用** ——

1. 頭痛六味飲治療內傷頭痛 37 例的體會

基本方：川芎 30g，丹參 30g，白芍 30g，地龍、炙甘草各 10g，川牛膝 15g。肝氣鬱結者加柴胡，肝火上炎者加龍膽草、夏枯草，肝陽上亢者加石決明，肝血虧虛加熟地、何首烏，痰濕者合二陳湯加覆花。

結果：痊癒 17 例，占 46%；顯著 10 例，占 27%；進步者 7 例，占 18.9%；無效 3 例，占 8.1%。總有效率為 91.9%。（舒鴻飛.光明中醫，1998，（13）76：21）

---

① 葫蘆巴散：原作「葫蘆巴丸」，校本同，據本方製劑改。

證治準繩‧類方精選

2. 川芎茶調散加味治療內傷頭痛 86 例

基本方：川芎 20g，白芷、羌活各 12g，細辛 3g，薄荷 15g，荊芥、防風、甘草各 6g，清茶 9g，蜈蚣 2 條。水煎服，每日 1 劑，早晚分服。痰濁上擾加半夏、陳皮、白术、天麻、茯苓等；瘀阻腦絡加桃仁、紅花、當歸、赤芍；氣血虧虛加熟地、當歸、白芍、黃者、黨參；肝腎陰虛加熟地、山茱萸、杜仲、枸杞子、黃柏。10 天為 1 個療程，連服 2 個療程。

結果：實證總有效率為 94.74%，虛證總有效率為 82.76%。（趙潔萍.河南中醫藥學刊，2000，（5）15：53）

‖ 偏頭風 ‖

川芎散《寶鑑》　甘菊花　石膏　川芎各三錢[①]　白僵蠶生用[②]，六錢

上為極細末，每服三錢，茶清調下。

潔古方　治頭痛連睛痛。

石膏　鼠粘子炒

上為細末，茶清食前調下。

細辛散東垣　細辛二錢　川芎七分　柴胡二錢　黃芩酒炒，一錢　生黃芩五分　瓦粉二分　甘草炙，一錢半　黃連酒炒，七分　芍藥半錢

每服三錢，水煎，食後溫服。

治偏頭疼方　鬱金一顆　苦葫蘆子一合

上為細末，用白絹子裹藥末一錢，於新汲水內浸過，滴向患處鼻中，得黃水出即瘥。

仙靈脾浸酒方　治偏頭風，手足不遂，皮膚不仁。用仙靈脾一斤，細剉，以無灰酒二斗浸之，春五、夏三、秋七、冬十

---

① 各三錢：原脫，據《衛生寶鑑》卷九本方補。

② 用：原作「各」，據《衛生寶鑑》卷九本方改。

日，取出藥。每日隨性暖酒飲之，常令醺醺，不得大醉，酒盡再合。合時忌雞、犬見之。

白附散[①]《本事》　治風寒客於頭中疼痛，牽引兩目，遂至失明。

白附子一兩　麻黃不去節　川烏　南星各半兩　全蠍五個　乾薑　硃砂　麝香各二錢半

上為細末，酒調一字服。略睡少時效。

治偏頭風　豬牙皂角去皮筋　香白芷　白附子各等份

上為末，每服一錢，腦茶調下。右疼右邊臥，左疼左邊臥，皆疼仰臥，食後服。

一粒金東垣　治偏頭風。

蓽撥以豬膽汁拌勻，入膽內懸待陰乾用　玄胡索　青黛　白芷　川芎各一兩

上為細末，無根水為丸。每服一丸，以無根水化開，搐鼻內，處以銅錢咬口內出涎。

‖ 雷頭風 ‖

清震湯[②]《保命》　治頭面疙瘩，憎寒拘急，發熱，狀如傷寒。

升麻　蒼尤米泔浸一宿，荷葉一片，全者

用水二盅，煎八分，食後服。

茶調散即二仙散　瓜蒂不以多少　好茶中停

上為細末，每服二錢，韮汁調下，空心用之[③]。

---

① 白附散：《本事方》卷二本方作「白附子散」。

② 清震湯：《保命集》卷下本方作「升麻湯」。

③ 瓜蒂不以多少……空心用之：原作「大黃、黃芩各二兩，牽牛、滑石各四兩。右為細末，滴水為丸，如小豆大。溫水下十五丸。每服加十丸，以利為度，日三服」，此方與名不符。考《證治準繩·雜病》卷四雷頭風清震湯後云：「張子和用茶調散吐之」。考張子和《儒門事親》卷十二茶調散用瓜蒂、茶葉二味確有催吐作用，而本方原作「大黃、黃芩」等顯係有誤（清下之劑），故據《儒門事親》卷十二本方改。

神芎丸子和　治心經積熱，風痰壅滯，頭目赤腫，或有瘡節，咽膈不利，大小便閉澀，一切風熱之證，並宜服之。

大黃生　黃芩各二兩　牽牛生　滑石各四兩　黃連　薄荷葉　川芎各半兩

為末，滴水丸，梧桐子大，每服五十丸，食後溫水送下。

烏荊丸見中風。

愈風餅子子和　川烏炮，半兩　川芎　甘菊　白芷　防風　細辛　天麻　羌活　荊芥　薄荷　甘草炙，各一兩

上為細末，水浸蒸餅為劑，作餅子。每服三五餅，細嚼，茶酒送下，不計時候。

涼膈散見發熱。

黑錫丹《和劑》　治真頭痛。

沉香　附子製　葫蘆巴　肉桂各半兩　茴香　破故紙　肉荳蔻　金鈴子　木香各一兩　黑錫　硫黃與黑錫結砂子，各二兩

上為末，同研勻，酒煮麵糊和丸，如梧桐子大，陰乾，以布袋擦令光瑩。每服四十丸，空心薑、鹽湯送下。一方有陽起石半兩，巴戟一兩。

普濟消毒飲子東垣　黃芩　黃連各半兩　人參三錢　橘紅　玄參　甘草生，各二錢　連翹　鼠粘子　板藍根馬勃各一錢　白僵蠶炒　升麻各七分　柴胡　桔梗各二錢

上共為細末，用湯調，時時服。或拌蜜為丸，嚥化。或加防風、薄荷、川芎、當歸身，㕮咀如麻豆大，每服五錢，水煎去渣，熱服之，食後時時服之。如大便硬，加酒煨人黃一錢，或二錢以利之。腫熱甚者，宜砭刺之。

黑白散潔古　治大頭病，如神。

烏黑蛇酒浸　白花蛇去頭尾，酒浸　雄黃二錢　大黃煨，半兩

上為極細末，每服一二錢，白湯調，無時。

甘橘湯見咽喉。

1. 頭風散治療頭痛臨床療效觀察

方藥組成及服用方法：川芎 30～60g，細辛 3～9g，白芷 30g，鉤藤 20g（後下），天麻 15g，元胡 30g，白芍 20g。水煎服，每日 1 劑，10 日為 1 療程。

治療結果：32 例近期療效尚佳。一般 3～5 劑頭痛明顯減輕或消失。其中血管性頭痛 18 例，顯效 10 例，有效 7 例，無效 1 例，神經性頭痛 11 例，顯效 3 例，有效 6 例，無效 2 例，緊張性頭痛 3 例，顯效 2 例，有效 1 例，總有效率 91%。（胡九東.中國中醫基礎醫學雜誌，1998，（4）增刊（上）：81）

2. 川芎天麻散治療偏頭痛 300 例療效觀察

基本方：川芎 30g，天麻 10g，僵蠶 10g，柴胡 6g，白芥子 3g，蜈蚣 2 條，鬱李仁 3g，生白芍 6g，生甘草 3g，香附 6g，白芷 1.5g。共為細麵，每次 3g，每日 3 次，口服，2 週為 1 療程。

結果：縱觀本方，對肝鬱氣結所致頭痛效果明顯。（楊干卿.中國全科醫學，2001，（4）11：911）

‖ 眉棱骨痛 ‖

選奇湯東垣　防風　羌活各三錢　酒黃芩一錢，冬不用。如能食，熱痛者加之　甘草三錢，夏生，冬炙用

每服三錢，水煎，稍熱服，食後時時。

祛風清上散《統旨》　治風熱上攻，眉棱骨痛。

酒黃芩二錢　白芷一錢半　羌活　防風　柴胡梢各一錢　川芎一錢二分　荊芥八分　甘草五分

水二盅，煎八分，食後服。

二陳湯見痰飲。

羌烏散丹溪　治因風眉骨痛不止者。

川烏　草烏各一錢，此二味俱用童便浸二宿　細辛　羌活　片芩酒拌炒　甘草炙，各半錢

上為細末，分二服，茶清調下。

生熟地黃丸見目　**導痰湯**見痰飲。

小芎辛湯《良方》　治風寒在腦，或感濕邪頭痛腦暈，及眉棱眼眶痛者。

川芎三錢　細辛洗去土　白朮各二錢　甘草一錢

水二盅，薑三片，煎八分，食遠服。

上清散《奇效》　治頭痛、眉骨痛、眼痛不可忍者。

川芎　鬱金　芍藥　荊芥穗　芒硝以上各半兩　薄荷葉　乳香　沒藥以上各一錢　片腦半錢

上為細末，每用一字，鼻內搐之。

治眉心並眉梁骨疼者。用二陳湯煎飲，下青州白丸子，立驗。

‖ 頭風眉 ‖

瀉青丸　當歸去蘆，焙稱　草龍膽焙稱　川芎　梔子　川大黃煨　羌活　防風去蘆

上各等份，為末，煉蜜為丸，雞頭大。每服一丸，煎竹葉湯同砂糖溫水化下。

人參消風散《寶鑑》　治諸風上攻，頭目昏痛，項背拘急，肢體煩疼，肌肉蠕動，目眩旋暈，耳嘯蟬鳴，眼澀好睡，鼻塞多嚏，皮膚頑麻，燥癢癮疹。又治婦人血風，頭皮腫癢，眉骨疼旋欲倒，痰逆噁心。

芎藭　羌活　防風　人參　茯苓去皮　白僵蠶炒　藿香葉　荊芥穗　甘草炙　蟬殼去上，各二兩　厚朴去皮，薑製　陳皮去白，各半兩

上為細末，每服二錢，茶清調下。如久病偏頭風，每三日服，便覺輕減。如脫著沐浴，暴感風寒，頭痛聲重，寒熱倦疼，用荊芥茶清調下半盞。小兒虛風，目澀昏倦，及急慢驚風，用乳香、荊芥湯調下亦得。

紫菀丸見積聚。

‖ 頭　重 ‖

紅豆散

麻黃根炒，半錢　丁香半錢　紅豆十粒　羌活燒　連翹各三錢

上五味，為細末，鼻內搐之。

治頭內如蟲蛀響，用茶子細末吹鼻中。

‖ 頸項強痛 ‖

驅邪湯《會編》　麻黃　桂枝　杏仁　甘草　防風　羌活　獨活　川芎　藁本　柴胡　家葛　白芷　升麻

上生薑、薄荷水煎服。又方，多加紫金藤。

消風豁痰湯　黃芩酒炒　羌活　紅花　半夏薑製　陳皮　白茯苓　甘草　獨活　防風　白芷　家葛　柴胡　升麻

上生薑煎服。又方，多加紫金藤。

疏風滋血湯　當歸　川芎　白芍藥　熟地黃　羌活　獨活　紅花　牛膝　防風　白芷　家葛　升麻甘草　柴胡　桃仁

上生薑煎服。又方，多加紫金藤。

升麻防荊湯　柴胡　黃芩　半夏薑製　甘草　防風　荊芥　羌活　獨活　家葛　升麻　赤芍藥　川芎　白芷

上生薑、薄荷煎服。無汗加麻黃，有汗加桂枝。

加味勝濕湯　羌活　獨活　藁本　防風　蔓荊子　川芎　蒼朮泔浸，炒　黃柏酒炒　荊芥　甘草炙

上生薑煎服。又方，多加紫金藤。

發熱惡寒有外邪者，加麻黃、桂枝；腰痛沉沉者，加熟附、防己；虛極者，去黃柏，加人參。

養神湯東垣　黃耆一錢　人參三分　甘草七分　蒼朮五分　白朮三分　柴胡四錢　升麻四錢　歸身五分　麥芽五分　木香一分　川芎三分　半夏七分　橘皮一錢　黃連五分　黃芩酒浸，二分　黃柏一分

㕮咀，每服五錢，水二盞，煎去渣，稍熱服，無時。

椒附散《本事》　治項筋痛連背髀，不可轉移。

大附子一枚，六錢以上者，炮，去皮臍，末之

上末每二大錢，好川椒二十粒，用白麵填滿，水一盞半，生薑七片，同煎至七分，去椒入鹽，空心服。予一親患此，服諸藥無效，嘗憶《千金髓》有腎氣攻背強一證，處此方與之，一服瘥。

木瓜煎《本事》　木瓜兩個，取蓋去瓤　沒藥研，二兩　乳香研，二錢半

二味納木瓜中，蓋合，竹籤籤定，飯上蒸三四次，研成膏。每服三五匙，地黃酒化下。生地黃汁半盞，和無灰酒二盞，用八分一盞，暖化服。

和氣飲見水腫　**六味地黃丸**見虛煩。

‖ 心痛胃脘痛 ‖

金鈴子散《保命》　治熱厥心痛，或作或止，久不瘥者。

金鈴子　玄胡索各一兩

上為末，每服三錢，酒調下。痛止，與枳朮丸。

枳朮丸見傷食。

煮黃丸《潔古》　治飲食過多，心腹脹滿，脅肋走氣，癥癖刺痛，如神。

雄黃研，一兩　巴豆五錢，去皮心，研如泥

上入白麵二兩，同研勻，滴水丸，如梧桐子大。滾漿水煮

十二丸，瀝入冷漿水內，令沉冷，每一[①]時用浸藥冷漿下一丸，一日十二時盡十二丸，以微利為度，不必盡劑。

藁本湯_{潔古}　治大實心痛，大便已利，宜以此撤其痛也。

藁本_{半兩}　蒼朮_{一兩}

每服一兩，水二盞，煎至半盞，溫服。

朮附湯《活人》　治寒厥暴心痛，脈微氣弱。

附子_{炮，去皮臍，一兩}　白朮_{四兩}　甘草_{炙，一兩}

上粗末，每三錢，水一盞半，薑五片，棗一枚，煎至一盞，去渣溫服，食前。

麻黃桂枝湯《三因》　治外因心痛，惡寒發熱，內攻五臟，拘急不得轉側。

麻黃_{去節，湯浸，焙}　桂心　芍藥　細辛_{去苗}　乾薑　甘草_{炙，各七錢半}　半夏　香附_{各五錢}

每服五錢，水盞半，生薑五片，煎七分，去渣，食前服。大便秘，入大黃，量虛實加減。

九痛丸《金匱》　治九種心痛。

附子_{炮，三兩[②]}　生狼牙_{炙香}　巴豆_{去皮心，炒，研如脂，各一兩[③]}　人參　乾薑　吳茱萸

上為末，煉蜜丸，如梧桐子大。強人初服三丸，日三服，弱者二丸。兼治卒中惡，腹脹痛[④]，口不能言。又治連年積冷，流注心胸痛，並冷腫上氣，落馬墜車血疾等證，皆主之。忌口如常法。

烏頭赤石脂丸《金匱》　蜀椒_{一兩}　烏頭_{炮，二錢五分}　附子_{炮，半兩}　乾薑_{炮，一兩}　赤石脂_{一兩[⑤]}

末之，蜜丸如梧桐子大。先食服一丸，日三服；疾未已，

① 一：原作「用」，據修敬堂本改。

② 三兩：原作「二兩」，據《金匱要略》卷上本方改。

③ 各一兩：原作「各半兩」，據《金匱要略》卷上本方改。

④ 痛：原脫，據《金匱要略》卷上本方補。

⑤ 一兩：原作「二兩」，據《金匱要略》卷上本方改。

稍加服。

栝蔞薤白半夏湯《金匱》　栝蔞實一枚　薤白三兩　白酒一斗　半夏半升

上同煮至四升，服一升，日三服。

大建中湯《金匱》　蜀椒二合，去汗　乾薑四兩　人參二兩

以水四升，煮取二升，去渣，納膠治一升，微火煎取一升半，分溫再服。如一炊頃，可飲粥二升，後更服。當一日食糜，溫服之。

桂枝生薑枳實湯《金匱》　桂枝　生薑各三兩[①]　枳實五個

水六升，煮取三升，分溫三服。

藿香正氣散見中風　**五積散**見中寒。

扶陽助骨湯　羅謙甫治漕運使崔君長男雲卿，年二十五，體本豐肥，奉養膏粱，時[②]有熱證，友人勸食寒涼物，及[③]服寒藥。至元庚辰秋瘧發，醫以砒霜等藥治之，新汲水下，禁食熱物。瘧病未除，反添吐瀉，脾胃復傷，中氣虛，腹痛腸鳴，時復胃脘當心而痛，不任其苦，屢醫未效，至冬不瘥。延至四月間，勞役煩惱過度，前證大作，諸予治之。診視脈得弦細而微，手足稍冷，面色青黃不澤，情思不樂，惡人煩冗，飲食減少，微飽則心下痞悶，嘔吐酸水，每發作冷汗時出，氣促悶亂不安，須人額相抵而坐。少時易之。予思《內經》云：中氣不足，溲便為之變，腸為之苦鳴；下氣不足，則為痿厥心冤。又曰：寒氣客於腸胃之間，則卒然而痛，得熱則已。非甘辛大熱之劑，則不能癒，遂製此方。

附子炮，去皮臍，二錢　乾薑炮，一錢半　草豆蔻　益智仁　甘草炙　官桂　白芍藥各一錢　吳茱萸　陳皮　白朮各五分

《內經》曰：寒淫於內，治以辛熱，佐以苦溫。附子、乾

① 各三兩：原作「各一兩」，據《金匱要略》卷上本方改。

② 時：此下原衍「時」，據《衛生寶鑑》卷十三本方刪。

③ 及：原作「因」，據《衛生寶鑑》卷十三本方改。

薑大辛熱，溫中散寒，故以為君。草荳蔻、益智仁辛甘大熱，治客寒犯胃，為佐。脾不足者，以苦補之。炙甘草甘溫，白朮、陳皮苦溫，補脾養氣，水挾木勢[1]，亦來侮土，故作急痛，桂辛熱以退寒水，芍藥味酸以瀉木來剋土，吳茱萸苦熱泄厥氣上逆於胸中，為使。右剉如麻豆大，都作一服，水三[2]盞，薑三片，棗二枚，同煎至一盞，去渣溫服，食前。三服大勢去，痛減半。至秋先灸中脘三七壯，以助胃氣。次灸氣海百餘壯，生發元氣，滋榮百脈。以還少丹服之，喜飲食，添肌肉，皮膚潤澤。明年春，灸三里二七壯，乃胃之合穴，亦助胃氣，引氣不行。又以芳香助脾，服育氣湯加白檀香平治之。戒以懲忿窒慾，慎言語，節飲食，一年而平復。

草荳蔻丸東垣　治客寒犯胃，熱亦宜用，止可一二服。

草荳蔻一錢四分，面裹煨熱，去皮　吳茱萸湯泡去苦　益智仁僵蠶炒，各八分　當歸身　青皮各六分　神麴　薑黃各四分　生甘草三分[3]　桃仁去皮，七個　半夏湯泡七次，一錢　澤瀉一錢，小便利減半，一作一分，疑誤　麥芽炒黃，一錢半　炙甘草六分　柴胡四分，詳脅下痛多少與之　人參　黃耆　陳皮各八分

上除桃仁另研如泥外，為極細末，同研勻，湯浸炊餅為丸，梧桐子大，每服三十丸，熟白湯送下，食遠，旋斟酌多少用之。

大柴胡湯見傷寒往來寒熱　**大承氣湯**見傷寒潮熱　**小胃丹**見痰飲　**厚朴丸**見積聚　**紫菀丸**見積聚。

星半安中湯《統旨》　治痰積作痛。

南星　半夏各一錢半，俱薑湯泡[4]　滑石　香附　枳實麩炒　青皮醋炒　木香　蒼朮米泔浸一宿，炒　砂仁　山梔炒黑　茯苓　橘紅各一錢　甘草炙，五分

---

① 勢：原作「氣」，據《衛生寶鑑》卷十三本方改。
② 三：原作「二」，據《衛生寶鑑》卷十三本方改。
③ 三分：《醫學發明》卷五本方作「六」。
④ 泡：原作「炮」，據修敬堂本改。

氣攻痛者，去南星、滑石，加厚朴、玄胡索各一錢，痰甚，加白螺螄殼燒灰一錢，臨服攪①入。

水二盅，薑三片，煎八分，食前服。

海蛤丸《丹溪》　治痰飲心痛。

海蛤燒為灰，研極細，過數日火毒散用之　瓜蔞仁帶瓤同研

上以海蛤入瓜蔞內，乾濕得所，為丸。每服五十丸。

清中湯《統旨》　治火痛。

黃連　山梔炒，各二錢　陳皮　茯苓各一錢半　半夏一錢，薑湯泡七次　草荳蔻仁搥碎　甘草炙，各七分

水二盅，薑三片，煎八分，食前服。

妙香散《良方》　治心氣不足，精神恍惚，虛煩少睡，夜多盜汗。常服補益氣血，安鎮心神。

山藥薑汁炙　茯苓去皮　茯神去皮木　遠志去心，炒　黃耆各一兩　人參　桔梗去蘆　甘草炙，各半兩　木香煨，二錢半　辰砂三錢，另研　麝香一錢，另研

上為細末，每服二錢，不拘時，溫灑調下。

加味七氣湯《統旨》　治七情鬱結，心腹痛，或因氣而攻痛。

蓬朮　青皮　香附俱米醋炒，各一錢半　玄胡索一錢　薑黃一錢　草荳蔻仁八分　三棱炮七分　桂心五分　益智仁七分　陳皮八分　藿香七分　炙甘草四分

水二盅，煎八分，食前服。死血胃脘痛，加桃仁、紅花、各一錢。

沉香降氣散　正氣天香散並見氣　**桃仁承氣湯**見傷寒畜血。

失笑散《經驗》　治婦人心痛氣刺不可忍。

五靈脂淨好者　蒲黃等份

上為末，每二錢，用黃醋一勺熬成膏，再入水一盞，煎至七分，熱服。

---

① 攪：原脫，據修敬堂本補。

手拈散《奇效》　治心脾氣痛。

延胡索　五靈脂　草果　沒藥各等份

上為細末，每服三錢，不拘時，溫[1]酒調下。

集效丸　萬應丸　煎紅丸三方並見蟲　**烏梅丸**見傷寒蛔厥

甘草粉蜜湯《金匱》　甘草二兩　粉一兩　蜜四兩

以水三升，先煮甘草，取二升，去渣，納粉，蜜攪令和，煎如薄粥，溫服一升。瘥即止。

五苓散見傷寒渴　**參蘇飲**見發熱　**二陳湯**見痰飲　**越鞠丸**見鬱。

溫胃湯東垣　治服寒藥多，致脾胃虛弱，胃脘痛。

白荳蔻三分　益智　砂仁　厚朴　甘草　乾薑　薑黃各二分　黃耆　陳皮各七分　人參　澤瀉各三分

上為細末，每服三錢，水一盞，煎至半盞，食前溫服。

朮桂湯東垣　治寒熱所客，身體沉重，胃脘痛，面色痿黃。

麻黃一錢　桂枝五分　杏仁十粒　草荳蔻仁　半夏　澤瀉　炒麴各五分　蒼朮三錢　陳皮　白茯苓各一錢　豬苓　黃耆各五分　炙甘草二分

水二大盞，煎至一盞，去渣，稍熱服，食前。

桂黃散　大承氣湯　小建中湯　大柴胡湯三方[2]並見傷寒　**胃苓湯**見泄瀉　**理中湯**見傷寒　**補中益氣湯**見勞倦　**溫中丸**見黃疸　**大安丸**即保和丸加白朮二兩，見傷食　**木香檳榔丸**見傷食　**紫雪**見發熱　**小胃丹**見痰飲　**左金丸**見發熱　**十全大補湯**見虛勞　**五膈寬中散**見反胃　**四七湯**見中氣　**搖脾湯**見嘔吐　**蘇子降氣湯**見痰飲　**小半夏茯苓湯**同上　**半硫丸**見大便秘。

拈痛丸《奇效》，下同，治九種心痛。

五靈脂　蓬莪朮煨　木香　當歸各等份

上為細末，煉蜜和丸，如梧桐子大。每服二十丸，食前，

---

① 溫：原作「熱」，據《奇效良方》卷二十六本方改。

② 三方：按前列方為四方，或「桂黃散」方脫出處。

用橘皮煎湯送下。

大沉香丸 治冷氣攻衝，心腹刺痛，亦治卒暴心痛。

沉香　乾薑炮　薑黃　辣桂　檀香各五錢　甘松洗，焙　白芷　天台烏藥　甘草各八兩　香附一斤　白荳蔻仁二兩

上為細末，煉蜜和丸，如彈子大。每服一丸，食前細嚼，用生薑湯下。沉香降氣湯加乳香，治陰陽不和，心腹刺痛。方見氣門。

靈脂酒 治熱氣乘心作痛。

五靈脂去砂石，炒　玄胡索　沒藥炒，各等份

上為細末，每服二錢，溫酒調下。

蕪荑散 治大人小兒蚘咬心痛。經云：蟲貫心則殺人。欲驗之，大痛不可忍，或吐青黃綠水涎沫，或吐蟲出，發有休止，此是蚘心痛也，宜速療之。

蕪荑　雷丸各半兩　乾漆搥碎，炒大煙盡，一兩

上為細末，每服三錢，溫水七分盞，調和服，不拘時。甚者不過三服。小兒每服半錢。

蠶砂散 治男子婦人心氣痛不可忍者。

上用晚蠶砂為末，滾湯泡過，濾清汁服之，不拘時候。治男婦急心氣痛，噤了牙關欲死者，可急救。

上將隔年老蔥白三五根，去皮鬚葉，搗為膏，將病人口斡開，用銀銅匙送蔥膏入咽喉中，用香油四兩灌送蔥膏，油不可少用，但得蔥膏下喉中，其人即生，少時將腹內所停蟲病等物化為黃水，微利為佳，除根永不再發。

《海上方》 治一切心痛，不問新久，並宜服之。

白螺殼丸丹溪 治痰積胃脘作痛。

白螺殼火煨　滑石炒　蒼朮　山梔子　紅麴炒　香附童便浸　南星煨裂，各一兩　枳殼麩炒黃　黃皮　木香　半夏　砂仁各半兩　桃仁炒，去皮尖，三十枚

上為末，春加川芎，夏加黃連，秋冬加吳茱萸，用生薑汁浸蒸餅為丸，綠豆大。每服五十丸。

麻黃荳蔻丸東垣　治客寒犯胃，心胃①大痛不可忍。見腹痛

加味枳朮丸《正傳》　治清痰、食積、酒積、茶積、肉積在胃脘，當心而痛，及痞滿噁心，嘈雜吸氣，吞酸吐嘔，脾疼等證。

白朮三兩　枳實麩炒黃色　蒼朮米泔浸三宿，焙　豬苓去黑皮　麥芽麵炒黃　神麴炒微黃　半夏湯泡透，各一兩　澤瀉去毛　赤茯苓去皮　川芎　黃連陳壁土炒，去土　白螺殼煅，各七錢　縮砂仁　草荳蔻　黃芩陳壁土同炒　青皮去白　萊菔子炒　乾生薑各五錢　陳皮去白　香附米童便浸　瓜蔞仁　厚朴薑製炒　檳榔各三錢　木香　甘草各二錢

吞酸，加吳茱萸湯泡，寒月五錢，熱月二錢半。久病挾虛，加人參、白扁豆、石蓮肉各五錢。時常口吐清水，加炒滑石一兩，牡蠣五錢。

上為細末，用青荷葉泡湯，浸晚粳米研粉作糊為丸，如梧桐子大。每服七十丸，多至百丸，清米飲送下。

── 胃脘痛治療臨床新用 ──

辨證治療胃院痛 100 例

（1）脾胃虛寒型，用吳茱萸湯加味：吳茱萸 6g，黨參 15g，黃耆 15g，陳皮 6g，茯苓 9g，大棗 12g，生薑 10g，白芍 10g，甘草 6g。泛酸者加煅瓦楞子 15g，麥芽 10g。

（2）氣滯血瘀型，用復元活血湯化裁：柴胡 15g，香附 10g，當歸 10g，炮山甲 6g，桃仁 10g，大黃 15g，甘草 6g。痛甚加延胡索 10g；黑便者加白及或三七各 15g；嘔吐者加陳皮 9g，製半夏 9g。

（3）痰濕鬱阻型，用黃連溫膽湯：黃連 6g，半夏 10g，陳皮 10g，茯苓 10g，薑竹茹 10g，枳殼 10g，炙甘草 6g。以上

① 胃：原作「頭」，據《蘭室秘藏》卷上本方改。

各型均每日一劑，水煎早晚分服。總有效率 90%。（黃永興.廣西中醫藥，1994，5：34）

‖ 胸　痛 ‖

補肝湯_{見脅痛}　旋覆花湯_{方未考}　《金匱》婦人門有旋覆花湯，未知是否？　五苓散_{見傷寒渴}　澤漆湯_{見咳嗽}　倒食法_{見積聚}。

‖ 腹　痛 ‖

理中湯_{見傷寒吐利}　小建中湯_{見傷寒腹痛}　草荳蔻丸_{見心痛}　四逆湯_{見傷寒下利}　正陽散回陽丹_{俱見傷寒囊縮}　當歸四逆湯_{見傷寒厥}。

四物苦楝湯　即四物湯四兩，加玄胡索、苦楝實各一兩。

酒煮當歸丸　丁香楝實丸_{二方即一方。見疝門}

芍藥甘草湯《金匱》　芍藥二兩　甘草一兩

上㕮咀，每服五錢，水煎服。

海藏云：白收而赤散也，酸以收之，甘以緩之。

桂枝加芍藥湯_{見傷寒熱入血室}　桂枝加大黃湯_{見傷寒腹滿}　黃芩芍藥湯_{見滯下①}　化蟲丸_{見蟲}　桂枝芍藥湯_{見傷寒}　真武湯_{見傷寒下利}。

香砂理中湯　即理中湯加藿香、砂仁。

治中湯　即理中湯加陳皮、青皮等份。

五積散_{見中寒}　藿香正氣散_{見中風}　來復丹_{見中暑}　蘇感丸即蘇合香丸、感應丸並用。見中風並傷食　神保丸_{見傷食}　四順清涼飲　黃連解毒湯_{俱見發熱}　神芎丸_{見頭痛}。

大金花丸_{子和}　黃連　黃柏　黃芩　大黃_{各等份}

上為末，水丸，新水下三十丸。加梔子減大黃，各梔子金花丸。

---

① 下：原脱，據修敬堂本補。

調胃承氣湯見傷寒　十味香薷飲見傷暑　六和湯見傷暑　胃苓湯見泄瀉　星半安中湯見心痛　溫中丸　枳朮丸　木香　檳榔丸俱見傷食。

木香順氣散《統旨》　治氣滯腹痛。

木香　香附　檳榔　青皮醋炒　陳皮　厚朴薑汁炒　蒼朮米泔浸一宿，炒　枳殼麩炒　砂仁各一錢　甘草炙，五分

水二盅，薑三片，煎八分，食前服。

桃仁承氣湯見傷寒畜血　七氣湯見氣

七氣湯　治喜怒憂思悲恐驚七氣為病則心腹刺痛不可忍者，或外感風寒濕氣作痛，亦宜服之。

半夏湯泡洗，三錢　桂心不見火　玄胡索炒，去皮，各二錢半　人參去蘆　乳香　甘草各一錢

上作一服，用水二盅，生薑五大片，紅棗二枚，煎一盅，食遠服。

萬應丸見蟲　烏梅丸見傷寒蛔厥。

神聖復氣湯東垣　柴胡　羌活各一錢　藁本　甘草各八分　半夏湯泡　升麻各七分　白葵花五朵，去心　歸身酒洗浸，六分　人參　防風①　鬱李仁湯浸，去皮，各五分　乾薑炮　黑附子炮，去皮臍，各三分

上作一服，水五盞，煎至二盞，入：

黃耆　草荳蔻面煨，去皮稱。各一錢　陳皮五分

上件入在內，再煎至一盞，再入下項藥：

黃柏三分②，酒浸　黃連三分，酒浸　枳殼三分　生地黃二分，酒浸

以上四味，預一日另用新水浸，又次入：

細辛二分　川芎三分　蔓荊子三分

預一日用水半大盞，分作二處，浸此三味並黃柏等，煎③

---

① 防風：此下原衍「桃仁湯浸去皮研」，據《脾胃論》卷下及《蘭室秘藏》卷上本方刪。

② 三分：原作「五分」，據《脾胃論》卷下及《蘭室秘藏》卷上本方改。

③ 煎：原作「藥前」，據《脾胃論》卷下及《蘭室秘藏》卷上本方改。

正藥作一大盞，不去渣，入此浸藥，再上火煎至一大盞，去渣，稍熱服。空心，又能治咬頰、咬唇、咬舌、舌根強硬①等證，如神。忌肉湯及食肉，使不助經絡中火邪也。大抵腎並膀胱經中有寒②，元氣不足者，皆宜服之，神驗。於月生月滿時食③，隔三五日一服，如病急不拘時候。

益智和中丸東垣　草荳蔻仁四錢　益智仁一錢三分　砂仁七分　甘草炙，二錢半　黃耆　當歸身　人參　乾薑　麥門冬　麴末　陳皮各五分　桂枝　桂花各一錢半　大麥糵炒，三錢半　黃連　生地黃各一錢　薑黃三分　木香二分

上為細末，湯浸蒸餅為丸，如梧桐子大。每服二三十丸，溫水送下，細嚼亦可。

麻黃④荳蔻丸東垣　麻黃去節，二錢　草荳蔻　炒麴各一錢　益智八分　升麻　大麥糵　砂仁　黃耆　半夏湯泡　白朮　陳皮去白，各五分　柴胡　甘草炙　吳茱萸　當歸身　青皮　木香　厚朴各二錢　蓽澄茄　紅花　蘇木各五分

上為末，湯浸蒸餅為丸，如梧桐子大。每服三五十丸，細嚼，溫水送下。

厚朴湯東垣　厚朴薑製　陳皮去白，各二兩　甘草炙　乾薑各五錢　茯苓去皮，一兩

上㕮咀，每服一兩，水煎服。

厚朴三物湯《金匱》　厚朴八兩⑤　大黃四兩　枳實五個

上以水一斗二升⑥，先煮朴、枳二味至五升，下大黃，煮取三⑦升，溫服一升，以利為度。

---

① 硬：原作「梗」，據《脾胃論》卷下及《蘭室祕藏》卷上本方改。
② 有寒：此下原衍「肺氣」，據《脾胃論》卷下本方刪。
③ 食：原脫，據《蘭室祕藏》卷上本方補。
④ 麻黃：此下原衍「草」，據本冊「心痛胃脘痛」及《蘭室祕藏》卷上本方刪。
⑤ 八兩：原作「一兩」，據《金匱要略》卷上本方改。
⑥ 一斗二升：原作「二斗」，據《金匱要略》卷上本方改。
⑦ 三：原作「二」，據《金匱要略》卷上本方改。

當歸丸海藏　四物湯各半兩　防風　獨活　全蠍各五錢　茴香炒　續斷各一兩　苦棟　玄胡索各七錢　木香　丁香各二錢半

上為細末，酒糊丸，梧桐子大。空心溫酒送下三五十丸。

失笑散見心痛　**養胃湯**見傷暑。

—— 腹痛治療臨床新用 ——

辨證治療慢性胃炎脘腹脹滿 38 例

38 例患者經治療顯效 28 例；好轉 8 例；無效 2 例。總有效率 94.7%。

患者，女，45 歲，患慢性胃炎 8 年，症見面色萎黃，納少，脘腹作脹，時伴隱痛，多食則甚，大便時乾時溏，倦怠乏力，時有噯氣，舌淡紅苔薄白，脈細緩。證屬脾胃虛衰，中氣不運。經胃鏡檢查，診斷為淺表性胃炎。

處方：白朮、茯苓、山藥、黨參、黃耆、藿梗各 15g，白芍、砂仁、廣香、陳皮、柴胡各 10g。6 劑後腹脹及隱痛消失，繼用上方加減，共服 30 劑，調理而安。停藥 1 月後，再行胃鏡複查，炎症消失，胃黏膜恢復正常，療效滿意。（賀昌木.中國中西醫結合脾胃雜誌，2000，8（5）：299）

‖ 少腹痛 ‖

抵當丸　桃仁承氣湯二方俱見畜血。

苦棟丸　治奔豚，小腹，神效。

川苦棟子　茴香各二兩　附子一兩，炮，去皮臍

上三味，酒二升，煮盡為度，焙乾，細末之，每稱藥末一兩，入玄胡索半兩，全蠍一十八個，炒丁香一十八粒，別為末，和勻，酒糊為丸，梧桐子大。溫酒下五十丸，空心服。痛甚，加當歸煎調下。

雲母膏　太乙膏俱見瘍科。

‖ 脅 痛 ‖

加味小柴胡湯《良方》　治傷寒脅痛。

柴胡　黃芩各二錢　人參去蘆　半夏各一錢半　牡蠣粉　枳殼
麩炒　甘草各一錢

上作一服，水二盅，薑三片，紅棗二枚，煎一盅，食遠
服。

枳殼煮散《本事》　治悲哀煩惱傷肝氣，至兩脅骨疼，筋脈
緊急[1]，腰腳重滯，兩股筋急，兩脅牽痛，四肢不能舉，漸至
脊膂肉攣急，此藥大治脅痛。

枳殼麩炒，四兩，先煎　細辛　川芎　桔梗　防風各四兩[2]　葛
根一兩半　甘草二兩[3]

上為粗末，每服四錢，水一盞半，薑三片[4]，同煎至七
分，去渣，空心食前溫服。

導痰湯見痰飲　**半硫丸**見大便不通。

芎葛湯《本事》　治脅下痛不可忍者。

川芎　乾葛　桂枝　枳殼麩炒　細辛　芍藥　麻黃　人參
去蘆　防風各半兩　甘草炙，二錢

上作粗末，每服五錢，水二盅，生薑三片，煎至七分，去
渣溫服，日三。有汗避風。

香橘湯《良方》　治七情所傷，中脘不快，腹脅脹滿。

香附子炒　橘紅　半夏薑製，各三錢　甘草炙，一錢

上作一服，水二盅，生薑五片，紅棗二枚，煎至一盅，食
遠服。

---

① 急：原脫，據《本事方》卷七本方補。
② 各四兩：原作「各二兩」，據《本事方》卷七本方改。
③ 二兩：原作「一兩」，據《本事方》卷七本方改。
④ 三片：原作「棗」，據《本事方》卷七本方改。

分氣紫蘇飲《良方》　紫蘇葉　桑白皮　五味子去梗　桔梗去蘆　草果仁　大腹皮　白茯苓　陳皮　甘草炙，各一錢半

　　上作一服，水二盅，生薑三片，入鹽少許，煎至一盅，空心服。

　　推氣散《濟生》治右脅疼痛，脹滿不食。

　　片薑黃　枳殼麩炒　桂心不見火，各五錢　甘草炙，三錢[①]

　　上為細末，每服二錢，薑、棗湯調下，食遠服。

　　枳芎散《濟生》治左脅刺痛，不可忍者。

　　枳實　川芎各半兩　粉草炙，二錢半[②]

　　上引同上，酒調亦可。

　　柴胡疏肝散《統旨》　柴胡　陳皮醋炒者二錢　川芎　芍藥　枳殼麩炒，各一錢半　甘草炙，五分　香附一錢半

　　上作一服，水二盅，煎八分，食前服。

　　桃仁承氣湯見傷寒蓄血

　　復元活血湯《發明》　治從高墜下，惡血流於脅下，及疼痛不可忍者。

　　柴胡半兩　瓜蔞根　當歸各三錢　紅花甘草　穿山甲炮，各二錢　大黃酒浸，一兩　桃仁酒浸，去皮尖。研如泥，五十枚

　　《黃帝針經》云：有所墮墜，惡血留內。若有所大怒，氣上而不下，積於脅下則傷肝。肝膽之經俱行於脅下，經屬厥陰、少陽，宜以柴胡為引，用為君。以當歸和血脈，又急者痛也，甘草緩其急，亦能生新血，甘生血陽生陰長故也，為臣。穿山甲、瓜蔞根、桃仁、紅花破血潤血，為之佐。大黃酒製，以蕩滌敗血，為之使。氣味和合，氣血各有所歸，痛自去矣。

　　上件除桃仁外，剉如麻豆大，每服一兩，水一盞半，酒半盞，同煮至七分，去滓，大溫服之，食前，以利為度。得利痛或不盡，服乳香神應散。

----

① 三錢：原作「二錢」，據《重訂嚴氏濟生方・心腹痛門》本方改。
② 半：原脫，據《生訂嚴氏濟生方・心腹痛門》本方改。

破血散疼湯東垣　治乘馬跌傷，損其脊骨，惡血流於脅下，其痛苦楚，不能轉側，妨於飲食。

羌活　防風　中桂各一錢　蘇木一錢五分　連翹　當歸尾　柴胡各二錢　水蛭三錢，炒煙[1]盡，別研　麝香少許，別研

分作二服，每服水一大盞，酒二大盞，除水蛭、麝香別研如泥，煎餘藥作一大盞，去渣，上火令稍熱，二味調入，空心服。

導痰湯見痰飲　**保和丸**見傷食

當歸龍薈丸錢氏　當歸焙　草龍膽　山梔　黃連　黃柏　黃芩各一兩　大黃　蘆薈　青黛各半兩　木香二錢半　麝香半錢，別研

上為細末，煉蜜丸，如小豆大，小兒如麻子大。生薑湯下二三十丸。忌發熱諸物。

兼服**防風通聖散**。

桂枝散《本事》　治因驚傷肝，脅骨裡疼痛不已。

枳殼一兩，小者　桂枝半兩

上為細末，每服二錢，薑、棗湯調下。

大黃附子湯《金匱》兼服大黃三兩　附子三枚，炮　細辛二兩

上三味，用水五升，煮取二升，分溫三服；若強人，煮取二升半，分溫三服，服後如人行四五里，更進一服。

煮黃丸見心痛　**控涎丹**見行痹

枳實散《本事》　治男子兩脅疼痛。

枳實一兩　白芍藥炒　雀腦芎[2]　人參各半兩

上細末，薑、棗湯調一錢，酒亦得，食前，日二服。

黑錫丹見頭痛。

補肝散滑氏　山茱萸　桂心[3]　薯蕷　天雄　茯苓　人參各五分　川芎　白朮　獨活　五加皮　大黃各七分　橘皮三分　防風

---

① 煙：原作「烘」，據虞衙本改。

② 雀腦芎：即川芎。

③ 桂心：原作「柏心」，據《古今圖書集成‧醫部全錄》卷一百一十三引本方改。

乾薑　丹參　厚朴　細辛　桔梗各一兩半　甘草　菊花各一兩　貫眾半兩　陳麥麴　大麥芽各一升

上為末，酒服方寸匕，日二。若食不消，食後服。若止痛，食前服。

補肝湯滑氏　山茱萸　甘草　桂心各三兩　桃仁　細辛　柏子仁　茯苓　防風各三兩　大棗二十四枚

上㕮咀，以水九升，煮五升，去渣，分三服。

補肝散滑氏　治肝腎二經氣血虧損，脅脹作痛，或脅脹頭眩，寒熱發熱，或身痛月經不調。

山茱萸肉　當歸　五味子炒杵　山藥　黃耆炒　川芎　木瓜各半兩　熟地黃自製　白朮炒，各一錢　獨活　酸棗仁炒，各四錢

上為末，每服五錢，棗水煎服。

檳榔湯滑氏　檳榔二十四個　附子七枚　母薑①七兩　茯苓　橘皮　桂心各三兩　桔梗　白朮各四兩

上㕮咀，以水九升，煮三升，去渣溫服，每服一升。

上氣喘者，加芎藭三兩　半夏四兩　甘草二兩。

神保丸見傷食　**神芎丸**見頭痛。

治脅下風氣作塊，寒疝發作②連小腹痛，其積屬肝，在右脅下，故病發則右邊③手足頭面昏④痛，不思飲食。

乾葛一兩　麻黃三分去節⑤　附子一個　川芎　防風　當歸　枳實　芍藥　桂枝　羌活　甘草各四錢

上為粗末，每服四錢，水一盞半，生薑三片，同煎至七分，去渣服，日三。有汗避風。

薏苡仁丸　治脅痛如前⑥，兼去手足枯悴。

---

① 母薑：生薑之宿根。

② 作：原作「則」，據《本事方》卷七本方改。

③ 邊：原作「脅」，據《本事方》卷七本方改。

④ 昏：校本同，疑作「皆」。

⑤ 三分去節：原作「五錢」，據《本事方》卷七本方改。

⑥ 治脅痛如前：本方出《本事方》卷七枳殼煮散之後，「治脅痛如前」，是指本方所治脅痛與前枳殼散所治脅痛相同。

薏苡仁一兩　石斛用細者，二錢　附子半兩　牛膝　生地黃各三錢　細辛　人參　枳殼　柏子仁　川芎　當歸各半兩　甘草　桃仁各一兩

上為細末，煉①蜜丸，如梧桐子大。每服三四十丸，酒吞下，食前，日三服。

丸子食前，煮散②食後，相兼服為佳。

沉香導氣散　治一切氣不升降，脅肋痞塞。

沉香二錢半　人參五錢　檳榔二錢半　白朮　烏藥　麥芽炒　神麴炒　紫蘇葉　大腹皮炒　厚朴製，各一兩　訶子皮炮，半兩　香附炮，一兩半　薑黃　橘紅　甘草各四兩

上為細末，每服二錢，食前沸湯點服。

氣針丸《奇效》，下同　治久積風壅，心胸築痛，兩脅心胸似有針刺，六脈沉伏，按之手不可近。此藥屢試神驗，常服疏滯氣，止刺痛。

木香　檳榔　青皮　陳皮　大黃以上各四兩　牽牛取頭末半斤，半生半炒

上為細末，煉蜜和丸，如梧桐子大。每服三十丸，薑湯送下，食前服。量虛實加減。

治脅痛如打　芫花　菊花　躑躅花各等份
上用布囊貯③，蒸熱以熨痛上，冷復易之。

木通散　治男子婦人脅肋苦痛。

木通去節　青皮去白　蘿蔔子炒　茴香炒　川楝子取肉，用巴豆半兩，同炒黃，去巴豆，各一兩　滑石另研　莪朮　木香以上各半兩

上為細末，每服三錢，不拘時，用蔥白湯調服，甚者不過三服。

芍藥散　治婦人脅痛。

白芍藥　玄胡索炒　肉桂以上各一兩　香附子二兩，醋一升，鹽

---

① 煉：原脫，據修敬堂本補。
② 煮散：即本篇有第二方枳殼煮散。
③ 貯：原脫，據《奇效良方》卷二十八本方補。

半兩，同煮乾

上為細末，每服二錢，不拘時，白湯調下。

白朮丸　治息積病，脅下滿逆妨悶，喘息不便，呼吸引痛。不可針灸，宜道引服藥。

白朮　枳實　官桂以上各一兩半　人參二兩　陳皮　桔梗醋炒　甘草炙，以上各一兩

上為細末，煉蜜和丸，如梧桐子大。每服五十丸，不拘時，溫酒送下，日三服。

芎歸芍藥湯　治肝積，氣滯左脅下，遇發作手足頭面昏[1]痛。

川芎　當歸　芍藥　桂枝　防風　枳實　羌活　甘草各一錢六分　乾葛四分　麻黃葉子二分

上㕮咀，分作二帖，每帖用水二盅，生薑五片，煎至七分，去滓，不拘時服。有汗避風。

乳香神應散附　治從高墜下，疼痛不可忍，及腹中疼痛。

乳香　沒藥　雄黑豆　桑白皮　獨科栗子各一兩　破故紙二兩，炒香

上為細末，每服半兩，醋一盞，於砂石器內煎至六分，入麝香少許，去滓溫服。

—— 脅痛治療臨床新用 ——

清肝化瘀湯治療黃疸型肝炎 54 例觀察

清肝化瘀湯組成：柴胡、貫眾、赤芍、川芎、澤蘭、鬱金、白朮、茯苓各 10g，茵陳 20g，白花蛇舌草 30g，丹參、虎杖各 15g，生甘草 5g。肝區痛加延胡索，泛惡去甘草加半夏、陳皮、生薑，便溏加山藥，便結加大黃，納呆加楂、麴，後期降酶緩慢加垂盆草、五味子，慢性肝炎均加黨參、黃耆。每日

<hr>

[1] 昏：校本同，疑作「皆」。

1劑，日服2次，3週為1療程。

治療結果：急性黃疸型肝炎B肝病毒指標陰性者臨床治癒17例，顯效2例。急性黃疸型肝炎B肝病毒陽性者臨床治癒7例，顯效5例，有效1例。慢性活動性肝炎顯效11例，有效8例，無效3例。總有效率91%。（尤企明.實用中醫藥雜誌，2004，（10）20：552）

‖ 腰　痛 ‖

五積散見中寒　　**小續命湯**見中風。

獨活寄生湯《寶鑑》　治腎氣虛弱，冷臥濕地，腰腿拘急，筋骨攣痛。當風取涼過度，風邪流入腳膝，為偏枯冷痺，緩弱疼痛，或腰痛牽引，腳重行步艱難。

獨活　桑寄生如無，以川續斷代　杜仲去皮，切，炒去絲　牛膝細辛　秦艽　茯苓　桂心　防風　芎藭　人參各一錢半　甘草當歸　芍藥　乾地黃各一錢

水二大盞，生薑五片，同煎至七分，食前服。

三仙丹《和劑》　川烏頭一兩，生，去皮，剉作骰子塊，用鹽半兩，同炒黃色，去鹽　茴香淨稱三兩，炒令香透　蒼朮二兩，米泔浸一宿，刮去皮，切碎，以蔥白一握，同炒黃色，去蔥。

上為末，酒煮麵糊丸，如梧桐子大。每服二十丸，空心溫酒、鹽湯任下。

牛膝酒《三四》　牛膝　川芎　羌活　地骨皮　五加皮　薏苡仁　甘草各一兩　海桐皮二兩　生地黃十兩

上剉，以絹袋裹，入好酒二斗，浸二七日，夏三五宿，每服一杯，日三四杯，令酒氣不絕為佳。一方，入杜仲一兩，炒斷絲。

滲濕湯　**腎著湯**俱見傷濕

生附湯　治受濕腰痛。

附子生用　白朮　茯苓　牛膝　厚朴　乾生薑　甘草炙，以

上各一錢　蒼朮炒　杜仲去皮，薑製炒，各二錢

上作一服，水二盅，生薑三片，紅棗二枚，煎至一盅，食前服。

川芎肉桂湯東垣　丁未年冬，曹通甫自河南[①]來，有役人小翟，宿於寒濕之地，腰痛不能轉側，兩脅搐急作痛，月餘不癒。腰痛論中所說，皆為足太陽、足少陰血絡中有凝血作痛，間有一二症，屬少陽膽經外絡脈病，皆宜去血絡之凝乃癒。其《內經》有云：冬三月禁不得用[②]針，只宜服藥通其經絡，破其血絡中敗血，此方主之。

羌活一錢半　柴胡一錢　獨活五分　肉桂　蒼朮各一錢　防風　漢防己各三分　桃仁五枚，去皮，另研如泥　歸梢　甘草炙　川芎各一錢　炒麴五分

上㕮咀，水、酒煎，去渣，食遠熱服。

麻黃蒼朮湯《良方》　治寒濕所客，身體沉重，腰痛，面色萎黃不澤。

麻黃　澤瀉梢　炒麴　白茯苓　橘皮各一錢　半夏　桂枝　草豆蔻　豬苓各半錢　黃耆三錢　杏仁十個　蒼朮　甘草炙，各二錢

上作一服，水二盅，煎一盅，食前服。

摩腰膏丹溪　治老人腰痛，婦人白帶。

附子尖　烏頭尖　南星各二錢半　硃砂　雄黃　樟腦　丁香各一錢半　乾薑一錢　麝香大者五粒，小則加之

上為末，蜜丸如龍眼大。每一丸，用生薑汁化開如厚粥，火上烘熱，放掌上摩腰中，候藥盡貼腰上，即烘綿衣縛定，腰熱如火，間二日用一丸。

蒼朮湯東垣　治濕熱腰腿疼痛。

蒼朮五錢，去濕止痛　柴胡三錢，行經　防風一錢半，去風勝濕　黃柏一錢半，始得之時，寒也，久不癒，寒化為熱，除熱止痛

① 南：原作「東」，據《蘭室祕藏》卷中本方改。
② 用：原脫，據《蘭室祕藏》卷中本方補。

水二盅，煎至一盅，空心食前服。

獨活湯東垣　治因勞役，得腰痛如折，沉重如山。

羌活二錢　防風　獨活　肉桂各三錢　甘草炙，二錢　當歸尾五錢　桃仁五十粒　連翹五錢　漢防己　黃柏酒浸，各一兩　澤瀉　大黃煨，各三錢

上㕮咀，每服五錢，如麻頭大，酒半盞，水一盞，去渣熱服。

羌活湯東垣　治腰膝無力沉重。

羌活三錢　防風一錢半　甘草生熟各半錢　草荳蔻　黃柏　葛根各五分　砂仁一錢　陳皮六分　知母二錢半　黃耆二錢　蒼朮　升麻　獨活　柴胡各一錢

上為粗末，作二服，水二盞，煎至一盞，去渣，空心服。

羌活勝濕湯東垣　治脊痛項強，腰似折，項似拔，衝頭痛，乃足太陽經不行也。

羌活　獨活　藁本　防風各一錢　蔓荊子三分　川芎二分　甘草炙，五分

上㕮咀，作一服，水二盞，煎一盞，去渣，食後溫服。

薑附湯見中寒。

甘豆湯《直指》　治內蓄風熱入腎，腰痛，大小便不通。

黑豆二合　甘草二錢　加續斷、天麻。間服敗毒散。

上加生薑七片引，水煎服。

敗毒散《直指》　傷寒熱症通用。

人參　赤茯苓　川芎　北梗　羌活　獨活　前胡　柴胡　枳殼製　甘草炒，各等份

上剉散，每服三錢，生薑五片，煎服。人參羌活散，用藥亦同。

乳香趁痛散《直指》　治打墜腰痛。

虎脛骨酒炙黃　敗龜酒炙，各二兩　麒麟竭　赤芍藥　當歸　沒藥　防風　自然銅煅，醋粹，細研　白附子炮　辣桂去粗皮　白

芷　蒼耳子微炒　骨碎補炒，去毛，各三兩　牛膝　天麻①　檳榔
五加皮　羌活各一兩

上末，每服一錢，溫酒調下。加全蠍炒。腳氣通用。

黑神散見鼻衄　**復元通氣散**見諸氣　**和氣飲**見水腫　**蘇合香丸**
見中風。

普賢正氣散《和劑》　陳皮　半夏　蒼朮　厚朴　藿香　甘
草　生薑各等份

每服五錢，水二盞，蔥二段，黑豆百粒，煎八分，不拘時
熱服。

十補湯　即大補十全散見虛損。

青娥圓《直指》　治腎虛腰痛。益精助陽，烏髮壯腳，用安
胎飲吞，神效。

破故紙四兩，炒香　杜仲去粗皮，剉，四兩，用生薑二兩半擦醃炒乾

上為末，用胡桃肉三十個研膏，入少熟蜜圓，梧桐子大。
每服五十圓，調氣散食前下。調氣散②方見脹滿門③。

地龍湯東垣　中桂四分　桃仁六個　羌活二錢　獨活　甘草
黃柏各一錢　麻黃五分　地龍四分　蘇木六分　當歸梢一錢

上為粗末，每服五錢，水二盞，煎一盞，食遠熱服。

橘核酒《三因》　治打撲腰痛，惡血瘀蓄，痛不可忍。用橘
核炒去皮研細，每服二錢匕，酒調服。或用豬腰子一個，去筋
膜破開，入藥同蔥白、茴香鹽，濕紙裹，煨熟細嚼，溫酒下。

熟大黃湯《三因》　治墜墮閃挫，腰痛不能屈伸。

大黃切如指大　生薑切，各半兩

上同炒令焦黃色，以水一盞，浸一宿，五更去渣服。天明
取下如雞肝者，即惡物也。

調榮活絡飲　治失力腰閃，或跌撲瘀血，及大便不通而腰

---

① 天麻：原作「大麻」，據修敬堂本改。
② 調氣散：原作「調氣飲」，據上文「調氣散食前下」改。
③ 方見脹滿門：是指調氣散方見於《仁齋直指方・脹滿門》。

痛。

　　川大黃　當歸條　川牛膝去蘆，酒洗　杏仁去皮，研如泥，各二錢　赤芍藥　紅花　羌活　懷生地黃酒洗，各一錢　川芎一錢半桂枝三分

　　水一盅半，煎至八分，食前溫服。

　　人參順氣散《良方》　治氣滯腰痛。

　　人參　川芎　桔梗　白朮　白芷　陳皮　枳殼　麻黃去節烏藥　白薑炮　甘草炙，各[1]一錢

　　水二盅，煎至一盅，食前服[2]；或為細末，食前用甘草湯調服。一方，加五加皮一錢。

　　烏藥順氣散見中風。

　　無比山藥丸子和　治諸虛百損，五勞七傷，肌體消瘦，目暗耳鳴。

　　赤石脂煅　茯神去皮木　山茱萸去核　熟乾地黃酒浸　巴乾去心　牛膝去苗，酒浸　澤瀉以上各一兩　杜仲去皮，切，薑汁炒　菟絲子酒浸　山藥以上各三兩　五味子揀，六兩　肉蓯蓉酒浸，四兩

　　上為細末，煉蜜為丸，如梧桐子大。每服三十丸，空心溫酒或鹽湯送下。

　　虎骨散《良方》，下同　治腰胯連腳膝曉夜疼痛。

　　虎脛骨酥炙　敗龜板酥炙　當歸　芎藭　萆薢　牛膝　桂心羌活以上各一兩

　　上細末，每服二錢，空心溫酒調下。

　　補骨脂丸　治腰腳疼痛不止。

　　補骨脂微炒　牛膝去苗，各三兩　骨碎補一兩　桂心一兩半　檳榔二兩　安息香二兩，入胡桃仁搗熟。

　　上為細末，煉蜜入安息香，和搗百餘杵，丸如梧桐子大。每服十丸至二十丸，空心溫酒下。

---

① 各：原脫，據《奇效良方》卷二十七本方補。

② 食前服：原脫，據《奇效良方》卷二十七本方補。

百倍丸　治男婦腰膝疼痛，筋脈拘急。

敗龜板　虎骨二味各醋浸一宿，蘸醋炙令黃為度　蓯蓉酒浸一宿　牛膝酒浸一宿　乳香另研　沒藥另研　木鱉子去殼　骨碎補去毛　自然銅醋淬七次　破故紙炒，以上各等份

上為細末，以浸蓯蓉、牛膝酒煮麵糊和丸，如梧桐子大。每服三十丸，食前溫酒下。

養賢散　治腰腳筋骨疼痛，不能步履。

蒼朮去皮，一兩　全蠍半兩　天麻三錢　黑附子炮，去皮臍　草烏去尖，各二錢

上為細末，每服一錢，淋黑豆酒調下。藥氣所至，麻痺少時，瘳。

八味丸見虛勞。

大建中湯[1]《和劑》　當歸　白芍藥　白朮　麥門冬去心　黃耆　甘草　肉蓯蓉酒浸　人參　川芎　肉桂　附子炮，去皮　半夏　熟地黃　茯苓各等份

每服五錢，水二盞，薑三片，棗二枚，煎八[2]分，空心溫服。

鹿茸丸見溲血。

麋茸丸《本事》　治腎虛腰痛，不能轉側。

麋茸一兩，鹿茸亦可　菟絲子取末一兩　舶上茴香半兩

上為末，以羊腎二對，用酒浸，煮爛去膜，研如泥和丸，如梧桐子大，陰乾，如羊腎少，入酒糊佐之。每服三五十丸，溫酒或鹽湯下。

六味丸見虛勞　　**滋腎丸**見小便不通　　**封髓丹**見遺精

補陰丸丹溪　敗龜板酒炙　黃柏酒炒　知母　側柏葉　枸杞子　五味子　杜仲薑汁炒去絲　砂仁各等份　甘草減半

上為末，豬脊髓加地黃膏為丸。

---

[1] 大建中湯：《局方》卷五作「十四味建中湯」。
[2] 八：原作「人」，據修敬堂本改。

調肝散　治鬱怒傷肝，發為腰痛。

半夏製，三分　辣桂　宣木瓜　當歸　川芎　牛膝　細辛各二分　石菖蒲　酸棗仁蕩去皮，微炒　甘草炙，各一分

每三錢，薑五片，棗二枚，煎服。

沉香降氣湯　調氣散並見諸氣　**煨腎丸**見痿　**七氣湯**見腹痛

立安丸奇效，下同　治五種腰痛。常服補暖腎經，壯健腰腳。

破故紙　乾木瓜　杜仲去皮，薑炒去絲　牛膝酒浸　續斷各一兩　萆薢二兩

上細末，煉蜜丸，如梧桐子大。每服五十丸，空心用溫酒或鹽湯送下。

二至丸　治老人虛弱，腎氣虛損，腰痛不可屈伸。

附子炮，去皮臍　桂心不見火　杜仲去皮，剉，炒去絲　補骨脂炒，各一兩　鹿角鎊　麋角鎊，各二兩　鹿茸酒炙　青鹽另研，各半兩

上細末，酒煮糊和丸，如梧桐子大。每服七十丸，空心用胡桃肉細嚼，用鹽湯或鹽酒送下。

如惡熟藥者，去附子，加肉蓯蓉一兩。

速效散　治男女腰痛不可忍者。

川楝子取肉，巴豆五粒去殼同炒赤，去巴豆　茴香鹽炒香，去鹽　破故紙炒，以上各一兩

上為細末，每服三錢，空心熱酒調服。

散滯丸　治腰痛不可忍者。

上用黑牽牛，不以多少，碾取頭末，去滓不用。取大蒜，每一瓣入巴豆肉一粒在內，以濕紙裹定，煨令香熟，去巴豆。將蒜研細，和牽牛末為丸，如梧桐子大。每服五丸，空心食前醋茶湯下，量虛實服。一方，無巴豆，以硃砂為衣，每服二十丸，酒下，只一服便安。

治腰痛方　胡桃肉　補骨脂　杜仲各四兩

上㕮咀，作二帖，每貼用水二盞煎，空心服。

張走馬家飛步丸　此第一方筋骨藥，能去筋脈骨節手足腰

背諸般疼痛攣縮不伸之患。

乳香一兩，另研　白芍藥　川烏生，去皮臍　草烏生，去皮臍　白膠香　木鱉子取肉，另研去油，以上各二兩

上為細末，用赤小豆末煮糊為丸，如梧桐子大。每服十五丸，木瓜湯下，病在上食後服，病在下空心服。忌熱物片時。

虎骨散　治腰胯連腳膝曉夜疼痛。

虎脛骨酥炙　敗鱉酥炙　當歸　芎藭　萆薢　牛膝　桂心　羌活各一兩

上為細末，每服二錢，食前溫酒調服。

神應丸　治腎經不足，風冷乘之，腰痛如折，牽引背脊，俯仰不利①，或勞役傷於腎、或寢濕地，或墜墮傷損，風寒客搏②，皆令腰痛。

威靈仙　桂心　當歸各二兩

上細末，酒煮麵糊丸，梧桐子大。每服二三十丸，食前用溫酒或茴香湯下，婦人桂心湯下。

如神湯　一名舒筋湯　治男婦腰痛，閃肭血滯，腹中疼痛，產後服之更妙。

玄胡索微炒　當歸　桂心各等份

上細末，每服二錢，不拘時，溫酒調服。一方，加杜仲，或加桃仁、牛膝、續斷亦可。

牽牛丸　治冷氣流注，腰疼不可俯仰。

黑牽牛　玄胡索微炒　補骨脂三味另炒，另搗取末，各二兩

上煨蒜研膏，丸如梧桐子大。每服五十丸，食前蔥、酒、鹽湯任下。一方，不用玄胡、骨脂，用麩炒為末，酒糊丸。

立安散　專治腰痛。

杜仲炒　橘核炒，取仁

等份，細末，每服二錢，不拘時，用鹽酒調服。

---

① 不利：原脫，據《局方》卷八本方補。

② 搏：原作「博」，據修敬堂本改。

補骨脂丸　治腰痛不可忍。

補骨脂二兩，酒浸一宿，用麩炒，為末入　杏仁湯泡，去皮尖，研　桃仁炮，去皮尖，研，各一兩

上和勻，以浸藥酒煮麵糊和丸，如梧桐子大。每服五十丸，空心鹽湯或鹽酒下。

藥棋子《本事》　治腰痛氣滯者。

黑牽牛不拘多少，以新瓦火燒赤，便以牽牛倒在瓦上，自然一半生一半熟，不得攪動，取頭末一兩，入硫磺一分，同研勻，分三服。每用白麵一匙，水和捏如棋子樣，五更初用水一盞煮熟送下，痛住即止；未住，明日五更再服。

腎著除濕丹《統旨》　檳榔　甘遂　芍藥煨　威靈仙　澤瀉　萆薢各二兩　乳香　沒藥各一兩　大戟炒，三兩

陳皮四兩　黑牽牛頭末，一兩　上為末，麵糊丸，如梧桐子大。每服三十丸，空心用燈草湯送下。

滲濕湯見傷濕　**導痰湯**見痰飲。

禹攻散子和　黑牽牛四兩　茴香炒，一兩

上為末，薑汁調一二錢服。

清濕散《統旨》　黃柏鹽水拌炒，一錢五分　澤瀉一錢　蒼朮一錢半，米泔浸炒　杜仲　白芍藥煨　牛膝酒浸　木瓜　威靈仙　陳皮各一錢　甘草三分

痛甚者，加乳香、沒藥末五分，臨服調入。

水二盅，薑三片，煎八分，食前服。

—— 腰痛治療臨床新用 ——

麻桂烏仲散恆溫薰熨治療腰椎間盤突出症

觀察麻桂烏仲散恆溫薰熨治療腰椎間盤突出症的臨床療效。方法：本組 62 例，用麻黃 4g，桂枝、白芍、徐長卿各 2g，紅花、杜仲、葛根、防己各 1.5g，川芎、狗脊各 1g，艾葉

5g，樟腦 0.2g，馬錢子 0.75g，研粉，過 6 號篩，每袋 200g。加水 1～2L，煎沸 5 分鐘後使溫度控製在 50～60℃，熱敷於患部，用力推熨 10 分鐘。每日 1 次，4 週為 1 療程。對照組 50 例，用腰椎牽引，日 1 次，每次 45～60 分鐘，4 週為 1 療程。

結果：兩組分別痊癒 22、11 例，好轉 32、21 例，無效 8、18 例，總有效率 87.1%、64%（P＜0.05）。

結論：本方適應證型主要為腰椎間盤突出症屬寒濕型、血瘀型、肝腎虧虛型。（魏曉霞.四川中醫，1999，17（3）：35～36）

‖ 脊痛脊強 ‖

羌活勝濕湯見前腰痛　　**地龍湯**同上

‖ 肩背痛 ‖

通氣防風湯東垣　柴胡　升麻　黃耆各一錢　防風　羌活　陳皮　人參　甘草各五分　藁本　青皮各三分　黃柏一分　白荳蔻仁二分

水煎，溫服，食後。氣盛者宜服，面白脫色氣短者勿服。

當歸拈痛湯見身痛　**神保丸**見傷食　**星香散**見中風　**導痰湯**見痰飲。

丁香五套丸《和劑》　南星每個切作十數塊，同半夏先用水浸三日，每日易水，次用白礬兩兩，研碎調入水內，再浸三日，洗淨焙乾　半夏切破，各二兩　乾薑炮　白朮　良薑　茯苓各一兩　丁香不見火　木香　青皮　陳皮去白，各半兩

上為末，用神麴一兩，大麥糵二兩，同研取末打糊，丸如梧桐子大。每服五十丸，加至七十丸，不拘時，溫熟水送下。

和氣飲見水腫　**補中益氣湯**見勞倦　**八物湯**見虛勞　**龍薈丸**見脅痛

加減當歸飲子《玄珠》　治肩背忽痛。

當歸　防風　柴胡　生地黃　大黃各一兩半　芍藥　黃芩
人參各一兩　黃連五錢　滑石六兩　甘草一兩三錢

上每服六七錢，水煎。

治背痛方

薑黃四兩　甘草炙　羌活　白朮各一兩

上每服一兩，水煎。

‖ 臂　痛 ‖

五積散見中寒　**烏藥順氣散**見中風　**蠲痹湯**見痹　**五痹湯**見痹

琥珀散《濟生》　赤芍藥　蓬莪朮　京三棱　牡丹皮去木
劉寄奴去梗　玄胡索炒，去皮　烏藥　當歸去蘆，酒浸　熟地黃酒浸
官桂不見火，各一兩

上前五味，用烏豆一升，生薑半斤，切片，米醋四升，同
煮豆爛為度，焙乾，入後五味，同為細末，每服二錢，空心溫
酒調服。

劫勞散《和劑》　人參　甘草　黃耆　當歸　芍藥　熟地黃
阿膠　紫菀各等份

每服五錢，水二盞，薑三片，棗二枚，煎八分，食前溫
服。又方有五味子。

和氣飲見水腫　**導痰湯**見痰飲

《指迷》茯苓丸　治中脘留伏痰飲，臂痛難舉，手足不得
轉移，此治痰之第一方也。

半夏二兩　茯苓一兩　枳殼去瓤，麩炒，半兩　風化朴硝二錢五分

上為末，薑汁麵糊丸，如梧桐子大。每服三十丸，薑湯
下。

控涎丹見行痹　**四物湯**見鼻衄。

舒經湯　治臂痛不能舉。有人常苦左臂痛，或以為風為
濕，諸藥悉投，繼以針灸，俱不得效，用此方而癒。蓋是氣血

凝滯經絡不行所致，非風非濕。腰以下食前服，腰以上食後服。

片薑黃二錢，如無，則以嫩莪朮代之　赤芍藥　當歸　海桐皮去粗皮　白朮以上各一錢半　羌活　甘草炙，各一錢

上作一服，水二盅，生薑三片，煎至一盅，去滓，磨沉香汁少許，食前服。

―― **肩背痛治療臨床新用** ――

中藥治療頸肩背部軟組織疼痛的臨床觀察

觀察中藥治療頸肩背部軟組織疼痛的療效。方法：287 例中，頸椎管狹窄症占 16.7％，頸椎間盤突出症占 38.3％，傷後遺症占 45％。內服中藥芍藥甘草湯加減：白芍、甘草各 30～60g，氣血不足加熟地、當歸、黃耆、川芎；肝腎虧虛加狗脊、骨碎補、雞血藤；偏風者加荊芥、防風、伸筋草、全蠍；偏寒者加製川烏、桂枝、細辛；偏濕者加蒼朮、薏苡等。外用川烏、草烏、透骨草、片薑黃各 15g，桂枝、防風、穿山甲各 12g，紅花、當歸、土鱉蟲、蜂房各 9g，裝入紗袋，溫水浸泡半小時後，在砂鍋中煎煮半小時，放入自製保溫袋中，保持約 40℃，置於患者頸肩背部，每次 30 分鐘，日 2 次，連用 2 日換藥，10 天為 1 療程。輔助手法：點壓、點揉、點拔、點順局部肌肉。

結果：顯效 173 例，有效 110 例，無效 4 例，總有效率 98.61％。結論：中藥治療頸肩背部軟組織疼痛療效好。（王軍.中國中藥雜誌，1996，21（5）：309～310）

‖ 身體痛 ‖

甘草附子湯見傷寒身痛。

當歸拈痛湯東垣　治濕熱為病，肢節煩疼，肩背沉重，胸膈不利，遍身疼痛，流注於①足脛，腫痛不可忍。

羌活　甘草炙　黃芩酒炒　茵陳酒炒，各半兩　人參　苦參酒洗　升麻　葛根　蒼朮各二錢　白朮一錢半　澤瀉　豬苓　防風　當歸身②　知母酒洗，各三錢

水煎，不拘時服。

補中益氣湯見勞倦

麻黃復煎湯東垣　治陰室中汗出懶語，四肢睏倦乏力，走注疼痛，乃下焦伏火不得伸，浮而躁熱汗出，一身疼痛，蓋風濕相搏也。以麻黃發汗，漸漸發之，在經者亦宜發汗，況值季春之月，脈緩而遲，尤宜發之，令風濕去而陽氣升，困倦乃退，血氣俱得生旺也。

麻黃去節，用水五盞，先煎令沸去沫，渣再煎至三盞，方入下藥　黃耆各二錢　白朮　人參　柴胡根　防風　生地黃各五分　甘草三分　羌活　黃柏各一錢　杏仁三個去皮尖

上入麻黃湯內，煎至一盞，臨臥服，勿飽服。

四物蒼朮各半湯　即四物湯與蒼朮各半兩，煎服下活血丹。

活血丹《元戎》　熟地黃三兩　當歸　白朮　白芍藥　續斷　人參各一兩

末之，酒糊丸，如梧桐子大。每服百丸。

‖ 痺 ‖

防風湯見行痺　**五積散**見中寒。

茯苓川芎湯　赤茯苓一錢半　桑白皮　防風　蒼朮米泔浸一宿，炒　麻黃　芍藥煨　當歸酒洗，各一錢　官桂五分　川芎一錢二分

---

① 於：原作「手足」，據《醫學發明》卷八本方改。
② 當歸身：原在「蒼朮」之下，據《醫學發明》卷八本方移此。

甘草四分

水二盅，棗二枚，煎八分，食前溫服。

升麻湯河間　升麻三錢　茯神去皮木　人參　防風　犀角鎊
鈴羊角鎊　羌活各一錢　官桂三分

水二盅，煎八分，入竹瀝半酒盞，不拘時服。

五苓散見傷寒。

吳茱萸散　吳茱萸　肉荳蔻面裹煨　乾薑炮　甘草炙　砂仁
神麴炒，各一錢　白朮　厚朴薑汁製　陳皮各二錢

上為細末，每服二錢，空心米飲調下。

腎著湯見腰痛。

腎瀝湯　麥門冬去心　五加皮　犀角各一錢半　杜仲薑汁炒去
絲　桔梗　赤芍藥煨　木通各一錢　桑螵蛸一個

水二盅，入羊腎少許，煎八分，食前服。

當歸湯　當歸二錢，酒洗　赤芍藥煨，一錢半　獨活　防風
赤茯苓　黃芩　秦艽各一錢　杏仁八分，去皮尖　甘草六分　桂心三
分

水二盅，薑三片，煎八分，不拘時溫服。

蠲痺湯　治周痺及手足冷痺，腳腿沉重，或身體煩疼，背
項拘急。

當歸酒洗　赤芍藥煨　黃耆　薑黃　羌活各一錢半　甘草五分
水二盅，薑三片，棗二枚，不拘時服。

茯苓湯　半夏湯泡七次　赤茯苓　橘紅各二錢　枳殼麩炒　桔
梗去蘆　甘草炙，各一錢

水二盅，薑五片，煎八分，不拘時服。

加味五痺湯　治五臟痺症。

人參　茯苓　當歸酒洗　白芍藥煨　川芎各一錢，肝、心、腎痺
倍之　五味子十五粒　白朮一錢，脾痺倍之　細辛七分　甘草五分

水二盅，薑一片，煎八分，食遠服。

肝痺，加酸棗仁、柴胡。

心痺，加遠志、茯神、麥門冬、犀角。

脾痹，加厚朴、枳實、砂仁、神麴。

肺痹，加半夏、紫菀、杏仁、麻黃。

腎痹，加獨活、官桂、杜仲、牛膝、黃耆、萆薢。

石楠散《奇效》下同　治熱痹，肌肉熱極，體上如鼠走，唇口反壞，皮膚色變，兼治諸風。

石楠葉醋炙　山芋　萎蕤剉　天雄炮，去皮臍　升麻各一兩　黃耆剉　桃花生用　菊花未開者，炒　甘草各五錢　石膏另研，一兩　珍珠另研，二錢半　山茱萸去核，一兩半　丹砂二錢半，別研，仍與珍珠、石膏末一處同研極細

上為細末，入別研藥，更研令勻。每服一錢，漸加至二錢，空心用溫酒調服。

人參散　治肝痹氣逆，胸脅引痛，眠臥多驚，筋脈攣急，此藥鎮肝去邪。

人參二兩　杜仲去粗皮，炒　黃耆蜜炙　酸[1]棗仁微炒　茯神去木，各一兩　五味子　細辛去苗　熟地黃　秦艽去苗土　羌活去蘆　丹砂細研　芎藭各半兩

上為細末，入丹砂再研令勻。每服一錢，不拘時，溫酒調下，日三服。

防風丸　治熱痹。

防風去杈　羌活去蘆　茯神去木　五加皮　枳殼面炒　牛膝酒浸　桂心去粗皮　麥門冬去心　人參、玄參　薏苡仁　生地黃焙　芍藥　丹參各一兩　檳榔二兩　磁石火煅醋淬，四兩　大黃剉，炒　松子仁　木香各半兩

上為細末，煉蜜為丸，如梧桐子大。每服三十丸，漸加至四十丸，空心溫酒下。

巴干天湯　治冷痹，腳膝疼痛，行履艱難。

巴干天去心，三兩　附子炮，去皮臍　五加皮各二兩　牛膝酒浸，焙　石斛去根　甘草炙　萆薢各一兩半　白茯苓去皮　防風去

---

① 酸：原作「酥」，據修敬堂本改。

杈，各一兩七錢半

上剉如麻豆大，每服五錢，生薑三片，水一盞半，煎至一盞，去滓，空心溫服。一方，無生薑。

補肝湯 治肝痹，兩脅下滿，筋急不得太息，疝瘕四逆，搶[1]心腹痛，目不明。

烏頭四枚，炮，去皮臍　附子二枚，炮，去皮臍　山茱萸去核，各七錢半　官桂去粗皮，七錢半　薏苡仁　甘草炙　獨活各半兩　白茯苓去皮，一兩二錢　柏子仁別研　防風去杈　細辛各二兩

上剉如麻豆大，入研藥拌勻。每服五錢，水一盞半，大棗二枚去核，同煎至八分，去滓，不拘時溫服。

萆薢丸 治肝痹，緩筋脈，去邪毒，調榮衛。

萆薢　羌活去蘆　天麻酒浸一宿，切，焙，各一兩　附子炮，去皮臍，半兩　乳香別研　沒藥別研，各二錢半

上為細末，入乳香、沒藥同研勻，煉蜜丸，彈子大。每服一丸，空心溫酒化下，日再服。

犀角散 治心痹，精神恍惚，恐畏悶亂，不得睡臥，志氣不定，語言錯誤。

犀角屑　牛黃別研　麝香另研　羚羊角屑　白蘚皮　茯神去木　沙參去蘆　天竺黃別研　防風　天麻　獨活　人參　升麻　龍齒　遠志去心　甘草炙，各二錢五分　麥門冬去心　丹砂別研，各半兩　龍腦別研，一錢二分

為細末，入別研藥，再研令極細。每服二錢，不拘時用麥門冬湯調下。

茯神湯 治心痹，神思昏塞，四肢不利，胸中煩悶，時復恐悸。

茯神去木　羌活去蘆　麻黃去根節　麥門冬去心，焙　龍齒各一兩　遠志去心　犀角屑　薏苡仁　人參去蘆　蔓荊子　防風各七錢五分　赤芍藥　甘草炙，各半兩

① 搶：原作「槍」，據《奇效良方》卷三十八本方改。

上㕮咀，每服三錢，水一盞，生薑五片，同煎至七分，去滓，不拘時溫服。

枳實散 治心痺，胸中氣堅急，心微痛，氣短促，咳唾亦痛，不能飲食。

枳實麩炒　桂心　細辛　桔梗各七錢五分　青皮去白，一兩

上㕮咀，每服三錢，水一中盞，薑一錢半，煎至六分，去滓，不拘時溫服。

黃耆丸 治脾痺，肌肉消瘦，心腹脹滿，水穀不化，食即欲嘔，飲食無味，四肢怠惰，或時目利。

黃耆剉　石斛去根　附子炮，去皮臍　肉蓯蓉酒浸，切，焙　益智去皮　白朮　人參各一兩　厚朴去皮，薑汁炙　桂心各一兩半　五味子　當歸　白荳蔻去殼　枳實麩炒　沉香剉　良薑各七錢五分　訶梨勒煨，去核，二兩　吳茱萸湯泡　丁香各半兩

為細末，煮棗肉和搗五百杵，丸如梧桐子大。每服三十丸，食前用溫酒送下。

溫中法麴丸 治脾痺，發咳嘔汁。

法麴炒　枳實麩炒　白茯苓　吳茱萸湯浸，焙，炒　桂心　厚朴去皮，薑汁炙　當歸切，焙　甘草炙，各三兩　麥芽微炒，五合　細辛去苗　乾薑炮　麥門冬去心，焙　附子炮，去皮臍　桔梗炒　人參以上各一兩

上為細末，煉蜜丸，如梧桐子大。每服七十丸，食前熟水下，日三服。

當歸湯 治肺痺，上氣閉塞，胸中脅下支滿，乍作乍止，不得飲食，唇乾口燥，手足冷痛。

當歸切，焙　防風去杈　黃耆各二兩　杏仁去皮尖，炒，五十粒　黃芩去腐　細辛去苗　麻黃去根節，水煮二三沸，掠去沫，控乾　人參各一兩　桂心三兩　柴胡去苗，八兩　半夏湯泡去滑，五兩

上㕮咀，每服四錢，水一盞，薑七片，棗二枚，煎七分，去滓，不拘時溫服，日三夜二。

五味子湯 治肺痺，上氣發咳。

五味子_{三兩}　麻黃_{去根節}　細辛_{去苗}　紫菀_{去苗土}　黃芩_{去腐}
甘草_{炙，各二兩}　當歸_焙　人參　桂心各一兩　紫蘇子_{炒，八兩}　半
夏湯洗七次，三兩

上㕮咀，每服四錢，水一盞，生薑五片，煎至六分，去
渣，不拘時溫服。上氣病，亦單煮紫蘇子有生紫蘇葉，冬月煮
乾枝莖葉服。

紫蘇子湯　治肺痺，胸心滿塞，上氣不下。

紫蘇子_{炒，八兩}　半夏_{湯洗，五兩}　陳皮_{去白}　桂心各三兩　人
參　白朮　甘草_{炙，各二兩}

上㕮咀，每服四錢，水一盞，入生薑五片，棗二枚，煎至
七分，去滓，不拘時溫服。

舒筋丸　治筋骨不能屈伸。

海桐皮　沒藥　血竭　木香_{各二錢}　肉桂　牛膝　虎骨
防風　木瓜　天麻_{各二錢半}　乳香_{三錢}　甜瓜仁_{半兩}　沉香　楮實
子_{各一錢半}　自然銅　當歸各一錢

上為細末，煉蜜為丸，如彈子大。每服一丸，細嚼，用溫
酒送下。忌熱物。未服藥，先飲酒半盞，後服藥。

—— 痺證治療臨床新用 ——

痺痛丸為主治療痺病 287 例臨床觀察

287 例中男 166 例，女 121 例；年齡最小 18 歲，最大 75
歲，其中 30 歲以下 24 例，31 歲～50 歲 175 例，50 歲以上 88
例；病程最短 3 天，最長 18 年；坐骨神經痛 81 例，腰椎骨質
增生 76 例，腰椎間盤突出症 44 例，慢性風濕性關節炎 34
例，類風濕性關節炎 16 例，頸椎病 18 例；肩關節周圍炎 15
例，隱性既椎裂、系統性紅斑狼瘡、蛛網膜沾黏各 1 例；287
例中住院治療 110 例，門診治療 177 例。

以自擬痺痛丸為主辨證配服湯藥。痺痛丸由製馬錢子、全

蠍、杜仲、川牛膝、川芎、木瓜、白花蛇、天麻、狗脊、虎骨、熟地、獨活、防風等 34 味藥物組成。諸藥依法炮製，共為細麵。裝膠囊（每粒含生藥 0.5g）備用，每次 3 粒～5 粒，並可根據病情和耐藥能力逐漸加量，最大量可至 8 粒～10 粒，每日 3 次口服，45 天為 1 個療程。湯藥以牛膝寄生飲為基本方（川牛膝 60g，桑寄生、生苡仁、雞血藤、伸筋草各 30g，淫羊藿 18g，川芎、獨活各 10g），其中寒濕阻閉型加細辛、桂枝各 6g。蒼朮、土鱉蟲、川斷各 12g，熱鬱寒閉型加黃柏、生地各 10g，赤芍、桃仁各 12g；熱閉筋脈型加忍冬藤 30g，黃柏、丹皮各 12g，白花蛇舌草 30g。2 日 1 劑，水煎服。

287 例經治後，治癒 182 例，占 63.4%；好轉 84 例，占 29.3%；無效 21 例，占 7.3%。總有效率為 92.7%。（宋新家，等.國醫論壇，1999，14：6）

‖ 行　痺 ‖

防風湯河間　防風　當歸酒洗　赤茯苓去皮　杏仁去皮尖，炒，各一錢　黃芩　秦艽　葛根各二錢　羌活八分　桂枝　甘草各五分
水二盅，薑三片，煎七分，入好酒半盞，食遠服。

薏苡仁散《本事》　薏苡仁一兩　當歸　小川芎　乾薑　茵芋　甘草　官桂　川烏　防風　人參　羌活　白朮　麻黃　獨活各半兩
為細末，每服二錢，空心臨臥酒調下，日三服。

和血散痛湯東垣
羌活身　升麻　麻黃去節，各一錢半　桃仁十個　柴胡二錢　紅花一分　當歸身一分　防風一錢　甘草炙，二分　獨活五分　豬苓五分　黃柏一錢　防己六分　知母酒，一錢　黃連酒，二分
上分作四服，每服水一大盞，煎至一半，去渣，空心熱服。

如意通聖散《集驗》，下同　治走注風疼痛。

當歸去蘆　陳皮去白　麻黃去節　甘草炙　川芎　御米殼去頂膈　丁香各等份

上用慢火炒令黃色，每服五錢，水二盞，煎至一盞，去渣溫服。如腰腳走注疼痛，加虎骨、沒藥、乳香同煎。如心痛，加乳香、良薑同煎。如赤眼，加草龍膽、黃連同煎。此藥治諸痛之仙藥也，又可服一粒金丹。

虎骨散　治風毒走注，疼痛不定，少得睡臥。

虎脛骨醋炙　敗龜醋炙，各二兩　麒麟竭①另研　沒藥別研　自然銅醋粹　赤芍藥　當歸去蘆　蒼耳子炒　骨碎補去毛　防風去蘆，各七錢半，去蘆　牛膝酒浸　天麻　檳榔　五加皮　羌活去蘆，各一兩　白附子炮　桂心　白芷各半兩

上為細末，每服二錢，溫酒調下，不拘時候。

桂心散　治風走注疼痛。

桂心　漏蘆　威靈仙　芎藭　白芷　當歸去蘆　木香　白僵蠶炒　地龍炒，去土，各半兩

上為細末，每服二錢，溫酒調下，不拘時候。

仙靈脾散　治風走注，往來不定。

仙靈脾　威靈仙　芎藭　蒼耳子炒　桂心各一兩

上細末，每服一錢，溫酒調，不拘時服。

治風走注疼痛　地龍一兩，去土，炒　麝香二錢半，另研

上為細末，每服一錢，以溫酒服下，不拘時。

又方　治男婦走注疼痛，麻木困弱。

水蛭半兩，糯米內炒熟　麝香二錢半，另研

上為細末，每服一錢，以溫酒調下，不拘時，日進二服。

沒藥散　治遍身百節風虛勞冷，麻痺困弱，走注疼痛，日夜不止。

沒藥二兩，另研　虎骨四兩，醋炙

上為細末，每服五錢，溫酒調下，不拘時候，日進二服。

---

① 麒麟竭：即血竭。

小烏犀丸 治一切風走注，肢節疼痛不可忍者。

烏犀角屑　乾蠍炒　白僵蠶炒　地龍去土　硃砂水飛　天麻　羌活去蘆　芎藭　防風去蘆　甘菊花　蔓荊子各一兩　乾薑炮　麝香另研　牛黃研，各半兩　虎脛骨醋炙　敗龜醋炙　白花蛇酒浸　天南星薑製　肉桂去粗皮　附子炮，去皮臍　海桐皮　木香　人參去蘆　當歸去蘆，各七錢半

上為細末，入研令勻，以煉蜜和丸，如彈子大。每服一丸，用溫酒或薄荷湯嚼下。

沒藥丸 治風毒走注疼痛，四肢麻痺。

沒藥另研　五加皮　乾加皮　乾山藥　桂心　防風去蘆　羌活去蘆　白附子炮　香白芷　骨碎補去毛　蒼耳炒　自然銅醋淬，各半兩　血竭二錢半，另研　虎脛骨醋炙　敗龜醋炙，各一兩

上為細末，同研令勻，以酒煮麵糊為丸，如梧桐子大。每服二十丸，空心溫酒送下，日進二服。

虎骨丸 治男子婦人走注疼痛，麻木困弱。

虎骨四兩，醋炙　五靈脂炒　白僵蠶炒　地龍去土，炒　白膠香另研　威靈仙各一兩　川烏頭二兩，炮，去皮臍　胡桃肉二兩半，去內皮，搗研如泥

上為細末，同研令勻，以酒煮麵糊和丸，如梧桐子大。每服十丸至十五丸，空心溫酒送下，日進二服。婦人當歸酒送下。打撲損傷，豆淋酒送下。老幼加減服之。

十生丹 治風走注疼痛。

天麻、防風去蘆　羌活去蘆　獨活去蘆　川烏　草烏頭去蘆　何首烏　當歸去蘆　川芎　海桐皮各等份

上為細末，以煉蜜為丸，每丸重一錢。每服一丸，細嚼，冷茶清送下，病在上食後服，病在下空心服。忌食熱物一日。

骨碎補丸 治走注疼痛。

骨碎補一兩半　威靈仙　草烏頭炒，各一兩　天南星薑製　木鱉子去殼　楓香脂另研　自然銅醋淬　地龍去土，炒，各一兩　沒藥另研　乳香另研，各半兩

上為細末，同研令勻，醋煮麵糊為丸，如梧桐子大。每服五丸，加至十丸，用溫酒下，不拘時候，日進二服。

定痛丸 治風虛走注疼痛。

威靈仙　木鱉子去殼　川烏炮，去皮臍　防風去蘆　香白芷　五靈脂　地龍去土，炒，各半兩　水蛭糯米炒熟　硃砂水飛，各三錢

上搗，研為細末，酒煮麵糊和丸，如梧桐子大，以硃砂為衣。每服十丸，空心溫酒送下，婦人紅花酒下。常服輕身壯骨。

八神丹 治風虛走注疼痛，昏迷無力，四肢麻木。

地龍炒，去土　五靈脂炒　威靈仙　防風去蘆　木鱉子去殼　草烏頭各一兩，炒　白膠香另研　乳香另研，各三錢

上為細末，酒煮麵糊丸，如梧桐子大。每服五七丸至十丸，溫酒送下，不拘時。若汗出，是其效也，老幼加減服之。

一粒金丹 治腰膝風走注疼痛。

草烏頭剉，炒　五靈脂各一兩　地龍去土，炒　木鱉子去殼，各半兩　白膠香一兩，另研　細墨煅　乳香研，各半兩　沒藥另研　當歸去蘆，各一兩　麝香一錢，另研

上為細末，以糯米糊和丸，如梧桐子大。每服二丸至三丸，溫酒下。服藥罷，遍身微汗為效。

乳香應痛丸 治風走注疼痛。

乳香半兩，另研　五靈脂　赤石脂各一兩，研　草烏頭一兩半，炒　沒藥五錢，另研

上為細末，醋糊和丸，如小豆大。每服十五丸，空心溫酒送下，日進二服。

控涎丹三因　甘遂去心　紫大干去皮　白芥子真者，各等份

上為末，煮糊丸，如梧桐子大，曬乾。食後[1]、臨臥淡薑湯或熟水下五七丸至十丸。疾[2]猛氣實，加丸數不妨。

---

① 食後：原脫，據《三因方》卷十三本方補。
② 疾：原作「痰」，據《三因方》卷十三本方改。

控涎散丹溪　治身及脅走痛，痰挾死血。加桃仁泥丸，治走注疼痛。

威靈仙一錢　川芎七分　梔子炒，一錢　當歸一錢　肉桂一分蒼朮一錢　桃仁七粒　甘草五分

上用生薑五片，水二盞，煎半乾，入童便半盞，竹瀝半盞，沸熱服。忌肉、麵、雞。

治痛風走注疼痛丹溪　黃柏酒炒　蒼朮酒炒，各二錢

上作一服，煎就調酒威靈仙末、羚羊角灰臣、蒼朮佐、芥子使。用薑一片，入藥末一錢，擂碎，以前藥再溫服。

龍虎丹丹溪　治走注疼痛，或麻木不遂，或半身疼痛。

草烏　蒼朮　白芷各一兩

上研為末，水拌發熱過，再入乳香、沒藥各①二錢，當歸、牛膝各半兩，酒糊丸，彈子大。

每服一丸，溫②酒化下。

透骨丹《集驗》，下同　治男婦一切走注疼痛不可忍。

地骨皮　甜瓜子炒　蕓薹子蔥搗為餅，各三兩　乳香另研　沒藥另研　草烏頭炒，各一兩，剉　蒼朮　牛膝酒浸　赤芍藥　當歸去蘆　川烏頭炮，去皮臍　自然銅醋煅　五靈脂各二兩

上為細末，醋糊丸，梧子大。每服十丸，加至十五丸，以溫酒送下，不拘時候。先用甜瓜子一兩，炒香研爛，酒煎數沸，量虛實調黑牽牛末五錢服之，以利為度，然後服此。

神效膏　治風走注疼痛，上下不定。

牛皮膠一兩，水熔成膏　蕓薹了　安息香　川椒生用　生附子各半兩

上為細末，入膠中和成膏，紙攤，隨痛處貼之。

《神巧③萬全方》神效膏　治風毒走注疼痛。

---

① 沒藥各：原脫，據《丹溪心法》卷四木方補。
② 每服一丸，溫：原脫，據《丹溪心法》卷四本方補。
③ 巧：原作「效」，據《醫方類聚》卷十六引《神巧萬全方》改。

牛膝一兩[①]，酒煮研為膏　蕓薹子、安息香酒熬為膏　川椒生用
附子生用，各半兩

上三味，為細末，入牛膝、安息膏中，調勻攤紙，隨患處
貼之。

摩風膏　治風毒攻注，筋骨疼痛。

蓖麻子一兩，去皮，研　草烏頭半兩，生用　乳香一錢，另研

上以豬肚脂煉去沫成膏，方入藥攪勻，塗摩攻注之處，以
手心摩挲如火之熱，卻塗摩患處，大妙。

治風走注疼痛不定方　芫花　桑白皮、川椒各二兩　桂心一
兩　柳蛀屑半兩　麥麬一升

上為粗末，用醋一升，拌炒令熱，以青布裹，熨痛處，冷
即更入醋再炒，依前熨之，以瘥為度。

又方

芫花一斤　黑豆五升　生薑半斤，切

上件同炒，旋入醋拌，用青布裹熨，痛止更再炒熨，以效
為度。

治風走注疼痛，及四肢頑痺強硬，屈伸不得，宜用此方。

皂莢一斤，不蛀者　食鹽五升

上細剉皂莢，和鹽炒熱，以青布裹，熨痛處，立瘥。

───── **行痺證治療臨床新用** ─────

黃耆桂枝五物湯治療產後風痺

例1 王某某，女，25歲。產後第五天，自覺發熱，周身疼
痛如有蟻走，惡風、背冷。

處方：黃耆 30g，桂枝 15g，防風 10g，烏蛇、生薑各
20g，大棗 10 枚。

證治準繩・類方精選

① 一兩：原作「二兩」，據《醫方類聚》卷十六引《神巧萬全》本方改。

例 2 鄧某某，女，26 歲。患者素體尚差，產後 10 天自感身熱，自汗多，遇風而慄，外出受涼，即覺周身似有冷風吹樣感，自褲口而上，竄至背頭部。脈細數。

處方：黃耆、桂枝各 30g，防風 10g，杭芍、烏蛇各 20g，細辛、生薑各 6g，當歸 12g，大棗 15 枚。

例 3 趙某某，女，31 歲。產後 3 月，身熱自汗多，惡風背冷，行動時足跟疼痛明顯，頭汗多。

處方：黃耆 30g，木瓜、白芍各 10g，生薑 6g，大棗 5 枚，桂枝、秦艽、獨活各 15g，烏蛇 20g，炙甘草 6g。

討論：筆者所治幾例患者均屬產後體虛，風邪乘虛而入，雖症狀各異，但均有惡風畏寒，汗多，身熱，周身酸楚等症狀，脈以細數為主，舌淡苔薄，故選用黃耆桂枝五物湯，益氣溫經，和營通痺，方中黃耆甘溫補氣昇陽，益衛固表，桂枝辛溫，溫經通陽，祛風除痺，白芍斂陰，二者相配伍，補益溫通，斂陰，構成本方主藥，烏蛇主治風濕頑痺，肢體麻木頑痺，重症患者均宜適用。紅糖溫補，溫經，引諸藥達病邪助諸藥之效，桂枝用藥量最少 15g，重者 30g。（雷普登.陝西中醫，2004，（10）25：940）

‖ 痛 痺 ‖

小續命湯 見中風。

烏藥順氣散 治風氣攻注四肢，骨節疼痛，遍身頑麻。及療癱瘓，步履艱難，腳膝痿弱。

麻黃去根節　陳皮　烏藥各二錢　白僵蠶去絲嘴，炒　乾薑炮，各五分　川芎　枳殼　桔梗　白芷甘草炒，各一錢

水二盅，薑三片，棗一枚，煎八分，食遠服。

除濕蠲痛湯 蒼朮米泔浸炒，二錢　羌活　茯苓　澤瀉　白朮各一錢半　陳皮一錢　甘草四分

水二盅，煎八分，入薑汁、竹瀝各二十匙服。在上痛者，

加桂枝、威靈仙、桔梗；在下痛者，加防己、木通、黃柏、牛膝。

防己黃耆湯見身重　**五痹湯**見痹。

豁痰湯《養生》　治一切痰疾。余製此劑，為滾痰丸相副。蓋以小柴胡為主，合前胡半夏湯，以南星、紫蘇、橘皮、厚朴之類出入加減。素抱痰及肺氣壅塞者，以柴胡為主，餘者並去柴胡，用前胡為主。

柴胡洗去土並苗，四兩　半夏洗去滑，四兩　黃芩去內外腐，三兩　人參去蘆，風壅者不用　赤甘草各二兩　帶梗紫蘇　陳皮去白　厚朴去粗皮，薑汁製　南星去臍，各二兩　薄苛葉一兩半　羌活去蘆，一兩，無怒氣者不用　枳殼去瓤，一兩[①]，麩炒

上方，中風者去陳皮，入獨活。胸膈不利者去陳皮，加枳實去瓤麩炒，更加赤茯苓去皮。內外無熱者去黃芩，虛弱有內熱者勿去黃芩，加南木香。一切滾痰氣之藥，無有出其右者。氣無補法之說，正恐藥味窒塞之故，是以選用前件品味，並是清疏溫利，性平有效者也。

二陳湯見痰飲　**控涎丹**見行痹。

潛行散丹溪　治痛風。

黃柏不以多少，酒浸，焙乾為末

生薑汁和酒調服，必兼四物等湯相間服妙。

二妙散丹溪　治筋骨疼痛因濕熱者。如有氣加氣藥，如血虛加補血藥，如痛甚以薑汁熱辣服之。

黃柏炒　蒼朮炒製，去皮

上為末，生薑研，入湯煎沸調服。此二物皆有雄壯之氣，如表實氣實者，少酒佐之。一法，二妙為君，加甘草、羌活各二錢，陳皮、芍藥各一錢，酒炒威靈仙半錢，為末服之佳。

四物蒼朮各半湯　**活血丹**俱見身體痛　**五積散**見中寒　**五苓散**見傷寒渴　**八正散**見淋　**大橘皮湯**見脹滿　**大柴胡湯**見傷寒潮熱　**防**

① 一兩：原脫，據修敬堂本補。

風通聖散見眩暈。

　　蒼朮復煎散東垣　　蒼朮四兩，水二碗，煎至二大盞，去渣，入下藥
羌活一錢　升麻　柴胡　藁本　澤瀉　白朮各五分　黃柏三分　紅
花少許

　　上為粗末，用蒼朮湯二盞，煎至一盞，去渣，空心溫服。
微汗為效。忌酒麵。

　　緩筋湯東垣　　羌活　獨活各二錢　藁本　麻黃　柴胡　升麻
草荳蔻　生地黃　當歸身　黃芩　黃柏各三分　炙甘草　生甘草
根　熟地黃各二分　蒼朮五分　蘇木一分

　　上粗末，水二盞，煎至一盞，去粗，食遠熱服。

　　活血應痛丸《寶鑑》　　狗脊去毛，六兩　蒼朮米泔浸一宿，十兩
香附炒，十二兩　陳皮九兩　沒藥一兩二錢　草烏炮，二兩半　威靈仙
三兩

　　上為細末，酒煮麵糊為丸，如梧桐子大。每服十五丸，溫
酒或熱湯送下，不拘時候。常服和血脈，壯筋骨，使氣脈宣
通。忌桃、李、雀、鴿諸血物。

　　大羌活湯《寶鑑》　　真定府張大，素嗜酒，五月間病手指節
腫痛，屈伸不利，膝髕亦然，心下痞悶，身體沉重，不欲飲
食，食即欲吐，面色萎黃，精神短少。至六月間，求予治之。
診其脈沉而緩，緩者脾也。《難經》云：緩主體重節痛。緩
者，脾之所主，四肢屬脾，蓋其人素飲酒，加之時助，濕氣大
勝，流於四肢，故為腫痛。《內經》云：諸濕腫滿，皆屬脾
土。仲景云：濕流關節，肢體煩痛，此之謂也。《內經》云：
濕淫於內，治以苦溫，以苦發之，以淡滲之。又云：風勝濕。
羌活、獨活苦溫，透關節而勝濕，故以為君。升麻苦平，威靈
仙、蒼朮、防風苦辛溫，發之者也，故以為臣。血壅而不流則
痛，當歸辛溫以散之，甘草甘溫益氣，澤瀉鹹平，茯苓甘平，
導濕而利小便，以淡滲之，使氣味相合，上下分散其濕也。

　　羌活　升麻各一錢　獨活七分　蒼朮　防風去蘆叉　甘草　威
靈仙去蘆　茯苓去皮　當歸　澤瀉各半錢

上剉作一服，水二盞，煎至一盞，溫服，食前一服，食後一服。忌酒、麵、生冷，硬物。

桂枝芍藥知母湯仲景　桂枝　知母　防風各四兩　芍藥三兩　附子炮　甘草　麻黃各二兩　白朮　生薑各五兩

水七升，煮取二升，溫服七合，日三服。

烏頭湯仲景　治病曆節，不可屈伸疼痛。

麻黃　芍藥　黃耆各三兩　甘草炙　川烏五枚，㕮咀，以蜜二升，煎取一升，即去烏頭

上五味①㕮咀四②味，以水三升，煮取一升，去渣，納蜜再煎，服七合，不時盡服之。

牛蒡子散《本事》　牛蒡子　新豆豉炒　羌活各三兩　生地黃二兩半　黃耆一兩半

上為細末，湯調二錢，空心食前，日三服。

犀角湯《千金》　治熱毒流入四肢，肢節腫痛。

犀角二兩　羚羊角一兩　前胡　黃芩　梔子仁　射干各三兩③　大黃　升麻各四兩　豉一升

上㕮咀，每服五錢，水二盞煎服。

茵芋丸《本事》　治曆節腫滿疼痛。

茵芋　硃砂　薏苡仁各一分④　牽牛一兩半　鬱李仁半兩

上為細末，煉蜜杵丸，如梧桐子大，輕粉滾為衣。每服十丸至十五丸，五更溫水下，到晚未利可二三服，快利為度，白粥將息。

趁痛散　乳香　沒藥　桃仁　紅花　當歸　羌活　地龍酒炒　牛膝酒洗　甘草　五靈脂酒淘⑤　香附童便浸

上為末，每服二錢，酒調。或加酒炒芩、柏。

---

① 五味：原脫，據《金匱要略》卷上本方補。
② 四：原作「五」，據《金匱要略》卷上本方改。
③ 各三兩：原脫，據《千金方》卷作丁方補。
④ 各一分：原作「各一兩」，據《本事方》卷三本方改。
⑤ 淘：原作「炒」，據《丹溪心法》卷四本方改。

治酒濕痰痛風 黃柏酒炒 威靈仙酒炒，各五錢 蒼尤 羌活 甘草三錢① 陳皮 芍藥各一錢

上為末，每服一錢或二錢，沸湯入薑汁調服。

治氣實表實骨節痛方 滑石飛，六錢 甘草一錢 香附 片芩各三錢

上為末，薑汁糊丸，梧子大。每服五七十丸，白湯送下。

治食積肩腿痛 龜板酒浸，炙，一兩 酒柏葉 香附五錢② 辣芥子 凌霄花一錢半③

上為末，酒糊為丸，梧桐子大。煎四物，加陳皮、甘草湯下。

丹溪治一男子，家貧多勞，秋涼忽渾身發熱，兩臂膊及腕、兩足並膝皆疼痛如煅，晝輕夜劇，醫與風藥則增痛，與血藥則不效，惟待斃而已。脈之，兩手俱澀而數，右甚於左，飲食則如平時，形瘦削，蓋大痛而瘦，非病也。用蒼尤、酒黃柏各一錢，生附子一片，生甘草三分，麻黃五分，研桃仁五粒，作一帖煎，入薑汁些少令辣。服至四帖後，去附子，加牛膝一錢。至八帖後，來告急云：氣上喘促，不得睡，痛似微減，意其血虛，因服麻黃過劑，陽虛被發動而上奔，當與補血鎮墜及酸劑收之。遂以四物湯加川芎、芍藥、人參二錢，五味子十二粒，與二帖服之，喘隨定，是夜遂安。三日脈之，數減大半，澀脈如舊，問其痛，則曰不減，然呻吟之聲卻無。察其起居，則疲弱無力，病人卻自謂不弱，遂以四物湯加牛膝、白尤、人參、桃仁、陳皮、甘草、檳榔，入薑三片煎服，如此藥與五十帖而安。一月後，因負重擔復痛作，飲食亦減，再與此藥，加黃耆三分，又二十帖全癒。

一人年逾六十，性急，作勞患兩腿痛，動作則痛甚。視之

---

① 三錢：校本同，疑作「各參錢」。

② 五錢：校本同，疑作「各五錢」。

③ 一錢半：校本同，疑作「各一錢半」。

曰：此兼虛證，當補血則病自安。遂與四物加桃仁、陳皮、牛膝、生甘草煎，入薑研潛行散，熱飲，三四十帖而安。

何縣長年四十餘，形瘦性急，因作勞背痛、臂疼、骨節疼，足心發熱，可與四物湯帶熱下大補丸、保和丸共六十粒，食前服。

一婦人腳疼怕冷，夜劇日輕。

生地黃　白芍藥　歸尾各五錢　黃柏炒　黃芩　白朮　蒼朮　陳皮各三錢　牛膝二錢　甘草梢一錢

上分四帖，水煎，帶熱服。

朱閫內年三十，味厚性急，患痛風攣縮，數月醫不應。予視之曰：此挾痰與氣證，治當和血疏痰導氣，病自安。遂以潛行散入生甘草、牛膝、枳殼、通草、陳皮、桃仁、薑汁煎飲，半年而安。

陸郎左腿叉骨臼痛，小便赤澀，此積憂痰涎所為。

白朮　枳殼　赤芍藥各一錢　條芩　連翹　通草　甘草梢各三分

上剉，水煎服。

一婦腳叉骨痛

蒼朮　白朮　陳皮　芍藥各三分　木通二錢　甘草五分

作二服，水煎，下大補丸五十粒。

經驗九藤酒　治遠年痛風，及中風左癱右瘓，筋脈拘急，日夜作痛，叫呼不已等證，其功甚速。

青藤　釣鉤藤　紅藤即理省藤　丁公藤又名風藤　桑絡藤　菟絲藤即無根藤　天仙藤即青木香　陰地蕨名地茶，取根，各四兩　五味子藤俗名紅內消　忍冬藤各二兩

上細切，以無灰老酒一大斗，用磁罐一個盛酒，其藥用真綿包裹，放酒中浸之，密封罐口，不可泄氣，春秋七日，冬十日，夏五日。每服一盞，日三服，病在上食後及臥後服，病在下空心食前服。

加味二妙丸　治兩足濕痺疼痛，或如火燎，從足跗熱起，

漸至腰胯，或麻痺痿軟，皆是濕為病，此藥主之。

蒼朮四兩，米泔浸　黃柏二兩，酒浸，日乾　川牛膝去蘆　當歸尾酒洗　川萆薢　防己　龜板酥炙，各一兩

上為細末，酒煮麵糊為丸，如梧桐子大。每服一百丸，空心薑、鹽湯下。

薰洗痛風法　治手足冷痛如虎咬者。

上用樟木屑一斗，以急流水一擔熬沸，以樟木屑置於大桶內，桶邊放一兀凳，用前沸湯泡之，桶內安一矮凳子，令人坐桶邊，放腳在內，外以草蓆一領圍之，勿令湯氣入眼，恐壞眼，其功甚捷。

── 痛痺證治療臨床新用 ──

溫通消痺治療類風濕性關節炎

基本方：熟附子 15g，桂枝 10g，熟地 20g，當歸 15g，紅花 10g，雞血藤 30g，伸筋藤 30g，牛膝 15g，木瓜 15g，防己 15g，薏苡仁 30g，木香 6g。水煎服。加減：痛甚加生川烏 10g，（先煎 40 分鐘）；手腕痛加片薑黃、防風、細辛；腰痠怕冷加巴戟天、仙靈脾助陽；骨箭變形嚴重加透骨草、尋骨風、自然銅；脊柱強直加狗脊、杜仲、桑寄生。治療結果：47 例病例臨床治癒 19 例，占 40%，顯效 17 例，36%，好轉 7 例，占 15%，無效 4 例，占 9%，總有效率 91%。（陳遠強.廣西中醫學院學報，2004，（4）7：40）

‖ 著痺即麻木 ‖

神效黃耆湯東垣　黃耆二錢　人參去蘆　白芍藥　炙甘草各一錢　蔓荊子剉，二分　陳皮去白，五分

水一盞八分，煎至一盞，去渣，臨臥稍熱服。如小便淋

澀，加澤瀉五分；如有大熱證，加黃柏酒炒四次三分；麻木不仁，雖有熱不用黃柏，再加黃耆一錢；如眼縮小，去芍藥。忌酒、醋、濕麵、大料物、蔥、韭、蒜及淡滲、生冷、硬物。

如麻木重甚者，加芍藥、木通各一錢。

芍藥補氣湯[①]東垣

黃耆一兩　白芍藥一兩半　陳皮一兩　澤瀉半兩　甘草一兩炙

上每服一兩，用水二大盞，煎至一盞，去渣溫服。

人參益氣湯　治五六月間，兩手麻木，四肢睏倦，怠惰嗜臥，乃濕熱傷元氣也。

黃耆八錢　人參　生甘草各五錢　炙甘草二錢　五味子一百二十粒　升麻二錢　柴胡二錢半　芍藥三錢

上㕮咀，每服半兩，水二盞，煎一盞，去渣，空心服。服後少臥，於麻痺處按第二次藥煎服如前。

黃耆八錢　紅花五分　陳皮一錢　澤瀉五分

第三次服藥。

黃耆六錢　黃柏一錢二分　陳皮三錢　澤瀉　升麻各二錢　白芍藥五錢　生甘草四錢　五味子一百粒　生黃芩八錢　炙甘草一分

分作四服，煎服如前法，稍熱服。秋涼去五味子，冬月去黃芩，服之大效。

除濕補氣湯東垣　黃耆八錢　甘草梢六錢　五味子一百二十粒　升麻梢六錢　當歸　柴胡梢　澤瀉各二錢　紅花二錢半　陳皮一錢　青皮四錢

分作四服，水三大盞，煎至一盞，去粗，稍熱服，食前。

黃耆桂枝五物湯仲景　黃耆　芍藥　桂枝各三兩　生薑六兩　大棗十二枚

水六升，煮取二升，溫服七合，日三服。一方，有人參。

補氣昇陽和中湯東垣　黃耆五錢　人參三錢　甘草炙、四錢　陳皮　當歸身各二錢　甘草根生，一錢，去腎熱　佛耳草四錢　白芍

① 芍藥補氣湯：《蘭室秘藏》卷下作「補氣湯」。

藥三錢　草荳蔲一錢半，益陽退寒　黃柏一錢，酒洗，除濕瀉火　白朮二錢　蒼朮一錢半，除濕調中　白茯苓一錢，除濕導火　澤瀉一錢，用同上　升麻一錢，行陽明經　柴胡一錢

每服三錢，水二大盞，煎至一盞，去渣，稍熱服，早飯後、午飯後、午飯前服之。

溫經除濕湯東垣　治肢節沉重，疼痛無力之聖藥也。

羌活七分　獨活　黃柏　麻黃去節　當歸各三分　柴胡　黃耆　黃連　木香　草荳蔲　神麴各二分　人參　甘草炙　澤瀉　豬苓　白朮各一錢　陳皮　蒼朮各二錢　白芍藥三錢　升麻五分

上作二服，用水二大盞，煎至一盞，去渣，稍熱服，食遠。

除風濕羌活湯東坦　羌活　防風各一兩　柴胡五分　藁本三分　獨活五分　蒼朮米泔製，一錢　茯苓二錢　澤瀉二分　豬苓去皮，二分　甘草炙，五分　黃耆一錢　陳皮三分　黃柏三分　黃連去鬚，一分　升麻七分　川芎三分，去頭痛

每服三錢或五錢，水二盞，煎至一盞，去渣，稍熱服。量虛實施用，如不盡證候，依加減法用之。

茯苓湯濟生　半夏湯泡七次①　赤茯苓去皮　陳皮各一兩　枳實去瓤，麩炒　桔梗去蘆　甘草炙，各半兩

每服四錢，水一盞半②，薑七片，煎服，不拘時。

前胡散河間　前胡　白芷　細辛　官桂　白朮　川芎各三兩　附子炮　吳茱萸湯泡，炒　當歸各二兩　川椒去目並閉口者，生用，二錢③

上剉，以茶、酒三升拌勻，同窨一宿，以煉成豬脂膏五斤入藥煎，候白芷黃紫色，漉去渣成膏，在病處摩之。大凡癥瘕瘡痍皆治，並去諸風痛癢，傷折墜損。

---

① 七次：原脫，據《重訂嚴氏濟生方・諸痺門》本方補。
② 半：原脫，據《重訂嚴氏濟生方・諸痺門》本方補。
③ 二錢：原作「二兩」，據《宣明論》卷一本方改。

苦參丸　苦參二兩，取粉　丹參去土，炙　沙參去土　人參
防風去杈　五加皮　蒺藜炒，去刺　烏蛇酒浸，用肉　蔓荊子　敗
龜板酥炙黃　虎骨酥炙黃　玄參堅者，各一兩

上為細末，用不蛀皂角一斤剉碎，以水三升挼取汁，去
滓，於無油鐵器內熬成膏，用煉蜜四兩和丸，如梧桐子大。每
服十五丸至二十丸，食後良久夜臥共三服，荊芥、薄荷酒下。

補中益氣湯見勞倦　**四君子湯**見虛勞　**二陳湯**見鼻衄。

清陽補氣湯東垣　戊申春，節使趙君，年七旬，病體熱
麻，股膝無力，飲食有汗，妄喜笑，善飢，痰涎不利，舌強雖
言，聲嗄不鳴，身重如山。求治於先師，診得左手脈洪大而有
力，是邪熱客於經絡中也。兩臂外有數瘰，遂問其故，對以燃
香所致。先師曰：君之病皆此也。夫人之十二經，灌溉周身，
終而復始。蓋手之三陽，從手表上行於頭，加之以火邪，陽並
於陽，勢甚熾焉，故邪熱毒行流散於周身而熱麻。《針經》
云：胃中有熱則蟲動，蟲動則胃緩，胃緩則廉泉開，故涎下。
熱傷元氣而沉重無力，飲食入胃，慓悍之氣，不循常度，故多
汗。心火盛則妄喜笑，脾胃熱則消穀善飢，肺金衰則聲嗄不
鳴。仲景云：微數之脈，慎不可灸，焦骨[1]傷筋，血難復也。
君奉養以膏粱之味，無故加以大毒，熱傷於經絡而為此病明
矣。《內經》曰：熱淫所勝，治以苦寒，佐以苦甘，以甘瀉
之，以酸收之。當以黃柏、知母之苦寒為君，以瀉火邪，壯筋
骨，又腎欲堅，急食苦以堅之。黃耆、當歸之甘辛、和血潤
燥；柴胡升麻之苦平，行少陽、陽明二經，自地升天，以苦發
之者也，以為佐。㕮咀同煎，取清汁服之，更繆刺四肢，以瀉
諸陽之本，使十二經絡相接，而泄火邪，不旬日而良瘉。

蒼朮四錢　藁本二錢　升麻六錢　柴胡三錢　五味子一錢半
黃柏酒製，三錢　知母酒，二錢　陳皮二錢半　甘草生，二錢　當歸二
錢　黃耆三錢

① 骨：原作「枯」，據《傷寒論》卷三改。

上㕮咀，每服五錢，水一盞半，煎至一盞，去渣，空心服，待少時，復以美膳壓之。

續斷丸《奇效》下同　治風濕流注，四肢浮腫，肌肉麻痺。

川續斷　當歸炒　萆薢　附子　防風　天麻各一兩　乳香沒藥各半兩　川芎七錢半

上為細末，煉蜜丸，如梧桐子大。每服四十丸，空心用溫酒或米飲送下。

防風湯　治血痺，皮膚不仁。

防風二錢　赤茯苓去皮　川獨活　桂心　秦艽去蘆　赤芍藥杏仁去皮尖　黃芩　甘草炙，各一錢　川當歸去蘆，洗，一錢半

上作一服，用水二盅，生薑五片，煎至一盅，不拘時候服。一方，有葛根、麻黃，無獨活、赤芍。

羌活散　治風痺，手足不仁。

羌活　漢防己　防風　酸棗仁　道人頭　川芎各一兩　附子炮，去皮臍　麻黃去根節　天麻各一兩半　黃松節　薏苡仁各二兩荊芥一握

上為細末，每服二錢，不拘時，用溫酒調下。

烏頭粥　治風寒濕痺，麻木不仁。

川烏頭生研為細末

上用熟白米半碗，入藥末四錢，同米以慢火熬熟作稀薄粥，不可稠，下生薑汁一茶腳許，白蜜三大匙，攪勻，空心溫啜之為佳。如是中濕，更入薏苡仁末二錢，增米作一中碗，煮服。此粥大治手足四肢不隨，及重痛不能舉者，有此證者，預服防之。左氏云：風淫末疾，謂四肢為四末也。脾主四肢，風邪客於肝則淫脾，脾為肝尅，故疾在末。穀氣引風溫之藥徑入脾經，故四肢得安。此湯劑極有功，余嘗製此方以授人，服者良驗。

蔓荊實丸　治皮痺不仁。

蔓荊實去浮皮，七錢五分　枳殼麩炒　蒺藜子炒，去刺　白附子炮　桔梗炒　羌活去蘆　防風去杈，以上各半兩　皂莢不蛀者半斤，剉

碎，用新汲水浸一宿，以熟絹濾去滓，入麵少許，同煎成膏和藥

上為細末，以皂莢膏和丸，如梧桐子大。每服二十丸，食後用熟水送下。

黃耆酒一名小黃耆酒　治血痺及諸痺，甚者四肢不遂，風濕寒痺，舉體腫滿，疼痛不仁。兼治風虛痰癖，四肢偏枯，兩腳軟弱，手不能上頭，或小腹縮痛，脅下攣急，心下有伏水，脅下有積飲，夜夢悲愁不樂，恍惚善忘，由風虛五臟受邪所致。或久坐腰痛耳聾，卒起眼眩頭重，或舉體腫疼，飲食惡冷，嗇嗇惡寒，胸中痰滿，心下寒疝。及治婦人產後餘疾，風虛積冷之不除者。

黃耆　獨活　防風去杈　細辛去苗　牛膝　川芎　附子炮，去皮臍　甘草炙　蜀椒去目併合口者，炒出汗，以上各三兩　川烏炮，去皮臍　山茱萸去核　秦艽去苗土　葛根各二兩　官桂去粗皮　當歸切，焙，各二兩半　大黃生剉，一兩　白朮　乾薑炮，各一兩半

上剉如麻豆大，用夾絹囊盛貯，以清酒一斗浸之，春夏五日，秋冬七日。初服一合，日二夜一，漸增之，以知為度。虛弱者，加蓯蓉二兩；下利者，加女萎三兩；多忘，加石斛、菖蒲、紫石英各二兩；心下多水，加茯苓、人參各二兩，山藥三兩。酒盡，可更以酒二斗重漬服之；不爾，可曝滓搗下篩，酒服方寸匕，不知，稍增之。服一劑得力，令人耐寒冷，補虛，治諸風冷，神妙。少壯人服勿熬煉，老弱人微熬之。

—— **著痺證治療臨床新用** ——

桂芍薑辛湯治療痺證 60 例

方藥組成：桂枝、赤芍、薑黃、羌活、獨活、防風、川芎各 10g，細辛、甘草各 5g，木瓜 15g。行痺加僵蠶 10g；痛痺加川烏、草烏各 10g；著痺加蒼朮、苡仁各 15g；熱痺加石膏 20g，知母、防己各 10g。每日 1 劑，水煎分 2 次服。

治療結果：治癒 41 例，顯效 8 例，有效 5 例，無效 6
例，總有效率 90%（楊國棟.甘肅中醫，2001，（5）14：32）

‖ 痿 ‖

藿香養胃湯《集驗》　治胃虛不食，四肢痿弱，行立不能。
皆由陽明虛，宗筋無所養，遂成痿躄。

藿香　白朮　神麴炒　白茯苓　烏藥　縮砂　半夏麴　薏
苡仁　人參各一錢半　蓽澄茄　甘草炒，各一錢

水二盅，生薑五片，棗二枚，煎一盅，不拘時服。

二陳湯見痰飲　**霞天膏**見積聚。

金剛丸《保命》　治腎損，骨痿不能起於床，宜服此益精。

萆薢　杜仲炒去絲　蓯蓉酒浸　菟絲子酒浸，各等份

上為細末，酒煮豬腰子搗和丸，如梧桐子大。每服五七十
丸，空心用溫酒送下。

牛膝丸《保命》　治腎肝損，骨痿不能起於床，筋弱不能收
持，宜益精緩中。

牛膝酒浸　萆薢　杜仲炒去絲　白蒺藜　防風　菟絲子酒浸
肉蓯蓉酒浸，等份　官桂減半

上製服同上金剛丸法。

加味①四斤丸《三因》　治腎肝虛，熱淫於內，致筋骨痿
弱，不自勝持，起居須人，足不任地，驚恐戰掉，潮熱時作，
飲食無味，不生氣力，諸虛不足。

肉蓯蓉酒浸　牛膝酒浸　天麻　木瓜乾　鹿茸燎去毛，切，酥炙
熟地黃　五味子酒浸　菟絲子酒浸，另研，各等份

為細末，煉蜜丸，如梧桐子大。每服五十丸，空心溫酒、
米飲任下。一方，不用五味子，有杜仲。

煨腎丸《保命》　治腎肝損，及脾損穀不化，宜益精緩中消

---

① 味：原作「減」，據《三因方》卷九本方改。

穀。

牛膝　萆薢　杜仲炒去絲　白蒺藜　防風　菟絲子酒浸　肉
蓯蓉酒浸　葫蘆巴　破故紙酒炒，各等份　官桂減半

上為細末，將豬腰子製如食法，搗爛，煉蜜和杵丸，如梧
桐子大。每服五七十丸，空心用溫酒送下。治腰痛不起，甚
效。

健步丸見痿厥　**清燥湯**見傷暑。

補陰丸　黃柏　知母俱鹽酒拌炒　熟地黃　敗龜板酥炙，各四
兩　白芍藥煨　陳皮　牛膝酒浸，各二兩　虎脛骨酥炙　鎖陽酒浸，
酥炙　當歸酒洗，各一兩半　冬月加乾薑五錢半

上為末，酒煮羯羊肉為丸，鹽湯下。

四物湯　四君子湯　十全大補湯俱見虛勞　**木香檳榔丸**見傷
食　**三化湯**見中風　**調胃承氣湯**見傷寒潮熱　**補益腎肝丸　神龜滋
陰丸**俱見痿厥。

補益丸丹溪　　治痿。

白朮二兩　生地黃酒浸，一兩半　龜板酒浸，炙　鎖陽酒浸　當
歸身酒浸　陳皮　杜牛膝酒浸，各一兩　乾薑七錢半　黃柏炒　虎脛
骨酒炙　茯苓各半兩　五味子二錢　甘草炙，一錢　白芍藥酒浸　菟
絲子酒蒸熟，研如糊，入餘藥末曬乾，各一兩

諸藥為末，紫河車為丸。如無紫河車，豬腦骨髓亦得。

虎潛丸丹溪　龜板　黃柏各四兩　知母　熟地黃各二兩　牛膝
三兩半　芍藥一兩半　鎖陽　虎骨酥炙　當歸各一兩　陳皮七錢半
乾薑半兩

上為末，酒糊丸。加附子，治痿厥如神。

王啟玄傳**玄珠耘苗丹**三方序曰：張長沙戒人妄服燥烈之
藥，謂藥勢偏有所助，勝尅流變，則真病生焉，猶閔苗之不長
而揠之者也。若稟氣血不強，合服此而不服，是不耘苗者也，
故名耘苗丹。

上丹　養五臟，補不足，秘固真元，均調二氣，和暢榮
衛，保神守中。久服輕身耐老，健力能食，明目，降心火，益

腎水，益精氣。男子絕陽事無嗣，女子絕陰乃不能妊，以至腰膝重痛，筋骨衰敗，面色黧黑，神志昏憒，寤寐恍惚，煩勞多倦，餘瀝夢遺，膀胱邪熱，五勞七傷，肌肉羸瘦，上熱下冷。服之半月，陰陽自和，肌肉光潤，悅澤容色，開心意，安魂魄，消飲食，養胃氣。

五味子四兩　百部酒浸一宿，焙　菟絲子酒浸　肉蓯蓉酒浸　杜仲炒去絲　遠志去心　枸杞子　防風去蘆　白茯苓去皮　巴戟酒浸，去心　蛇床子　柏子仁　山藥各二兩

上為細末，煉蜜丸，梧桐子大。每服五十丸，食前溫酒、鹽湯任下。春煎乾棗湯，夏加五味子四兩，四季月加蓯蓉六兩，秋加枸杞子六兩，冬加遠志六兩。食後兼服衛生湯。

中丹　補百損，體劣少氣，善驚昏憒，上焦客熱，中脘冷痰，不能多食，心腹痞滿，脾胃氣衰，精血妄行。

黃耆去蘆　白芍藥　當歸去蘆，各四兩　白茯苓去皮　人參去蘆　桂心各二兩　川椒炒　大附子炮，去皮臍　黃芩各一兩，為末，薑汁和作餅

上為細末，粟米飲搜和，搗千餘下，丸如梧桐子大。每服五十丸，溫酒送下，食前。

小丹　補勞益血，去風冷百病，諸虛不足，老人精枯神耗，女子絕傷斷產。久服益壽延年，安神志，定魂魄，滋氣血脈絡，開益智慧，釋散風濕，耳目聰明，筋力強壯，肌膚悅澤，添精補髓，活血駐顏。

熟地黃　肉蓯蓉各六兩，酒浸　五味子　菟絲子各五兩，酒浸　柏子仁　天門冬去心　蛇床子炒　覆盆子　巴戟酒浸，去心　石斛各三兩　續斷　澤瀉　人參去蘆　山藥　遠志炒，去心　山茱萸肉　菖蒲　桂心　白茯苓　杜仲炒去絲，各二兩　天雄炮，去皮臍，一兩

上為細末，煉蜜丸，如梧桐子大。每服三十丸，食前溫酒送下，加至五十丸。忌五辛、生蔥、蕪荑、餳、鯉。

虛人加地黃，多忘加遠志、茯苓，少氣神虛加覆盆子，欲光澤加覆盆子，風虛加天雄，虛寒加桂心，小便赤濁加白茯

芩，一倍澤瀉，吐逆加人參。

衛生湯[1]　補虛勞，強五臟，除虛煩，養真氣，退邪熱，順血脈，安和神志，潤澤容色。常服通暢血脈，不生癰瘍，養胃益津。自汗盜汗，並宜服之。

當歸去蘆　白芍藥各四兩　黃耆八兩　甘草炙一兩

每服五錢，水一盞半，煎至七分，去渣服，不拘時候。年老加酒半盞煎。

—— 痿證治療臨床新用 ——

複方四蟲丸治療四肢痿軟麻木

藥物組成：全蠍 9g，蜈蚣 3 條，僵蠶 9g，穿山甲 9g，三七 9g，雄黃 9g。上藥共研細末，煉蜜為丸，硃砂 9g，掛衣，晾乾備用。隨症加減：上肢疼痛麻木加桂枝、羌活、薑黃各 10g；下肢疼痛麻木加木瓜、獨活、懷牛膝各 10g；腰部疼痛麻木加續斷、狗脊、桑寄生各10g。

使用方法：每次 1～2 丸，日 2～3 次，體弱者用量酌減，一般 3～5 天見效，30 天為 1 療程。治療結果：共治療 136 例，其中上肢（包括頸椎病）疼痛麻木 56 例。腰部疼痛麻木 33 例，腰痛連及下肢 90 例，跟骨痛 7 例。應用複方四蟲丸治療後，臨床痊癒 93 例，占 68%，顯效 24 例，占 18%，好轉 17 例，占 12.5%，無效 2 例，占 1.50%，總有效率 98.50%。（孫松桂.山東中醫雜誌，1996，（15）5：234）

‖ 痿 厥 ‖

補益腎肝丸東垣　柴胡　羌活　生地黃　苦參炒　防己炒，

---

① 衛生湯：本方原在前主「上丹」方後，文中上丹、中丹、下丹三主係「玄珠耘苗丹」的三個方，其中挾有衛生湯文義不屬，故移此。

各五分　附子炮　肉桂各一錢　當歸二錢

上細末，熟水丸，如雞頭大。每服五十丸，溫水送下。

此藥如在冬天中寒，或心肺表寒，目中溜火，嚏噴，鼻流清涕，咳嗽痰涎者，止可服一丸，須與薑附御汗湯等藥相兼服之，不可單服此表藥也。

健步丸東垣　羌活　柴胡各五錢　防風三錢　川烏一錢　滑石炒，半兩　澤瀉三錢　防己酒洗，一兩　苦參酒洗，一錢　肉桂五分[1]　甘草炙　瓜蔞根酒製，各半兩

上為細末，酒糊丸，如梧桐子大。每服十丸，煎愈風湯，空心送下。

愈風湯見中風　**羌活勝濕湯**見腰痛　**虎潛丸**見痿　**滋腎丸**見小便不通。

神龜滋陰丸　治足痿。

龜板四兩，酒炙　黃柏炒　知母炒，各二兩　枸杞子　五味子　鎖陽各一兩　乾薑半兩

末之，豬脊髓為丸，如梧桐子大，每服七十丸。

越婢加朮湯　麻黃六兩　石膏半斤　生薑　甘草各二兩　白朮四兩　大棗十五枚

水六升，先煮麻黃，去上沫，納諸藥，煮取三升，分溫三服。如惡風，加附子一枚。

左經丸《本事》　治筋骨諸疾，手足不遂，行動不得，遍身風瘡。

草烏白大者，去皮臍　木鱉去殼　白膠香　五靈脂各三兩半　斑蝥五個，去頭足翅，醋炙

上為末，用黑豆去皮，生杵取粉一升，醋糊共搜杵為丸，如雞頭大。每服一丸，溫酒磨下。治筋骨疾，但未曾針傷損者，三五服立效。此藥曾醫一人軟風不能行，不十日立效。專治心腎肝三經，通小便，除淋瀝，通榮衛，滑經絡，大有奇

---

① 五分：原脫，據《蘭室秘藏》卷下本方補。

功。

續骨丹《本事》　治兩腳軟弱，虛羸無力，及小兒不能行。

天麻明淨者，酒浸　白附子　牛膝　木鱉子各半兩　烏頭一分[1]，炮　川羌活半兩　地龍去土，一分　乳香　沒藥各二錢　硃砂一錢

上以生南星末一兩，無灰酒煮糊為丸，如雞頭大，硃砂為衣。薄荷湯磨一丸，食前服。

‖ 腳　氣 ‖

除濕湯見傷濕。

芎芷香蘇散《得效》　川芎七錢　甘草二錢　紫蘇葉　乾葛　白茯苓　柴胡各半兩　半夏六錢　枳殼炒，三錢　桔梗生，二錢半　陳皮三錢半

每服三錢，水一盞，薑三片，棗一枚，煎八分，不拘時溫服。

木瓜丸見水腫　**五積散**見中寒　**續命湯**見中風　**越婢加朮湯**見痿厥。

第一竹瀝湯《千金》，下同　治兩腳痺弱，或轉筋皮肉不仁，腹脹起如腫，按之不陷，心中惡不欲食，或患冷方。

竹瀝五升　甘草　秦艽　葛根　黃芩　麻黃　防己　細辛　桂心　乾薑各一兩　防風　升麻各一兩半　茯苓二兩[2]　附子二枚　杏仁　五十枚

水七升，合竹瀝煮取三升，分三服，取汗。《千金翼方》無茯苓、杏仁，有白朮一兩。

第二大竹瀝湯　治卒中風，口噤不能言，四肢縱緩，偏痺攣急，風經五臟，恍惚恚怒無常，手足不隨方。

竹瀝一斗四升　獨活　芍藥　防風　茵芋　甘草　白朮　葛

---

① 一分：原作「一錢」，據《本事方》卷四本方改。

② 二兩：原作「三兩」，據《千金方》卷七本方改。

根　細辛　黃芩　芎藭各二兩　桂心　防己　人參　石膏　麻黃各一兩　生薑　茯苓各三兩　烏頭一枚

以竹瀝煮取四升，分六服。先未汗者取汗，一狀相當即服①。

第三竹瀝湯　治風毒入人五內，短氣，心下煩熱，手足煩疼，四肢不舉，皮肉不仁，口噤不能語方。

竹瀝一斗九升　防風　茯苓　秦艽各三兩　當歸　黃芩《千金翼》作芍藥　人參　芎藭《千金翼》作防己　細辛　桂心　甘草　升麻《千金翼》作通草　麻黃　白朮各二兩　附子二枚　蜀椒一兩　葛根五兩　生薑八兩

以竹瀝煮取四升，分五服。初得病時，即須摩膏，日再，痹定止。《千金翼》無麻黃、蜀椒、生薑。

風引湯　治兩腳疼痹腫，或不仁拘急，屈②不得行方。

麻黃　石膏　獨活　茯苓各二兩　吳茱萸　附子　秦艽　細辛　桂心　人參　防風　芎藭　防己　甘草各一兩　乾薑一兩半　白朮三兩　杏仁六十枚

以水一斗六升，煮取三升，分三服，取汗。

大鱉甲湯　治腳弱風毒，攣痹氣上，及傷寒惡風，溫毒，山水瘴氣熱毒，四肢痹弱方。

鱉甲二兩　防風　麻黃　白朮　石膏　知母　升麻　茯苓　橘皮　芎藭　杏仁去皮尖　人參　半夏　當歸　芍藥　萎蕤　甘草　麥門冬各一兩　鹿羊角屑，六銖　大黃一兩半　犀角　雄黃　青木香各半兩　大棗十枚　貝齒　烏頭各③七枚　生薑三兩　薤白十四枚　麝香三銖　赤小豆三合　吳茱萸五合

以水二斗，煮取四升，分六服，去渣，食前溫服。如人行十里久，得下止。一方，用大黃半兩④，畏下可止用六銖。一

---

① 一狀相當即服：原作「一服相當即止」，據《千金方》卷七本方改。

② 屈：原脫，據《千金方》卷七本方補。

③ 各：原脫，據《千金方》卷七本方補。

④ 半兩：此下原衍「煨」，據《千金方》卷七本方刪。

方，用鹿羊角半兩，毒盛可用十八銖。胡洽有山茱萸半升，為三十二銖。《千金翼方》無知母、升麻、橘皮、芎藭、人參、當歸、菱蕤。

烏頭湯《金匱》　治腳氣疼痛，不可屈伸。見痛痺。

麻黃湯《千金》　治惡風毒氣，腳弱無力，頑痺，四肢不仁，失音不能言，毒氣衝心，有人病者，但一病相當即服。此第一服，次服第二、第三、第四方。

麻黃一兩　大棗二十枚　茯苓三兩　杏仁三十枚　防風　白朮　當歸　升麻　芎藭　芍藥　黃芩　桂心　麥門冬　甘草各二兩

上㕮咀，以水九升，清酒二升，合煮取二升半，分四服，日三夜一，覆令小汗，粉之，莫令見風。

第二服獨活湯方　獨活四兩　熟地黃三兩　生薑五兩　葛根　桂心　甘草　芍藥　麻黃各二兩

上㕮咀，以水八升，清酒二升，合煎取二升半，分四服，日三夜一。腳弱特忌食瓠子、蕺菜，犯之一世治不瘥。

第三服[1]兼補厚朴湯　並治諸氣咳嗽，逆氣嘔吐方。

厚朴　芎藭　桂心　熟地黃　芍藥　當歸　人參各二兩　黃耆　甘草各三兩　吳茱萸二升　半夏七兩　生薑一斤

上㕮咀，以水二斗，煮豬蹄一具，取汁一斗二升，去上肥，內入清酒三升，合煮取三升，分四服，相去如人行二十里久更進服。

第四服風引獨活湯兼補方　獨活四兩　茯苓　甘草各三兩　升麻一兩半　人參　桂心　防風　芍藥　當歸　黃耆　乾薑　附子各一兩　大豆二升

上㕮咀，以水九升，清酒三斤，合煮取[2]三升半，分四服，相去如人行二十里久更進服。

酒浸牛膝丸《本事》　治腰腳筋骨痠無力。

牛膝三兩，炙黃　川椒半兩，去目並合口者　附子一個，炮，去皮臍

---

① 服：原脫，據《千金方》卷七本方補。

② 取：原脫，據《千金方》卷七本方補。

虎脛骨真者半兩，醋炙黃

上㕮咀，用生絹作袋，入藥紮口，用煮酒一斗，春秋浸十日，夏浸七日，冬浸十四日。每日空心飲一大盞。酒盡，出藥為末，醋糊為丸。每服二十丸，空心溫酒、鹽湯任下。忌動風等物。

除濕湯見中濕　　**清暑益氣湯**見傷暑。

麻黃左經湯《集驗》，下同　治風寒暑濕，流注足太陽經，腰足攣痹，關節重痛，行步艱難，憎寒發熱，無汗惡寒，或自汗惡風，頭疼眩暈。

麻黃去節　乾葛　細辛去苗　白朮去蘆　茯苓去皮　防己去皮
桂心　羌活去蘆　防風去蘆　甘草炙，各等份

上㕮咀，每服七錢，水二盞，薑五片，棗一枚，煎至一盞，空心服。

自汗去麻黃，加肉桂、芍藥。重著加朮、陳皮。無汗減桂，加杏仁、澤瀉。

大黃左經湯　治風寒暑濕流注足陽明經，腰腳痹痛，行步艱難，涎潮昏塞，大小便秘澀，腹痛嘔吐，或復下利，惡聞食氣，喘滿肩息，自汗譫妄，並宜服之。

大黃煨　細辛去苗　茯苓去皮　防己去皮　羌活去蘆　黃芩
前胡去蘆　枳殼去瓤，麩炒　厚朴薑製　甘草炙　杏仁去皮尖，麩炒

上各等份，每服七大錢，水一盞半，薑五片，棗一枚，煎，空心熱服。腹痛加芍藥，秘結加阿膠，喘急加桑白皮、紫蘇，小便秘加澤瀉，四肢瘡瘍浸淫加升麻，並等份。

附荷葉藁本湯　治腳脛生瘡，浸淫腿膝，膿水淋漓，熱痹癢痛。

乾荷葉四個　藁本二錢半

上㕮咀，水二斗，煎至五升，去粗，溫熱得所，淋漬。仍服大黃左經湯佳。

半夏左經湯　治足少陽經受風寒暑濕，流注發熱，腰腳俱痛，頭疼眩暈，嘔吐酸水，耳聾驚悸，熱悶心煩，氣上喘滿，

肩背腿痹，腰腿不遂。

半夏_{湯洗七次，切片} 乾葛 細辛_{去苗} 白朮_{去蘆} 茯苓_{去皮} 桂心 防風_{去蘆} 乾薑_炮 黃芩 甘草_炙 柴胡_{去蘆} 麥門冬_{去心，各七錢半}

上為㕮咀，每服七大錢，水一盞半，薑五片，棗二枚，煎至一盞，去粗，空腹服。熱悶加竹瀝，每服半合；喘滿加杏仁、桑白皮。

大料神祕左經湯 治風寒暑濕流注足三陽經，手足拘攣疼痛，行步艱難，憎寒發熱，自汗惡風；或無汗惡寒，頭眩腰重，關節制痛；或卒中昏塞，大小便秘澀；或腹痛嘔吐下利，惡聞食臭，髀腿頑痹，緩縱不隨，熱悶驚悸，心煩氣上，臍下冷痹，喘滿氣粗。

麻黃_{去節} 乾葛 細辛_{去苗} 厚朴_{薑製} 茯苓_{去皮} 防己_{去皮} 枳殼_{去瓤，麩炒} 桂心 羌活_{去蘆} 防風_{去蘆} 柴胡_{去蘆} 黃芩 半夏_{湯洗七次} 乾薑_炮 麥門冬_{去心} 甘草_{炙，各等份}

上㕮咀，每服七錢，水一盞半，生薑五片，棗一枚，煎至一盞，去粗，空心服。自汗加牡蠣、白朮，去麻黃。腫滿加澤瀉、木通。熱甚無汗減桂，加橘皮、前胡、升麻。腹痛吐利去黃芩，加芍藥、附子。大便秘加大黃、竹瀝。喘滿加杏仁、桑白皮、紫蘇並等份。凡有此病，備細詳證，逐一加減，無不癒者。

加味敗毒散 治三陽經腳氣流注，腳踝燉熱赤腫，寒熱如瘧，自汗惡風，或無汗惡寒。

人參_{去蘆} 赤茯苓_{去皮} 甘草_炙 芎藭 前胡_{去蘆} 柴胡_{去蘆} 羌活_{去蘆} 獨活_{去蘆} 枳殼_{去瓤，麩炒} 桔梗_{去蘆} 大黃_煨 蒼朮_{米泔浸，各等份}

上每服五七錢，水一盞半，薑五片，薄荷五葉，煎至一盞，去粗熱服。皮膚瘙癢赤疹加蟬脫。

六物附子湯 治四氣流注於足太陰經，骨節煩疼，四肢拘急，自汗短氣，小便不利，惡風怯寒，頭面手足腫痛。

附子炮，去皮臍　桂心　防己去皮，各四兩　白朮去蘆　茯苓去皮，各三兩　炙甘草二兩

上㕮咀，每服五錢，水二盞，生薑七片，煎至一盞，去渣，空心溫服。

八味丸　治少陰腎經腳氣入腹，小腹不仁，上氣喘急，嘔吐自汗。此證最急，以腎乘心，水剋火，死不旋踵。

牡丹皮　澤瀉　茯苓①各三兩　附子炮，去皮臍　桂心各二兩　山茱萸　山藥各四兩　熟地黃八兩

上為細末，煉蜜和丸，如梧桐子大。每服五十丸，食前，溫酒、米湯送下。

神應養真丹　治厥陰肝經受邪，四氣所傷肝臟，或左癱右瘓，涎潮昏塞，半身不遂，手足頑麻，語言蹇澀，頭旋目眩，牙關緊急，氣喘自汗，心神恍惚，肢體緩弱，上攻頭目，下注腳膝，榮氣凝滯，遍身疼痛。兼治婦人產後中風，角弓反張，墮車落馬，打撲傷損，瘀血在內等證。

當歸酒浸，去蘆　天麻　川芎　羌活去蘆　白芍藥　熟地黃各等份

上為細末，煉蜜和丸，如彈子大。每服一丸，木瓜、菟絲子煎酒下。腳痺薏苡仁煎酒下。中風溫酒米湯下。一方，無羌活，入木瓜、熟阿膠等份。

追毒湯　治肝腎脾三經為風濕寒熱毒氣上攻，陰陽不和，四肢拘攣，上氣喘滿，小便秘澀，心熱煩悶，遍身浮腫，腳弱緩縱，不能行步。

半夏湯洗七次　黃耆去蘆　甘草炙　當歸去蘆　人參去蘆　厚朴薑製　獨活去蘆　橘皮去白，各一兩　熟地黃　芍藥　枳實去瓤，麩炒　麻黃去節，各二兩　桂心三兩

上為㕮咀，每服八錢，水一大盞半，薑七片，棗三枚，煎至一大盞，去粗，空心溫服，日三夜一。

---

① 茯苓：此下原衍「去蘆」，據《三因方》卷三本方刪。

抱龍丸　治肝腎臟虛，風濕寒邪流注腿膝，行步艱難，漸成風濕腳氣，足心如火，上氣喘急，小腹不仁，全不進食。

　　赤小豆四兩　白膠香另研　破故紙炒　狗脊　木鱉子去殼，另研　海桐皮　威靈仙　草烏去蘆，剉，以鹽炒熟，去鹽不用　五靈脂炒　地龍去土，炒，各一兩

　　上為細末，酒糊和丸，梧桐子大，辰砂為衣。每服五十丸，空心鹽、酒任下，臨晚食前再進一服。

　　十全丹　治腳氣上攻，心腎相擊，足心隱痛。小腹不仁，煩渴，小便或秘或利，關節攣痺疼痛。

　　肉蓯蓉酒浸　石斛　狗脊　萆薢酒浸　茯苓去皮　牛膝酒浸　枸杞子　遠志去心，各一兩　熟地黃　杜仲去粗皮，剉，炒去絲，各三兩

　　上為細末，煉蜜和丸，梧桐子大。每服五十丸，溫酒、鹽湯任下。

　　四蒸木瓜丸　治肝腎脾三經氣虛，受風寒暑濕搏著，流注經絡，遠年近日，治療不癒，凡遇六氣更變，七情心神不寧，必然動發，或腫滿，或頑痺，憎寒壯熱，嘔吐自汗。

　　威靈仙苦葶藶同入　黃耆續斷同入　蒼朮橘皮同入　烏藥去木，與黃松節同入　大木瓜四枚

　　上各半兩，以木瓜切去頂蓋，去瓤，填藥在內，卻用頂蓋簪定，酒灑蒸熟，三蒸三曬，取藥出，焙乾為末，研木瓜為膏，和搗千餘下，丸如梧桐子大。每服五十丸，空心溫酒、鹽湯下。黃松節，即茯苓中木。

　　當歸拈痛湯見身痛。

　　羌活導滯湯東垣　羌活　獨活各半兩　防己三錢　大黃酒煨，一兩　當歸三錢　枳實麩[1]炒，二錢

　　每服五錢或七錢，水二盞，煎至七分，溫服。微利則已，量虛實加減。

　　開結導飲丸東恆　治飲食不消，心下痞悶。

---

① 麩：原作「麵」，據《濟生拔粹・醫學發明》本方改。

陳皮　白朮　澤瀉　茯苓　半夏製　麴　麥芽各一兩　枳實炒　青皮　乾薑各半兩

如有積塊者，加巴豆霜一錢半。

上為末，湯浸蒸餅為丸，如梧桐子大。每服三五十丸至七十丸，溫湯下，食遠服。

又方　治濕熱並諸濕客搏，腰膝重痛，足脛浮腫。

檳榔　甘遂　赤芍藥　威靈仙　澤瀉　葶藶　乳香研，各二兩　沒藥研，一兩　牽牛半兩　大戟炒，三兩　陳皮四兩

上為末，麵糊為丸，如梧桐子大。每服五十丸，加至七八十丸，食前溫水送下。得更衣，止後服。前藥忌酒二日，又忌麵及甘草三兩日。食溫淡粥補胃。

枳實大黃湯　羌活一錢半　當歸一錢　枳實五分　大黃酒煨，三錢

水一盞半，煎至一盞，去渣溫服，空心食前，以利為度。

控涎丹見行痹。

續斷丸①《本事》　治肝腎風虛氣弱，腳不可踐地，腰脊疼痛，風毒流注下經，行止艱難，小便餘瀝，此藥補五臟內傷，調中益精②，涼血，強筋骨，益智，輕身耐老。

思仙木五兩，即杜仲　五加皮　防風　薏苡仁　羌活　川續斷各三兩　萆薢四兩　生地黃五兩　牛膝酒浸、三兩

上為末，好酒三升，化青鹽三兩，用木瓜半斤去皮子，以鹽、酒煮成膏和杵，丸如梧桐子大。每服三五十丸，空心食前，溫酒、鹽湯任下。

薏苡仁酒《活人》　治腳痹。

薏苡仁　牛膝各二兩　海桐皮　五加皮　獨活　防風　杜風　杜仲各一兩　熟地黃一兩半　白朮半兩

上為粗末，入生絹袋內，用好酒五升浸，春秋冬二七日，

---

① 續斷丸：校本同，《本事方》卷四作「思仙續斷丸」。

② 精：原作「氣」，據《本事方》卷四本方改。

夏月盛熱。分作數帖，逐帖浸酒。每日空心溫服一盞或半盞，日三四服，常令酒氣醺醺不絕。久服覺皮膚下如數百條蟲行，即風濕氣散。

虎骨酒《本事》　去風，補血益氣，壯筋骨，強腳力。

虎脛骨真者　萆薢　仙靈脾　薏苡仁　牛膝　熟地黃各二兩

上細剉，絹袋盛，浸酒二斗。飲了一盞入一盞，可得百日。婦人去牛膝。

‖ 腳氣衝心 ‖

三脘散《活人》　治腳氣衝心腹氣飽悶，大便秘滯。

獨活　白朮　木瓜焙乾　大腹皮炙黃　紫蘇各一兩　甘草炙，半兩　陳皮湯浸，去白　沉香　木香　川芎　檳榔面裹煨熟，各七錢半

上共杵為粗散，每服二錢半，水二盞，同煎至一盞，去渣，分三服熱服。取便利為效。

大腹子散《活人》　治風毒腳氣，肢節煩疼，心神壅悶。

大腹子　紫蘇　木通　桑白皮　羌活　木瓜　荊芥　赤芍藥　青皮　獨活各一兩　枳殼二兩

每服四錢，水一盞，薑五片，蔥白七寸，煎去渣，空心溫服。

犀角散　治腳氣衝心，煩喘悶亂，頭痛口乾，坐臥不得。

犀角屑　枳殼去瓤，麩炒　沉香各七錢半　檳榔　紫蘇莖葉　麥門冬去心　赤茯苓去皮，各一兩　木香　防風去蘆，各半兩　石膏研細，二兩

上為㕮咀，每服八錢，以水一中盞半，煎至一大盞，去渣，入淡竹瀝一合，更煎一二沸，溫服，不拘時候。

茱萸木瓜湯　治腳氣衝心，悶亂不識人，手足脈欲絕。

吳茱萸半兩　乾木瓜一兩　檳榔二兩

上為㕮咀，每服八錢，以水一中盞半，生薑五片，煎至一盞，去渣溫服，不拘時候。

檳榔散 治腳氣衝心，煩悶不識人。

檳榔　木香　茴香各半兩

上為㕮咀，每服五錢，以童子小便一中盞，煎至七分，去渣溫服，不拘時候。

木香散 治腳氣衝心煩悶，臍下氣滯。

木香半兩　檳榔　木通各一兩

上為㕮咀，每服八錢，以水一中盞半，入生薑五片，蔥白七寸，煎至一盞，溫服，不拘時。

地黃湯 治穿心腳氣。

熟地黃四兩　當歸二兩　芍藥　川芎　牛膝酒浸　三柰子各一兩　杜仲半兩，薑製

上為㕮咀，每服五錢，水一盞半，煎至一盞，去粗溫服。

沉香散 治腳氣衝心，煩悶喘促，腳膝疼痠，神思昏憒。

沉香　赤芍藥　木通　紫蘇莖葉　訶梨勒皮　檳榔各一兩吳茱萸半兩

上為㕮咀，每服八錢，水一中盞半，入生薑五片，煎至一大盞，去渣，不拘時溫服。

‖ 上氣喘急 ‖

桑白皮散《活人》　治腳氣盛發，兩腳浮腫，小便赤澀，腹脅脹滿，氣急，坐臥不得。

桑白皮　鬱李仁各一兩　赤茯苓二兩　木香　防己　大腹子各一兩半　紫蘇子　木通　檳榔　青皮各七錢半

每服三錢，薑三片，水煎。

桑白皮散《集驗》　治腳氣上氣，坐臥不得，咽喉不利，四肢煩疼。

桑白皮　赤茯苓去皮　柴胡去蘆，各一兩　生乾地黃一兩半甘草炙，半兩　射干　枳殼去瓤，麩炒　貝母　前胡去蘆　赤芍藥天門冬去心　百合　檳榔各七錢半

每服八錢，水一中盞，生薑五片，煎至六分，去柤溫服，不拘時。

紫蘇散　治腳氣上氣，心胸壅悶，不得眠臥。

紫蘇葉　桑白皮　赤茯苓去皮　檳榔　木通去皮，各一兩　甘草炙　紫菀　前胡去蘆　百合　杏仁去皮尖，各七錢半

上㕮咀，每服八錢，水一中盞半，生薑五片，煎至一盞，去渣溫服，不拘時。治腳氣上氣，心腹妨悶。

檳榔二枚　杏仁二十枚，湯洗，去皮

上㕮咀，以水一大盞，煎至七分，去渣，分為二服，如人行七八里再服。

蘇子降氣湯　**沉香降氣湯**　**養正丹**　**四磨飲**四方並見諸氣　**小青龍湯**見咳嗽。

‖ 嘔　逆 ‖

八味平胃散見嘔吐　**平胃散**見中食。

半夏散　《集驗》　治腳氣煩悶嘔逆，心胸壅悶，不能飲食。

半夏湯洗七次，切片　桂心各七錢半　赤茯苓去皮　人參去蘆　陳橘皮去白　前胡去蘆　檳榔各一兩　紫蘇葉一兩半

上㕮咀，每服五錢，水一中盞半，生薑七片，淡竹茹二錢，煎至七分，去渣溫服。無時。

草荳蔻散　治腳氣發時嘔逆，胸中滿悶，不下飲食。

草荳蔻仁　紫蘇葉　赤茯苓去皮　前胡去蘆　木通去皮，剉　檳榔各一兩　吳茱萸二錢半　半夏湯泡七次，切片　枳實去瓤，麩炒，各七錢半

上㕮咀，每服八錢，水一中盞半，生薑七片，煎至一盞，去渣溫服，無時。

人參散　治腳氣嘔逆心煩，不能飲食。

人參去蘆　赤茯苓去皮　檳榔　陳橘皮去白　麥門冬去心，各

一兩　桂心七錢半

上煎服法俱同上。

橘皮湯　治腳氣痰壅嘔逆，心胸滿悶，不思飲食。

陳橘皮去白　人參去蘆　紫蘇葉各一兩

上為㕮咀，每服八錢，水一中盞半，生薑五片，煎至一盞，去柤溫服，不拘時。

‖ 腫　滿 ‖

沉香散　治腳氣心腹脹滿，四肢壅悶，不思飲食。

沉香　枳殼去瓤，麩炒　桂心各七錢半　大腹皮　赤茯苓去皮　檳榔　赤芍藥　川大黃煨　訶梨勒皮　桑白皮各一兩，剉　吳茱萸湯洗　木香各半兩

上為㕮咀，每服八錢，水一中盞半，生薑五片，煎至一盞，去柤溫服，不拘時。

鱉甲散　治腳氣，心腹脹滿，小便不利。

鱉甲醋炙焦黃　赤茯苓去皮　檳榔各一兩　鬱李仁湯浸，去皮　木通去皮，各七錢半

上為㕮咀，每服八錢，水一中盞半，煎至一大盞，去渣溫服，不拘時。

木香散　治腳氣心腹脹滿，堅硬不消。

木香　訶梨勒皮　檳榔各一兩　桂心七錢半　川大黃煨　鱉甲醋炙，各一兩

每服八錢，水一盞半，薑五片，煎一盞，服無時。

高良薑丸　治腳氣心腹脹滿，兩膝疼痛。

高良薑　當歸去蘆　威靈仙　檳榔　羌活去蘆，各七錢半　牽牛炒　蘿蔔子炒，各二兩　桂心　陳橘皮去白，各半兩

上為細末，煉蜜和搗二三百下，丸梧桐子大。每服三四十丸，溫酒送下，不拘時，以利為度。

茱萸丸　治腳氣入腹，腹脹不仁，喘悶欲死。

吳茱萸　木瓜各等份

上為細末，酒糊和丸，如梧桐子大。每服五十丸至百丸，溫酒送下。或以木瓜蒸爛研膏為丸尤佳。

大腹皮散　治腳氣風毒，頭面腳膝浮腫，心腹痞悶。

大腹皮　桑白皮　赤茯苓去皮　鬱李仁　檳榔　枳殼麩炒，去瓤　紫蘇莖葉，各一兩　防風去蘆　木香　羌活去蘆，各半兩　木通去皮　羚羊角屑各七錢半

上為㕮咀，每服八錢，水一中盞半，生薑五片，煎至一大盞，去粗，食前溫服。

大腹皮散　治諸證腳氣腫滿，小便不利。

大腹皮三兩　木瓜　紫蘇子　檳榔　荊芥穗　烏藥　陳橘皮去白　紫蘇葉各一兩　蘿蔔子半兩　沉香　桑白皮　枳殼去瓤，麩炒，各一兩半

上為㕮咀，每服八錢，水一盞半，薑五片，煎至一大盞，去粗，溫服。御醫楚侍藥方，加木通、白茯苓、炒茴香、炙甘草四味。

木通散　治腳氣遍身腫滿，喘促煩悶。

木通去皮　紫蘇葉　豬苓去皮，各一兩　桑白皮　檳榔　赤茯苓去皮，各二兩

上為㕮咀，每服四錢，水一中盞半，生薑五片，蔥白三[①]五寸，煎至一大盞，去渣溫服，不拘時。

‖ 大小便不通 ‖

五苓散見消癉。

檳榔丸　治腳氣發時，大小便秘澀，腹中滿悶，膀胱裡急，四肢煩疼。

檳榔　赤茯苓去皮　紫蘇葉　大麻仁　鬱李仁各一兩　川大

① 三：原作「二」，據修敬堂本改。

黃煨，二兩　　木香　　桂心各半兩　　枳殼去瓤，麩炒　　木通去皮　　澤瀉
羚羊角屑各七錢半

上為細末，煉蜜和搗二三百下，丸如梧桐子大。每服三四
十丸，食前溫水送下，以利為度。

澤瀉散　治腳氣大小便秘澀，膀胱氣壅，攻心腹痞悶。

澤瀉　　赤茯苓去皮　　枳殼去瓤，麩炒，各七錢半　　木通去皮，剉
豬苓去蘆　　檳榔各一兩　　牽牛二兩，炒

上為細末，每服二錢，生薑、蔥白湯調下，日二三服，以
利為度。

復元通氣散見諸氣。

‖ 發　熱 ‖

敗毒散　治足三陽經熱證。

若自汗惡風，加肉桂；無汗惡寒，加去節麻黃；若風濕發
熱焮腫，加蒼朮、檳榔、大黃，微利癒。見傷濕。

和氣飲見水腫　　**獨活寄生湯**見腰痛。

附子八味湯《活人》　　附子炮，去皮臍　　乾薑炮　　芍藥　　茯苓
甘草炙　　桂心各三兩　　白朮四兩　　人參三兩

每服四錢，水一盞，煎七分，食前溫服。又方，去桂心，
加乾地黃三兩。

活絡丹《和劑》　　川烏炮，去皮臍　　草烏炮，去皮臍　　地龍去土
天南星炮，各六兩　　乳香研　　沒藥研，各二兩二錢

上為末，酒麵糊丸，如梧桐子大。每服二十丸。空心日午
冷酒送下，荊芥湯下亦可。

虎骨四斤丸[1]《和劑》　　宣州木瓜去瓤　　天麻去蘆　　肉蓯蓉洗
淨　　牛膝去蘆，各焙乾稱，一斤　　附子炮，去皮尖，二兩　　虎骨塗酥炙，
一兩

---

① 虎骨四斤丸：《局方》卷一作「四斤丸」。

以上各如法修製，先將前四味用無灰酒五升浸，春秋各五日，夏三日，冬十日，取出焙乾，入附子、虎骨共研為末，用浸藥酒打麵糊丸，如梧桐子大。每服五十丸，食前鹽湯送下。

‖ 生　瘡 ‖

犀角散　治腳氣風毒，生瘡腫痛，心神煩熱。

犀角屑　天麻　羌活去蘆　枳殼去瓤，麩炒　防風去蘆　黃耆　白蒺藜　黃芩　白蘚皮各七錢半　檳榔一兩　甘草半兩，炙　烏蛇二兩，酒浸

上為㕮咀，每服八錢，以水一中盞半，生薑五片，煎至一大盞，去粗溫服，不拘時候。

鹿茸丸　治腳氣腿腕生瘡。

鹿茸醋炙，另搗成泥　五味子　當歸去蘆　熟地黃

上等份，為細末，酒糊和丸，如梧桐子大。每服三四十丸，溫酒或鹽湯食前下，次服後方。

芎歸散　川芎　當歸去蘆

上二味等份，為細末，每服二三錢，煎荊芥湯調下，食後空心，日進二服。

‖ 腳心痛 ‖

大聖散《濟生》　木香不見火　人參　甘草炙，各半兩　白茯苓去皮　川芎　麥門冬去心　黃耆去蘆，蜜炙　當歸去蘆，酒浸，各一兩

每服四錢，水一盞，薑五片，煎七分，溫服，不拘時。

雞鳴散　治腳氣疼痛，不問男女皆可服。如人感風濕，流注腳足，痛不可忍，筋脈浮腫，宜服之。

檳榔七枚　陳皮去白　木瓜各一兩　吳茱萸　紫蘇葉各三錢　桔梗去蘆　生薑和皮，各半兩

上㕮咀，只作一遍煎，用水三大碗，慢火煎至一碗半，去

粗，再入水二碗煎煮，取一小碗，兩次藥汁相和，安置床頭，次日五更分作三五服，只是冷服，冬月略溫服亦得。服了用乾物壓下，如服不盡，留次日漸漸服之亦可。服藥至天明，大便當下黑糞水，即是元腎家感寒濕毒之氣下也。至早飯痛住腫消，只宜遲吃飯，候藥力作效。此藥不是宣藥，並無所忌。

　　加減檳榔湯　治一切腳氣腳弱，名曰壅疾，貴乎疏通，春夏多宜服之。

　　檳榔　陳皮去白　紫蘇莖葉，各一兩　甘草炙，半兩

　　每服五錢，水一盞半，生薑五片，煎至八分，去渣溫服，不拘時。

　　如腳痛不已者，加木瓜、五加皮煎。婦人腳痛，加當歸煎。室女腳痛，多是肝血盈實，宜加赤芍藥煎，師尼寡婦亦然。中滿不食者，加枳實煎。痰厥或嘔者，加半夏煎。腹痛大便不通者，用此湯下青木香丸；如更不通，加大黃煎。小便不利者，加木通煎。轉筋者，加吳茱萸煎。腳腫而痛者，加大腹皮、木瓜煎。足痛而熱，加地骨皮煎。

　　導氣除濕湯　威靈仙　防風　荊芥穗　當歸　地骨皮　升麻　白芍藥　蒟蒻葉

　　上等份剉細，水二斗，煮取一斗五升，去渣，熱淋洗，無時。

‖ 癘 風 ‖

樺皮散《保命》　治肺臟[1]風毒，遍身隱疹瘙癢。

荊芥穗二兩　枳殼去瓤，燒存性　樺皮各四兩，炒存性　甘草炙，半兩　杏仁二兩，去皮尖，水一碗，煎令減半，取出令乾，另研

上為末，每服三[2]錢，食後溫酒調下。

二聖散《保命》　疏風和血。

大黃半兩　皂角刺三錢

上將皂角刺燒灰研細，用大黃半兩，煎湯調下二錢。早服樺皮散，中以升麻湯下瀉青丸，晚服二聖散。此為緩治。

補氣瀉榮湯[3]東垣　升麻　連翹各六分　蘇木　當歸　全蠍　黃連　地龍去土　黃耆各三分[4]　黃芩生，四分　甘草一分半　白荳蔻二分[5]　人參二分　生地黃四分　桃仁三粒　桔梗五分　麝香少許　梧桐淚一分　水蛭三條，炒令煙盡　虻蟲去翅足，微炒三個

上剉如麻豆大，除連翹另剉，梧桐淚研，白荳蔻二分，為細末，二味另放，麝香、虻蟲、水蛭三味為末另放外，都作一服，水二大盞，酒一匙，入連翹，煎至一盞六分，再入梧桐淚、白荳蔻二味並麝香等三味，再上火煎一二沸，去渣，稍

---

① 臟：原作「壅」，據《保命集》卷中本方改。

② 三：原作「二」，據《保命集》卷中本方改。

③ 補氣瀉榮湯：《蘭室秘藏》卷下本方作「瀉榮湯」。

④ 各三分：原作「各五分」，據《蘭室秘藏》卷下本方改。

⑤ 白荳蔻二分：原脫，據《蘭室秘藏》卷下本方補。

熱，早飯後午飯前服。忌酒、濕麵、生冷、硬物。

醉仙散《寶鑑》 治癘風遍身麻木。

胡麻子炒 牛蒡子炒 枸杞子 蔓荊子炒，各一兩 白蒺藜 苦參 防風 瓜蔞根各五錢

上為細末，每一兩五錢，入輕粉二錢拌勻。每服一錢，茶清調，晨、午各一服。至五七日，於牙縫中出臭涎，令人如醉，或下膿血，病根乃去。仍量人病之輕重虛實用，病重者須先以再造散下之，候元氣將復，方用此藥。忌一切炙煿厚味，只可食淡粥時菜。諸蛇以淡酒蒸熟食之，可以助藥勢。

通天再造散 治大風惡疾。

鬱金半兩 大黃煨 皂角刺黑大者，炒。各一兩 白牽牛六錢，半生半炒。

上為末，每服五錢，日未出時，面東以無灰酒調下。

瀉黃散見發熱 **小柴胡湯**見往來寒熱 **黃連解毒湯**見發熱 **犀角地黃湯**見諸血 **七味白朮[1]散**見消癉。

加味逍遙散 治血虛有熱，遍身瘙癢，心煩目昏，怔忡頰赤，口燥咽乾，發熱盜汗，食少嗜臥。

當歸 芍藥酒炒 茯苓 白朮炒，各一錢 柴胡五分 牡丹皮 甘草炙 山梔炒，各八分

上作一劑，水煎服。

《寶鑑》換肌散 治癘風久不癒，或眉毛脫落，鼻梁崩壞，其效如神。

白花蛇 黑花蛇各三兩，酒浸 地龍去土 當歸 細辛 白芷 天麻 蔓荊子 威靈仙 荊芥穗 菊花 苦參 紫參 沙參 木賊草 白蒺藜炒 不灰木 甘草 天門冬去心 赤芍藥 九節菖蒲 定風草 何首烏不犯鐵 胡麻子炒 川芎 草烏頭炮，去皮臍 蒼朮 木鱉子各一兩

上各另為末，每服五錢，溫酒調下，食後，酒多尤妙。

---

(1)朮：原作「木」，據修敬堂本改。

升麻湯　治風熱身如蟲行，或唇反綻裂。

升麻三分　茯苓　人參　防風　犀角鎊　羌活　官桂各二錢

上每服四錢，水煎，下瀉青丸方見中風。

六味丸　八味丸俱見虛勞　補中益氣湯見勞倦　四物湯　四君子湯俱見虛勞　柴胡清肝散見耳衄　半夏白朮天麻湯見眩暈　芎歸湯見喘　聖愈湯見虛勞　柴胡四物湯見往來寒熱　十全大補湯見虛勞　清燥湯　清暑益氣湯　人參益氣湯俱見傷暑　清心蓮子飲見赤白濁　四物二連湯見潮熱　竹葉石膏湯見消渴　潤腸丸見大便不通　歸脾湯見健忘　八珍湯見虛勞　昇陽益胃湯見惡寒　加減八味丸見虛勞　涼膈散　清涼飲俱見發熱　人參養榮湯見虛勞　當歸補血湯見勞倦

加味清胃散　治熱毒在表，以此發散之。

升麻、白芷　防風　白芍藥　乾葛　甘草　當歸　川芎羌活　麻黃　紫背浮萍　木賊草各等份

上每服五七錢，水煎。

當歸六黃湯見盜汗　瀉白散見發熱　人參理中丸見痞　人參平肺散見喘　牛黃清心丸見中風　加減金匱腎氣丸見水腫　竹葉黃耆湯見消渴　柴胡梔子散見耳　滋陰地黃丸　神效黃湯　決明夜靈散　益氣聰明湯　黃耆芍藥湯俱見眼　五味異功散見不能食　妙香散見狂　四七湯見氣　四神丸見泄瀉

透經解攣湯　治風熱筋攣骨痛。

穿山甲三錢，炮　荊芥　紅花　蘇木　羌活　當歸　防風蟬脫去土　天麻　甘草各七分　白芷一錢　連翹　川芎各五分

上水、酒各半煎服。

秦艽地黃湯　治風熱血燥，筋骨作痛。

秦艽　生地黃　當歸　川芎　羌活　防風　荊芥　甘草白芷　升麻　白芍藥　大力子蒸　蔓荊子各一錢

上水煎服。

〔易老〕祛風丸　治疥癩風瘡。

黃耆　枳殼炒　防風　芍藥　甘草　地骨皮　枸杞子　熟

地黃　生地黃各酒拌杵膏

　　上各另為末，入二黃膏加煉蜜丸，梧桐子大。每服七八十丸，白湯下。

　　四生散見中風　**消風散**見眩暈。

　　羌活當歸散　治風毒血熱，頭面生瘡，或赤腫，或成塊，或隱疹瘙癢，膿水淋漓。

　　羌活　當歸　川芎　黃連酒浸炒，　鼠粘子蒸　防風　荊芥　甘草　黃芩酒浸，炒　連翹　白芷　升麻各一錢

　　上用酒拌曬乾，水煎服。

　　清肺飲　**黃芩清肺飲**俱見小便不通　**五淋散**見淋

　　羌活白芷散　治風熱血燥，手掌皴裂，或頭面生瘡，或遍身腫塊，或膿水淋漓。

　　羌活　白芷　軟柴胡　荊芥　蔓荊子　防風　豬牙皂角　甘草　黃芩酒炒　黃連酒炒，各一錢

　　上水煎服。

　　〔海藏〕**愈風丹**　治癘病，手足麻木，眉毛脫落，遍身生瘡。及癘風隱疹，皮膚瘙癢，搔破成瘡，並皆主之。

　　苦參一斤，取末四兩　皂角一斤，剉寸許，無灰酒浸一宿，以水一碗，挼成汁去渣，入砂器中，文武火熬　土花蛇一條，去腸陰乾，酒浸，取淨肉，曬乾為末，大風症用之　白花蛇　烏梢蛇各一條，依前酒浸，取肉為末

　　上為末，入前二味和丸，梧桐子大。每服六七十丸，空心煎通聖散送下，乾物壓之，日三服。間日浴之，汗出為度。

　　愚按：前方果係癘風，用之必效。若肝經血熱，脾經血虛，腎經虛火，脾肺氣虛，遍身作癢，搔破成瘡，或內熱生風而眉髮脫落，或皮膚赤暈，或搔起白屑而類癘風者，服之反成癘風矣。

　　當歸飲　治血熱隱疹癢痛，或膿水淋漓發熱等症。

　　當歸　白芍藥　川芎　生地黃　防風　白蒺藜　荊芥各一錢五分　黃耆炒　甘草　何首烏各一錢

　　上水煎服。

胡麻散　治風熱隱疹搔癢，或兼赤暈寒熱，形病俱實者。

胡麻一兩二錢　苦參　何首烏不見鐵器　荊芥穗各八錢　威靈仙　防風　石菖蒲　牛蒡子炒　甘菊花　蔓荊子　白蒺藜炒，去刺　甘草炒，各六錢

上為末，每服三錢，酒調下。

耆婆治惡病論曰：疾風有四百四種，總而言之，不出五種，即是五風所攝云。

何名五風？一曰黃風，二曰青風，三曰白風，四曰赤風，五曰黑風，其風合五臟，故曰五風。五風生五種蟲，黃風生黃蟲，青風生青蟲，白風生白蟲，赤風生赤蟲，黑風生黑蟲，此五種蟲，食人五臟。若食人脾，語變聲散；若食人肝，眉睫墜落；若食人心，遍身生瘡；若食肺，鼻柱崩倒，鼻中生息肉；若食人腎，耳鳴啾啾，或如車行雷鼓之聲；若食人皮，皮膚頑痺；若食人筋，肢節墜落。五風合五臟，蟲生至多，入於骨隨，來去無礙，壞於人身，名曰疾風。疾風者，是癘病之根本也。

病之初起，或如針錐所刺，名曰刺風，如蟲走，名曰游風；遍身掣動，名曰瞤風；不覺痛癢，名曰頑風；肉起如桃李小棗核，從頭面起者，名曰順風；從兩腳起者，名曰逆風。或遍體生瘡，或如疥癬，或如魚鱗，或如榆莢，或如錢孔，或癢或痛，黃汁流出，肢節壞爛，悉為膿血，或不癢不痛，或起或滅，青黃赤白黑變易定。病起之由，皆因冷熱交通，流入五臟，通徹骨髓，用力過度，飲食相違，房室不節，虛動勞極，汗流遍體，因茲積熱徹五臟，飲食雜穢，蟲生至多，食人五臟、骨髓、皮肉、筋節，久久壞散，名曰癘風。是故論曰：若欲療之，先服阿魏雷丸散出蟲，看其形狀青黃赤白黑，然後與藥療，千萬無有不差。胡云迦摩羅病，世醫拱手，無方對治，名曰正報，非也。得此病者，多致神仙，往往人得此疾，棄家室財物入山，遂得疾癒，而為神仙。今人患者，但離妻妾，無有不瘥。

阿魏雷丸散方 阿魏　紫雷丸　雄黃　紫石英_{各三分}　硃砂　滑石　石膽　雌黃　藋蘆　白斂　犀角_{各半兩}　斑蝥_{去足翅}　芫青_{去足翅，各四十枚}　牛黃_{五分}　紫鉚_{一兩}

　　上一十五味，搗篩為散，空心服一錢匕，清酒二合，和藥飲盡。大飢即食小豆羹飲為良，莫多食，但食半腹許即止，若食多飽，則蟲出即遲。日西南空腹更一服，多少如前。若覺小便似淋時，不問早晚，即更服藥，多少亦如前，大飢即食。若覺小便時，就盆子中尿，尿出看之，當有蟲出，或當日即出，或二日三日乃出，或四日五日出，或殺藥人七日始出。其蟲大者如人指，小者大如小麥，或出三四枚，或五六枚，或七八枚，或十枚，或三二十枚。黃蟲似地黃色，赤蟲似碎肉凝血色，白蟲似人涕唾，或似魚腦，或似薑豉汁，青蟲似綠、或似芫青色，黑蟲似墨色，或似爛椹，又似黑豆豉。其蟲得藥者死，死者即從小便中出，大便中亦有出者，不^①淨不可得見。若出黑色蟲，即是黑風，不可理之，無方可對。若出黃蟲，即是黃風，當用小便七八升，大甕盛之，如灶法安甕，不津者，盛小便，中當令使暖，入中浸身，一日再三度，一入中坐浸如炊二三斗米頃。若心悶即出，湯數食莫令飢，虛則於人無力。七七四十九日即為一徹，以差為度。或一二年忌房室，房室脈通，其蟲得便病，即更加其患，非冷熱風治如此，此是橫病，非正報也。若出青蟲，即是青風，患氣由冷風至多，其蟲皆青，即是東方木中毒風，青蟲宜服自身小便，亦名清湯，亦名還中水。服法，空腹服，一七日一服六合，日起日初出即服，服不過一升。飢即食。不得食五辛、豬肉、雞、犬、穢食臭惡之食，大瞋怒、房室皆忌之。服法第一忌之至二七日，一日再服，服別四合，服小便常取空腹，服之則不過一升。三七日，一日三服，至四七日，小便一出即服，乃至週年，以瘥為度，服之不過一升。百日外，小便至少，一日之中止可一度、二

────────────

① 不：校本同，疑作「出」。

度，服之大香美好，如羹如漿，忌法三年，犯即難瘥，不犯永癒。青蟲如此，是橫病，非正報也。出白蟲者即是白風，赤蟲者即是赤風，同為一等療，二風由熱為根，蟲皆赤白，乃是南風、西風入五臟，通徹骨髓，成患為疾。此之二風，與苦參消石酒飲之，除患最疾，熱去其患即癒也。

苦參消石酒方_{浸酒法在後} 苦參 硝石 清酒

上三味，先與清酒下硝石浸之，二七日或三七日，然後與苦參同入酒甕中盛，浸之七日，漸漸服之。飲法，空腹服之，一日三服，初七日中一服如半雞子許，七日後可飲一升，任情飲之，多則為善，患去則速，風動亦多，勿使醉吐，寧漸少飲，不用多飲。赤白二風，此藥至日[①]，無有不癒，餘非難治，何以故？熱為根本，故苦參能治熱，硝石除熱消蟲，赤自二蟲，俚聞硝石氣，皆變為水，能去熱根本。若患赤白二風，不問年月，多者五年以外，加黃硝石，加酒，苦參乃至三四兩，無有不癒。乃至三十年，無鼻柱，肢節墜落者，但非黑蟲，皆得永癒。第一忌房室，大瞋怒，大熱食，禁黏食、五辛、生冷、大醋、酪、白酒、豬、魚、雞、犬、驢、馬、牛、羊等肉，皆為大忌，自[②]餘不禁。此為對治，非正報[③]也。若人頑痺，不覺痛癢處者，當作大白膏藥摩之，一日三四度，七日徹，或二三七日徹，乃至七七四十九日，名曰一大徹，頑痺即覺癢，平復如本，即止摩。若不平復，但使摩之，以瘥為限，不過兩大徹，三大徹無有不癒。針刺灸燒割劫，亦不及摩之為良，乃至身上多有瘡痕生，摩之悉癒。

大白膏方 白芷 白朮 前胡 吳茱萸_{各一升} 芎藭_{二升}
蜀椒 細辛_{各三兩} 當歸 桂心_{各二兩} 苦酒_{四升}

候上一十味，以苦酒浸藥經一宿，取不中水豬脂十斤，銅

---

① 日：《古今圖書集成‧醫部全錄》卷三百七十引本方作「口」。
② 自：《古今圖書集成‧醫部全錄》卷三百七十引本方作「其」。
③ 報：《古今圖書集成‧醫部全錄》卷三百七十引本方作「治」。

器中煎令三沸，三上三下，候白芷色黃膏成，貯以瓶中，隨病摩之即癒。若遍體生瘡，膿血潰壞，當作大黑膏摩之。

大黑膏方 烏頭 芎藭 雄黃 胡粉 木防己 升麻 黃連 雌黃 藜蘆 礬石各半兩 杏仁去皮尖 巴豆各四十枚 黃柏一錢八分 松脂 亂髮各如雞子大

上一十五味，搗篩為末，以豬脂二斤合藥煎，亂髮消盡膏成。用塗瘡上，日三敷，先以鹽湯洗，然後塗之。勿令婦人、小兒、雞、犬見。若患人眉睫墜落不生者，服藥後經一百日外，即以鐵漿洳其眉睫處所，一日三度洗之，生毛則速，出一大徹，眉睫如本，與不患時同也。

浸酒法

苦參去上黃皮，薄切曝乾，搗令散，莫使作末，稱取三十斤，取不津甕受兩斛者，甕底鑽作孔，甕底著二三十青石子，如桃李雞子許，丸過底孔上二三寸，然後下苦參、消石末、酒一時著甕中，遣童子年十三四者，和合調停，然後即與五六重故紙紮甕口，用小甕口合上，泥之莫使漏氣。取酒服時法，孔中出酒服之，一日一服，或再服亦得，還如法密塞孔，勿漏泄，不得開甕口取酒，酒欲盡時，開甕取苦參滓，急絞取酒，其滓去卻，其酒密處盛之，莫使漏氣。服酒法，一一如前，無有不癒。若患不瘥除者，皆由年多，十年者更作此藥酒至兩劑，無有不癒，依法如前。雖良醫治之，亦須好酒。須行忠直，不得不孝不義，患除則速矣。

論曰：苦參處處有之，至神良。黃消石出龍窟，其狀有三種，一者黃硝石，二者青硝石，三者白硝石，其形如鹽雪，體濡，燒之融似曲鱔，見鹽為水。硝石真者燒煉皆融，真偽可辨。

三種硝石，黃者為上，青者為中，白者為下，用之殺蟲，皆不如黃者最良，是百藥之王，能殺諸蟲，可以長生，出烏場國，採無時。服藥時，先令服長壽延年符，能盪除身中五臟六府游滯惡氣皆出盡，然後服藥得力，其疾速驗無疑，符力亦是

不可①思議神力，先服藥者，無有不效。又生造藥入甕中時，令童子小兒和合訖，即告符書鎮藥，符鎮在甕腹，令藥不壞，久久為好，一切神鬼不敢近之矣。

先服此符，然後服藥，一服之後，更不須再服。書符用六合日，勿令小兒、女子、六畜雞犬等見之，符成不忌。

雷丸散 雷丸 硃砂細研，水飛 阿魏各一兩 硝石五兩，一兩細研，四兩浸酒用 雄黃細研，水飛 雌黃細研，各七錢半 紫石英細研，水飛 犀角屑 藜蘆各半兩 斑蝥去頭足翅 芫青去頭足翅；各二十個，用芝麻一合同炒，芝麻熟去之，只用斑、芫二味

上為細末，取苦參五兩，同硝石搗碎，用生絹袋盛，入瓷瓶中，用無灰酒一斗，浸七日，密封。每服一中盞，溫過，食前調雷丸散二錢。

雷丸散 雷丸 雄黃研，水飛 硃砂研，水飛 滑石 紫石英研 犀角屑 牛黃各半兩，研 斑蝥去頭足翅 芫青各二十個，去頭足翅，並用糯米炒 白薇 阿魏各二錢半

上為細末，入研令勻，每服一錢，空心清酒調下。

上二方，皆本耆婆方而增損之，敷用皆效。以藥有難致，拘方取足，則畢世不成矣。小有出入，亦何不可，故備列焉。

治癘風。**白花蛇丸** 丹陽荊上捨得癘疾，一僧療之而癒，以數百金求方，秘不肯傳。館賓袁生，窺知藏衲衣領中，因醉之而竊錄焉，用者多效。

防風去苗，二兩 荊芥穗一兩半 金銀花去葉，二兩 川芎一兩 枸杞子甘州，二兩 黃芩 黃連 山梔子 黃柏 全蠍用醋浸一日去鹽味，各一兩 蟬蛻二兩，用草鞋踏去土 漏蘆半斤，洗淨，去苗，取四兩 烏藥 何首烏不犯鐵 牛膝去蘆 牛蒡子 連翹 天花粉 白蒺藜 威靈仙 細辛 金毛狗脊 胡麻子炒 蔓荊子各一兩 槐花 苦參 生地黃各二兩 白花蛇一條，去頭尾，連骨生用 烏梢蛇一條，去頭尾，生用

① 可：原脫：據集成本補。

如上頭面者，加香白芷一兩。如肌肉潰爛，加大皂角一兩。一僧，加風藤一兩。右共為細末，米糊為丸，如梧桐子大。每服五六十丸，茶清送下，空心、午後、臨臥各一服。

行藥方　大黃　白牽牛　檳榔以上各一兩　甘草三兩　輕粉五分

上共為細末，每服二錢，用白蜜三匙，薑汁二匙調服，五更時進。病勢重者，七日行一次；稍輕者，半月一次；輕者，一月一次或二十日一次，以三五遍為度。

防風天麻丸　治癧風癩病。此方料是神仙所傳，一年中常療數人，初服藥有嘔吐者，不可怪，服藥得安如故，其效如神。

防風去蘆　天麻　升麻　白附子炮　定風草　細辛去苗　川芎　人參去蘆　丹參去蘆　苦參去蘆　玄參去蘆　紫參去蘆　蔓荊子　威靈仙　穿山甲炒　何首烏各一兩，另搗為末　蜈蚣一對

上為細末，與何首烏末拌勻，每藥末二兩，胡麻一斤，淘淨曬乾，炒香熟，另碾為極細末，與藥末一處拌勻，煉蜜和丸，共作九十丸。每服一丸，細嚼，溫漿水送下，不拘時候，日三服。宜食淡白粥一百二十日。病人大忌房勞，將息慎口。

歠墨丸　治癧風神效。

歠墨燒存性　兩頭尖　甘草炙　香白芷　防風去蘆，各二兩　乳香三錢，另研　川芎一兩　五靈脂三兩，淨　麝香三錢，另研

上為細末，酒糊丸，每兩作十丸。每服一丸，食後細嚼，溫酒送下，茶清亦得，日進二服。

乳香丸　治癧風神效。

通明乳香二十兩　苦參肥好者，去蘆，剉，四兩

上先用好酒五升，浸苦參於瓶內，以重湯煮一伏時，常用文武火慢熬，令小沸為候，一伏時取出，濾去粗。將酒浸乳香於銀砂石器內，煎如湯，入天麻四兩，為末，大麻仁二兩，另研如膏，入於乳香膏內，攪令勻，慢火熬之，可丸如梧桐子大。每服二十丸，用大麻仁酒送下，空心及晚食前服之。

大麻仁酒法　大麻仁三升，水淘淨候乾，以酒一斗，浸一宿，和酒研取白汁，用生絹濾過，卻入瓷瓶中，重湯煮數沸即止。每服一小盞，溫過下藥。仍兼紫茄子根散相間服之。

紫茄子根散　紫茄子根一斤，細切、曝乾，搗羅為末　白芍藥二兩，末　炙甘草一兩，末

上件藥末，相和令勻，每服二錢，溫水調下，日進三服，自早至晚，常令均勻服之。

神仙退風丹　知母　貝母　烏梅肉　海桐皮　金毛狗脊

上各等份，為細末，煉蜜和丸，如梧桐子大。每日空心、日中、臨睡各服三十丸，又每夜第一次睡覺時，急於頭邊取三十丸便服，並用羊蹄根自然汁下。大忌酒及房事，一切發風之物。只吃淡粥一百日，皮肉漸皆復舊，半年後須忌房事。服藥時，每夜專用一二勤謹人就病人睡處坐守，等候第一次睡覺時，便扶起吃藥一服。華宮使親見林承務服之取效。治癩風如此神妙，若不禁忌，恐無益也。

天麻散　治一切癩風癲疾。

天麻二兩　何首烏　胡麻子各三兩　蔓荊子　威靈仙　菖蒲　荊芥穗　地骨皮　苦參去蘆　白蒺藜　甘菊花　牛蒡子炒，各一兩　薄荷半兩

上為細末，每服三錢，溫酒調下，茶清亦得，日進二服，先食前服半月，次食後服半月，大有神效。

蔓荊子散　治肺臟蘊熱，風毒如癩，變成惡風。

蔓荊子生用　甘菊花　枸杞子　苦參去蘆，各四兩　天麻二兩　天南星薑製　胡麻各一兩，炒熟，搗為末

上為細末，每服二錢，煎荊芥湯調下，茶清亦可，日進二服，不拘時候。

苦參散　苦參取頭末稱，二兩　豬肚一具，去脂

上用苦參末摻豬肚，用線縫合，隔宿煮軟取出，洗去元藥。先不吃飯一日，至第二日先飲新水一盞，後將豬肚食之，如吐了，再食之。食能待一二時，用肉湯調無尤散五七錢，取

出小蟲一二萬為效。後用不蛀皂角一斤，去皮弦及子，捶碎，用水四碗，煮至一碗，用生絹濾去粗，再入苦參末，攪熟稀麵糊膏子相似，取出放冷，再入後藥相和。

何首烏去皮，二兩　防風去蘆，一兩半　當歸去蘆，一兩　芍藥五錢　人參去蘆，三錢

上為細末，入皂角膏子為丸，如梧桐子大。每服三五十丸，溫酒或茶清送下，不拘時候，日進三服。後用苦參、荊芥、麻黃煎湯洗浴。

何首烏散　治癘風癩疾。

何首烏一斤，入白米泔浸一七日，夏月逐日換水，用竹刀刮令碎，九蒸九曬　胡麻子四兩，九蒸九曬

上為細末，每服二錢，食前溫酒或薄荷湯調下。

追命散　川大黃　皂角刺各半斤　川鬱金五兩

上為細末，每服三大錢，用好真小油，入無灰酒調藥末，覰虛實加減服之。取下蟲，多年者其蟲色黑，日近者其蟲色赤。隔三二日再服，直候無蟲，方是病瘥，即止其藥，後只服平常風藥及諸補藥，此藥大有功效。下藥切不可許病人知，恐蟲藏匿，則病難癒。六十日內，用清齊，戒房色慾，卻一切俗念，亦不可瞋怒。

六香散　淋渫癩病，其效如神。

甘松去土　零陵香　香白芷　茅香去土，剉　香附子炒　藿香　川芎各二兩　山奈子半兩

右除山奈子另研，餘七味同為咬咀，分作四劑。每用一劑，以水六大碗，煎至三碗，去粗，卻入山奈子攪勻，乘熱洗瘡。若瘡不破，用銀針於疙瘩上刺破，令惡血出盡，然後淋洗，一伏時洗一番。浴室毋令透風，臥處須令暖和得所。一月之間，不可出外，水火亦就其中，洗了拭乾，用八金散點，若熱不可飲冷水。

八金散　金精石　銀精石　陽起石　玄精石　磁石　石膏　滑石　禹餘糧

上件各等份，碾末，入金銀鉗鍋子內盛之，用鹽泥固濟口，以文武火煅煉紅透，放冷，研如粉，入水銀半兩，輕粉一錢，研令不見星子，卻入餘藥再研勻。令患人先洗瘡拭乾，便用小油調稠硬作劑子，於有瘡處擦上藥，兼治疙瘩。擦藥之後，大忌飲水，宜禁身靜坐，至三日，口中涎出為度。二次藥了，用貫眾湯漱其口，不可嚥下藥汁，兩手便洗淨，不可近口鼻耳目。第四日一伏時，依前上藥，第七日不可更用，見效即止。

貫眾湯　漱口安牙。

貫眾四兩

上為㕮咀，用淨黑豆半升，水三碗煮軟，若用前藥畢，將此藥急漱其口，以去其毒，恐傷牙齒也。一方，加黃連。

渫洗癧瘡藥　何首烏　荊芥　防風　馬鞭草　蔓荊子各等份

每用十兩，水一斗，煎數沸，無風處洗，出汗。

解毒散　治風瘡，解外毒。

巴豆肉　皮硝各一兩　黃蜂窠　黑狗脊各七錢　白芷　雄黃　豬牙皂角　羊蹄根　輕粉　蟬蛻去土　枯礬　寒水石各五錢

上為末，臘豬油調搽。外毒既去，卻搽黃連散。

愚按：洗藥雖能疏通腠理，而損元氣；解毒散雖能攻毒，而傷良肉，不宜多用。

黃連散　治癧瘡，清熱解毒。

黃連五兩　五倍子一兩

上為末，唾津調塗之。

白丁香散　治癧風眼中生胬肉。

白丁香　貝母

上為細末，人乳汁調點眼內。

治癧風眉髮已落，卻令再生。

烏芝麻油一升　丁香一兩　生薑汁　鐵生末各一合　附子　木香　訶梨勒皮　垣衣各七錢半　羊糞三十粒

上為細末，入油及生薑汁中，以不津器盛，於馬糞中埋三

七日，藥成。

塗藥法：用中指點，於生鐵器內摩三七下，即塗要生處，熟揩之，以乾為度，十五日內，眉鬚皆生。

側柏葉丸　治癘風癩疾，令眉鬚再生。

側柏葉不拘多少

上件藥，九蒸九曝，為細末，煉蜜和丸，如梧桐子大。每服五十丸，熟水送下，日三夜一服之。

生眉膏　治眉毛脫落。

白花蛇　烏蛇　羊糞炒黑　土馬鬃　半夏各等份，炒黑色

上為細末，用生薑自然汁調勻，擦在眉上，一日塗一次為佳。

‖ 鶴膝風 ‖

換骨丹　通治風，兼治鶴膝風。

防風　牛膝　當歸　虎骨酥炙，各一兩　枸杞子二兩半　羌活　獨活　敗龜板　秦艽　萆薢　松節　蠶沙各一兩　茄根洗淨，二兩　蒼朮四兩

上酒浸，為末服。酒糊丸服亦可。

經進地仙丹　治骨氣虛備，風濕流注，腳膝疼痛，行步無力。

川椒去目及閉口者，炒出汗　附子炮　蓯蓉酒浸，焙，各四兩　菟絲子製　覆盆子　羌活　白附子　防風　牛膝酒浸　何首烏　南星薑製　萆薢　赤小豆　狗脊去毛　烏藥　骨碎補去毛，各三兩　人參　黃耆各一兩半　茯苓　白朮　甘草各一兩　地龍去土　木鱉去殼，各三兩　川烏炮，一兩

上為細末，酒糊丸，梧桐子大。每服四十丸，空心溫酒下。

五積散見中寒　**小續命湯**見中風　**六味丸**　**十全大補湯**俱見虛勞。

大防風湯　治足三陰經虧損，外邪乘虛，患鶴膝風，或附骨疽腫痛，或腫而不痛，不問已潰未潰，用三五劑後，更用調補之劑。

川芎一錢五分　辣桂　黃耆各五分　白芍藥　附子　牛膝各一錢　白朮　羌活　人參　防風各二錢　杜仲　熟地黃　炙甘草各五分

上水煎服。

補中益氣湯見勞倦　四物湯　四君子湯　六君子湯　八珍湯　八味丸俱見虛勞　當歸　補血湯見勞倦。

‖ 破傷風 ‖

羌活防風湯《保命》　治破傷風，脈浮弦，初傳在表。

羌活　防風　川芎　藁本　當歸　芍藥　甘草各四兩　地榆　細辛各二兩

上㕮咀，每服五錢，水二盞，煎八分，熱服。量緊慢加減用之。熱盛加黃芩、黃連各二兩，大便秘加大黃一兩，自汗加防風、白朮各半兩。

防風湯　治破傷風同傷寒表證，未傳入裡，急宜服此。

防風　羌活　獨活　川芎各等份

上㕮咀，每服五錢[1]，水煎服。後宜調蜈蚣散，大效。

九味羌活湯　羌活　防風　蒼朮各一兩半　細辛五錢　川芎　白芷　生地黃　黃芩　甘草各一兩

以上九味，㕮咀，每服一兩，水煎。

蜈蚣散　蜈蚣一對　魚鰾五錢，炒　左盤龍[2]半兩，炒煙盡

上為細末，用防風湯調服。如前藥解表不已，覺直轉入裡，當服左龍丸，服之漸漸看大便轉硬，加巴豆霜。

---

① 每服五錢：原脫，據《保命集》卷中本方補。

② 左盤龍：為鴿的糞便。

證治準繩·類方精選

376

白朮防風湯 若服前藥已過，臟腑和，有自汗者，宜服此藥。

白朮　黃耆各一兩　防風二兩

上㕮咀，每服七錢，水二盞，煎一盞，去滓溫服。

破傷風臟腑秘，小便赤，用熱藥自汗不休，故知無寒也，宜速下之。先用芎黃湯三二服，後用大芎黃湯下之。

芎黃湯 川芎一兩　黃芩六錢　甘草炙，二錢

上為㕮咀，每服五七錢，水一盞半，同煎至一盞，去柤溫服，不拘時候。

大芎黃湯 川芎五錢　大黃生　黃芩　羌活去蘆，各一兩

上為㕮咀，依前煎服，以利為度。

江鰾丸 治破傷風驚而發搐，臟腑秘澀[①]，知病在裡。

江鰾半兩，炒　野鴿糞半兩，炒　雄黃一錢，水飛　蜈蚣一對　天麻一兩　白僵蠶半兩，炒

上為細末，分作三份，先用二份，燒飯為丸，如梧桐子大，硃砂為衣；又用一份，入巴豆霜一[②]錢同和，亦以燒飯為丸，不用硃砂為衣。每服硃砂為衣丸藥二十丸，入巴豆霜丸藥一九，次服二丸，漸加至利為度，再服硃砂為衣丸藥，病癒止。

左龍丸 左盤龍　白僵蠶　鰾並剉炒，各半兩　雄黃一錢，水飛研

上為細末，燒飯為丸，如梧桐子大。每服十五丸，溫酒送下。如裡證不已，當於左龍丸[③]藥末一半內，加巴豆霜半錢，燒飯為丸，如梧桐子大，每服一丸，同左龍丸一處合服，名左龍丹。每服藥中加一丸，如此漸加服至十丸，以利為度。若利後更服後藥，若搐痓不已，亦宜服後藥羌活湯。

① 澀：原和「一」，據修敬堂本改。

② 一：原作「澀」，據修敬堂本改。

③ 左龍丸：原作「左盤龍」，據《保命集》卷中本方改。

羌活湯　治破傷風，搐瘲不已[1]。

羌活去蘆　獨活去蘆　防風去蘆　地榆各一兩

上為㕮咀，每服五錢[2]，水一[3]盞半，煎至一盞，去粗溫服。如有熱加黃芩，有涎加半夏。若病日久，氣血漸虛，邪氣入胃，宜[4]養血為度。

地榆防風散　治半表半裡，頭微汗，身無汗。

地榆　防風　地丁香　馬齒莧各一兩

上為細末，每服三錢，溫米飲調下。

養血地黃當歸散　治破傷風，日久漸虛，邪氣入內。

當歸去蘆　地黃　芍藥　川芎　藁本去蘆　防風去蘆　白芷各一兩　細辛去苗，五錢

上為㕮咀，每服五錢，水一盞半，煎一盞，溫服。

白朮黃耆湯　白朮二錢　黃耆三錢　防風一錢半

上水煎，食前服。

白朮升麻湯　白朮　黃耆各二錢　乾葛五分　升麻　黃芩各一錢　甘草五分

上水煎，食遠服。

蠲痙湯　羌活　獨活　防風　地榆各一錢　杏仁七枚，去皮搗碎，蒸令熟，研成膏

上前四味，以水一盞，煎七分，入杏仁和勻服之。兼以搽瘡上，瘥。

硃砂指甲散　人手足指甲炒煙起，六錢　獨活　硃砂別研　天南星薑製，各二錢

上製為細末，分作三服，酒調下。

玉真散　南星　防風各等份

上為末，生薑汁調服，傷處以此貼之。

---

① 搐瘲不已：原作「搐閉不通」，據《保命集》卷中本方改。

② 五錢：原作「一兩」，據《保命集》卷中本方改。

③ 一：原作「二」，據《保命集》卷中本方改。

④ 宜：原作「全」，據《保命集》卷中本方改。

‖ 痙 ‖

麻黃加獨活防風湯_{海藏①}　治剛痙。

麻黃_{去節}　桂枝_{各一兩}　杏仁_{二十五個，去皮尖②}　甘草_{半兩}　獨活　防風_{各一兩}

上剉細，每服一兩，用水三③盅，煎至一盅半，溫服。

栝蔞桂枝湯_{仲景}　治柔痙。

栝蔞根_{二兩}　桂枝_{三兩}　芍藥_{三兩}　甘草_{二兩}　生薑_{三兩}　大棗_{十二枚}

上六味，以水九升，煮取三升，分溫三服，取微汗。汗不出，食頃啜熱④粥發之。

葛根湯_{《金匱》}　葛根_{四兩}　麻黃_{三兩，去節}　桂_{二兩，去皮}　芍藥　炙甘草_{各二兩}　生薑_{三兩}　大棗_{十二枚}

上七味，㕮咀，以水一斗，先煮麻黃、葛根減二升，去沫，納諸藥，煮取三升，去滓，溫服一升，覆取微似⑤汗，不須啜粥，餘如桂枝湯法將息及禁忌。

大承氣湯　大黃_{四兩，酒洗}　厚朴_{去皮，炙，八兩}　枳實_{五枚，炙}　芒硝_{三合}

上四味，以水一斗，先煮二物，取五升，去滓；納大黃，煮取二升，去滓；納芒硝，更上火微一二沸，分溫再服。得下，止服。

〔海藏〕**神朮湯**　治內傷冷飲，外感寒邪而無汗者。

蒼朮_製　防風_{各二兩}　甘草_{一兩，炒}

上㕮咀，加蔥白、生薑同煎服。如太陽證，發熱惡寒，脈

---

① 海藏：原作「仲景」，考本方出自五海藏《此事難知》，故據改。

② 杏仁二十五個，去皮尖：原作「芍藥三兩」，據《濟生拔粹‧此事難知》本方改。

③ 三：的作「一」，據《濟生拔粹‧此事難知》本方改。

④ 熱：原脫，據《金匱要略》卷上本方補。

⑤ 似：原脫，據《金匱要略》卷上本方補。

浮而緊者，加羌活二錢。如太陽證，脈浮緊中帶弦數者，是兼少陽也，加柴胡二錢。如太陽證，脈浮緊帶洪者，是兼陽明也，加黃芩二錢。婦人服者，加當歸或木香湯或加藁本湯各二錢。如治吹乳，煎成調六一散三五錢，神效。

〔海藏〕白朮湯　治內傷冷物，外感風寒有汗者。

白朮三兩　防風二兩　甘草一兩，炙

上㕮咀，每服三錢，水一盞，薑三片，煎至七分，溫服，一日止一二服。待二三日，漸漸汗少為解。

又白朮湯　上解三陽，下安太陰。

白朮如汗之，改用蒼朮　防風各一兩

上㕮咀，水煎至七分，溫分。用後方加減。若發熱引飲者，加黃芩、甘草。頭疼惡風者，加羌活散三錢。羌活一兩半，川芎七錢，細辛去苗，二錢半。若身熱目痛者，加石膏湯四錢。石膏二錢，知母半兩，白芷七錢，腹中痛者，加芍藥湯三錢。芍藥一兩，桂枝半兩。往來寒熱而嘔者，加柴胡散三錢。柴胡一兩，半夏半兩。心下痞者，加枳實一錢。若有裡證，加大黃一錢。量虛實加減之，邪去止服。

桂枝葛根湯　治傷風項背強，及有汗不惡風柔痙。製服法。與前葛根湯同，只無麻黃三兩。

桂枝加川芎防風湯　治發熱自汗，而不惡寒者，名曰柔痙。

桂枝　芍藥　生薑各一兩半　甘草　防風　川芎各一兩　大棗六枚

每服一兩，水三盞，煎至一盞半，去渣溫服。

柴胡加防風湯　治汗後不解，乍靜乍躁，目直視，口噤，往來寒熱，脈弦，此少陽風痙。

柴胡　防風各一兩　半夏製，六錢　人參　黃芩各五錢　生薑甘草各六錢半　大棗三枚

上煎服法一與前同。

防風當歸湯　治發汗過多，發熱，頭面搖，卒口噤，背反

張者，太陽兼陽明也。宜去風養血。

防風　當歸　川芎　地黃各一兩

每服一兩，水三盞，煎至二盞，溫服。

瀉青丸見中風　**異功散**見不能食　**六味丸**見虛勞　**加味小柴胡湯**見往來寒熱　**加味四物湯**即四物湯加柴胡、牡丹皮、山梔。見虛勞　**加味逍遙散**見虛勞　**神中益氣湯**見勞倦　**加味歸脾湯**見健忘　**三一承氣湯**見中風　**十全大補湯**見虛勞　**參附湯**見自汗。

八物白朮散　治傷寒陰痙一二日，面腫，手足厥冷，筋脈拘急，汗不出，恐陰氣內傷。

白朮　茯苓　五味子各半兩　桂心三分　麻黃半兩　良薑一分
羌活半兩　附子三分

每服四錢，水一中盞，薑五片，同煎至五分，去渣溫服，無時。

桂枝加芍藥防風防己湯　治發熱，脈沉而細者，附太陰也，必腹痛。

桂枝一兩半　防風　防己各一兩　芍藥二兩　生薑一兩半　大棗六枚

每服一兩，水三盞，煎至一盞半，去粗溫服。亦宜小續命湯。

附子散　治傷寒陰痙，手足厥冷，筋脈拘急，汗出不止，頭項強直，頭搖口噤。

桂心三錢　附子一兩，炮　白朮一兩　川芎三錢　獨活半兩

每服三錢，水一盞，棗一枚，煎至五分，去滓溫服。

桂心白朮湯　治傷寒陰痙，手足厥冷，筋脈拘急，汗出不止。

白朮　防風　甘草　桂心　川芎　附子各等份

每服五錢，水二盅，生薑五片，棗二枚，同煎至七分，去渣溫服。

附子防風散　治傷寒陰痙，閉目合面，手足厥逆，筋脈拘急，汗出不止。

白朮一兩　防風　甘草　茯苓　附子　乾薑各七錢五分　柴胡一兩半　五味子一兩　桂心半兩

每服三錢，水二盞，生薑四片，同煎，去渣溫服。

小續命湯見中風。

羚羊角散　治傷寒陽痙，身熱無汗，惡寒，頭項強直，四肢疼痛，煩躁[①]心悸，睡臥不得。

羚羊角屑　犀角屑　防風去蘆　茯神去木　柴胡去蘆　麥門冬去心　人參去蘆　葛根　枳殼去瓤，麩炒　甘草炙，各二錢半　石膏　龍齒各半兩，另研

上為㕮咀，每服五錢，水一中盞，煎至五分，去粗溫服，不拘時。

麥門冬散　治傷寒陽痙，身體壯熱，項背強直，心隔煩躁[②]，發熱惡寒，頭面赤色，四肢疼痛。

麥門冬去心　地骨皮　麻黃去節　赤茯苓去皮　知母　黃芩　赤芍藥　白蘚皮　杏仁麩炒，去皮尖　甘草炙　犀角屑各七錢半

上為㕮咀，每服五錢，水一大盞，煎至五分，去粗溫服，不拘時。

石膏散　治傷寒陽痙，通身壯熱，目眩頭痛。

石膏二兩　秦艽去土　龍齒各一兩，另研　犀角屑　前胡去蘆，各半兩

上為㕮咀，每服五錢，水一大盞，入豆豉五十粒，蔥白七莖，同煎至五分，去粗，入牛黃末一字，攪令勻，溫服，不拘時候。

防風散　治傷寒陽痙，壯熱不解，筋脈拘急，牙關緊痛。

防風去蘆　木通　麥門冬去心　川升麻　虎杖　葛根各一兩　甘草炙，七錢半　石膏二兩

上為㕮咀，每服五錢，水一大盞，煎至五分，去粗溫服，

① 躁：原作「燥」，據修敬堂本改。

② 躁：原作「燥」，據修敬堂本改。

不拘時候。

牛黃散　治傷寒陽痙，發熱惡寒，頭項強直，四肢拘急，心神煩躁。

牛黃_{另研}　麝香_{另研}　犀角_屑　硃砂_{水飛}　人參_{去蘆}　赤茯苓_{去皮}　防風_{去蘆}　芎藭　甘草_炙　麥門冬_{去心}　桂心　地骨皮　天麻_{各二錢半}

上為細末，同研勻，每服二錢，竹瀝調下，不拘時候。

—— 痙證治療臨床新用 ——

炙甘草湯治血虛痙證 1 例

吳某，女，42 歲。因繁勞，月餘未得安睡，漸致頭暈乏力。繼之出現項背拘急不適及陣發性手足搐溺。平時體虛，月經後期，量少色淡。在某院經顱腦 CT 掃瞄及腦電圖檢查未見明顯異常。診為痙證。證屬陰血虧虛，筋脈失養，治宜補氣滋陰養血，濡養筋脈，方選炙甘草湯：炙甘草 12g，生地、白芍各 30g，阿膠（烊化，沖）、栝樓根各 15g，人參、桂枝、麥冬、酸棗仁（炒）各 10g，生薑 6g，大棗 10 枚。水煎服，每日 1 劑。服藥 5 劑，項背拘急明顯減輕，手足搐溺停止發作，多汗、夜眠均見好轉，餘症同上。再以上方連服 10 劑，諸症全失，並恢復正常工作，隨訪 1 年，未見復發。（翟瑞慶.國醫論壇，1997，12（2）：15）

‖ 瘈 瘲 ‖

牛黃散　治心虛風，筋脈攣搐，神昏語澀。

牛黃　龍腦　硃砂　麝香_{各一錢}　蟬蛻　烏蛇肉_{一兩}[①]，酒

---

① 一兩：校本同，疑作「各一兩」。

浸　全蠍炒　僵蠶炒　桑螵蛸　羚羊角　阿膠炒　天麻　防風
甘菊花　蔓荊子　桂心　細辛　側子炮，去皮　獨活已上各半兩
犀角半兩　麻黃七錢半

上為細末，和勻再研，每服一錢，豆淋酒下。

涼驚丸　龍膽末　防風末　青黛研，各三錢匕　鉤藤末，二錢匕
牛黃　麝香各一字匕　黃連末，五錢匕　龍腦一錢匕，研

上同研，麵糊為丸，粟米大。每服三五丸至一二十丸，煎
金錢湯送下，溫服。

續斷丸　治肝勞虛寒，脅痛眼昏，攣縮瘲瘲。

續斷酒浸　川芎　當歸酒浸　半夏薑製　橘紅　乾薑炮，各一
兩　桂心　甘草炙，各半兩

上為細末，蜜丸如梧桐子大。每服百丸，白湯下。

加減建中湯見勞倦。

獨活湯　治中風自汗。

獨活　羌活　人參　防風　當歸　細辛　茯神　遠志　半
夏　桂心　白薇　菖蒲　川芎各五錢　甘草炙，二錢半

每服一兩，水二盞，薑五片，煎八分，食後溫服。

胃風湯　白芷一錢二分　升麻二錢　葛根　蒼朮　蔓荊子
當歸身各一錢　甘草炙　柴胡　藁本　羌活　黃柏　草荳蔻　麻
黃不去節，各五分

水二盅，薑三片，棗二枚，煎八分，溫服。

續命煮散　防風　獨活　當歸　人參　細辛　葛根　芍藥
川芎　甘草　熟地黃　遠志　荊芥　半夏各五錢　桂心七錢半

每服一兩，水二盞，生薑三片，煎至八分，通口服。汗多
者，加牡蠣粉一錢半。

獨活散　消風化痰。

細辛　石膏研　甘草炙，各半兩　防風　藁本　旋覆花　川
芎　蔓荊子　獨活各一兩

上為末，每服三錢，薑三片，水一大盞，煎七分，食後
服。

加味逍遙散　八珍散　四君子湯俱見虛勞　補中益氣湯見勞
卷　十全大補湯見虛勞。

〔海藏〕愈風湯　一名舉卿古拜飲　治一切失血，筋脈緊
急，產後與汗後搐搦。

荊芥為細末

先以炒大豆黃卷，以酒沃之，去黃卷，取清汁調前末三五
錢，和滓服之。輕者一服，重者二三服即止。氣虛者忌服。童
便調亦得。

交加散　治瘈瘲，或顫振，或產後不省人事，口吐痰涎。

當歸　荊芥穗等份

上為細末，每服二錢，水一盞，酒少許，煎七分，灌下，
神效。

增損柴胡湯　治產後或經適斷，手足牽搐，涎潮昏悶。

柴胡八錢　黃芩四錢　人參　半夏各三錢　石膏四錢　黃耆五
錢　知母　炙甘草各二錢

上為粗末，每服半兩，水二盞，薑五片，棗四枚，煎八分
服。

秦艽湯　前症已去，次服此藥，去其風邪。

秦艽　芍藥　柴胡各一錢七分　甘草炙，一錢三分　黃芩　防
風各一錢二分　人參　半夏各一錢一分

上分二帖，每帖水二盞，薑三片，煎八分，食遠服。

‖ 顫　振 ‖

星附散　治中風，雖能言，口不喎斜，手足嚲曳。

天南星薑製　半夏薑製　人參　黑附子去皮臍　白附子　茯
苓　川烏去皮臍　僵蠶　沒藥各等份

上㕮咀，每服五錢，水、酒各一盞，煎八分，熱服，並進
得汗為度。

獨活散見瘈瘲。

金牙酒 療積年八風五痓，舉身嚲曳，行步跋躄不能收持。

金牙碎如米粒，用小絹袋盛　地膚子無子，用莖葉，一[①]方用蛇床子　熟地黃　蔄藘根　附子　防風　細辛　莽草各四兩　川椒四合　羌活一斤，一方用獨活

上十味，叹咀，盛以絹袋，用酒四斗，於瓷器中漬，封固勿令泄氣，春夏三四宿，秋冬六七宿，酒成去滓，日服一合。常令酒氣相接，不盡一劑，病無不癒。

摧肝丸 鎮火平肝，消痰定顫。

牛膽南星　鉤藤　黃連酒炒　滑石水飛　鐵華粉各一兩　青黛三錢　僵蠶炒，五錢　天麻酒洗，二兩　辰砂飛，五錢　大甘草二錢

上末，以竹瀝一碗，薑汁少許，打糊丸，綠豆大。食後及夜茶下一錢五分。忌雞、羊肉。

參朮湯 治氣虛顫掉。

人參　白朮　黃耆各二錢　白茯苓　炙甘草　陳皮各一錢甚者加附子，童便製，一錢。水二盅，煎八分，食前服。

秘方補心丸 治心虛手振。

當歸酒洗，一兩半　川芎　粉甘草各一兩　生地黃一兩半　遠志去心，二兩半　酸棗仁炒　柏子仁各三兩，去油　人參一兩　硃砂五錢，另研　金箔二十片　麝香一錢　琥珀三錢　茯神去皮木，七錢　牛膽南星五錢　石菖蒲六錢

上為細末，蒸餅糊丸，如綠豆大，硃砂為衣。每服七八十丸，津唾嚥下，或薑湯送下。

導痰湯見痰飲。

秘方定振丸 治老人戰抖，皆因風氣所致，及血虛而振。

天麻蒸熟　秦艽去蘆　全蠍去頭尾　細辛各一兩　熟地黃　生地黃　當歸酒洗　川芎　芍藥煨，各二兩　防風去蘆　荊芥各七錢白朮　黃耆各一兩五錢　威靈仙酒洗，五錢

---

① 一：原脫，據虞衙本補。

上為末，酒糊丸，如梧桐子大。每服七八十丸，食遠，用白湯或溫酒送下。

‖ 攣 ‖

薏苡仁散《心印》　治筋脈拘攣，久風濕痺。

薏苡仁一升

搗散，以水二升，取末數匙，作粥，空腹食之。

烏頭湯《本事》　治寒冷濕痺，留於筋脈，攣縮不能轉側，冬月服之。

大烏頭　細辛　川椒　甘草　秦艽　附子　官桂　白芍各一兩七錢半　乾薑　白茯苓　防風炙　當歸各一兩　獨活一兩三[1]錢半

上為粗末，每服三錢，水一盞半，棗二枚，同煎至八分，去渣，空心食前服。

《千金》薏苡仁湯[2]　治筋攣不可屈伸。

白薇　薏苡仁　芍藥　桂心　酸棗仁　乾薑　牛膝　甘草各一兩　附子三枚

以醇酒二斗，漬一宿，微火煎三沸，每服一升，日三。扶杖起行。不耐酒，服五合。

養血地黃丸　春夏服之。

熟地黃　蔓荊子各二錢半　山茱萸五錢　黑狗脊炙　地膚子白术　乾漆炒　蟬蟠炒　天雄　車前子各七錢半　萆薢　山藥　澤瀉　牛膝各一兩

上為細末，煉蜜和杵，丸如梧桐子大。每服五十丸，溫酒下，空心臨臥服。

煨腎散　用甘遂末三錢，獖豬腰子細劈破，少鹽椒醃透，摻藥末在內，荷葉包裹燒熱，溫酒嚼服之。

---

① 三：原作「二」，據《本事方》卷一本改。

② 薏苡仁湯：《千金方》卷八本方作「白薇薏苡湯」。

活血通經湯　桂枝　酒柏各二錢　葛根　升麻　炙甘草　當歸　人參各一錢　芍藥五分

水二盞，煎至一盞，去渣熱服。

羚羊角湯　治筋痺，肢節束痛，秋宜服之。

羚羊角　肉桂　附子　獨活各一兩三錢半　白芍藥　防風　芎藭各一兩

上為粗末，每服五大錢，水一盞半，生薑三片，同煎至八分，取清汁服，日可二三服。

防風散　治風虛勞，筋脈拘攣，腰膝疼痛。

防風去蘆　五加皮　萆薢酒浸　薏苡仁　海桐皮　枳殼去瓤，麩炒　赤芍藥　桂心　熟乾地黃　黃耆去蘆　杜仲炒去絲　牛膝各一兩，酒浸　續斷　鼠粘子　羚羊角屑各七錢半

上為細末，每服二錢，溫酒調下，日三四服。忌生冷　油膩、毒、滑魚肉。

麥門冬散　治風虛勞，筋脈拘攣，四肢疼痛，心神煩熱，不得睡臥。

麥門冬去心　茯神去木　柴胡去蘆　黃耆去蘆　白朮去蘆，各一兩　防風去蘆　赤芍藥　枳殼去瓤，麩炒　芎藭　酸棗仁　羚角屑各七錢半　甘草炙，半兩

每服五錢，水一中盞，生薑五片，煎至七分，去渣溫服。

黃耆丸　治風虛勞。四肢羸瘦，心神虛煩，筋脈拘攣疼痛，少得睡臥。

黃耆去蘆　人參去蘆　熟乾地黃　白茯苓去皮　薏苡仁　山茱萸各一兩　酸棗仁　羌活去蘆　當歸去蘆　桂心　枸杞子　羚羊角各七錢半　防風去蘆　遠志去心，各半兩

上為細末，煉蜜和搗三二百下，丸如梧桐子大。每服三十丸，溫酒送下，不拘時候。

‖ 附：風拘攣方 ‖

三黃湯《集驗》　治中風手足拘攣，百節疼痛，煩熱心亂惡寒，不進飲食，兼治賊風、腲腿風，半身不隨，失音不語。

麻黃一兩，去節　黃耆去蘆，半兩　黃芩七錢半　獨活一兩，去蘆

上為㕮咀，每服四錢，水一盞半，煎至七分，去柤溫服，不拘時候。取汗為效。心熱加大黃半兩，脹滿加枳實二錢半，氣逆加人參七錢半，心悸加牡蠣七錢半，渴加瓜蔞根七錢半，寒加附子一枚，炮熟入藥。

地黃湯　治中風四肢拘攣。

乾地黃　甘草炙　麻黃各一兩，去節

上為㕮咀，用酒三升，水七升，煎至四升，去柤，分作八服，不拘時，日進二服。

木瓜散　治中風虛極，筋脈攣急，手足拘攣，屈伸短縮，腹中疼痛，手足爪甲疼痛，腳轉筋甚，舌捲囊縮，面色蒼，唇青白，不思飲食。

木瓜　虎脛骨醋炙　五加皮　當歸去蘆　桑寄生　酸棗仁　人參去蘆　柏子仁　黃耆各一兩　甘草炙，半兩

上為㕮咀，每服四錢，水一盞半，生薑五片，煎至七分，去柤溫服，不拘時。

三聖散一名舒筋散　大治手足拘攣，口眼歪斜，左癱右瘓，骨節酸疼，腳弱無力，行步不正，一切風疾。

當歸去蘆　肉桂去粗皮　玄胡索

上等份，為細末，每服二錢，空心臨臥溫酒調下，日進三服。唯孕婦不可服。

酸棗仁丸　治風毒流注，四肢筋脈拘攣疼痛，少得睡臥。

酸棗仁　羚羊角屑　晚蠶砂炒　防風去蘆　檳榔各一兩半　附子炮，去皮臍　藁木　柏子仁　羌活去蘆　赤芍藥各一兩　熟地黃二兩

上為細末，煉蜜和搗二三百下，丸梧桐子大。每服三十丸，溫酒送下，不拘時。日進二服。

百倍丸 治男女中風，腰膝疼痛，筋脈拘攣，行步艱難。

敗龜_{醋炙} 虎骨粉 肉蓯蓉_{酒浸} 牛膝_{酒浸} 木鱉子_{去殼} 乳香_{另研} 沒藥_{另研} 骨碎補_{去毛} 破故紙_炒 自然銅_{醋淬，各等份}

上為細末，酒煮麵糊和丸，如梧桐子大。每服四五十丸，空心溫酒送下，日進二服。

續斷丹 治中風寒濕，筋攣骨痛。

續斷 萆薢_{酒浸} 牛膝_{酒浸} 乾木瓜 杜仲_{剉，炒去絲，各二兩}

上為細末，以煉蜜和丸，每兩作四丸。每服一丸，細嚼，溫酒下，不拘時。

羚羊角散 治肝風筋脈拘攣，四肢疼痛。

羚角屑_{一兩} 甘草_炙 梔子仁_{各半兩} 川升麻 防風_{去蘆} 酸棗仁 桑白皮 羌活_{去蘆，各七錢半}

上為㕮咀，每服三錢，水一中盞，入生薑五片，煎至六分，去柤溫服，不拘時。忌熱麵、豬肉、大蒜。

酸棗仁散 治肝風筋脈拘攣，四肢疼痛，心神煩悶，睡臥不得。

酸棗仁_{一兩} 桑白皮 芎藭 甘菊花 枳殼_{去瓤，麩炒} 甘草_{炙，各半兩} 羌活_{去蘆} 防風_{去蘆，各七錢半} 羚羊角屑_{半兩}

上㕮咀，每服三錢，水一中盞，生薑五片，煎至六分，去柤溫服，不拘時。

防風散 治肝風筋脈拘攣，四肢疼痛，心膈痰壅，不思飲食。

防風_{去蘆} 麻黃_{去節，各一兩} 赤茯苓_{去皮} 麥門冬_{去心} 薏苡仁 牛膝_{酒浸} 羚羊角屑 犀角屑_{各一兩} 半夏_{湯洗七次} 白朮_{去蘆} 芎藭 人參_{去蘆} 當歸_{去蘆} 大黃 炙甘草_{各半兩} 杏仁_{麩炒、去皮尖，七錢半}

上為㕮咀，每服五錢，水一中盞，生薑五片，同煎至六分，去柤溫服，不拘時候。

‖ 眩 暈 ‖

消風散見頭痛。

川芎散《本事》 治風眩頭暈。

山茱萸一兩 山藥 甘菊花 人參 茯神 小川芎各半兩

上為細末，每服二錢，酒調下，無時，日三服。不可誤用野菊花。

羚羊角散 治一切頭眩。

羚羊角 茯神各二錢半 芎藭 防風 白芷 甘草 半夏湯洗，各半兩 枳殼 附子各二錢半

上為粗末，每服四錢，水一盅，生薑五片，慢火煎七分，溫下。

都梁丸《百一》 治風吹項背，頭目昏黑眩痛。

香白芷大塊者，用沸湯泡洗四五次，焙乾

上為末，煉蜜丸，加彈子大。每服一丸，細嚼，用荊芥湯點茶下。

青州白丸子見中風。

芎藭散 治風頭旋，眼目昏痛，眩暈，倦怠心忪。

芎藭 前胡 白僵蠶炒 人參各一兩 蔓荊子 天麻酒浸，焙 防風去杈，各半兩

上為細末，每服二錢，食後溫酒調下。

白朮飲 治風邪在胃，頭旋不止，復加嘔逆。

白朮 厚朴去皮薑炙 甘菊花各半兩 防風去杈 白芷 人參各一兩

上㕮咀，每服五錢，水一盞半，生薑五片，煎一盞，食前溫服。

防風飲子 療風痰氣發即頭旋，嘔吐不食。

防風 人參 橘皮各二兩 白朮 茯神各三兩 生薑四兩

上剉碎，以水六升，煮取三升，去滓，分溫四服，一日令

盡。忌醋、桃、李、雀肉、蒜、麵。

菊花散　治一切風，頭目昏眩，面浮腫。

菊花　旋覆花　牛蒡子　羌活　獨活　甘草炙，各等份

上㕮咀，每服五錢，水二盅，生薑三片，煎至一盅，食遠服。

不換金正氣散　薑附湯俱見中寒

《濟生》三五七散　治陽虛風寒入腦，頭痛目眩運轉，如在舟車之上，耳鳴，風寒濕痺，腳氣緩弱等疾。

天雄炮，去皮　細辛洗去上，各三兩　山茱萸去核　乾薑炮，各五兩　防風　山藥炒，各七兩

上為細末，每服二錢，食前溫酒調下。

黃連香薷飲　十味香薷飲　消暑丸俱見傷暑　**腎著湯　滲濕湯**俱見傷濕。

《濟生》芎生湯　治冒雨中濕，眩暈嘔逆，頭重不食。

川芎　半夏製　白朮各一兩　甘草炙，半兩

每服四錢，水一盞，生薑七片，同煎，不拘時服。一方，有附子、桂心，無半夏。

羌活湯東垣　治風熱壅盛上攻，頭目昏眩。

羌活　防風　黃芩酒洗，各一兩　柴胡七錢　黃連酒煮，一兩　黃柏酒炒　瓜蔞酒洗，各半兩　甘草炙，七錢　白茯苓五錢　澤瀉三錢

上為粗末，每服五錢，水煎取清，食後熱服之，日二服。

鉤藤散《本事》　治肝厥頭暈，清頭目。

鉤藤　陳皮　半夏　麥門冬　茯苓各半兩　石膏一兩生[1]　人參　甘菊花　防風各半兩　甘草二錢半

上為粗末，每服四錢，水一盅半，薑七片，煎八分，溫服。

仙朮芎散　治風熱壅塞，頭目昏眩。消痰飲，明耳目，清神。

① 一兩生：原脫，據《本事方》卷二本方補。

川芎　連翹　黃芩　山梔子　菊花　防風　大黃　藿香葉
當歸　芍藥　桔梗以上各七分　石膏　滑石各一錢半　蒼朮　甘草
各一錢　薄荷葉　縮砂仁　荊芥各四分

上作一服，水二盅，煎至一盅，食後服。

蔓荊子散　治風頭旋暈悶，起則欲倒。

蔓荊子　甘菊花　半夏湯泡　羚羊角屑　枳殼麩炒　茯神去
木　芎藭　黃芩　防風各七錢半　麥門冬去心，焙　石膏各一兩　地
骨皮　赤箭　細辛　甘草炙，各半兩

上㕮咀，每服三錢，水一中盞，生薑半分，煎至六分，去
滓，不拘時，溫服。忌熱麵、飴糖、羊肉。

羌活湯　治風頭眩，筋脈拘急，痰涎壅滯，肢節煩疼。

羌活　前胡去苗　石膏研碎　白茯苓去皮　芎藭　枳殼麩炒
黃芩去黑心　甘菊花　防風　細辛去葉　甘草炙，剉　蔓荊子　麻
黃去根節，煮，掠去沫，焙，各一兩

上㕮咀，每服三錢，水一盞，生薑三片，雞蘇三葉，同煎
至七分，去滓，不拘時服。

芎朮除眩湯《直指》　治感濕感寒，頭重眩暈。

附子生　白朮　芎藭各半兩　官桂　甘草炙，各二錢半

上剉，每服三錢，薑七厚片，同煎，食前服。

理中湯見霍亂　**來復丹**見中暑　**養正丹**見氣　**十四友丸**見驚
安腎丸見喘　**七氣湯**見氣

益氣補腎湯　人參　黃耆各一錢二分　白朮二錢　白茯苓一錢
甘草炙，五分　山藥　山茱萸肉各一錢半

水二盅，棗二枚，煎八分，食前服。

補肝養榮湯　當歸　川芎各二錢　芍藥　熟地黃　陳皮各一
錢半　甘菊花一錢　甘草五分

水二盅，煎八分，食前服。若腎虛氣不降者，去菊花，入
前補腎湯。

芎歸湯　治產後去血過多，眩暈不省，及傷胎崩中，金
瘡、拔齒，去血過多，懸虛心煩，眩暈頭重，目暗，舉頭欲

倒。用川芎、當歸各等份。每服五錢，水煎，不拘時服。

守中丸 治風頭眩腦轉，目系急，忽然仆倒。

人參 白朮 甘菊花 枸杞子 山藥各二兩 白茯苓去皮，十兩 麥門冬去心，三兩 生地黃二十斤，絞取汁

上為細末，先用生地黃汁於銀器內，入酥三兩，白蜜三兩，同煎，逐旋掠取汁上金花令盡，得五升許，於銀器內拌炒前七味藥，漸漸令盡，候乾，入白蜜同搗數千杵，丸如梧桐子大。每服五十丸，空心溫酒送下。服百日後，五臟充滿，肌膚滑潤，此藥須擇四季旺相日或甲子日修合，亦名五芝地仙金髓丸。

半夏白朮天麻湯東垣 天麻五分 半夏湯洗，一錢半 白朮一錢 人參 蒼朮 橘皮 黃耆 澤瀉 白茯苓各五分 神麴一錢，炒 大麥芽一錢半 乾薑三分 黃柏二分

上件㕮咀，每服半兩，水二盞，煎至一盞，去渣，帶熱服，食前。

此頭痛苦甚，謂之足太陰痰厥頭疼，非半夏不能療。眼黑頭旋，風虛內作，非天麻不能除。其苗為定風草，亦治內風之神藥也。內風者，虛風是也。

黃耆甘溫，瀉火補元氣。人參甘溫，瀉火補中益氣。二朮俱甘苦溫，除濕補中益氣。澤瀉、茯苓利小便導濕。橘皮苦溫，益氣調中昇陽。神麴消食，蕩胃中滯氣。大麥芽寬中，助胃氣。乾薑辛熱，以條中寒。黃柏苦大寒，酒洗，以主冬天少火在泉發躁也。右氣虛挾痰眩暈。

余嘗治一人臥則稍輕，但舉足則頭旋眼黑，以天麻、半夏、茯苓、白附、陳皮、僵蠶、參、耆、甘草、當歸、生薑、黃芩煎湯服之，五六日癒，蓋仿此方加減之也。

旋覆花湯《濟生》 旋覆花 半夏 橘紅 乾薑各一兩 檳榔 人參 甘草 白朮各半兩

上剉，每服一兩，薑水煎服。

半夏加茯苓湯見嘔吐。

茯苓半夏湯　治胃氣虛弱，身重有痰，噁心欲吐。風邪覊絆於脾胃之間，當先實其脾胃。

茯苓　白朮　半夏　炒麴各一錢　大麥芽一錢半　陳皮　天麻各三錢

上作一服，水二盅，薑五片，煎至一盅，食前服。

柴胡半夏湯　治風證不敢見風，眼澀頭痛，有痰，眼黑，噁心兀兀欲吐，風來覺皮肉緊，手足重難舉，居暖處有微汗便減，如見風即復作。一名**補肝湯**。

柴胡　蒼朮各一錢半　半夏二錢半　白茯苓二錢　炒麴　藁本各一錢　升麻半錢

上作一服，水二盅，薑五片，煎至一盅，食遠服。

玉液湯　治七情所傷，氣鬱生涎，隨氣上逆，頭目眩暈，心嘈怔悸，眉棱骨痛。

半夏肥大者六錢，湯泡七次，切作片

上作一服，水一盅半，生薑十片，煎至八分，去滓，入沉香末少許，不拘時溫服。

五苓散見消癉。

人參前胡湯　治風痰頭暈目眩。

人參去蘆，一錢半　前胡　南星湯泡　半夏麴　木香　枳殼麩炒　橘紅　赤茯苓　紫蘇葉　甘草炙，各一錢

上作一服，水二盅，生薑五片，煎一盅，食後服。

漢防己散　治上焦風痰攻注，頭目旋暈，心神煩亂。

漢防己　麥門冬去心，焙　前胡已上各一兩　半夏湯泡　旋覆花　防風　細辛　甘草炙，以上各半兩　赤茯苓　人參　芎藭　羚牛角屑　枳實麩炒　荊芥以上各七錢五分

上㕮咀，每服三錢，水一中盞，生薑半分，煎至六分，不拘時溫服。忌飴糖、羊肉。

羚犀湯　治暗風，頭旋眼黑，昏眩倦怠，痰涎壅盛，骨節疼痛。

羚羊角屑　旋覆花　紫蒼去苗土^①　石膏　甘草炙，各一兩
細辛去葉，半兩　前胡七錢五分　犀角屑二錢五分

上㕮咀，每服三錢，水一盞，生薑三片，棗一枚，煎七
分，去滓，食後溫服。

人參丸　治風頭旋目眩，痰逆噁心，胸膈痞滯，咳嗽痰
涎，喘滿嘔逆，不欲飲食。

人參　白朮　旋覆花炒　炙甘草各一兩　麥門冬去心，焙　枳
殼麩炒　前胡各二兩　木香半兩

上為細末，湯浸蒸餅為丸，如梧桐子大。每服五十丸，食
後溫生薑湯下。

祛痰丸　治風頭旋，痰逆噁心，胸膈不利。

南星生　半夏生　赤茯苓去皮　陳皮去白　乾薑炮，各等份

上為細末，麵糊丸，如梧桐子大。每服五十丸，不拘時，
溫米飲送下。

天南星丸　治風虛痰，頭目旋暈，肢節拘急。

天南星炮　附子炮，去皮臍　白附子炮　華陰細辛　旋覆花
半夏湯泡　芎藭各半兩　天麻一兩

上為細末，麵糊丸，如梧桐子大。每服三十丸，加至五十
丸，不拘時，用荊芥、薄荷煎湯下。

麝香天麻丸　治風痰氣厥頭疼，目眩旋暈，四肢倦怠，睡
臥不寧，精神不爽。

麝香二錢，研　天麻酒浸　防風　芎藭各一兩　甘菊花七錢五分
南星一枚，重一兩者，先用白礬湯浸洗七次，後用水煮令軟，切片焙乾

上為細末，煉蜜丸，雞頭實大。每服一丸，不拘時，細
嚼，荊芥湯送下。

青黛散子和　豬牙皂角二個^②　玄胡索二個^③　青黛少許

上為末，水調豆許，鼻內灌之，其涎自出。先仰臥灌鼻，

① 上：原作「上」，據修敬堂本改。
② 二個：原作「一個」，據《儒門事親》卷十二本方改。
③ 二個：原作「一個」，據《儒門事親》卷十本方改。

俟喉中酸味，即起身涎出，口咬銅錢一文，任流下。

瓜蒂神妙散見頭痛，但河間方無瓜蒂一分。

神芎散　治風熱上攻，頭目眩痛，上壅鼻塞，並牙關悶痛。

川芎　鬱金　荊芥　薄荷　紅豆各等份

上為細末，入盆硝研勻，鼻內搐之，力慢加藥。

鬱金散　治頭痛眩暈。

鬱金　滑石　川芎各等份

上為細末，每服一二錢，空心用齏汁調服。此木鬱達之之法也。若胸中有宿痰，宜瓜蒂散吐之。

獨聖散　瓜蒂不以多少　鬱金各等份

上為細末，每服一錢或二錢，齏汁調下，用雞翎探吐。後服愈風餅子。方見頭痛。

防風通聖散河間　防風　川芎　當歸　芍藥　大黃　薄荷葉　麻黃　連翹　芒硝盆硝是，各半兩　石膏　黃芩　桔梗各一兩滑石三兩　甘草二兩　荊芥　白朮　梔子各二錢半

上為末，每服二錢，水一大盞，生薑三片，煎至六分，溫服。涎嗽，加半夏半兩，薑①製。如服藥，不可無生薑同煎。

賈同知通聖散　防風　芍藥各二錢半　甘草　滑石各三兩薄荷　黃芩　石膏　桔梗各一兩　川芎　當歸　大黃　麻黃　連翹各半兩　荊芥三錢半　白朮　山梔子各二錢半　無芒硝，無縮砂。

崔宣武通聖散　防風　芍藥　荊芥　當歸　白朮　山梔子各二錢半　川芎　大黃　薄荷　麻黃　連翹　黃芩　桔梗　縮砂各半兩　甘草　石膏各一兩　滑石三兩

劉庭瑞通聖散　有縮砂，無芒硝，其餘皆同。緣庭瑞於河間守真先生得師傳之秘，從二年，始受於方，斯且②取為端，

---

① 薑：原脫：據《宣明論》卷三本方補。

② 且：原作「可」，據《宣明論》卷三本方改。

而可準憑以用之。兼庭瑞以用治病，百發百中，何以疑之，因錄。但[1]以前藥庭瑞臨時以意加減，一依前法，嗽加薑製半夏半兩。

若勞汗當風，寒薄為皶，鬱乃痤。此勞汗出於玄府，脂液所凝。去芒硝，備加芍藥、當歸發散玄府之風，當調其榮衛。俗云風刺，或生癮疹，或赤或白，備加麻黃、鹽豉、蔥白出其汗，麻黃去節。亦去芒硝，以鹹走血而內凝，故不用之。發汗罷，依前方中加四物湯、黃連解毒，三藥合而飲之，日二服。故《內經》曰：以苦發之，為熱在肌表連內也。小便淋閉，去麻黃，加滑石、連翹，煎藥湯[2]調木香末二[3]錢匕。麻黃主於表，而不主於裡，故去之。腰脅走注疼痛者，加硝石、當歸、甘草，一服各二錢，調車前子末、海金砂末備一錢。

《內經[4]》曰：腰者腎之府。破傷風者，如在表則辛以散之，在裡則苦以下之，兼散之，汗下後通利榮血，祛逐風邪，每一兩加荊芥穗、大黃各二錢，調全蠍末一錢，羌活末一錢。諸風癇搐，小兒急慢驚風，大便秘結，邪熱暴甚，腸胃乾燥，寢汗咬牙，上竄睡語，筋轉驚悸，肌肉蠕動，每一兩加大黃二錢，梔子二錢，茯苓末二錢匕。如肌肉蠕動者，調羌活末一錢。經曰：肌肉蠕動，命曰微風。風傷於肺，咳嗽喘急者，每一兩加半夏、桔梗、紫菀各二錢。如打撲傷損，肢節疼痛，腹中惡血不下，每一兩加當歸、大黃各三錢半，調沒藥、乳香末各二錢。解利四時傷寒，內外所傷，每一兩加益元散一兩，蔥白十莖，鹽豉一合，生薑半兩，水一碗，同煎至五七沸，或煎一小碗，溫冷服一半，以箸投之即吐，吐罷後服一半，稍熱服，汗出立解。如飲酒中風，身熱，頭痛如破者，加黃連鬚二錢，蔥白十莖，依法立癒。慎勿用桂枝麻黃湯解之。頭旋腦

① 但：原作「耳」，據《宣明論》卷三本方改。
② 湯：原作「中」，據《保命集》卷中本方改。
③ 二：原作「一」，據《保命集》卷中本方改。
④ 內經：原作「故經」，據《保命集》卷中本方改。

熱，鼻塞，濁涕時下，每一兩加黃連、薄荷各二錢半。

《內經》曰：膽移熱於腦，則辛頞鼻淵。鼻淵者，濁涕下不已。王注曰：膽液不澄，則為濁涕不已，如水泉者，故曰鼻淵也。此為足太陽脈與陽明脈俱盛也。如氣逆者，調木香末一錢。

搜風丸<small>河間</small>　治邪氣上逆，風熱上攻，頭目眩暈，大小便結滯。

人參　茯神<small>各半兩</small>　滑石<small>二兩</small>　藿香<small>二錢半</small>　乾薑　白礬<small>生，各一兩</small>　蛤粉　南星<small>一作半兩</small>　大黃　黃芩<small>各二兩</small>　牽牛<small>四兩</small>　薄荷<small>半兩</small>　半夏　寒水石<small>各一兩</small>

上為末，滴水丸，小豆大。每服十丸，生薑湯下，加至二十丸，日三服。

白朮附子湯<small>仲景</small>　治風虛頭重眩，苦極不知食味。

白朮<small>二兩</small>　附子<small>一枚</small>[①]<small>半，炮，去皮</small>　甘草<small>炙，一兩</small>

每服五錢，薑五片，棗一枚，水一盞，煎至七分，去粗溫服。

芎附湯<small>見鼻衄</small>　**正元散**<small>見自汗</small>　**靈砂丹**<small>見嘔吐</small>　**養正丹**<small>見氣</small>　**茸朱丸**<small>見頭痛</small>。

沉香磁石丸　治上盛下虛，頭目眩暈，耳鳴耳聾。

沉香<small>別碎</small>　蔓荊子　青鹽<small>別研</small>　甘菊花<small>各半兩</small>　巴戟<small>去心</small>　葫蘆巴　山藥<small>炒</small>　川椒<small>去目，炒</small>　磁石<small>火煅醋淬，細研水飛</small>　山茱萸<small>去核</small>　陽起石<small>火煅，研</small>　附子<small>炮，去皮臍，各一兩</small>

上為細末，用酒煮米糊和丸，梧桐子大。每服五十丸，加至七十丸，空心用鹽湯送下。

松花浸酒方　治風頭旋，腦皮腫痺。

上以松花並台，春三月取五六寸，如鼠尾者，不拘多少，蒸，細切一升，生絹囊盛擰，以酒三升，浸五日。每日空心暖飲五合，晚食前再服。

---

① 枚：原作「兩」，據《金匱要略》卷上本方改。

1. 天麻鉤藤飲治療眩暈 78 例的體會

基本方：天麻鉤藤飲加減：天麻 10g，鉤藤 20g，石決明（先煎）30g，梔子 12g，黃芩 10g，牛膝 30g，知母 12g，杜仲 15g，茯神 12g，桑寄生 15g，夜交藤 20g，菊花 12g。加減法：目赤苔黃燥脈數加龍膽草、丹皮；便秘加大黃；四肢麻木，眩暈急遽，加龍骨，牡蠣，珍珠母；腰困痠軟者加杞菊地黃丸；伴咳嗽痰黃，泛泛欲嘔重用澤瀉、白朮、半夏；耳鳴重聽加石菖蒲、生蔥。治療效果：78 例中治癒 50 例（64.1%），好轉 16 例（20.5%），無效 12 例（15.4%），總有效率 84.6%。（賈秀霞.陝西中醫學院學報，1996，（19）4：28）

2. 血化瘀治療眩暈 36 例

通竅活血湯：丹參 30g，川芎、赤芍、酸棗仁、石菖蒲各 10g，升麻 9g，木香、三七各 6g。水煎服，每日 1 劑。加減：兼氣虛血瘀加黃耆、人參；血虛而致血瘀加當歸、黃耆；陽虛氣血運行不暢而致血瘀加桂枝、當歸；陰虛血瘀加玄參、生地；脾虛清竅失養而致血瘀加白朮、茯苓、黨參；腎虛加山芋肉、枸杞子；肝陽上亢加天麻、鉤藤。治療結果：顯效 18 例，好轉 15 例，無效 3 例。總有效率 91.66%。（金愛琴.陝西中醫，1996，（17）9：406）

‖ 癲 ‖

星香散 見中風　　壽星丸 見癇。

抱膽丸　治男婦一切癲癇風狂，或因驚恐怖畏所致。及婦人產後血虛，驚氣入心，並室女經脈通行，驚邪蘊結，累效。

水銀二兩　硃砂一兩,細研　黑鉛一兩半　乳香一兩,細研

上將黑鉛入銚子內，下水銀結成砂子，次下硃砂、滴乳，乘熱用柳木槌研勻，丸雞頭大。每服一圓，空心井花水吞下。

病者得睡，切莫驚動，覺來即安。再一圓可除根。

清心湯 即涼膈散加黃連、麥門冬見發熱。 四七湯見氣
《靈苑》辰砂散見狂 養正丹見氣 三生飲見卒中 三化湯見中風

正邪湯 治中風神思昏憒，五邪所侵，或歌、或哭、或
笑、或喜、或怒，發則無時。

防風去蘆 桂心 白芍藥 遠志去心 獨活去蘆 甘草炙
白朮去蘆 人參去蘆 秦艽去蘆土 牡蠣煅 石膏 禹餘糧醋淬，各
二兩 雄黃水飛 防己去皮 石菖蒲 茯神去木 蛇蛻皮炒，各一兩

每服四錢，水二盞，煎一盞，去粗溫服，不拘時候，日進
二服。

九精丸一名九物牛黃丸 治男子沾鬼魅欲死，所見驚怖欲
走，時無休止，邪氣不能自絕者。

牛黃土精，一云火精 龍骨水精 荊實人精 玄參玄武精，去蘆
赤石脂朱雀精 玉屑白虎精 空青蒼龍精 曾青天精研 雄黃地精，無
石者妙，研。以上各一兩

上九味，名九精，上通九天，下通九地。為細末，煉蜜和
丸，如小豆大。每服一丸，日三服，以知為度。

附方

獨效苦丁香散《得效》 治忽患心疾，顛狂不止。得之驚憂
之極，痰氣上犯心包，當伐其源。

上以苦丁香即瓜蒂半兩，為末。每服一錢重，井花水調滿
一盞投之。得大吐之後熟睡，勿令人驚起。凡吐能令人目翻，
吐時令閉雙目，或不省人事，則令人以手密掩之。信乎深痼之
疾，必投瞑眩之藥。吐不止，以生麝香少許，溫湯調下即解。

控涎丹 下痰涎見行痺。

甘遂散 治癲癇，及婦女心風血邪。

甘遂一錢，為末，用豬心取三管血三條和甘遂，多少和
之，將心批作二片，入藥在內，合之線縛，外用皮紙裹濕，慢
火煨熟，勿令焦，取藥細碾，入辰砂末一錢和勻，分作四丸。
每服一丸，將所煨豬心煎湯化下。再服，用別豬心亦可。過半

日，大便下惡物後，調和胃氣。凡此病乍作乍醒者生，不食迷痴者不治。

瀉心湯　治心受積熱，譫言發狂，越牆上屋。

大黃　黃芩　黃連各五錢

上剉散，每服四錢，水一盞半，煎服。

引神歸舍丹　治心氣，亦治心風。

大天南星刮去皮，取心稱一兩，生用　附子一枚，重七錢以上者，炮，去皮臍　硃砂一兩，水飛

上為末，用豬心血圓梧桐子大。如不稠黏，用麵糊少許。煎忘憂草根湯下，子午之交各一服。

秘方半夏丸《集驗》　治心風狂。張德明傳，其內人失心狂數年，服此藥而瘉。後再作，服人參琥珀丸而安。

半夏一兩，用生薑汁煮三五十沸，取出切作塊，更煮令熟，焙乾，為細末　麝香一錢，研　水銀半兩　生薄荷一大握，和水銀研如泥

上件藥，入薄荷泥內，更研千百下，丸如芥子。每服十五丸，金銀湯臨臥下。三日再服。

人參琥珀丸　人參去蘆　琥珀另研　茯神去木　白茯苓去皮　石菖蒲節密小者　遠志各半兩，酒浸半日，去心　乳香另研　酸棗仁溫酒浸半日，去殼，紙上炒令香熟　硃砂另研，水飛各二錢半

上為細末，煉蜜丸，梧桐子大。每服二十丸，食後溫酒送下，日再服；如不能飲，棗湯下。可常服。

寧志丸《得效》

好硃砂一兩，將熟絹一小片包裹，線紮。獖豬心一枚，竹刀切開，不犯鐵，用紙拭去血，入硃砂包於豬心內，再用線縫合，又用甜筍殼重裹，麻皮紮定。無灰酒二升，入銀器或砂罐內煮，酒盡去包，取出硃砂另研。將豬心竹刀細切，砂盆內研爛，卻入後藥末並硃砂、棗肉為丸，留少硃砂為衣。藥末須隔日碾下，棗肉於煮豬心日絕早煮熟，去皮核取肉四兩用。患心風服此一料，其病頓減。

人參　白茯苓　當歸洗去土及蘆　石菖蒲　乳香另研　酸棗

仁用五兩許，湯浸去皮，可取半兩淨仁、炒令赤香熟為度，以上各半兩

上為末，和丸如梧桐子大，以留下硃砂為衣。每服五十
丸，人參湯下。

蕊珠丸　大豬心一具，取血　大硃砂一兩，為末　青黛花一匙

上先將青黛花、豬心血一處同研，次以硃砂末共丸，如梧
桐子大。每服二十丸，茶、酒任下，不拘時。

一醉散　即一醉膏見狂。

天門冬煎　治風癲。

天門冬十斤，湯浸二日，去心　生地黃肥淨者，三十斤

上二味，安木臼內，搗一二千杵，取其汁，再入溫湯更
搗，又取其汁，不論幾次，直待二藥無味方止，以文武火熬成
膏子，盛瓷器內。每服一匙，溫酒化下，不拘時，日進三服。

—— 癲證治療臨床新用 ——

甘遂散為主治療癲症 68 例

處方：甘遂末 10g，辰砂末 12g，代赭石末 12g，連血豬心
1 個。

製法：以豬心一個剖開取 3 管血，將甘遂末、代赭石末和
豬心血拌勻，納入豬心內，線縛好，外用牛皮紙濕裹慢火煨
熟，勿焦為度，而後將藥取出與硃砂和勻分作 8 丸。

服法：每日清晨空腹服 1 丸，開水送服。重症者每日早晚
各服 1 丸。

治療結果：在 68 例患者中，1 個療程痊癒者 14 例，有顯
著好轉者 9 例。2 個療程痊癒者 21 例，顯著好轉者 7 例。3 個
療程痊癒者 12 例，顯著好轉者 4 例，無效者 3 例。總有效率
達 93.56%。（沈騏.吉林中醫藥，1997，1：12）

‖ 狂 ‖

生鐵落飲 生鐵四十斤，入火燒赤沸，砧上煅之，有花出如蘭如蛾，紛紛墮地者，是名鐵落。用水二斗，煮取一斗，入後藥：

石膏_{三兩} 龍齒_研 白茯苓_{去皮} 防風_{去蘆，各一兩半} 玄參 秦艽_{各一兩}

上為粗散，入鐵汁中，煮取五升，去渣，入竹瀝一升和勻，溫服二合，無時，日五服。

硃砂圓 鎮心神，化痰涎，退潮熱，利咽隔，止煩渴。

鐵粉 天竺黃_{各一兩} 金銀箔_{各二十片} 人參_{二錢} 腦子_{半錢} 生麝香_{一錢} 輕粉_{二錢} 真犀角_{二錢} 海金砂_{一兩} 硃砂_{五錢}

上為末，水丸，硃砂為衣，共作六百丸。每服[1]一丸至五丸，痰盛潮熱，薄荷、沙糖、生葛自然汁、井水下；狂言譫語，涎壅膈上，地龍三兩，薄荷及砂糖水研；心神不寧，金銀箔、薄荷湯化下。

抱膽丸_{見癲} **養正丹**_{見氣} **瓜蒂散**_{見傷食}

來蘇膏《瑞竹》 治遠年近日，風癇心病，風狂中風，涎沫潮閉，牙關不開，及破傷風搐。

皂角_{一兩，肥大不蛀者，去皮弦}

上將皂角切碎，用漿水一大碗，春秋浸三四日，冬七日，夏一二日，揉開取淨浸透皂角汁，入銀器或砂鍋內，以文武火熬，用新柳條、槐枝攪，熬似膏藥，取出，攤於夾紙上，陰乾收頓。如遇病人，取手掌大一片，用溫漿化在盞內，用小竹管盛藥水，將病人扶坐定，頭微抬起，以藥吹入左右鼻孔內，良久扶起，涎出為驗。欲要涎止，將溫鹽湯，令病人服一二口便止。忌雞、魚、生硬、濕麵。

大承氣湯_{見大便不通。}

---

① 服：原脫，據修敬堂本補。

當歸承氣湯《保命》　當歸　大黃各一兩　甘草半兩　芒硝九①錢

上剉如麻豆大，每二兩，水一大碗，薑五片，棗十枚，煎至一半，去渣，熱②服。

洗心散　治風壅涎盛，心經積熱，口苦唇燥，眼澀多淚，大便秘結，小便赤澀。

白尤一兩半　麻黃和節　荊芥穗　芍藥　甘草　大黃面裹煨，去面，切，焙，各六兩

上剉散，每服三錢，水一盞半，生薑三片，薄荷葉七皮，水煎服；為末，茶清調亦可。

涼膈散　解毒湯俱見發熱。

寧志膏《本事》　人參　酸棗仁各一兩　辰砂五錢　乳香二錢半

上為細末，煉蜜和丸，如彈子大。每服一丸，薄荷湯送下。

予族弟婦③，緣兵火失心，製此方與之，服二十粒癒，親舊傳去，服之皆驗。

一醉膏　治心恙。

用無灰酒二碗，香油四兩，和勻，用楊柳枝二十條，逐條攪一二百下，候香油與酒相入成膏，煎至八分，灌之，熟睡則醒，或吐下即安矣。

《靈苑》辰砂散　治風痰諸癇，狂言妄走，精神恍惚，思慮迷亂，乍歌乍哭，飲食失常，疾發仆地，吐沫戴目，魂魄不守。

辰砂一兩，須光明有牆壁者　酸棗仁半兩，微炒　乳香半兩，光瑩者

上量所患人飲酒幾何，先令恣飲沉醉，但勿令吐，至靜室中，以前藥都作一服，溫酒調作一盞調之，令頓飲。如飲酒素

---

① 九：原作「七」，據《保命集》卷中本方改。
② 熱：此下原衍「溫」，據《保命集》卷中本方刪。
③ 婦：原脫，據《本事方》卷二本方補。

少人，但以隨量取醉。服藥訖，便安置床枕令臥，病淺者半日至一日，病深者三兩日，令家人潛伺之，鼻息勻調，但勿喚覺，亦不可驚觸使覺，待其自醒，即神魂定矣。萬一驚寤，不可復治。吳正肅公少時同，服此一劑，五日方寤，遂瘥。

祛風一醉散　治陽厥氣逆，多怒而狂。

硃砂水飛·半兩　曼陀羅花二錢半

上為細末，每服二錢，溫酒調下。若醉便臥，勿令驚覺為佳。有痰者，先服勝金丸。一方，加乳香二錢，依前法服之。

防己地黃湯　治病如狂狀，妄言獨語不休，無寒熱，其脈浮。

防己一錢　桂枝　防風各三錢　甘草二錢

上四味，以酒一杯，漬一宿，絞取汁；生地黃二斤，㕮咀，蒸之如斗米飯久，以銅器盛其汁，更絞地黃汁和，分再服。

驚氣丸《本事》　治驚憂[1]積氣，心受[2]風邪，發則牙關緊急，涎潮昏塞，醒則精神若痴。

附子　木香　白僵蠶　白花蛇　橘紅　天麻　麻黃各半兩　乾蠍一兩[3]　紫蘇子[4]一兩　南星洗，切，薑汁浸一宿，半兩　硃砂一分[5]，留少許為衣

上為末，加腦麝少許，同研極勻，煉蜜杵丸，如龍眼大。每服一丸，金銀薄荷湯化下，溫酒亦得。

此予家秘方也。戊申年，軍中一人犯法，褫衣將受刑而得釋，精神頓失如癡，予與一丸，服訖而寐，及覺病已失矣。提轄張載揚，其妻因避寇，失心已數年，予授此方，不終劑而

---

① 憂：原作「痙」，據《本事方》卷二本方改。
② 心受：原作「痙」，據《本事方》卷二本方改。
③ 麻黃各半兩，乾蠍一兩：原作「麻黃、乾葛各半兩」，據《本事方》卷二本方改。
④ 子：原作「葉」，據《本事方》卷二本方改。
⑤ 分：原作「錢」，據《本事方》卷二本方改。

癒。又黃彥奇妻，狂厥者愈十年，諸醫不驗，予授此方，去附子，加鐵粉，亦不終劑而癒。鐵粉非但化痰鎮心，至如摧抑肝邪特異。若多恚怒，肝邪太盛，鐵粉能制伏之。《素問》云：陽厥狂怒，治以鐵落飲，金制木之意也。此亦前人未嘗論及。

牛黃膏《保命》　治熱入血室，發狂不忍人者。

牛黃二錢半　硃砂　鬱金　牡丹皮各三錢　腦子　甘草各一錢

上為細末，煉蜜丸，如皂角子大。新汲水化下。

妙香散見心痛　**青州白丸子**見中風　**十四友丸**見驚　**六一散**即天水散見傷暑。

—— 狂證治療臨床新用 ——

1. 祛痰安神解鬱活血法治療狂症 48 例

48 例患者均具有不同程度的失眠、語言和行為異常，興奮狂躁，定向力低下，口渴便乾，舌紅苔黃厚膩，脈實。除少數患者在迫不得已情況下暫予氯丙嗪等西藥鎮靜外，停用西藥。以中藥祛痰安神，解鬱活血治療，基本處方為：石菖蒲、膽南星各 10g，茯神、丹參各 20g，鬱金、鉤藤（後下）、酸棗仁各 15g，黃連、琥珀各 6g，辰砂 3g，其中辰砂與琥珀研細混勻分早晚沖服，餘藥水煎服，每日 1 劑。隨證加減：失眠重者，加夜交藤，合歡皮；口渴索飲重者，加玄參、麥冬；肝火盛以面青日赤易怒為主者加龍膽草、連翹；氣血瘀阻以頭身痛劇或經血暗紅為主者，加香附、川芎。此外，囑家人加強監護，避免情志刺激，並輔以思想開導或心理治療。經治療，48 例患者中治癒 34 例（占 70.83%），好轉 9 例（占 18.75%），無效 5 例（占 10.42%）。（張宗端.四川中醫，1999，2：19）

2. 大黃片為主治療狂證 58 例

中醫診斷皆屬狂證，臨床表現夜不寐 41 例，妄言妄語 32 例，興奮躁動傷人毀物 19 例，喜怒無常 15 例，行為怪異或孤

僻 24 例，大便秘結 25 例，舌苔黃膩、質暗紅 31 例，脈弦數 28 例。按中國中西醫結合學會精神疾病專業委員會製訂的精神分裂證分型標準，以氣滯血瘀型為多，計 28 例；其次為痰火內擾型 17 例；陰虛火旺型 8 例；其他型 5 例。

治療方法：初用大黃片（本院製劑，每片含生藥 2g）5 片，日 2 次，若副反應不明顯，3 天後加為 10 片，日 2 次，同時合併小量氯丙嗪或氯氮平，用量不超過 250mg/d。（孫玲，等.實用中西醫結合臨床，2002，10：29）

‖ 癇 ‖

龍腦安神丸《集驗》 治男婦小兒五積癲癇，無問遠年近日，發作無時，但服此藥，無不痊癒。

龍腦研 麝香研 牛黃研，各三錢 犀角屑 茯神去木 人參去蘆 麥門冬去心 硃砂水飛。各二兩 金箔三十五片 馬牙硝二錢 甘草炙 地骨皮 桑白皮炒，各一兩

上為細末，煉蜜和丸，如彈子大，金箔為衣。如有風癇病歲久，冬月用溫水化下，夏月用涼水化下，不拘時候。如病二三年，日進三服。小兒一丸，分作二服。

又治男婦虛勞發熱喘嗽，新汲水一盞化開服，其喘滿痰嗽立止。又治男子婦人語澀舌強，食後溫涼水化下，日進三服。

龍齒丹 治因驚神志恍惚，久而成癇，時發時止。

龍齒研 白僵蠶炒 白花蛇肉酒浸 硃砂水飛 鐵粉研 石菖蒲 遠志去心 木香 橘紅去白 麻黃去節 天麻 天南星薑製 人參去蘆，各半兩 紫蘇子一兩 龍腦研，半錢 全蠍炒，二錢半 麝香一錢，另研

上為細末，次入研藥和勻，煉蜜為丸，每一兩作十五丸。每服一丸，空心薄荷湯下。

三聖散 瓜蒂揀淨，炒微黃 防風去蘆，各三兩 藜蘆《聖惠方》減用之，或一兩，或半兩，或三錢

上為粗末，每服約半兩，以虀汁三茶盞，先用二盞煎三五沸，去虀汁，次入水一盞，煎至三沸，卻將先二盞同一處熬二沸，去渣澄清，放溫，徐徐服之，以吐為度，不必盡劑。

清神湯　治心熱，痰迷胞絡。

茯神去皮木　黃連各二錢　酸棗仁炒　石菖蒲　柏子仁去殼　遠志各一錢　甘草五分

痰壅，加南星、半夏、橘紅、瓜蔞仁、竹瀝、薑汁。

水二盅，煎八分，食遠服。

承氣湯見大便不通　**東垣安神丸**見虛煩　**通聖散**見眩暈　**星香散**見中風。

《楊氏》五癇丸　治癲癇潮發，不問新久。

白附子半兩，炮　半夏二兩，湯洗　皂角二兩，槌碎，用水半升，揉汁去粗，與白礬一處，熬乾為度，研

天南星薑製　白礬生　烏蛇酒浸，各一兩　全蠍炒，二錢　蜈蚣半條　白僵蠶炒，一兩半　麝香三字，研　硃砂二錢半，水飛　雄黃水飛，一錢半

上為細末，生薑汁煮麵糊為丸，如梧桐子大。每服三十丸，溫生薑湯送下，食後服。

犀角丸河間　治風癲癇，發作有時，揚手擲足，口吐痰涎，不省人事，暗倒屈伸。

犀角末半兩　赤石脂三兩　朴硝二兩　白僵蠶一兩　薄荷葉一兩

上為末，麵糊丸，如梧桐子大。每服二三十丸，溫水下，日三服，不拘時。如覺痰多即減數。忌油膩、炙煿。

參朱丸　治風癇，大有神效。

人參　蛤粉　硃砂各等份

上為細末，豶豬心血為丸，如梧桐子大。每服三十九，金、銀煎湯下，食遠服。

琥珀壽星丸　《局方》用南星一斤，硃砂二兩，琥珀一兩，無豬心血。

天南星一斤　掘坑深二尺，用炭火五斤，於坑內燒熱紅，取出炭，掃淨，用好酒一升澆之，將南星趁熱下坑內，用盆急

蓋訖，泥壅合，經一宿取出，再焙乾為末。琥珀四兩，另研　硃
砂一兩，研飛，以一半為衣

上和勻，豬心血三個，生薑汁打麵糊，攪令稠黏，將心血
和入藥末，丸如梧桐子大。每服五十丸，煎人參湯空心送下，
日三服。

葶藶苦酒湯　治發狂煩躁，面赤咽痛。

苦酒一升半　葶藶一合　生艾汁無生艾，以熟艾汁半升

上煎取七合，作三服。

瀉青丸見頭痛　**導赤散**見發熱。

妙香丸　治丈夫婦人時疾傷寒，解五毒，治潮熱積熱，及
小兒驚癇百病。

巴豆三百一十五粒，去皮心膜，炒熟，研如麵　牛黃研　龍腦研
膩粉研　麝香研，各三兩　辰砂飛研，九兩　金箔研，九十片

上合研勻，煉黃蠟六兩，入白蜜三分，同煉令勻，為丸，
每兩作三十丸。如治潮熱積熱，傷寒結胸，發黃，狂走躁熱，
口乾面赤，大小便不通，煎大黃、炙甘草湯下一丸。毒利下
血，煎黃連湯調膩粉少許。如患酒毒、食毒、茶毒、氣毒、風
痰伏痞吐逆等，並用膩粉、龍腦、米飲下。中毒吐血，悶亂煩
躁欲死者，用生人血下立癒。

小兒百病驚癇，急慢驚風，涎潮搐搦，用龍腦、膩粉、蜜
湯下綠豆大二丸。諸積食積熱，煩赤煩躁，睡臥不寧，驚哭瀉
利，並用金、銀、薄荷湯下，更量歲數加減。

如大人及婦人因病傷寒時疾，陰陽氣交結，伏毒氣胃中，
喘躁眼可服一丸，或分作三丸亦可。並用龍腦、膩粉、米飲調
半盞已來，下此一服。取轉下一切惡毒涎，並藥丸瀉下。如要
卻收，水洗淨，以油單紙裹，埋入地中，五日取出，可再與大
人小兒依法服。

一丸救三人，即不堪使。如要藥速行，即用針刺一孔子，
冷水浸少時，服之即效更速。

五生丸　李仲南傳，治癇有神。

南星　半夏　川烏　白附子各一兩　大豆去皮稱，二錢半

上為細末，滴水為丸，梧桐子大。每服三丸至五丸，不得過七丸，薑湯下。

又五生丸　治風癇。

川烏頭　附子各生用，去皮臍　天南星生　半夏生　乾生薑各半兩

上為細末，醋煮大豆汁作糊和丸，如梧桐子大。每服五丸，冷酒送下，不拘時。

昇陽湯　治陽蹻癇疾[①]。足太陽經寒，恐則氣[②]下行，宜昇陽氣。

麻黃八錢，不去節　羌活一兩半　防風根八錢　炙甘草五錢

每服五[③]錢，水二盞[④]，煎至一盞，去渣，稍熱服，宿食消盡，腹中空服之。後避風寒一二時辰乃效。

厚朴丸見反胃。

妙功丸　治諸癇，無不癒者。

丁香　木香　沉香各半兩　乳香研　麝香另研　熊膽各二錢半　白丁香三百粒　輕粉四錢半　雄黃研　青皮去白　黃芩　胡黃連各半兩　黃連　黑牽牛炒　荊三棱煨　甘草炙　蓬莪朮　陳皮去皮　雷丸　鶴蝨各一兩　大黃一兩半　赤小豆三佰粒　巴豆七粒，去皮心膜油

上為細末，蕎麵一兩半作糊，和勻，每兩作十丸，硃砂水飛一兩為衣，陰乾。

每服一丸，用溫水浸一宿，去水，再用溫水化開，空心服之，小兒加減服。十年病一服即癒，若未癒，三五日再服，重者不過三服。

昔有一人好酒，得癇病二十年，用藥一服，取下蟲一枚，

---

① 疾：原脫，據《蘭室秘藏》卷下本方補。

② 經寒，恐則氣：原脫，據《蘭室秘藏》卷下本方補。

③ 五：原作「三」，據《蘭室秘藏》卷下本方改。

④ 二盞：原作「五大盞」，據《蘭室秘藏》卷下本方改。

約長四五寸，身有鱗，其病遂癒。

《金匱》風引湯　除熱癲癇。

大黃　乾薑　龍骨各四兩　桂枝去皮，三兩　甘草炙　牡蠣
煅，各二兩　凝水石　滑石　赤石脂石膏　紫石英　白石脂各六兩

上一十二味，杵粗末篩，以葦囊盛之，取三脂撮，井花水
三長，煮三沸，去粗，溫服一升。

深師云：大人風引[1]，小兒[2]驚癇，瘈瘲日數十發，醫所不
治，除熱方效，宜風引也。

治癇疾

川芎二兩　防風　豬牙皂角　鬱金　明礬各一兩　蜈蚣黃腳，
赤腳各一條

上六味，為細末，蒸餅丸，如梧桐子大。空心茶清下十五
丸，一月除根。

神應丹　治諸癇。

好辰砂不以多少

上細研，豬心血和勻，以蒸餅裹劑蒸熟，就熱取出，丸如
梧桐子大。每服一丸，人參湯下，食後臨臥。

珠子辰砂丹　治風癇久不癒。

山藥　人參　遠志　防風　紫石英　茯神　虎睛　龍齒
五味子　石菖蒲　丹參　細辛各二錢半　珍珠末四分　辰砂二錢，
研，為衣

上為末，麵糊丸，如梧桐子大，硃砂為衣。每服三五十
丸，煎金、銀湯送下，日進三服。忌魚、肉、濕麵、動風之
物。

治風癇及心風病

皂角三挺，搥碎，挼濾取汁，熬[3]如稀糊，攤紙上曝令

---

① 引：原作「強」，據《蘭室秘藏》卷上本方改。

② 小：原作「水」，據《金匱要略》卷上本方改。

③ 熬：原脫：據《醫學綱目》卷十一本方補。

乾。取兩葉如小錢大，用溫漿水浸洗^①，去紙，注於兩鼻內各一蜆殼許，須臾涎下，咬筋^②瀝涎盡，後用：

赭石_{生，一兩}　白礬_{生，二兩}

上為末，稀糊丸，如梧桐子大。每服三十丸，冷水送下，無時，以效為度。

法煮蓖麻子　治諸癇病，不問年深日近。

蓖麻子_{取仁，二兩}　黃連_{一兩，剉如豆大}

上用銀石器，納水一大碗，慢火熬，水盡即添水，熬三日兩夜為度，去黃連，只用蓖麻子仁，風乾不得見日，用竹刀切，每個作四段，每服五粒，作二十段，荊芥湯下，食後，日二服_{凡服蓖麻子者，終身忌食豆，若犯之則腹脹而死。}

銀箔丸　治風癇積年不瘥，風痰漸多，得熱即發。

銀箔_{三十片}　鐵粉_研　防風_{去蘆}　人參_{去蘆}　川升麻　生地黃　犀角屑　龍齒_研　熊膽_{各一兩}　烏蛇肉_{酒浸}　麥門冬_{去心，各一兩半}

上為細末，煉蜜和搗三五百下，丸如梧桐子大，每服二三十丸，食後溫水送下，日進二服。

牛黃丸　治風癇病，精神不全，常有痰涎在胸膈，嘔吐不出，煩悶氣壅。

牛黃_研　麝香_{各半兩，研}　虎睛_{一對}　蜣蜋_{去頭足翅}　犀角屑　安息香　獨活_{去蘆}　茯神_{去木}　遠志_{去心}　甘草_{各一兩，炙}　防風_{去蘆，一兩半}　人參_{去蘆}　鐵粉_研　硃砂_{水飛}　龍齒_{研，各二兩}

上為細末，同研令勻，煉蜜和搗五七百下，丸如梧桐子大。每服三十丸，荊芥湯下，不拘時。

勝金丸　治風癇有驚駭，不時旋暈潮搐，口吐痰沫，忽然仆地，不省人事。

天南星_{薑製}　皂角_{去皮弦子}　川烏頭_{生用}　細辛_{去苗}　桔梗_{去蘆}　威靈仙　何首烏　白礬_枯　白僵蠶_炒　烏蛇_{酒浸，各一兩}　荊芥穗

---

① 洗：此下原衍「下」，據《醫學綱目》卷十一本方刪。

② 筋：原作「筋」，據虞衙本改。

川芎各二兩

上為細末，酒糊丸，如梧桐子大。每服二十丸，食後溫酒送下，日二。

雌雄丸又名六珍丹　治風癇失性，顛①倒欲死，或作牛吼，馬嘶、雞鳴、羊叫、豬聲，臟腑相引，氣爭掣縱吐沫。

雌黃葉子者　雄黃水飛　珍珠各一兩　鉛二兩，熬成屑　硃砂半兩，水飛　水銀一兩半

上為細末，同研極勻，煉蜜和丸，如梧桐子大。每服三丸至五丸，薑、棗湯送下。

虎睛丸　治癇疾潮搐，精神恍惚，煩亂不寧，口乾喜水，或時譫語。

虎睛一對　犀角屑　遠志去心　栀子仁　大黃各一兩

上為細末，煉蜜和丸，如綠豆大，每服二十丸，溫酒送下，食後服。

控涎丸　治諸癇久不癒，頑涎聚散無時，變生諸證。

川烏生用　半夏湯洗　白僵蠶炒，各半兩，剉碎，生薑汁浸一宿　全蠍七枚，炒　鐵粉三錢，研　甘遂二錢半，面裹煨

上為細末，生薑自然汁打糊為丸，如綠豆大，硃砂為衣。每服十五丸，食後生薑湯送下。忌食甘草。

—— 癇證治療臨床新用 ——

癇證可理解為癲癇，中醫治療較好
本病常見證候及其表現特點：
①肝風痰濁：發作前可有頭昏、眩暈、胸悶乏力，情緒不穩，繼而尖叫聲，昏仆倒地，人事不省，牙關緊閉，四肢抽搐，吐白沫，兩眼上翻，二便失禁，或僅表現為一時性的意識

① 顛：原作「攧」，據集成本改。

障礙或喪失，突然中斷活動，手中物體突然落下，呆木不動，呼之不應，兩目上翻或直視。舌苔白膩，脈多弦滑。

②肝火挾痰：平日性情急躁，心煩失眠口苦咽乾，大便秘結，發作時仆倒在地不省人事，四肢抽搐，日吐涎沫，舌紅苔黃，脈弦滑數。

③肝腎陰虛：發作日久，腰膝痠軟，頭暈眼花，失眠多夢，記憶力差，五心煩熱，口乾舌燥，大便秘結，舌紅苔少，脈細數。

④脾胃虛弱、神疲乏力、食慾不佳。面色無華，眩暈時作，噁心欲吐，大便塘泄，舌質淡，脈濡細。

⑤瘀血阻竅：頭部或有外傷史。頭刺痛常有定處，發時昏仆倒地，肢體抽搐，舌質紫有瘀點斑，脈澀或緊。

⑥心血虧虛：平素心悸氣短，失眠多夢頭暈健忘，口苦咽乾，發時精神錯亂或無故游走，喃喃自語，或欣快發怒，不識他人，舌質淡，脈細或細數。

辨證要點：本證發作主要與心、肝、脾、腎四臟有關。心主血，主神明，心血不足，心火旺。神不守舍則精神錯亂，自言自語、無故游走。肝藏血，喜條達，肝血不足。肝風內動。或肝氣鬱結，日久化熱，挾痰上擾，蒙閉清竅。發為癇證。腎主水，腎陰虛，肝失所養，肝風挾痰，上蒙清竅而發癇證。脾主運化，脾虛運化失職，痰濕內聚，隨氣上逆，清竅被蒙，突然發作，外傷瘀血，阻塞清竅，陽氣被鬱，或日久化熱，灼液生痰，風痰氣逆而發病。

癲癇的中藥治療，發作期以治標為主，以豁痰開竅。醒神上抽。緩解期易治本，健脾化痰。滋補肝腎養血安神。①肝風痰濁：治宜化痰熄風，開竅定痛，方選定痛丸加減：陳皮10g、薑半夏15g、貝母15g、竹瀝水10ml、天麻10g、右菖蒲15g、膽南星10g、全蠍6g、琥珀粉2g、僵蠶15g、硃砂1g、茯神30g、遠志15g、丹參15g，痰涎不利加瓜蔞30g，清熱化痰。②肝火挾痰：治宜清肝瀉火，化痰開竅。方選龍膽瀉肝湯

合滌痰湯加減：龍膽草 10g、黃芩 5g、生地 15g、梔子 15g、柴胡 10g、澤瀉 15g、車前子（單包）15g、當歸 15g、陳皮 10g、半夏 10g、膽南星 15g、枳實 15g、竹茹 10g、菖蒲 10g、茯苓 30g，便秘加大黃 10g 後下。③肝腎陰虛：治宜滋補肝腎，潛陽熄風。方選大定風珠湯加減：生地 30g、麥冬 15g、阿膠 10g（烊化）、雞子黃 1 個、醋龜板 30g、醋鱉甲 30g、生牡蠣 30g、白芍 15g、五味子 10g。心肝火旺加龍膽草 10g，食慾不振加神麴、麥芽、山楂。④脾胃虛弱：治宜健脾益氣、和胃降逆方選六君子湯加味：黨參 15g、白朮 10g、茯苓 30g、甘草 5g、半夏 10g、陳皮 10g、生龍骨、生牡蠣各 30g、鉤藤 20g、僵蠶 15g。嘔惡加竹茹 10g、枳殼 10g，痰甚加菖蒲 10g、遠志 10g。⑤血阻竅：治宜活血化瘀，熄風止抽，方選通竅活血湯加減：赤芍 15g、川芎 15g、桃仁 10g、紅花 10g、僵蠶 20g、全蠍 5g、天麻 10g、蜈蚣 4 條、丹參 20g，便秘加生大黃 5g（後下）通腑，痰多加膽南星 10g 化痰清熱。⑥心血虧虛：治宜養血安神，平肝熄風方選酸棗仁湯加減：酸棗仁 20g、知母 15g、茯神 30、當歸 15g、生地 30g、麥冬 15g、黃連 6g、黃芩 5g、黨參 10g、遠志 I5g，抽搐加全蠍 5g，蜈蚣 4 條、僵蠶 15g。（尚秀蘭.中國鄉村醫生雜誌，1996，3：12）

‖ 虛　煩 ‖

梔子豉湯仲景　　梔子十四枚，擘　　香豉四合
上二味，以水四升，先煮梔子，得二升半，納豉，煮取一升半，去滓，分二服，溫進一服，得吐者，止後服。

竹葉石膏湯　治大病後，表裡俱虛，內無津液，煩渴心躁，及諸虛煩熱方見消癉。

人參竹葉湯《三因》　治汗下後，表裡虛煩，不可攻者。
淡竹葉一握　人參　炙甘草各二兩　製半夏二兩半　石膏　麥門冬去心，各五兩

㕮咀，每服四錢，水一盞半，薑五片，粳米一撮，前熟去滓，空心服。《濟生方》除石膏，加茯苓、小麥。

陳皮湯《三因》　治動氣在下，不可發汗，發之反無汗，心中大煩，骨節疼痛，目瞤①惡寒，食反嘔逆，穀不得入。

陳皮一兩半，去白　甘草炙，五錢　人參二錢五分　竹茹五錢

上剉如麻豆大，每服五錢，水一盞半，薑三片，棗一枚，煎七分，食前服。

淡竹茹湯《三因》　治心虛煩悶，頭疼短氣②，內熱不解，心中悶亂。及婦人產後心虛驚悸，煩悶欲絕。

麥門冬去心　小麥各二兩半　甘草炙，一兩　人參　白茯苓各一兩半　半夏湯洗七次，二兩

上剉散，每服四錢，水二盞，薑七片，棗三枚，淡竹茹一塊如指大，煎至七分，食前服。

硃砂安神丸東垣　治心亂煩熱怔忡，心神顛倒，兀兀欲吐，胸中氣亂而熱，有似懊憹之狀。皆膈上血中伏熱，蒸蒸不安，宜用權法，以鎮陰火之浮行，以養上焦之元氣。用甘草之甘溫補之，當歸、生地又為長生陰血之聖藥。黃連去心煩，除濕熱。硃砂納浮游之火，而安神明。

硃砂一錢，研，水飛　黃連淨酒炒，一錢半　甘草炙，五分　生地黃　當歸頭各一錢

上為極細末，蒸餅為丸，如黃米大。每服十丸，津下。

麥門冬湯見喘　**妙香丸**見癇　**溫膽湯**見驚　**酸棗湯**見不得臥　**八珍湯**　**人參養榮湯**俱見虛勞　**滋腎丸**見小便不通。

遠志湯　治心虛煩熱，夜臥不寧，及病後虛煩。

遠志黑豆、甘草同煮，去骨　黃耆　當歸酒洗　麥門冬去心　酸棗仁炒，研　石斛各一錢半　人參去蘆　茯神去皮木，各七分　甘草五分　煩甚者，加竹葉、知母

① 瞤：原作「眩」，據《三因方》卷五本方改。

② 短氣：原作「氣短」，據《三因方》卷九本方改。

水二盅，煎八分，食遠服。

五苓散_{見消癉}　**清心蓮子飲**_{見赤白濁}

《濟生》小草湯　治虛勞憂思過度，遺精白濁，虛煩不安。

小草　黃耆_{去蘆}　當歸_{去蘆，酒浸}　麥門冬_{去心}　石斛_{去根}
酸棗仁_{炒，研}　人參_{各一兩}　甘草_{炙，半兩}

上剉散，每服三錢，水一盞，生薑五片，煎服，不拘時。

地仙散　治大病後煩熱不安，一切虛煩熱。

地骨皮_{去木，二兩}　防風_{去蘆，一兩}　甘草_{炙，半兩}

上剉散，煎同上。

竹葉湯　治妊娠苦煩悶，名曰子煩。

防風　黃芩　麥門冬_{各二兩}　白茯苓_{四兩}

上剉散，每服四錢，水二盞，竹葉十數片，煎七分，溫服。

竹茹湯　治妊娠煩躁，或胎不安。

淡竹茹_{一兩}

水煎服。

益母丸　知母_{不以多少，炒}

上為末，棗肉為丸，彈子大。每服一丸，人參煎湯化下。

紫蘇飲　治子懸腹痛，或臨產驚恐氣結，連日不下，或大小便不利。

當歸　甘草_炒　大腹皮_{黑豆浸水泡}　人參　川芎　橘皮　白
芍藥_{炒，各五分}　紫蘇_{一錢}

上以薑、蔥，水煎服。

分氣飲　治脾胃虛弱，氣血不和，胸膈不利，或痰氣喘嗽，飲食少思。

陳皮　茯苓　半夏_{薑汁炒黃色}　桔梗_炒　大腹皮　紫蘇梗
枳殼_{麩炒}　白朮_炒　山梔_{炒，各一錢}　甘草_{炙，五分}

上薑、棗，水煎服。

三物黃芩湯_{仲景}　黃芩_{一兩}　苦參_{二兩}　乾地黃_{四兩}

上以水八升，煮取二升，溫服一升。多吐下蟲。

竹皮大丸　生竹茹　石膏_{各五錢}　桂枝_{二錢半}　甘草_{一兩七錢}半　白薇_{二錢半}

上五味，末之，棗肉和丸，彈子大。以飲服一丸，日三夜二服。有熱者，倍白薇；煩喘者，加柏實二錢半。

人參當歸散　生乾地黃　人參　當歸　肉桂　麥門冬_{去心，各一兩}　白芍藥_{二兩}

㕮咀，每服四錢，水二盞，先以粳米一合，淡竹葉十片煎，去米、葉，入藥並棗三枚煎，溫服。血熱甚者，加生地黃。

甘竹湯　治產後內虛，煩熱短氣。

甘竹茹_{一升}　人參　茯苓　甘草_{各一兩}　黃芩_{三兩}

上㕮咀，水六升，煮二升，分三服。

芍藥梔豉湯　治婦人產後虛煩，不得眠者。

芍藥　當歸　梔子_{各五錢}　香豉_{半合}

上如前梔子豉湯修服。產後傷寒，便同下後變證。_{按：此方雖云岐法，不若仲景酸棗湯穩當。}

—— 虛煩證治療臨床新用 ——

百合清心調志湯治療婦女更年期虛煩失眠證 32 例

藥物組成：百合 10g，生熟地（各）12g，太子參 10g，知母 5g，石斛 10g，川桂枝 5g，白芍 10g，酸棗仁 12g，陳皮 6g，白朮 12g。加減：汗出多者，加煅牡蠣、煅龍骨、浮小麥；口乾口苦，加淡竹茹、川連；情志抑鬱喜嘆息者，加廣鬱金、佛手；目眩者，加桑菊、鉤藤。用法：水煎每日 1 劑，早晚分 2 次服。

治療結果：顯效（服藥 3 個療程，主症與次症全部消失）13 例，有效（服藥 3 個療程，主症消失，次症明顯改善）17

例，無效（服藥 3 個療程，主症與次症均無改善）2 例，總有效率 93.8%。（于斌.江蘇中醫藥，2004，（7）25：31）

‖ 躁 ‖

霹靂煎 陰盛隔陽，身冷脈沉，煩躁，不飲水。

附子一枚，炮

上取出，用冷灰培之，以半兩，入真臘茶一大錢，同研勻，更分二服，每用水一盞，煎至六分，臨熱入蜜半匙，候溫冷服。須煩躁止，得睡汗出，瘥。

理中湯見霍亂

‖ 譫 妄 ‖

加減續命湯《三因》 麻黃三兩 人參 桂枝 白朮各二兩 當歸 防己 黃芩 甘草 白芍藥 芎藭 杏仁各一兩

上剉散，每服四大錢，水一盞半，棗二枚，煎七分，不拘時服。

桃奴湯 治五屍及心腹暴痛。

桃奴 當歸去蘆 人參去蘆 乾薑炮 芎藭 甘草炙 桂心各三兩 鬼箭 犀角屑各一兩 麝香半錢，研

㕮咀，每服四錢，水二盞，煎至一盞半，去粗溫服，不拘時，日進二服。若腹脹者，加大黃一兩。

太一備急散一名雄黃散 治卒暴中惡客忤，五屍入腹，鬼刺鬼痱，及中蠱疰吐血，心腹痛滿，並陰毒傷寒，六七日不瘥者。

雄黃研，水飛 硃砂研，水飛，各二兩 川椒 桂心 芫花醋拌炒，各半兩 巴豆去皮心，膜油 藜蘆各二錢半 附子炮，去皮臍 野葛七錢半

上為細末，盛瓷器內，封之勿令泄氣。若有急疾者，每服

一錢，溫水調下，不拘時候，老幼減半服之。病在頭自衄，病在膈自吐，病在腹自利。此藥如湯泡[①]雪，隨手而應，不可不知。

烏頭湯　治八風五屍，惡氣游走，腹中絞痛，流入四肢，來往不定。

川烏頭生用，去皮臍　赤芍藥　乾薑炮　桂心　細辛去苗　熟地黃　當歸去蘆　吳茱萸各一兩　炙甘草二兩

上為㕮咀，每服三錢，水一盞半，煎至一盞，去粗，空心溫服，日二。

〔**仲景**〕**三物備急丸**　治諸卒暴病，若中惡客忤，心腹脹滿，卒痛如刀錐刺，口噤氣急，停屍卒死。

大黃煨　乾薑炮，各一兩　巴豆三十粒，去心膜油，研泥

上件皆須精新，多少隨意，先搗大黃、乾薑為細末，將研巴豆入藥中，合搗千下；或用煉蜜和丸，如小豆大，溫水苦酒服之，每服三丸，送下喉未醒，更服三丸，腹中鳴轉得利便活。若口噤，斡齒灌之，如藥入喉中即瘥。

太一神精丹　治客忤霍亂，腹痛脹滿，屍疰惡風，癲狂鬼語，蠱毒妖魅，瘟瘧，一切惡毒。

雄黃油煎七日　雌黃　硃砂光瑩者　磁石　曾青各一兩　金牙石六錢

上各研細，將雄雌二黃、硃砂醋浸三日，曾青用好酒於銅器中浸，紙封，曝百日，急用七日亦得，如天陰用火焙乾，六味同研勻，用砂合盛令藥滿，得三分許，以此準合子大小，先以赤石脂末固縫，外用六一泥固濟訖，須候透乾，以晴明六合吉日合。別用泥作三個柱子，高五寸，令平穩，如鼎足狀，安合子下，置炭火三斤，逐旋添炭，常令及五斤，只在合底，不得過口，煅五日為度。放冷水中浸合子，候泥透剝去泥，將合子輕手取開，其藥菁英五色盡在蓋上，亦有三色者，純白為

---

① 泡：原作「炮」，校本同，據文義改。

上。研細，棗肉丸，如粟米大。每服一丸，米飲服之。如口噤牙緊，斡前兩齒，灌下即甦。

六一泥法：礬石黃泥裏，火燒一伏時，研細　黃礬遠看如金絲色精明，其色本綠，以黃泥裡，火燒通赤如血，取出研細　蚯蚓糞　鹹土　鹽各一兩　黃泥一斤　同為末，以紙一處搗和成泥。

八毒赤丸《寶鑑》　治鬼疰病。入國信副使許可道，到雄州病，請予看脈，予診之，脈中乍大乍小，乍短乍長，此乃氣血不勻，邪氣傷正。本官說：在路宿邯鄲驛中，夢青衣婦人，不見面目，以手去脅下打了一拳，遂一點痛，往來不止，兼之寒熱而不能食，乃鬼擊也。予曰：可服八毒赤丸。本官言：嘗讀《名醫錄》云：此藥為殺鬼杖，予[①]遂予藥三粒，臨臥服，旦下清水二斗，立效。又進曰：海青陳慶玉第三子，因晝臥水仙廟中，夢得一餅食之，心懷憂思，心腹痞滿，飯食減少，約一載有餘，漸漸瘦弱，腹脹如蠱，屢易醫藥及師巫禱之，皆不效，又不得安臥，召予治之。予診之，問其病始末，因思之，此疾既非外感風寒，又非內傷生冷，將何據而醫？因思李子豫八毒赤丸頗相當，遂合與五七丸，服之下青黃涎斗餘，漸漸氣調，以別藥理之，數月良癒，不二年，身體壯實如故，故因錄之。此藥可謂神妙，宜齊戒沐浴，志心淨室中修合。

雄黃　礬石　硃砂　附子炮　藜蘆　牡丹皮　巴豆各一兩
蜈蚣一條

上八味為末，煉蜜丸，如小豆大。每服五七丸，冷水送下，無時。

雄朱散　治因喪驚憂，悲哀煩惱，感屍氣成諸證，變動不已，似冷似熱，風氣觸則發。

雄黃　硃砂　桔梗　羌活　芍藥　當歸　升麻　川芎　龍腦　川烏　南星炮　山梔　陳皮　木香　莽草　白朮[②]　枳殼

---

① 予：原作「子」，據《衛生寶鑑》卷二十本方改。
② 朮：原作「木」，據修敬堂本改。

檳榔　黃芩各等份　麻黃五分　紫蘇子　白僵蠶炒　虎脛骨醋炙　鬼箭羽炒，各等份　蜈蚣二條，酒炙

上為末，每服二錢，酒調下，日三服。此方份量有誤。

〔仲景〕還魂湯見卒中。

人參散　治心臟風邪，有如鬼語，悶亂恍惚。

人參去蘆　赤茯苓去皮　石菖蒲　鬼箭　犀角屑各七錢半　龍齒一兩，研

上㕮咀，每服四錢，水一中盞，煎至七分，去粗溫服，不拘時。

茯神散　治心臟風邪，見鬼妄語，有所見聞，心悸恍惚。

茯神去木，一兩　遠志去心　黃連　沙參去蘆，各半兩　人參去蘆　石菖蒲　羚羊角屑各七錢半　赤小豆四十九粒　甘草二錢半，炙

上㕮咀，每服五錢，水一中盞，煎至七分，去粗溫服，不拘時候。

金箔丸　治心臟風邪，恍惚狂言，意志不定。

金箔二佰片　膩粉半兩

上用新小鐺子，中先布金箔，逐重用粉隔之，然後下牛乳一小盞，用文火煎至乳盡，金箔如泥　即於火上焙乾，研為末，蒸餅和丸，如小豆大。每服五丸，食後新汲水下。

鎮心丸　治心風，狂言多驚，迷悶恍惚。

牛黃研　鉛霜各七錢半，研　硃砂水飛　龍齒研　龍膽草　天竺黃研　遠志去心　生乾地黃各半兩　金箔五十片　人參去蘆　茯神去木　犀角屑各一兩　鐵粉七錢半，研

上為細末，入另研藥和勻，煉蜜丸，如小豆大。每服七丸，煎竹葉湯送下，不拘時。

九物牛黃丸即九精丸　五邪湯並見癇。

琥珀地黃丸　治產後惡露未盡。胸腹作痛，或小便不利。

琥珀另研　延胡索糯米同炒赤，去米　當歸各一兩　蒲黃四兩，炒香　生地黃研取汁，留滓　生薑各二斤，研取汁，留滓，銀石器用薑汁炒地黃滓，地黃汁炒薑滓，各乾為末

上為末，煉蜜丸，如彈子大，每服一丸，當歸煎湯化下。

奪命散　治產後血暈，血[1]入心經，語言顛倒，健忘失志。

沒藥　血竭等份

上研細末，用童便、細酒各半盞，煎一二沸，調下二錢，良久再服。其惡血自下行。

又方　治產後敗血衝心，發熱，狂言奔走，脈虛大者。

乾荷葉　生地黃　牡丹皮等份

上濃煎，調蒲黃二錢匕，一服即定。

調經散　治產後心中煩躁，起臥不安，乍見鬼神，言語顛倒，此藥主之。每服加龍膽一捻，得睡即安。

沒藥　琥珀並細研　桂心各一錢　芍藥　當歸各二錢半　細辛五分　麝香少許

上為末，每服半錢，薑汁、溫酒各少許調服。

柏子仁散　治產後狂言，由內虛敗血挾邪攻心。

柏子仁　遠志去心　人參　桑寄生　防風　琥珀　當歸炒　生地黃焙　甘草各等份

上為粗末，先用白羊心一個切片，以水一大盞半，先煮至九分，去羊心，入藥末五錢，煎至六分，去粗，不拘時溫服。

‖ 循衣撮空 ‖

生地黃黃連湯　川芎　生地黃　當歸各七錢　赤勻藥　梔子　黃芩　黃連各三錢　防風一兩

上為粗末，每服三錢，水一盞，煎至七分，去渣，取清飲，無時，徐徐與之。若脈實者，加大黃下之。

大抵此證，非大實即大虛，當審其因，察其脈，參其證，而分若黑白矣。實而便秘，大承氣瀉之；虛而便滑，獨參湯補

① 血：原脫，據《證治準繩·女科》

之；厥逆者，加附子。婁全善云：嘗治循衣摸床者數人，皆用大補氣血之劑。唯一人兼瞤振脈代，遂於補劑中略加桂二分，振亦止，脈和而癒。

‖ 喜笑不休 ‖

黃連解毒湯見發熱

治喜笑欲死者。針列缺二穴，在手大指後臂上三寸，及大陵二穴，在掌後橫紋中，針三分。

治喜死，四肢冷，氣絕色不變者。刺陽池穴，用口溫針，勿令針入三分，徐徐出針，以手捫其穴，即復甦也。

‖ 善太息 ‖

半夏湯　治膽腑實熱，精神恍惚，寒濕泄瀉，或寢汗憎風，善太息。

半夏一錢五分　黃芩　遠志各一錢　生地黃二錢　秫米一合酸棗仁三錢，炒　宿薑一錢五分

上長流水煎服。

‖ 驚 ‖

五飲湯見痰飲

溫膽湯《三因》　治心膽虛怯，觸事易驚，或夢寐不祥，遂致心驚膽懾，氣鬱生涎，涎①與氣搏，變生諸證，或短氣悸乏，或復自汗。

半夏湯洗　枳實　竹茹各一兩　橘皮一兩半，去白　甘草炙，四錢　白茯苓七錢

---

① 涎：原作「泄」，據修敬堂本改。

雜病證治類方

第五冊

425

每服四錢，水一盞半，生薑七片，棗一枚，煎七分，食前熱服。

十四友丸　補諸虛不足，益血，收斂心氣。治怔忡不寧，精神昏憒，睡臥不安。

柏子仁另研　遠志湯浸，去心，酒灑蒸　酸棗仁炒香　紫石英明亮者　乾熟地黃　當歸洗　白茯苓去皮　茯神去木　人參去蘆　黃耆蜜炙　阿膠蛤粉炒　肉桂去粗皮，各一兩　龍齒二兩　辰砂別研，二錢半

上為末，煉蜜丸，如梧桐子大。每服三四十丸，食後棗湯送下。

平補鎮心丹《和濟》　治心血不足，時或怔忡，夜多異夢，如墮崖谷。常服安心腎，益榮衛。

酸棗仁去皮，炒，二錢半　車前子去土　白茯苓去皮　麥門冬去心　五味子去枝梗　茯神去木　肉桂去皮，不見火，各一兩二錢半　龍齒　熟地黃酒浸，蒸　天門冬去心　遠志去心，甘草水煮　山藥薑汁製，各一兩半　人參去蘆　硃砂細研為衣，各半兩

上為末，煉蜜丸，如梧桐子大。每服三十丸，空心米湯、溫酒任下。

又平補鎮心丹　治證同前。

熟乾地黃　生乾地黃　乾同藥　天門冬　麥門冬去心　柏子仁　茯神各四兩，一方七兩　辰砂別研，為衣　苦梗炒，各三兩　遠志去心，甘草煮三四沸，七兩　石菖蒲節密者，十六兩　當歸去蘆，六兩　龍骨一兩

上為細末，煉蜜為丸，如梧桐子大。每服三十丸，空心米飲吞下，溫酒亦得，漸加至五十丸，宜常服。

遠志丸　治因事有所大驚，夢寐不祥，登高涉險，神魂不安，心志恐怯。

遠志去心，薑汁醃　石菖蒲各五錢　茯神去皮木　茯苓　人參　龍齒各一兩

上為末，煉蜜丸，如梧桐子大，辰砂為衣。每服七十丸，

食後臨臥熟水下。

妙香散見狂。

琥珀養心丹　治心血虛，驚悸，夜臥不寧，或怔忡心跳者。

琥珀另研，二錢　龍齒煅，另研，一兩　遠志黑豆、甘草同煮，去骨
石菖蒲　茯神　人參　酸棗仁炒，各五錢　當歸　生地黃各七錢
黃連三錢　柏子仁五錢　硃砂另研，三錢　牛黃另研，一錢

上為細末，將牛黃、硃砂、琥珀、龍齒研極細，以豬心血丸，如黍米大，金箔為衣。每服五十丸，燈心湯送下。

定志丸　治心氣不足，驚悸恐怯。

菖蒲炒　遠志去心，各二兩　茯神　人參各三兩

上為末，煉蜜為丸，如梧桐子大，硃砂為衣，每服五十丸，米湯下。一方，去茯神，名開心散，服二錢匕，不拘[1]時。

寧志丸　治心虛血少，多驚。

人參去蘆　茯神去木　白茯苓去皮　柏子仁　遠志酒浸，去心，焙　酸棗仁酒浸，去殼，微炒　當歸　琥珀以上各半兩　石菖蒲　硃砂另研　乳香各二錢半

上為細末，煉蜜為丸，如梧桐子大。每服三十丸，食後用棗湯送下。

人參遠志丸　治心氣不安，驚悸恍惚。

人參去蘆　遠志去心　酸棗仁炒　黃耆以上各半兩　桔梗去蘆
官桂去皮　丹砂各二錢半　天門冬去心　白茯苓去皮　菖蒲各七錢半

上為細末，煉蜜丸，如梧桐子大，每服三十丸，食遠米湯下。

真珠母丸[2]《本事》　治肝經因虛，內受風邪，臥則魂散而不守[3]，若驚悸狀。

_____

① 拘：原脫，校本同，據文義補。

② 真珠母丸：《本事方》卷一本方作「真珠丸」。

③ 臥則魂散而不守：原作「臥而寬散而不收」，據《本事方》卷一本方改。

珠母研細，七錢五分　當歸　熟地黃各一兩半　人參　酸棗仁　柏子仁各一兩　犀角　茯神①　沉香　龍齒各半兩②

上為細末，煉蜜丸，如梧桐子大，辰砂為衣。每服四五十丸，金銀薄荷湯下，日午後臥時服。

獨活湯　獨活　羌活　防風③　人參　前胡　細辛　半夏麴④　五味子　沙參　白茯苓　酸棗仁炒　甘草各一兩

上為粗末，每服四大錢，水一盞半，薑三片，烏梅半個，同煎至七分，去粗，不拘時服。

紹興癸丑，予待次四明，有董生者，患神氣不寧，每臥則魂飛揚，覺身在床，而神魂離體，驚悸多魘，通夕無寐，更醫不效。予為診⑤視，詢之曰：醫作何病治？董曰：眾皆以為心病。予曰：以脈言之，肝經受邪，非心病也。肝經⑥因虛，邪氣襲之，肝藏魂者也，遊魂為變。平人肝不受邪，臥則魂歸於肝，神靜而得寐。今肝有邪，魂不得歸，是以臥則魂飛揚若離體也。肝主怒，故小怒則劇。董欣然曰：前此未之聞，雖未服藥，已覺沉痾去體矣，願求治之，予曰：公且持此說，與眾醫議所治之方，而徐質之。閱旬日復至云：醫遍議古今方書⑦，無與病相對者，故予處此二方以贈，服一月而病悉除。此方用真珠母為君，龍齒佐之，真珠母入肝經為第一，龍齒與肝同類也。龍齒、虎睛，今人例以為鎮心藥，殊不知龍齒安魂，虎睛定魄，各言其類也。蓋東方蒼龍木也，屬肝而藏魂；西方白虎金也，屬肺而藏魂。龍能變化，故魂遊而不定；虎能專靜，故魄止而有守。予謂治魄不寧者，宜以虎睛；治魂飛揚者，宜以

---

① 柏子仁各一兩，犀角、茯神：原作「柏子仁、犀角、茯苓各一兩」，據《本事方》卷一本方改。
② 兩：原作「錢」，據《本事方》卷一本方改。
③ 防風：原脫，據《本事方》卷一本方補。
④ 麴：原脫，據《本事方》卷一本方補。
⑤ 診：原作「胗」，據《本事方》卷一本方改。
⑥ 經：原作「氣」，據《本事方》卷一本方改。
⑦ 書：原脫，據《本事方》卷一本方補。

龍齒。萬物有成理而不失，在夫人達之而已。

羌活勝濕湯見腰痛　**壽星丸**見癇　**控涎丹**見行痺　**黃連安神丸**見虛煩。

寒水石散《三因》　治因驚心氣不行，鬱而生涎，涎結為飲，遂成大疾，忪悸隕獲，不自勝持。少小①遇驚則發②，尤宜服之。但中寒者不可服。

寒水石煅　滑石水飛，各一兩　生甘草二錢半

上為末，每服二錢，熱則新汲水下，寒則薑、棗湯下。加龍膽少許尤佳。

加味四七湯《得效》　治心氣鬱滯，豁痰散驚。

半夏薑製，二錢半　厚朴薑製炒　茯苓去皮，各一錢半　紫蘇葉　茯神去皮，各一錢　遠志去心　石菖蒲　甘草各半錢

水二盅，薑三片，紅棗一枚，煎一盅，不拘時服。

十味溫膽湯　治證見前溫膽湯下。兼治四肢浮腫，飲食無味，心虛煩悶，坐臥不安。

半夏湯泡　枳實麩炒　陳皮去白。各二錢　白茯苓去皮，一錢半　酸棗仁炒　遠志去心，甘草汁煮　五味子　熟地黃酒洗，焙　人參去蘆，各一錢　粉草炙，半錢

水二盅，生薑五片，紅棗一枚，煎一盅，不時服。

養心湯　治心虛血少，驚惕不寧。

黃耆炙　茯神去木　白茯苓去皮　半夏麴　當歸　川芎各一錢半　遠志去心，薑汁醃，焙　酸棗仁去皮，隔紙炒香　辣桂　柏子仁　五味子　人參各一錢　甘草炙，半錢

水二盅，生薑五片，紅棗二枚，煎一盅，食前服。加檳榔、赤茯苓，治停水怔悸。

---

① 小：原脫，據《三因方》卷十本方補。

② 則發：《三因方》卷十本方無，疑衍。

‖ 附　方 ‖

茯神散　治風驚，心神不定，常多恐怖。

茯神去木　生乾地黃　人參去蘆　石菖蒲　沙參去心，各一兩
天門冬去心，一兩半　甘草炙　遠志去心　犀角屑各半兩

上㕮咀，每服五錢，水一中盞，入赤小豆二十粒，同煎至
七分，去粗溫服，不拘時候。

人參散　治風驚，悶亂恍惚。

人參去蘆　甘草炙　龍齒各二兩　犀角屑　生乾地黃　白茯
苓去皮，各一兩　麥門冬去心，一兩半

上㕮咀，每服五錢，水一中盞，煎至七分，去滓溫服，不
拘時。

金箔散　治風驚，手足顫掉，神昏錯亂。

金箔　銀箔各五十片　鐵粉二兩，另研　人參去蘆　琥珀另研
酸棗仁　犀角屑各一兩　龍齒另研　茯神去木　麥門冬去心，各一兩
半　防風去蘆　葳蕤　玄參去蘆　露蜂房各七錢半　牛黃半兩，另研

上為細末，入牛黃、金銀箔，更研令勻，每服一錢，薄荷
酒調下，不拘時候。

鐵粉散　治風驚。

鐵粉研　光明砂水飛　鉛霜研　天竺黃研，各一兩

上細研如粉，每服半錢，不拘時，竹瀝調下。

鐵精丸　治驚風恍惚，寢寐不安。

鐵精另研　龍齒研　犀角屑　麥門冬去心　人參去蘆　茯神去
木　防風去蘆，各一兩　石菖蒲　遠志各七錢半，去心　生乾地黃一兩
半

上為細末，煉蜜和搗三二百下，丸如梧桐子大。每服二十
丸，不拘時，粥飲送下。

菖蒲丸　治同前。

石菖蒲　遠志去心　鐵粉研　硃砂各一兩，水飛　金箔五十片

羚羊角屑七錢半　防風去蘆，七錢　白茯苓去皮　人參去蘆，各一兩半

上為細末，入研令勻，煉蜜和丸，如梧桐子大。每服二十丸，粥湯下，不拘時。

茯神丸　治心臟風虛，驚悸心忪，常多健忘。

茯神去木蘆　人參去蘆　麥門冬去心　熟乾地黃　黃芩　薏苡仁　柏子仁　犀角屑各一兩　龍齒研　雲母粉各一兩半　防風去蘆　黃耆各七錢半

上為細末，入研令勻，煉蜜和搗二三百下，丸如梧桐子大。每服二十丸，溫粥飲下，無時。

人參丸　治心臟風虛，驚悸心忪，或因憂慮之後，時有恍惚，心神不安。

人參去蘆　熟乾地黃　龍齒各一兩，研　茯神去木，一兩半　白朮去蘆　甘草炙　麥門冬去心，各半兩　防風去蘆，七錢半　金箔　銀箔各五十片

上為細末，入研令勻，煉蜜和搗二三百下，丸如梧桐子大。每服十五丸，不拘時，粥飲送下。

‖ 悸 ‖

半夏麻黃丸《金匱》　半夏　麻黃各等份

上二味，為末，煉蜜和丸，如小豆大。飲服三丸，每日三服。

溫膽湯見驚　**導痰湯**見痰飲　**壽星丸**見癇。

茯苓甘草湯　治心下停水忪悸。

茯苓去皮　桂枝各三錢　生薑半兩　甘草二錢

水二盅，煎至一盅，不拘時服。

茯苓飲子《濟生》　治痰飲蓄於心胃，怔忡不已。

赤茯苓去皮　半夏湯炮　茯神去木　麥門冬去心　橘皮去白，各一錢半　檳榔　沉香不見火　甘草炙，各一錢

水二盅，薑三片，煎八分，食遠服。

薑朮湯　治停飲怔忡。

白薑生　白朮　茯苓　半夏麴各一錢　辣桂　甘草各五分

水一盅，薑三片，紅棗一枚，煎六分，不拘時服。

五苓散見消癉。

炙甘草湯一名復脈湯　治脈結代，心動悸。

甘草一兩二錢一字　人參六錢二字　生地黃一兩半　桂枝　麻子仁　麥門冬各一兩　阿膠六錢二字

水酒合五升，生薑一兩，大棗十二枚，清酒二升三合，水二升七合，煮取二升，去滓，納阿膠烊盡，分三服。

人參養榮湯見虛勞。

《和劑》排風湯　治風虛冷濕，閉塞諸經，令人怔忡，宜加炒酸棗仁。方見中風。

滋陰抑火湯　當歸　芍藥①　生地黃　川芎　黃連　知母　熟地黃各一錢　肉桂　甘草各五分

若身如飛揚，心跳不定，加紫石英、人參各一錢。

盅水二盅，煎七分，入童便半盞，食前服。

定志丸見驚　**妙香散**見狂　**谷神嘉禾散**見反胃。

‖ 附　方 ‖

《濟生》益榮湯　治思慮過多，耗傷心血，心血既傷，神無所守，是以怔忡恍惚，善悲憂，少顏色，夜多不寐，小便或濁。

當歸去蘆，酒浸　黃耆去蘆　小草　酸棗仁炒，去殼　柏子仁炒　茯神去木　木香不見火　白芍藥　人參去蘆　麥門冬去心　紫石英煅，研　甘草炙，各一錢

上作一服，水二盅，薑三片，紅棗一枚，煎一盅，不拘時服。

① 芍藥：此下原衍「煨」，據修敬堂本刪。

秘傳酸棗仁湯　治心腎水火不交，精血虛耗，痰飲內蓄，怔忡恍惚，夜臥不安。

酸棗仁去皮，炒　遠志去心，製　黃耆　白茯苓　蓮肉去心　當歸酒浸　人參　茯神各一兩　陳皮　粉草炙，各半兩

上㕮咀，每服四錢，水一盞半，生薑三片，棗一枚，以瓦器煎七分，日二服，臨臥一服。

《葉氏》鎮心爽神湯　治心腎不交，上盛下虛，心神恍惚，睡多驚悸，小便頻數，遺泄白濁。

石菖蒲去毛，半兩　甘草炙，四錢　人參去蘆　赤茯苓　酸棗仁炒　當歸酒浸，焙，各三錢　南星炮　陳皮去白　乾山藥　細辛去苗　紫菀去蘆　半夏製　川芎不焙　五味子　通草　麥門冬去心　覆盆子　柏子仁炒　枸杞子各二錢半

上㕮咀，每服四錢，水一盞，蜜一匙，煎五分，去滓，入麝香少許，再煎一二沸，溫服，不拘時。

俞居士選奇方　治心常忪悸，行險懼往，忘前失後。

白檀香　白茯苓　桂心各十二分　石菖蒲　天竺黃　熟地黃　蘇合香　犀角各四分　天門冬去心　遠志去心　人參各六分　甘草十分

上為細末，煉蜜丸，如櫻桃大。每服一丸，食後嚼化，或米飲嚥下。

參乳丸　治心氣不足，怔忡自汗。

人參去蘆，一兩　乳香三錢，另研　當歸二兩

上為細末，研勻，山藥煮糊丸，如梧桐子大。每服三十丸，食後棗湯送下。

龍齒丹　治心血虛寒，怔忡不已，痰多恍惚。

龍齒　遠志去心，甘草水煮　酸棗仁炒，去殼，研　官桂去皮，不見火　當歸去蘆，酒浸　琥珀　附子炮，去皮臍，切作片，薑汁浸一宿　南星剉碎，薑汁浸一宿，各一兩　木香不見火　沉香另研，不見火　紫石英煅，醋淬　熟地黃酒蒸，焙，各半兩

上為細末，煉蜜為丸，如梧桐子大，硃砂為衣。每服五十

丸，不拘時，用棗湯送下。

靈砂寧志丸 治男婦大病後，損傷榮衛，失血過多，精氣虛損，心神恍惚，不得眠睡，飲食全減，肌體瘦弱。

辰砂二兩，不夾石者，用夾絹袋盛懸於銀石器內。用椒紅三兩，取井花水調椒入於器內，可八分，用鍋子注水，置硃砂器在內，重湯煮令魚眼沸，三晝夜為度，取出辰砂，細研水飛 白朮 鹿茸燎去毛，酥炙黃 黃耆蜜炙，各三兩 石菖蒲二兩 茯神去木 人參各三兩

上為末，入辰砂研勻，棗肉和杵一二千下，丸如梧桐子。每服三十丸，空心溫酒米飲任下。

附棗肉靈砂 專治虛人夜不得睡，夢中驚魘，自汗忪悸。

靈砂二錢，研 人參半錢 酸棗仁肉一錢

為末，棗肉丸，如綠豆大。臨臥棗湯吞五七粒。

辰砂遠志丸 安神鎮心，消風化痰。

石菖蒲去毛 遠志去心 人參 茯神去木 辰砂各半兩 川芎 山藥 鐵粉 麥門冬去心 細辛 天麻 半夏麴 南星炒黃 白附子生，各一兩

為末，用生薑五兩取汁，入水煮糊丸，如綠豆大，別以硃砂為衣。每服三十粒，臨臥薑湯下。

《葉氏》人參同本丸 夫心生血，血生氣，氣生精，精盛則鬚髮不白，容貌不衰。今人滋補血氣，多用性熱之藥，殊非其治。此方蓋用生地黃能生精血，用天門冬引入所生之地；熟地黃能補精血，用麥門冬引入所補之地；又以人參能通心氣，使五味並歸於心。

生地黃洗 熟地黃洗，再蒸 天門冬去心 麥門冬去心，各一兩 人參半兩

上為末，煉蜜丸，如梧桐子。空心溫酒或鹽湯下三十丸。

《濟生方》心丹 治男婦心氣不足，神志不寧，一切心疾並治之。

硃砂五十兩 遠志去心，甘草煮 熟地黃酒洗，蒸，焙 新羅人參 木鱉仁炒，去殼 當歸去蘆，酒浸，焙 麥門冬去心 石菖蒲

石蓮肉_{去心，炒}　黃耆_{去蘆}　茯神_{去木}　柏子仁_{揀淨}　茯苓_{去皮}　益智仁_{各三兩}　白朮_{五兩}

上加人參等十四味，各如法修製，剉碎拌勻，次將硃砂袞和，以夾生絹袋盛貯，用麻線緊紮袋口。卻用瓦鍋一口，盛水七分，重安銀罐一個於鍋內，入白蜜二十斤，將藥袋懸之中心，不令著底，使蜜浸過藥袋。以桑柴火燒令滾沸，勿使火歇，煮三日蜜焦黑，再換蜜煮，候七日足住火，取出淘去眾藥，洗淨硃砂令乾，入牛心內，仍用銀鍋於重湯內蒸，如湯乾，復以熱水從鍋弦添下，候牛心蒸爛，取砂再換牛心，如前法蒸凡七次，其砂已熟，即用沸水淘淨焙乾，入乳缽，玉杵研至十分細，米粽為丸，如豌豆大，陰乾。每服二十丸，食後參湯、棗湯、麥門冬湯任下。

補心神效丸《百一》　黃耆_{蜜炙，焙}　茯神_{去木}　人參_{去蘆}　遠志_{去心，各四兩}　熟乾地黃_{三兩}　柏子仁_{別研}　酸棗仁_{去殼}　五味子_{各二兩}　硃砂[①]一分[②]，_{別研}

上為末，煉蜜和丸，如梧桐子大。每服五十丸，米飲溫酒任下。盜汗不止，麥麩湯下。亂夢失精，人參、龍骨湯下。卒暴心痛，乳香湯下。虛煩發熱，麥門冬湯下。吐血，人參湯下。大便下血，當歸[③]、地榆湯下。小便出血，茯苓、車前子湯下。中風不語，薄荷、生薑湯下。風癇涎潮，防風湯下。

八物定志丸　補益心神，安定魂魄，治痰，去胸中邪熱。

人參_{一兩半}　菖蒲　遠志_{去心}　茯苓　茯神_{去皮，各一兩}　硃砂_{一錢}　白朮　麥門冬_{去心，各半兩}

上為細末，煉蜜丸，如梧桐子大。米飲下三十丸，不拘時。

天王補心丸　寧心保神，益血固精，壯力強志，令人不

---

① 砂：原脫，據虞衙本補。
② 一分：原作「一兩」，據《百一選方》卷一本方改。
③ 當歸：原脫，據《百一選方》卷一本方補。

忘。除怔忡，定驚悸，清三焦，化痰涎，袪煩熱，療咽乾，育養心神。

人參去蘆，五錢　當歸酒浸　五味子　麥門冬去心　天門冬去心　柏子仁　酸棗仁各一兩　白茯苓去皮　玄參　丹參　桔梗　遠志各五錢　生地黃四兩　黃連酒洗，炒，二兩

上為末，煉蜜丸，如梧桐子大，硃砂為衣。每服二三十丸，臨臥燈草、竹葉煎湯下。此方聞人道長所常服，當提學南畿，心神甚勞而不傷，此丹之功也。與劉松石中丞所傳，少石菖蒲、熟地黃、杜仲、百部、甘草六味。

補心丹《玄珠》　治心氣不足，驚悸健忘。又能安養心神，兼治五臟，無偏勝之弊，可以久服。

麥門冬二兩半　遠志甘草湯煮　石菖蒲　香附童便浸，各二兩　天門冬　栝蔞根　白朮　貝母　熟地黃　茯神　地骨皮各一兩半　人參　川當歸　牛膝　黃耆各一兩　木通八錢

為細末，大棗肉為丸，梧桐子大。用酒或圓眼湯吞下五十丸。

天地丸　治心血燥少，口乾咽燥，心煩喜冷，怔忡恍惚，小便黃赤，或生瘡瘍。

天門冬去心，二兩　熟地黃九蒸九曝，一兩

上為細末，煉蜜丸，如梧桐子大。每服百丸，不拘時，用人參煎湯下。

── 驚悸證治療臨床新用 ──

驚悸治法新探

驚悸病因病機不外乎與心虛膽怯，心血不足，心腎衰弱，水飲內停，瘀血阻絡等因素有關。筆者從「血虛與痰火互結」論治，以經典名方百合地黃湯、溫膽湯、甘麥大棗湯合為基本方加味，滋陰養血，清心化痰，鎮驚安神，獲效殊佳。

王某，女，48 歲。鬱悶寡言，每夜陽惡夢驚醒，全身汗出，頭痛眩暈，不思飲食，膽怯易驚，煩躁易怒，期間多方醫治無效。現患者面帶倦容，兩顴潮紅，雙目呆滯，皮膚乾燥，思維、記憶及反應尚可。口乾口苦，腹脹納差。舌質紅、苔黃厚膩，脈浮細軟。證屬鬱久生熱，陰液暗耗，濁痰濕久阻上擾神明。擬養陰潤燥補虛清熱，化痰清心，鎮驚安神。

處方：百合 30g，茯苓、龍骨、牡蠣、酸棗仁、夜交藤、焦三仙、生熟地各 20g，竹茹 15g，枳實、製半夏、陳皮各 6g，菖蒲、鬱金各 10g，浮小麥 50g，生甘草、膽南星、遠志、生大黃、龜版膠（烊化）、阿膠（烊化）、五味子各 10g、川黃連 5g，大棗 5 枚試服 5 劑。

每日 1 劑，每劑兩煎，兌勻，日服 5 次。服後，煩熱失眠有所減輕，舌苔稍黃質紅，脈細軟。上方去焦三仙、川黃連、膽南星，加製首烏、珍珠母各 20g。前後共服藥 20 餘劑，調理治療 1 月餘恢復如常人，至今未發。（張忠平.陝西中醫，2003，24（2）：189）

‖ 恐 ‖

人參散　治膽虛常多畏恐，不能獨臥，如人捕之狀，頭目不利。

人參　枳殼　五味子　桂心　甘菊花　茯神　山茱萸　枸杞子_{各七錢半}　柏子仁　熟地黃_{各一兩}

上為細末，每服二錢，溫酒調下。

茯神散　治膽虛冷，目眩頭疼，心神恐畏，不能獨處，胸中滿悶。

茯神_{一兩}　遠志　防風　細辛　白朮　前胡　人參　桂心　熟地黃　甘菊花_{各七錢半}　枳殼_{半兩}

上為末，每服三錢，水　盞，薑三片，煎全六分，溫服。

補膽防風湯　治膽虛目暗，喉痛數唾，眼目眩冒，五色所

障，夢見被人鬥訟，恐懼面色變者。

防風一錢　人參七分　細辛　芎藭　甘草　茯苓　獨活　前胡各八分

上為粗末，每服四大錢，水一盞半，棗二枚，煎八分，食前服。

一士人苦學，久困場屋得疾，吐衄盈盆，尪羸骨立，夜臥交睫，則夢鬥爭敗負，恐怖之狀，不可形容，如是者十年矣。每勞則發，醫以補心安神藥投之，漠如也。一日讀《素問·藏氣法時論》，乃知人魂藏於肝，肝又藏血，作文既苦，衄血過度，則魂失養，故交睫則苦魘，乃肝虛膽怯，故多負多恐耳。非峻補不奏功，而草木之藥，不堪任重，乃以酒熔鹿角膠空腹飲之，五日而睡臥安，半月而肌肉生，一月而神氣安，始能出戶。蓋鹿角膠峻補精血，血旺而神自安也。

‖ 健　忘 ‖

歸脾湯《濟生》　治思慮過度，勞傷心脾，健忘怔忡。

人參　茯神　龍眼肉　黃耆　酸棗仁炒，研　白朮各二錢半　木香　炙甘草各五分　生薑五片，紅棗一枚，煎一盅，服無時。薛新甫加遠志、當歸各一錢。加味歸脾湯即前方加牡丹皮、山梔各一錢，治脾經血虛發熱等證

人參養榮湯見虛勞　**小定志丸**　**寧志膏**見狂　**壽星丸**見癇　**導痰湯**見痰飲。

朱雀丸《百一》　治心腎不交，心神不定，事多健忘。

沉香半兩　茯神二兩

上為細末，蜜丸如小豆大。每服三十丸，食後用人參湯下。

加味茯苓湯《得效》　治痰迷心竅，多忘失事。

半夏湯泡　陳皮　白茯苓　益智仁　香附　人參各一錢　甘草炙，五分

水一盅半，薑三片，烏梅一枚，煎七分，食遠服。

讀書丸 石菖蒲 菟絲子_{酒煮} 遠志_{各一兩} 地骨皮_{二兩} 生地黃 五味子 川芎_{各一兩}

上為末，薄糊丸，梧桐子大。每服七八十，臨臥白湯下。

二丹丸 治健忘。養神定志，和血安神，外華腠理。

天門冬_{去心} 熟地黃 丹參_{各一兩半} 白茯苓_{去皮} 麥門冬_{去心} 甘草_{各一兩} 遠志_{去心} 人參_{去蘆，各半兩}

上為細末，煉蜜和丸，如梧桐子大，以硃砂半兩，研極細為衣。每服五十丸，加至百丸，空心煎愈風湯送下_{方見風門}。

菖蒲益智丸 治善忘恍惚，破積聚止痛，安神定志，聰明耳目。

菖蒲_炒 遠志_{去心，薑汁醃炒} 川牛膝_{酒浸} 桔梗_炒 人參_{各三兩七錢半} 桂心_{三錢} 茯苓_{一兩七錢半} 附子_{一兩，炮，去皮臍}

上為細末，煉蜜丸，如梧桐子大。每服三十丸，食前用溫酒或米湯送下。

健志丸 久服令人不忘，耳目聰明，身體輕健。

天門冬_{去心} 遠志_{去心} 白茯苓_{去皮} 熟地黃_{各等份}

上為細末，煉蜜和丸，如梧桐子大。每服四五十丸，空心米飲送下，日進二服。

大益智散 治心志不寧，語言健忘。

熟地黃 人參_{去蘆} 白茯苓_{去皮} 蓯蓉_{酒浸，各二兩} 菟絲子_{酒浸} 遠志_{去心，各七錢半} 蛇床子_{二錢半}

上為細末，每服一錢，食後米飲調下，日進二服。忌食豬肉。

不忘散 石菖蒲 白茯苓_{去皮} 茯神_{去木} 人參_{去蘆，各一兩二錢半} 遠志_{去心，一兩七錢半}

上為細末，每服一錢，食後溫酒調下。

開心散 治好忘。

石菖蒲_{一兩} 白茯苓_{去皮，二兩} 遠志_{去心} 人參_{去蘆，各二錢半}

上為細末，每服一錢，食後米飲調下。

蓯蓉散 久服至老不忘。

肉蓯蓉酒浸 續斷各二錢半 遠志去心 石菖蒲 白茯苓去心，各七錢半

上為細末，每服二錢，食後溫酒調下。

—— 健忘證治療臨床新用 ——

安神湯治療高血壓並失眠健忘症 40 例

安神湯組成為：生地 10g，棗仁 10g，鉤藤 20g，夜交藤 15g，白芍 10g，龍骨 10g，茯苓 20g，杜仲 10g，丹參 10g，黃連 10g，肉桂 2g。

加減：陰虛證見心煩不寐，口乾少津者加麥冬 10g，石斛 20g；陽虛證見神疲乏力，面色不華，舌淡苔薄，脈細弱者加仙靈脾 10g，仙茅 10g；煩躁易怒者加焦梔子 10g，膽草 5g；心悸怔忡，頭暈目眩加磁石 20g，珍珠母 20g；肝鬱脅痛加香附 10g，鬱金 10g。服法：水煎服，每日 1 劑，分 3 次飲服。總有效率 87.5%。（廖加維.現代臨床醫學，2005，4：234）

‖ 自 汗 ‖

桂枝湯 治傷寒脈浮，自汗惡寒方見傷濕。

朮附湯 治中濕脈細，自汗體重方見心痛。

防己黃耆湯見身重 **當歸六黃湯**見盜汗。

黃耆建中湯 治血氣不足，體常自汗。

黃耆 桂各一錢半 白芍藥三錢 甘草一錢

每服五錢，水一盅半，薑五片，棗二枚，煎八分，去滓，入稠餳一大匙，再煎服。舊有微溏或嘔者，不用餳。

耆附湯《濟生》 治氣虛陽弱，虛汗不止，肢體倦怠。

黃耆去蘆，蜜炙 附子炮，去皮臍，各等份

上吹咀，每服四錢，水一盞，生薑十片，煎八分，食前溫服，未應更加之。

參附湯 治真陽不足，上氣喘急，自汗盜汗，氣短頭暈。

人參一兩　附子炮，去皮臍，半兩

上分作三服，薑水煎。

黃耆六一湯 治男婦諸虛不足，肢體勞倦，胸中煩悸，時常焦渴，唇口乾燥，面色痿黃，不能飲食。常服平補氣血，安和臟腑。

黃耆六兩，去蘆，蜜炙　甘草一兩，炙

每服五錢，水一盞，棗一枚，煎七分，不拘時溫服。一方，加白朮、白芍藥。

玉屏風散《得效》 防風　黃耆各一兩　白朮二兩

每服三錢，水二盞，薑三片，煎六分，不拘時溫服。

周衛湯①東垣　治濕勝自汗，補衛氣虛弱，表虛不任外寒。

黃耆　麻黃根各一錢　生甘草　當歸梢　生黃芩　半夏湯洗七次　各五分　豬苓　羌活各七分　麥門冬去心　生地黃各三分　五味子七粒　蘇木　紅花各一分

上吹咀如麻豆大，作一服，水二盞。煎至一盞。去渣，稍熱服。中風證必自汗。

汗多不得重發，故禁麻黃而用根節也。

羌活勝濕湯 甘草炙，三錢　黃耆七分　生甘草五分　生黃芩酒黃芩各三分　人參三錢，助氣益胃，以上藥瀉胸中熱　川芎　藁本　防風各三分　獨活二分　升麻　柴胡各五分，以卜風藥勝其濕　細辛　蔓荊子各三分　薄荷一分，以上清利頭目

上作一服，水二盞，煎一盞半，後入細辛等四味，再煎至一盞，熱服。

七氣湯見氣。

理氣降痰湯 桔梗　枳殼麩炒　橘紅　半夏麴炒　茯苓去皮

① 周衛湯：《脾胃論》卷下本方作「調衛湯」。

香附童便浸　貝母各一錢二分　　桂枝　甘草各五分

水二盅，煎八分，食遠服。

涼膈散見發熱。

建中湯　治表虛自汗。

芍藥五錢　官桂　甘草炙，各二錢

上作一服，水二盅，生薑五片，棗二枚，煎至一盅，食前服。本方中黃耆二錢，名黃耆建中湯，治虛勞自汗，加當歸，名當歸建中湯，治婦人血虛自汗；其自汗漏不止者，加桂一錢，熟附子半個，名桂枝附子湯，煎，空心服。

白朮散《宜明》　治虛風多汗，食則汗出如洗，少氣痿劣，久不治，必為消渴證。

牡蠣煅，三錢　白朮一兩二錢半　防風二兩半

上為末，每服一錢，溫水調下，不拘時候。如惡風，倍防風、白朮；如多汗面腫，倍牡蠣。

安胃湯東垣　治因飲食汗出，日久心虛，風虛邪入，令人半身不遂，見偏風痿痺之病，先除其汗，慓悍之氣，按而收之。

黃連去鬚　五味子　烏梅肉　生甘草各五分　熟甘草三分
升麻梢二分

水二盞，煎一盞，食遠溫服。忌濕麵、酒、五辛、大料物之類。

正元散　治下元氣虛，臍腹脹滿，心脅刺痛，泄利嘔吐，自汗，陽氣甚微，手足厥冷，及傷寒陰證，霍亂轉筋，久下冷利，少氣羸困，一切虛寒。

紅豆炒　乾薑炮　陳皮去白，各三錢　人參　白朮　甘草炙
茯苓去皮，各二兩　肉桂去粗皮　川烏炮，去皮，各半兩　附子炮，去皮
尖　山藥薑汁浸，炒　川芎　烏藥去木　乾葛各一兩　黃耆炙，一兩半

上為細末，每服三錢，水一盞，薑三片，棗一枚，鹽少許，煎七分，食前溫服。常服助陽消陰，正元氣，溫脾胃，進飲食。

八珍散<small>見虛勞。</small>

牡蠣散<small>《三因》</small>　治諸虛不足，及新病暴虛，津液不固，體常自汗，亦治盜汗不止。

黃耆　麻黃根　牡蠣<small>煆，研，各等份</small>

《得效方》有知母。又方，上三味各一兩，白朮半兩，甘草二錢半。

上剉散，每服三錢，水一盞半，小麥一百粒，煎八分，不拘時服。

茸朱丹<small>見頭痛</small>　**黑錫丹**<small>見諸逆衝上</small>　**靈砂丹**<small>見嘔吐</small>　**硃砂丹**<small>削。</small>

大補黃耆湯<small>《魏氏》</small>　黃耆<small>蜜炙</small>　防風　山茱萸肉　當歸　白朮<small>炒</small>　肉桂　川芎　炙甘草　五味子　人參<small>各一兩</small>　白茯苓<small>一兩半</small>　熟地黃<small>二兩</small>　肉蓯蓉<small>酒浸，三兩</small>

每服五錢，水二盅，薑三片、棗二枚，煎八分，不拘時溫服。

實表散<small>《澹寮》</small>　治感冒，腠理不密，自汗。

附子<small>炮</small>　肉蓯蓉<small>酒炙</small>　細辛　五味子<small>各一兩</small>

上㕮咀，以黃耆建中湯相停和合勻，依本方薑、棗加炒浮小麥煎，不三四服安。

黃耆湯<small>《濟生》</small>　治喜怒驚恐，房室虛勞，致陰陽偏虛，或發厥自汗，或盜汗不止。

黃耆<small>去蘆，蜜水炙，一兩半</small>　白茯苓<small>去皮</small>　熟地黃<small>酒蒸</small>　肉桂<small>不見火</small>　天門冬<small>去心</small>　麻黃根　龍骨<small>各一兩</small>　五味子　小麥<small>炒</small>　防風<small>去蘆</small>　當歸<small>去蘆，酒浸</small>　甘草<small>炙，各半兩</small>

上剉散，每服四錢，生薑五片煎，不拘時候。

發厥自汗加熟附子，發熱自汗加石斛。未效，或多吃麵食則安。

撫芎湯<small>《澹寮》</small>　治自汗頭眩，痰逆噁心。

撫芎　白朮<small>略炒去油</small>　橘紅<small>各一兩</small>　甘草<small>炙，半兩</small>

上剉散，每服四錢，生薑七片煎，溫服。

止自汗方　用川鬱金研細末，臨臥以唾津調敷乳上。

止汗溫粉　川芎　白芷　藁本各一兩　米粉三兩

上為末，每用綿包裹，撲於身上。

止汗紅粉　麻黃根　牡蠣煅，各一兩　赤石脂　龍骨各半兩

上為末，以絹袋盛貯，如撲粉用之。

止汗粉　麻黃根　牡蠣粉　敗扇灰　瓜蔞以上各三兩　白朮
二兩　米粉三升

上為末，和攪令勻，以生絹袋盛，用粉身體，日三兩度。
忌桃、李、雀肉。仍灸大椎五六百炷，汗即漸止。

加腦子收陽粉　治一切虛汗、盜汗、自汗及漏風等證汗泄
不禁，服諸藥不能止者。

麻黃根　藁本　白芷　牡蠣煅　龍骨以上各半兩　火粉二兩
腦子半錢

上為細末，研勻，以紗帛包裹，於汗處撲敷之，汗止為
度。

黃耆湯　綿黃耆　陳皮去白，各一兩半

上為細末，每服三錢，用大麻仁一合爛研，以水投，取漿
一盞，濾去滓，於銀石器內煎，候有乳起，即入白蜜一大匙，
再煎令沸，調藥末空心服。治高年老人大便秘澀甚者，兩服
癒。

三拗湯見咳嗽。

── 自汗證治療臨床新用 ──

1. 斂汗湯治療小兒汗證 130 例臨床觀察

斂汗湯：黃耆、百合各 12g，浮小麥 15g，煅牡蠣 20g，麻
黃根、白朮各 12g，五味子、防風、地骨皮、竹葉、桔梗、大
棗各 5g，以上各味藥的劑量均 7 歲患兒的常規用量，可根據年
齡及臨床情況適當調整。

辨證加減：表虛不固、自汗為主者重用黃耆、白朮、去地

骨皮、竹葉；氣陰不足、盜汗為主者重用百合、五味子、地骨皮、去白朮、防風；伴煩躁不安者加燈心；伴納差者加山楂、神麴。每日 1 劑，水煎，分 3 次溫服。用本方治療小兒汗證效佳。（黃玲.黑龍江中醫藥，1997，3：37）

2. 桂枝加龍骨牡蠣湯治療心衰之汗證 52 例小結

桂枝加龍骨牡蠣湯加減：煅龍骨 30g，煅牡蠣 30g，桂枝 10g，白芍 15g，生薑 5 片，大棗 10 枚，炙甘草 5g。若汗出惡風甚者加仙靈脾 10g、附子 6g；伴盜汗者加益智仁 10g、五味子 10g；伴氣短乏力者加黨參 20g、生黃耆 50g；伴心悸失眠者加酸棗仁 10g。每日 1 劑，水煎 2 次，取汁兌勻，分 2 次服用。結果：治癒 30 例，顯效 18 例，好轉 3 例，無效 1 例（患者因心衰死亡），總有效率為 98.1%（駱新生.甘肅中醫，2001，14（6）：21）

‖ 盜　汗 ‖

當歸六黃湯　當歸　生地黃　熟地黃　黃柏　黃芩　黃連各一錢　黃耆二錢

上作一服，水二盞，煎至一盞，臨臥服。

正氣湯　黃柏炒，一錢　知母炒，一錢半　甘草炙，五分

上為粗末，作一服，水二盞，煎一盞，臥時服。

防風散　防風五錢　川芎二錢半　人參一錢二分半

上為細末，每服二錢，臨臥米飲調下。

白朮散　白朮不拘多少，剉作小塊或稍大　浮麥一升

上用水煮乾，如朮尚硬，又加水一二升，煮軟取出，去麥不用，切作片，焙乾，研為細末，每服二三錢，不拘時，另用浮麥煎湯調服。

麥煎散　治榮衛不調，夜多盜汗，四肢煩疼，飲食進退，面黃肌瘦，並皆治之。

柴胡去苗　秦艽各二兩　鱉甲二兩，醋煮三五十沸去裙襴，再用醋炙

黃　乾漆炒煙盡　人參　茯苓　乾葛　川烏炮，去皮尖　玄參各一兩

上為細末，每服二錢，先用小麥三七粒，煎湯一盞，去麥，入藥再煎三五沸，食後服。

大建中湯　治虛熱盜汗，百節痠疼，腰痛，肢體倦怠，日漸羸弱，口苦舌澀，心忪短氣。

綿黃耆炙　遠志燈心煮，去心　當歸酒洗　澤瀉各二錢　白芍藥龍骨煅　人參各一錢半　炙甘草一錢

上作一服，水二盅，薑五片，煎一盅，食前服。

氣弱加炮附子二錢，腰痛筋急加官桂去皮一錢。

四白散　治男婦血虛發熱，夜多盜汗，羸瘦，腳痛不能行。

白朮　白扁豆　藿香　益智　厚朴　黃耆　陳皮各一兩
白茯苓　人參　半夏　烏藥　白荳蔲　甘草各半兩　芍藥一兩半
檀香　沉香各二錢半

上剉碎，每服三錢，水二盞，生薑三片，棗一枚，煎至一盞，去滓，食前溫服。

又方　治盜汗，夜臥床蓆衣被盡濕。

麻黃根　牡蠣煅為粉，各三兩　黃耆　人參各二兩　龍骨打碎
枸杞根用白皮。各四兩　大棗七枚，擘破

上切，以水六升，煮取二升五合，去滓，分溫六服。如人行八九里久中任食，一日令盡。忌蒜、熱麵等物。

青蒿散　治虛勞盜汗骨蒸，咳嗽胸滿，皮毛乾枯，四肢懈惰，骨節疼痛，心腹驚悸，咽燥唇焦，頰赤煩躁，涕唾腥臭，睏倦少力，肌體潮熱，飲食減少，日漸瘦弱。

天仙藤　鱉甲醋炙　香附子炒，去毛　桔梗去蘆　柴胡去苗
秦艽　青蒿各一兩　烏藥半兩　炙甘草一兩半　川芎二兩半

上剉散，每服薑三片煎，不拘時溫服。小兒骨蒸勞熱，肌瘦減食者，每一錢，水盞半，小麥三十粒煎服。

補中益氣湯　治內傷氣虛自汗方見內傷勞倦。

如脈洪大，心火炎上者，加五味子、麥門冬、黃連各一

錢。如左關脈浮弦，自汗挾風邪也，加桂枝五分，白芍藥一錢。如一切虛損之證，自汗不休者，加麻黃根、浮小麥。陽虛甚者，加附子、但升麻、柴胡俱用蜜水炒。尺脈虛大者，加炒黃柏、知母、熟地黃。

白朮湯 白朮四兩，分作四處，一兩同黃耆炒，一兩同石斛炒，一兩同牡蠣炒，一兩同麩皮炒，各味以炒黃色為末，去餘藥不用

上用白朮研末，每服三錢，粟米煎湯送下，盡四兩為效。

茯苓湯 治虛汗盜汗。

上用白茯苓為度，每服二錢，煎烏梅、陳艾湯調下。

柏子仁丸《本事》 戢陽氣，止盜汗，進飲食，退經絡熱。

柏子仁 半夏麴各二兩 牡蠣甘鍋子內火煅，用醋焠七次，焙乾 人參 麻黃根慢火炙，拭去汗 白朮 五味子各一兩 淨麩炒，半兩

上為末，棗肉丸，梧桐子大。空心米飲下三五十丸，日二服，得效減一服，得癒即住。作散亦可。

椒目散 治盜汗，日久不止。

椒目 麻黃根等份

為細末，每服一錢，無灰熱酒食後調服。

治盜汗外腎濕 人參 苦參 龍膽草 麻黃根各三錢

末之，煉蜜丸，梧桐子大，每服三十丸，燒麩湯下。

當歸龍薈丸見脅痛 **牡蠣散**見自汗。

—— 盜汗證治療臨床新用 ——

止汗散敷臍治療盜汗 35 例

目的：觀察止汗散敷臍治療盜汗 35 例的療效。方法：用牡蠣、硃砂、五倍子等藥共為末，睡前將神闕穴洗淨擦乾，取藥末用溫開水調至不稀不稠，將藥放於神闕穴，外敷膠布或風濕膏，次日換藥 1 次，隔 2 日取下。

結果：敷藥 1 次當夜汗止者 25 例、當夜有效，2 次汗止 9

例，連續貼 2 次不癒為無效 1 例。總有效率為 97.1％。結論：
採用自製中藥「止汗散」治療盜汗療效較好（龐庚揚.中國民間
療法，1996，（4）：34）

‖ 不得臥 ‖

酸棗湯仲景　治虛勞虛煩不得眠。

酸棗仁二升　甘草一兩　知母　茯苓　芎藭各二兩　生薑二兩

上五味，以水八升，煮酸棗仁，得六升，納諸藥，煮取三
升，分溫三服。

鱉甲丸《本事》　治膽虛不得眠，四肢無力。

鱉甲　酸棗仁　羌活　牛膝　黃耆　人參　五味子各等份

上為細末，煉蜜杵為丸，如梧桐子大。每服三四十丸，溫
酒送下。

溫膽湯見驚　**六一散**見傷暑　**六君子湯**見虛勞　**青靈丹缺**　**益
榮湯**見悸　**導痰湯**見痰飲　**真珠母丸**　**獨活湯**俱見驚　**羌活勝濕
湯**　治臥而多驚，邪在少陽厥陰也方見腰痛。

‖ 怠惰嗜臥 ‖

平胃散見中食　**六君子湯**見虛勞。

人參補氣湯　治四肢懶倦。

黃耆一錢半　人參　防風　升麻　黃柏　知母各七分　白芍
藥　生地黃各五分　熟地黃六分　生甘草一分　炙甘草三分　五味
子二十粒　肉桂二分

上為粗末，水二盞，煎至一盞，去滓，空心熱服。

昇陽益胃湯　治脾胃虛之，怠惰嗜臥，四肢不收，時值秋
燥令行，濕熱少退，體重節痛，口苦舌乾，飲食無味，大便不
調，小便頻數，不嗜食，食不消，兼見肺病灑淅惡寒，慘慘不
樂，面色惡而不和，乃陽氣不伸故也方見惡寒門。

‖ 身　重 ‖

補中益氣湯見勞倦　五苓散見消癉　小柴胡湯見往來寒熱　黃耆芍藥湯見鼻衄。

防己黃耆湯仲景　治身重，汗出惡風。

防己一兩　黃耆一兩二錢半　白朮七錢半　甘草炙，半兩

上剉，每服五錢匕，生薑四片，棗一枚，水一盞半，煎至八分，去滓溫服，良久再服。腹痛加芍藥。

甘薑苓朮湯仲景　甘草　白朮各二兩　乾薑　茯苓各四兩

水五升，煮取三升，分溫二服，腰中自溫。

參朮湯東垣　黃耆二錢　人參　陳皮　青皮各五分　升麻　柴胡　酒黃柏各三分　神麴七分　當歸二分　蒼朮一錢　甘草炙，四分

水二盞，煎至一盞，帶熱服，食前。

‖ 不能食 ‖

平胃散見中食　黃耆建中湯見自汗　四君子湯　六君子湯俱見虛勞　二陳湯見痰飲　人參半夏丸見咳嗽。

和中丸東垣　關胃進食。

乾薑一錢　甘草炙　陳皮各一錢　木瓜一錢　人參　白朮各三錢

上為末，蒸餅為丸。食前白湯下三五十丸。

又和中丸　治久病厭厭不能食，而臟腑或秘、或結、或溏，此皆胃虛之所致也。常服和中理氣，消痰去濕，厚腸胃，進飲食。

白朮二兩四錢　厚朴薑製，二兩　陳皮去白，一兩六錢　半夏湯泡，一兩　檳榔五錢　枳實五錢　甘草炙，四錢　木香二錢

上八味，為末，生薑自然汁浸蒸餅和丸，如梧桐子大。每服三十丸，溫水送下，食遠服。

七珍散《本事》　開胃養氣，溫脾進食。《續易簡》十珍散，即此加扁豆、砂仁、桔梗、五味子。

人參　白朮　黃耆蜜炙　山藥　白茯苓　粟米微炒　甘草各等份

上為細末，每服三錢，薑、棗煎服。如故不思飲食，加扁豆一兩，名八珍散。

湯海藏　治傷寒後[1]虛羸，不思飲食。

人參　白朮　黃耆各一兩　枳殼　白茯苓各半兩　甘草二錢半[2]

上為末，每服五錢，薑、棗同粳米合許煎，食前服。

錢氏異功散　治脾胃虛弱，難任飲食。

人參　白茯苓　白朮　甘草　橘紅　木香各等份

上薑、棗水煎服。

寬中進食丸　滋形氣，喜飲食。

草荳蔻仁五錢　半夏麴七錢　大麥芽麴炒，一兩　神麴炒，半兩　砂仁　甘草炙，各一錢半　陳皮三錢　木香五分　白朮　白茯苓各三錢　乾薑　豬苓去黑皮　澤瀉　人參　青皮各一錢　枳實炒，四錢

上為末，湯浸蒸餅為丸。每服三五十丸，白湯下。按：此方輕重懸絕，理不可曉，疑有舛誤，以重改[3]古本，姑仍之。

木香枳朮丸　木香乾薑枳朮丸俱見傷食。

二神丸《本事》　治脾胃虛弱，全不進食，及泄瀉不止。

破故紙炒，四兩　肉荳蔻生，二兩

上為末，用肥棗四十九枚，生薑四兩切片，同煮爛，去薑，取棗剝去皮核，肉研為膏，入藥末和杵丸，如梧桐子大。每服三四十丸，鹽湯下。

八味丸見虛勞。

啟脾丸《楊氏》　治脾胃不和，氣不升降，中滿痞塞，心腹

① 後：原脫，據《濟生拔粹·此事難知》本方補。
② 半：原脫，據《濟生拔粹·此事難知》本方補。
③ 改：校本同，文義不屬，疑衍。

膨脹，腸鳴泄瀉，不思飲食。

人參　白朮　青皮湯洗，去瓤　陳皮湯洗，去白　神麴炒　麥芽炒　縮砂仁　乾薑炮　厚朴去粗皮，剉，生薑汁製各一兩　甘草炙，一兩半

上為細末，煉蜜丸，如彈子大。每服一丸，食前細嚼，用米飲送下。

煮朴丸即厚朴煎丸《百一》　溫中下氣，理脾進食。常云：補腎不如補脾，胃壯則飲食進，而精血自盛矣。

紫油厚朴一斤，剉　生薑一斤，不去皮，切片　二味用水五升同煮乾，去薑，以厚朴焙乾。

舶上茴香　乾薑各四兩　附子炮，二兩　甘草二兩，剉半寸長同乾薑二味，再用水五升，同厚朴煮水盡去甘草，只用薑、朴二味焙乾。

上為細末，生薑煮棗肉為丸，梧桐子大。每服五十丸，米飲下。

理中丸見痞。

鹿茸橘皮煎丸[1]《和劑》　治脾胃俱虛，不進飲食，肌體瘦悴，四肢乏力，常服壯脾胃，益腎。

荊三棱煨　當歸　萆薢　厚朴薑製　肉桂　肉蓯蓉酒浸，焙　附子炮　巴戟去心　陽起石酒浸，研如粉　石斛去根　牛膝去蘆，酒浸　鹿茸茄子者，燎去毛，劈開酒浸，炙　菟絲子酒浸，焙　吳茱萸淘去浮者，焙　杜仲薑汁炒去絲　乾薑炮，各三兩　甘草炙，一兩　橘皮去白，十五兩，另為末

上為細末，用酒五升，於銀石器內，將橘皮煎熬如餳，卻入諸藥末在內攪和，搗五百杵，丸如梧桐子大。每服三十丸，空心溫酒、鹽湯任下。

丁香煮散　治翻胃嘔逆。

丁香　石蓮肉各十四枚　北棗七枚，切碎　生薑七片　黃秫米半

---

① 鹿茸橘皮煎丸：《局方》卷五本方作「橘皮煎丸」。

合，洗水一碗半，煮稀粥，去藥啜粥。

失笑丸見痞。

‖ 附　方 ‖

參朮調中湯　治內傷自利，臍腹痛，肢體倦，不喜食，食即嘔，嗜臥懶言，足胻冷，頭目昏。

人參　黃耆各五錢　當歸身　厚朴薑製　益智仁　草荳蔻　木香　白朮　甘草炙　神麴炒　麥芽麵　橘皮各三錢

上十二味，剉如麻豆大，每服一兩，水二盞，薑三片，煎至一盞，去滓溫服，食前。

育氣湯　通流百脈，調暢脾元，補中脘，益氣海，祛陰寒，止腹痛，進飲食，大益臟虛疼痛。

木香　丁香　藿香　人參　白朮　白茯苓　縮砂　白荳蔻　蓽澄茄　炙甘草各半兩　乾山藥一兩　陳橘皮去白　青皮去白，各二錢半　加白檀香半兩

上為末，每服一錢至二錢，用木瓜湯調下，空心食前，鹽湯亦得。

凝神散　收斂胃氣，清涼肌表。

人參　白朮　茯苓　山藥各一錢半　白扁豆　知母　生地黃　粳米　甘草各一錢　淡竹葉　地骨皮　麥門冬各五分

上作一服，水二盅，薑三片，紅棗一枚，煎至一盅，食遠服。

加減思食丸　治脾胃俱虛，水穀不化，胸膈痞悶，腹脅時脹，連年累月，食減嗜臥，口苦無味，虛羸少氣。又治胸中有寒，飲食不下，反胃噁心，霍亂嘔吐。及病後心虛不勝穀氣，或因病氣衰，食不復常，並宜服之。

神麴炒黃　麥芽炒黃，各二兩　烏梅四兩　乾木瓜切，半兩　白茯苓去皮　甘草細剉，炒，各二錢半

上為細末，煉蜜為丸，如櫻桃大。每服一丸，不拘時，細

嚼，白湯送下。如渴時，嚼化一丸，生津液，進飲食。一方，無木瓜、茯苓、有人參、乾薑各三錢。

和胃丸 治脾胃虛冷，食即嘔逆，水穀不化，或時泄利。

厚朴去粗皮，生薑汁炙透，四兩 乾薑炮 當歸發，焙，各一兩半 檳榔剉 桔梗焙 人參各一兩 半夏湯洗七次，去滑 陳皮湯浸，去白，焙 白朮各二兩 甘草炙，半兩 訶梨勒皮七錢半

上為細末，酒煮糊丸，如梧桐子大。每服十五丸，漸加至二十丸，溫生薑、棗湯下，米飲亦得，不拘時。

生胃丹 大南星四兩，用黃土半斤，將生薑汁拌黃土成麴臍包裹，慢火煨香透，去土不用，將南星切細焙乾，同後藥研 丁香不見火 木香不見火 厚朴去皮，薑製炒 神麴炒 麥芽炒 縮砂仁 白荳蔲仁 青皮去白，各一兩 半夏二兩 人參 沉香不見火 甘草炙，各半兩 粟米一升，用生薑二斤，和皮搗取自然汁浸，蒸，焙

上為細末，法丸如綠豆大，每服七十丸，不拘時，淡薑湯下。

養胃進食丸 治脾胃虛弱，心腹脹滿，面色痿黃，肌肉消瘦，怠惰嗜臥，全不思食。常服滋養脾胃，進美飲食，消痰遂飲，辟風寒濕冷邪氣。

蒼朮五兩，泔浸，去皮 神麴二兩半，炒 白茯苓去皮，二兩 厚朴薑製，二兩 大麥芽炒 陳皮去白，各一兩半 白朮二兩 人參 甘草炙，各一兩

上九味，為末，水麵糊丸，如梧桐子大。每服三十丸至五十丸，食前溫薑湯送下，粥飲亦得。

資生丸 健脾開胃，消食止瀉，調和臟腑，滋養榮衛。余初識繆仲淳時，見袖中出彈丸咀嚼，問之，曰：此得之秘傳，飢者服之即飽，飽者食之即飢，因疏其方。余大善之，而頗不信其消食之功，已於醉飽後頓服二丸，徑投枕臥，夙興了無停滯，始信此方之神也。先恭簡年高脾弱，食少痰多，余齡葆攝，全賴此方，因特附著於此，與世共之。

白朮米泔水浸，用山黃土拌蒸九次，曬九次，去土，切片焙乾，三兩

人參去蘆，人乳浸透，飯鍋上蒸熟，三兩　　白茯苓去粗皮，水飛去筋膜，人
乳拌，飯鍋上蒸，曬乾，一兩五錢　　橘紅　山楂肉蒸　神麴炒，各二兩
川黃連薑汁炒　白荳蔻仁微炒　澤瀉去毛，炒，各三錢半　桔梗米泔
浸，炒　真藿香洗　甘草蜜炙，去皮，各五錢　白扁豆炒，去殼　蓮肉
去心，各一兩　薏苡仁淘淨炒，三兩　乾山藥炒　麥芽麴炒　芡實淨肉
炒，各一兩五錢

末之，煉蜜丸，每丸二錢重。每服一丸，醉飽後二丸，細
嚼，淡薑湯下。

健脾丸　治一應脾胃不和，飲食勞倦。

白朮白者，二兩半，炒　木香另研　黃連酒炒　甘草各七錢半
白茯苓去皮，二兩　人參一兩五錢　神麴炒　陳皮　砂仁　麥芽炒，
取面　山楂取肉　山藥　肉荳蔻面裏煨熟，紙包搥去油，以上各一兩

上為細末，蒸餅為丸，如綠豆大。每服五十丸，空心、下
午各一次，陳米湯下。

沖和丸　養心扶脾，疏肝開胃。

人參　石斛　白荳蔻仁　廣陳皮各一兩　山楂肉二兩

上各取淨末和勻，碗盛碟蓋，飯上蒸過，候冷方開。此調
胃補心，接丹田之氣也。

遠志甘草湯泡，去心，一兩　香附童便浸半日，洗淨醋炒　山梔仁炒
焦，各二兩

左右取淨末，如上法蒸過，勿令泄氣。此透暢心胞，達膈
間之滯氣也。

海石　蒼朮米泔浸洗，去皮，炒黃，各二兩

如上法蒸。此消痰飲，通內外之用也。

川芎二兩　北柴胡　青黛各一兩

如上法蒸。此疏肝鬱，伐肝邪者也。夫心為脾母，補母則
子旺，肝為脾賊，平賊則脾安，安穀則昌。用穀蘗取粉，打糊
為丸，如梧桐子大，曬乾，用益元散五錢、飛過辰砂五錢為
衣。食後少頃白湯下五十丸。胃開氣順，少覺舒泰，則減數服
之。可與補中益氣湯、六君子湯相兼服。

1. 加味枳朮丸治療慢性胃炎 87 例

加味枳朮丸組成：枳實 15g，白朮 30g，白芍 30g，元胡 24g，甘草 6g。每日 1 劑，水煎服。兼氣滯者加柴胡 12g，香附 10g；胃熱加生石膏 15～30g，知母 10g；陰虛加沙參、麥冬、花粉各 15g；氣虛加黨參、黃耆各 15g；陽虛加附子 10g（先煎），煨薑 15g；痰濕盛者加製半夏 12g，陳皮 6g。20 天為 1 個療程。治療結果：痊癒 5 例，顯效 34 例，好轉 4 例，無效 2 例，總有效率 97%。（劉積平.右江民族醫學院學報，1997，（19）3：448）

2. 左金丸治療反胃證 46 例體會

方藥組成：炙吳茱萸 9g，黃連 1.5g（薑汁炒），每日 1 劑，水煎分 2 次溫服。兼嘔吐清涎者加法半夏 10g；兼眩暈者加代赭石 20g（先煎）；兼食慾不振者加砂仁 10g（後下）。服藥期間忌食生冷、油膩及難消之物。治療結果：本組 46 例中，痊癒 38 例（占 83%），好轉 6 例（占 13%），無效 2 例（占 4%），總有效率為 96%。一般服藥 1 個療程即可見效。（鄭和群.湖南中醫雜誌，1995，（11）5：49）

‖ 瘖 ‖

訶子湯河間治　失音，不能言語。

訶子四個，半生半炮　桔梗一兩，半生半炙　甘草二寸，半炙半生

上為細末，每服二錢，童便一盞，水一盞，煎五七沸，溫服，甚者不過三服癒。桔梗通利肺氣，訶子泄肺導氣，童便降火甚速。

又方　桔梗三兩　大訶子四個　甘草二兩，製法同上

每服一錢匕，入沙糖一小塊，不用童便，獨用水五盞，煎至三盞，時時細呷，一日服盡，其效甚速。

發聲散海藏　治咽喉語聲不出。

栝蔞皮剉　白僵蠶去頭　甘草炒黃，各等份

上為細末，每服三錢，溫酒或生薑自然汁調下，用五分，綿裹噙化，咽津亦得，日兩三服。

玉粉丸《寶鑑》　治冬月寒痰結，咽喉不利，語聲不出。

半夏洗，五錢　草烏一字，炒　桂一字

上為末，生薑汁浸蒸餅為丸，如芡實大。每服一丸，至夜含化。

蛤蚧丸丹溪　治肺間邪氣，胸中積血作痛失音，並治久咳失音。

蛤蚧一對，去嘴足，溫水浸去膜，刮了血脈，用好米醋炙　訶子煨，去核　阿膠炒　生地黃　麥門冬去心　北細辛去苗　甘草炙，各半兩

上為末，煉蜜丸，如棗大。每服一丸，食後含化。

治暴嗽失音語不出[1]**方**《千金》

杏仁研如泥　薑汁　沙糖　白蜜各一升　五味子　紫菀各三兩　通草　貝母各四兩　桑白皮五兩

上以水九升，煮五味子，紫菀、通草、貝母、桑白皮，取三升，去滓，入杏仁泥、薑汁、白蜜和勻，微火煎取四升，初服三[2]合，日再夜一，後稍加。

通聲膏方　五味子，款冬花　通草各三兩　人參　細辛　桂心　青竹皮　菖蒲各二兩　杏仁泥一升　白蜜二升[3]　棗膏三升　薑汁一升[4]　酥五升

上以水五升，微火煎，三上三下，去渣，納薑汁、棗膏、酥、蜜、煎令調和，酒服如棗大二丸[5]。

七珍散　治產後不語。

───────────────

① 治暴嗽失音語不出：此下《千金方》卷十八有「杏仁煎」，三字，原脫。

② 三：原作「四」，據《千金方》卷十八本方改。

③ 升：原作「斤」，據《千金方》卷十八本方改。

④ 棗膏三升、薑汁一升：原作「棗膏、薑汁各一升」，據《千金方》卷十八方改。

⑤ 棗大二丸：原作「棗二大丸」，據《千金方》卷十八本方乙正。

人參　石菖蒲　生地黃　川芎_{各一兩}　細辛　防風　辰砂_{另研，各半兩}

上為細末，每服一錢，薄荷湯下。

地黃飲子_{見中風}　**加味逍遙散**_{見癘風}　**加味歸脾湯**_{見健忘}　**八珍湯**_{見虛勞}　**秦艽升麻湯**_{見中風}　**柴胡清肝散**_{見耳衄}　**小柴胡湯**_{見往來寒熱}　**六君子湯**　**四君子湯**_{俱見虛勞}　**佛手散即芎歸散**_{見喘}。

‖ 消　癉 ‖

腎氣丸　即八味丸_{見虛勞}

五苓散《金匱》　治小便不利而渴。

豬苓_{去皮，七錢半}　澤瀉_{一兩二錢七分}　茯苓_{七錢半}　桂_{去皮，半兩}　白朮_{七錢半}

上五味，為末，以白飲和服方寸匕，日三服，多飲暖水，汗出愈。

豬苓湯《金匱》　治發熱脈浮[1]，渴欲飲水，小便不利。

豬苓_{去皮}　茯苓　阿膠　滑石　澤瀉_{各一兩}

上五味，以水四升，先煮四味，取二升，去滓，納膠烊[2]消，溫服七合，日三服。

白虎加人參湯_{見傷暑}。

文蛤散《金匱》　治渴欲飲水不止。

用文蛤五[3]兩，杵為散，以沸湯五合，和服方寸匕。

人參石膏湯《保命》　治膈消，上焦煩渴，不欲多食。

人參_{五錢}　石膏_{一兩二錢[4]}　知母_{七錢}　甘草_{四錢}

每服五錢至七錢[5]，水煎，食後溫服。

---

① 脈浮：據《金匱要略》卷中本方補。

② 烊：原作「洋」，據《金匱要略》卷中本方改。

③ 五：原作「四」，據《金匱要略》卷中本方改。

④ 二錢：原脫，據《保命集》卷下本方補。

⑤ 至七錢：原脫，據《保命集》卷下本方補。

加減地骨皮散錢氏　治上消。

知母　柴胡　甘草炙　半夏　地骨皮　赤茯苓　白芍藥　黃耆　石膏　黃芩　桔梗各等份

上為細末，每服三錢，薑五片，水煎，食遠溫服。

竹葉石膏湯仲景　石膏一斤　竹葉二把　半夏半升，湯洗　粳米半升　麥門冬去心，一升　人參三兩　甘草二兩，炙

上七味，以水一斗，煮取六升，去滓，納粳米煮，米熟湯成，去米，溫服一升，日三服。

竹葉黃耆湯　治氣血虛，胃火盛而作渴。

淡竹葉　生地黃各二錢　黃耆　麥門冬　當歸　川芎　黃芩炒　甘草　芍藥　人參　半夏　石膏煅，各一錢

上水煎服。

《宣明》黃耆湯　治心移寒於肺，為肺消，飲少溲多，當補肺平心。

黃耆三兩　五味子　人參　麥門冬　桑白皮剉，各二兩　枸杞子　熟地黃各一兩半

上為末，每服五錢，水二盞，煎至一盞，去滓溫服，無時。

〔錢氏〕**白朮散**　治虛熱而渴。

人參　白朮　白茯苓　藿香去土　木香　甘草各一兩　乾葛二兩

上為末，每服三錢，煎，溫服。如飲水多，多與服之。海藏云：四君子加減法，治濕勝氣脫，泄利太過。

《宣明》麥門冬飲子　治心移熱於肺，傳為膈消，胸滿心煩，精神短少。

人參　茯神　麥門冬　五味子　生地黃　炙甘草　知母　葛根　栝蔞根各等份

上㕮咀，每服五錢，加竹葉十四片，煎至七分，溫服，無時。

〔易老〕**門冬飲子**　治老弱虛人大渴。

人參　枸杞子　白茯苓　甘草_{各七錢半}　五味子　麥門冬_{去心，各半兩}

上薑水煎服。

白虎湯　涼膈散_{並見發熱}　**小柴胡湯**_{見往來寒熱}　**四君子理中湯**_{見虛勞霍亂。}

加減三黃丸_{子和}　治丹石毒及熱渴，以意測度，須大實者方用。

黃芩_{春四兩，夏秋六兩，冬三兩}　大黃_{春三兩，夏一兩，秋二兩，冬四兩}　黃連_{春四兩，夏七兩，秋三兩，冬二兩}

上為末，煉蜜丸，如梧桐子大。每服十丸，服一月病癒。

止渴潤燥湯[①]　治消渴，大便乾燥，喜溫飲，陰頭短縮，舌上白燥，唇裂口乾，眼澀難開，及於黑處如見浮雲。

升麻_{一錢半}　柴胡_{七錢}[②]　甘草梢_{五分}　杏仁_{六個，研}　桃仁_研　麻仁_研　當歸身　防風根　荊芥穗　黃柏_{酒浸}　知母　石膏_{各一錢}　熟地黃_{二錢}　川椒　細辛_{各一分}　紅花_{少許}

上水煎去滓，食後熱服。

調胃承氣湯_{見發熱}　**大承氣湯**_{見大便不通}　**半夏瀉心湯**_{見痞。}

豬肚丸[③]《三因》　治強中消渴。

黃連_{去鬚}　粟米　栝蔞根　茯神_{各四兩}　知母　麥門冬_{去心，各二兩}

上為細末，將大豬肚一個，洗淨，入藥末於內，以麻線縫合口，置瓶中炊極爛，取出藥，別研，以豬肚為膏，再入煉蜜，搜和前藥杵勻，丸如梧桐子大。每服五十丸，參湯下。又方，加人參、熟地黃、乾葛。又方，除知母、粟米，用小麥。

酒煮黃連丸_{見傷暑}　**黃耆飲**　即黃耆六一湯_{見自汗}　**玄兔丹**_{見小便數}　**靈砂丹**_{見嘔吐。}

---

① 止渴潤燥湯：《蘭室秘藏》卷上作「當歸潤燥湯」。

② 錢：原脫，據《蘭室秘藏》卷上本方補。

③ 豬肚丸：《三因方》卷十作「黃連豬肚丸」。

化水丹潔古　治手足少陰渴，飲不止，或心痛者。《本事》治飲冷水多。

川烏臍大者四枚，炮，去皮　甘草炙，一兩　牡蠣生，三兩　蛤粉用厚者，炮，六兩

上為細末，醋浸蒸餅為丸。每服十五丸，新汲水下；心痛者，醋湯下，立癒。

飲水一石者，一服癒。海藏云：此藥能化停水。

神仙減水法一①名斬龍劊子手　治三焦虛熱，三消渴疾，日夜飲水無度，此藥主之。

人參　天花粉　知母　黃連　苦參　麥門冬　浮萍　白扁豆　黃耆各一兩　黃丹少許

上為細末，每服一錢，新汲水調下。

生津甘露飲子　治消渴膈消，大渴飲水無度，上下齒皆麻，舌根強硬腫痛，食不下，腹時脹滿疼痛，渾身色黃，目白睛黃，甚則四肢痿弱無力，面塵脫色，脅下急痛，善嚏，善怒，健忘，臀肉腰背疼寒，兩丸冷甚。

石膏二錢半，一方用一兩二錢　桔梗三錢　人參　甘草炙　升麻薑黃一作一錢　山梔仁一作一錢　知母酒洗，各二錢　白荳蔻　白芷連翹　甘草生　蓽澄茄各一錢　黃連　木香　柴胡各三分　藿香二分　白葵花　麥門冬　當歸身　蘭香各五分　黃柏酒炒　杏仁去皮，各一錢半　全蠍一枚，去毒

上為末，湯浸蒸餅和勻成劑，捏作餅子，曬乾，杵碎如黃米大。每服二錢，抄在掌內，以舌黏之，隨津嚥下，或白湯少許送亦得。

此治制之緩也，不惟不成中滿，亦不傳瘡瘍下消矣。

火府丹見淋。

和血益氣湯　治口舌乾，小便數，舌上赤脈。生津液，除乾燥，長肌肉。

① 一：原脫，據《奇效良方》卷三十三本方補。

生地黃酒浸　黃柏酒浸　升麻各二錢　防己酒浸　知母酒浸
羌活各一錢　石膏一錢半　黃連酒浸，一錢六分　杏仁去皮尖，炒，十二
枚　當歸酒浸，八分　紅花三分　桃仁去皮尖，炒，十二枚　麻黃　柴
胡各六分　甘草生五分，炙六分

水三盞，煎至一盞半，分二服，無時。

黃連膏　治證同前。

黃連一斤，碾為末　牛乳汁　白蓮藕汁　生地黃汁各一斤

上將汁熬膏，搓黃連末為丸，如小豆大。每服二十丸，少
呷湯下，日進十服。

生地黃膏　治證同前。

生地黃碗大一握　冬蜜一碗　人參半兩　白茯苓去皮，一兩

上先將地黃洗搗爛，以新汲水調開，同蜜煎至一半，人
參、苓末拌和，以瓷器密收，匙挑服。

蓮茗飲缺。

烏金散《三因》　治熱中，多因外傷燥熱，內用意傷脾，飲
啖肥膩，熱積胸中，致多食數溲，小便過於所飲，亦有不渴而
飲食自消為小便者。

黃丹炒　細墨燒，各一兩

上為末，研勻，每服三錢，食後，先用水漱口，待熱渴欲
水，便以冷水調下。

順利散潔古　治中熱在胃而能食，小便赤黃，微利至不欲
食為效，不可多利。

厚朴　枳實各一兩　大黃煨，四兩

每服五錢，水煎，食遠服。

參蒲丸　治食㑊，胃中結熱，消穀善食，不生肌肉。

人參　赤茯苓　菖蒲　遠志　地骨皮　牛膝酒浸，各一兩

上為末，煉蜜丸。每服二十丸，米飲下。

加味錢氏白朮散　治消中，消穀善飢。

人參去蘆　白茯苓去皮　白朮各二錢　枳殼去瓤，麩炒　柴胡
藿香　乾葛　北五味子　木香　甘草炙，各一錢

水煎，食遠服。

清涼飲子　治消中，能食而瘦，口舌乾，自汗，大便結，小便數。

羌活梢　柴胡梢　黃耆根　甘草梢生　黃芩酒製　知母酒製　甘草炙，以上各一錢　酒生地黃　防風梢　防己各五分　桃仁　杏仁各五粒　當歸六分　紅花少許　升麻梢四分　黃柏酒　龍膽草　石膏各一錢半

上水二盞，酒一小盞，煎服。

甘露膏　治消渴飲水極多，善食而瘦，自汗，大便燥結，小便頻數，又名蘭香飲子。

石膏二錢　知母一錢半　甘草生一錢，炙五分　防風根一錢　人參　製半夏　蘭香　白荳蔻　連翹　桔梗　升麻各五分

上為末，水浸蒸餅丸，或捏劑作薄餅子，曬乾，碎如米大。每用淡薑湯調下二錢。

爛金丸　治熱中消渴止後，補精血，益諸虛，解勞倦，去骨節間熱，寧心強志，安神定魄，固臟腑，進飲食，免生瘡瘍。

大豬肚一具　黃連三兩　生薑研　白蜜各二兩

先將豬肚淨洗控乾，復以蔥、椒、醋、麵等同藥以水、酒入銀石器內，煮半日漉出黃連，洗去蜜、酒令盡，剉研為細末，再用水調為膏，入豬肚內，以線縫定，仍入銀石器內，水煮爛，研如泥，搜和下項藥：

人參　五味子　杜仲去皮，切，薑汁炒去絲　山藥　石斛　山茱萸去核　車前子　新蓮肉去皮心　鱉甲醋炙　熟地黃　當歸各二兩　磁石煨　白茯苓　槐角子炒　川芎各一兩　黃耆四兩　菟絲子酒浸，蒸，研，五兩　沉香半兩　麝香一錢，別研入

上為細末，用豬肚膏搜和得所如膏，少添熟蜜，搗數千杵，丸如梧桐子大。每服五十丸，食前用溫酒或糯米飲送下。一方，有白朮二兩，陽起石一兩。

天門冬丸　治初得消中，食已如飢，手足煩熱，背膊疼

悶，小便白濁。

天門冬去心　土瓜根乾者　瓜蔞根　熟地黃　知母焙　肉蓯蓉酒浸一宿切，焙　鹿茸酒炙　五味子　赤石脂　澤瀉以上各一兩半雞內金三具，微炙　桑螵蛸十枚，炙　牡蠣煅，二兩　苦參一兩

上為細末，煉蜜丸，如梧桐子大。每服二十丸，用粟米飲送下，食前。

豬腎薺苨湯　治消中，日夜尿八九升者。

豬腎一具　大豆一升　薺苨　石膏以上各三兩　人參　茯苓一作茯神　知母　葛根　黃芩　磁石綿裹　瓜蔞根　甘草以上各二兩

上㕮咀，用水一斗五升，先煮豬腎、大豆，取一斗，去滓下藥，煮取三升，分作三服，渴急飲之。下焦熱者，夜輒服一劑，渴止勿服。

小菟絲子丸見赤白濁　**鹿茸丸**見溲血　**安腎丸**見喘　**薺苨湯**即前豬腎薺苨湯。

蓯蓉丸　蓯蓉酒浸　磁石煅碎　熟地黃　山茱萸　桂心　山藥炒　牛膝酒浸　茯苓　黃耆鹽湯浸　澤瀉　鹿茸去毛，切，醋炙遠志去心，炒　石斛　覆盆子　五味子　萆薢　破故紙炒　葫蘆巴酒浸　龍骨　菟絲子酒浸　杜仲去皮，剉，薑汁製炒絲斷，各半兩附子一個，重六錢者，炮，去皮臍

上為末，煉蜜丸，如梧桐子大。每服五十丸，空心米飲送下。

天王補心丹《得效》　寧心保神，益血固精，壯力強志，令人不忘。清三焦，化痰涎，祛煩熱，除驚悸，療咽乾口燥，育養心氣。

熟地黃洗　人參去蘆　白茯苓去皮　遠志去心　石菖蒲去毛玄參　柏子仁　桔梗去蘆　天門冬去心　丹參洗　酸棗仁去殼，炒甘草炙　麥門冬去心　百部洗　杜仲薑汁炒斷絲　茯神去木　當歸去蘆尾　五味子去枝梗，各等份

上為末，煉蜜丸，每兩作十丸，金箔為衣。每服一丸，燈心、棗湯食後臨臥化下；或作梧桐子大丸吞服亦可。

雙補丸《得效》　治腎虛水涸，燥渴勞倦。

鹿角膠二兩　白茯苓去皮　人參去蘆　薏苡仁炒　熟地黃洗，蒸　肉蓯蓉酒浸，焙乾　菟絲子酒浸，蒸，焙　覆盆子　五味子　石斛酒浸，焙　當歸去蘆，酒浸，焙　黃耆去蘆，蜜炙　宣木瓜各一兩　沉香不見火　澤瀉蒸，各半兩　生麝香一錢，另研

上為細末，煉蜜為丸，如梧桐子大，硃砂為衣。每服五十丸，空心棗湯送下。

腎瀝散　治消腎，腎氣虛損發渴，小便數，腰膝痛。

雞胜胵微炙　遠志去心　人參　桑螵蛸微炒　黃耆　澤瀉　桂心　熟地黃　白茯苓　龍骨　當歸各一兩　麥門冬去心　川芎各二兩　五味子　炙甘草　玄參各半兩　磁石三兩，研碎，水淘去赤汁

上剉碎，每服用羊腎一對，切去脂膜，先以水一盞半煮腎至一盞，去水上浮脂及腎，次入藥五錢，生薑半分，煎至五分，去滓，空心服，晚食前再服。

金銀箔丸　治消腎，口乾眼澀，陰痿，手足煩疼，小便多。

金箔一百片　銀箔一百片，俱細研　丹砂細研　瓜蔞根各二兩　巴戟去心　山藥　五味子　澤瀉各一兩半　天門冬去心　肉蓯蓉酒浸一宿，切，焙乾。各二兩半　黃連四兩　白茯苓去皮　生地黃焙　葛根各三兩　麥門冬去心，焙，三兩半

上除別研藥外為細末，再研勻，煉蜜和丸，如梧桐子大。每服二十丸，加至三十丸，不拘時，粟米飲送下。

白茯苓丸　治腎消，因消中之後，胃熱入腎，消爍腎脂，令腎枯燥，遂致此疾，兩腿漸細，腰腳無力。

白茯苓　覆盆子　黃連　瓜蔞根　萆薢　人參　熟地黃　玄參以上各一兩　石斛去根　蛇床子各七錢半　雞胜胵三十具，微炒

上為細末，煉蜜和搗三五百杵，丸如梧桐子大。每服三十丸，食前煎磁石湯送下。

龍鳳丸　鹿茸一兩，酒炙　菟絲子酒浸　山藥各二兩

上為細末，煉蜜丸，如梧桐子大。每服三十丸，食前米飲

送下，濃煎人參湯亦可。一方，用麵糊為丸，鹽酒、鹽湯任下。一名龍肝鳳髓丸。

參耆湯　人參　桔梗　天花粉　甘草各一兩　綿黃耆鹽湯浸，炙　白芍藥各二兩　白茯苓　北五味子各一兩半

上剉，每服四錢，水一盞半，煎八分，日進四服，留滓合煎。一方，有乾葛、木瓜、烏梅。

加減八味丸　治腎水枯竭，不能上潤，心火上炎，不能既濟，心煩燥渴，小便頻數，白濁陰痿，飲食不多，肌膚漸削，或腿腫，腳先瘦小。

白茯苓去皮　牡丹皮去骨　澤瀉酒潤，蒸，各八錢　五味子微炒，一兩半　山茱萸肉焙　肉桂去粗皮，不見火　熟地黃蒸七次，焙　山藥微炒，各二兩

上各研末稱，和勻，煉蜜丸，梧桐子大。五更初溫酒、鹽湯任下三五十丸，午前、晚間空腹再服。此藥不惟止渴，亦免生癰疽，久服永除渴疾，氣血加壯。

竹龍散《三因》　治消渴。

五靈脂另研　生黑豆去皮，各等份

上為末，每服二錢，不拘時，冬瓜煎湯調服，瓜葉、子皆可，一日兩服，少渴者只一服。渴止後宜八味丸，仍以五味子代附子。此方沈存中載於《靈苑方》，得效者甚多。

六神湯《三因》　治三消渴疾。

蓮房　乾葛　枇杷葉去毛　甘草炙　栝蔞根　黃耆各等份

上為剉散，每服四錢，水一盞，煎七分，空心溫服。小便不利，加茯苓。

四物湯見鼻衄。

芎歸湯　治失血，煩熱作渴，或頭痛眩暈。

川芎三錢　當歸酒拌，五錢

上水煎服。

甘草石膏湯　治渴病全癒再劇，舌白滑微腫，咽喉咽唾覺痛，嗌腫，時渴飲冷，白沫如膠，飲冷乃止。即止渴潤燥湯無麻

仁，有生地黃。

忍冬丸 治渴疾癒，須預防發癰疽。

忍冬草不以多少，根莖花葉皆可用之，一名老公鬚，一名蜜啜花，一名金銀花，一名左纏藤，水洗淨用

上用米麴酒，於瓶內浸，以糠火煨一宿，取出曬乾，入甘草少許，為末，即以所浸酒煮糊為丸，如梧桐子大。每服五十丸至百丸，酒飲任下。一方，用忍冬草煎服。此藤凌冬不凋，三月開花五出，黃白相間，微香，蒂帶紅。

《外科精要》又以酒煮窨服，取時不犯鐵氣，服至大小腸通利，此藥到得力。用乾者，不及生者效速。仍治五種飛屍，酒研傅瘡亦好，但留一口泄毒氣，真經效奇藥也。此藥不特治癰，亦能止渴，並五痔諸漏。

藍葉散 治渴利，口乾煩熱，背生癰疽，赤焮疼痛。

藍葉　升麻　玄參　麥門冬去心　黃耆　葛根　沉香　赤芍藥　犀角屑　甘草生用，各一兩　大黃二兩，微炒

上㕮咀，每服四錢，水一中盞，煎至六分，去滓，不拘時溫服。

玄參散 治渴利煩熱，生癰疽，焮腫疼痛。

玄參　芒硝　大黃微炒　犀角屑　羚羊角屑　沉香　黃耆各一兩　甘草生用，七錢半

上為細末，每服二錢，不拘時，用溫水調下。

薺苨丸 治強中為病，莖長興盛，不交精溢自出，消渴之後，多和癰疽，皆由過服丹石所致。

薺苨　大豆去皮　茯神去木　磁石煅，研極細　玄參　石斛去根　瓜蔞根　地骨皮去木　鹿茸各一兩　沉香不見火　人參各半兩　熟地黃酒蒸，一兩

上為細末，用豬腎一具，如食法爛煮，杵如丸，如梧桐子大。如難丸，入少酒糊丸，或煉蜜丸亦可。每服七十丸，空心鹽湯下。

紫蘇湯 治消渴後遍身浮腫，心膈不利。

紫蘇莖葉　桑白皮　赤茯苓各一兩　鬱李仁去皮，炒，二兩
羚羊角鎊　檳榔各七錢半　桂心去皮　枳殼麩炒　獨活　木香各半兩

上㕮咀，每服四錢，水一盞半，生薑半分，煎至八分，去
滓，不拘時，溫服。

瞿麥湯　治消渴欲成水氣，面目並足膝脛浮腫，小便不
利。

瞿麥穗　澤瀉　滑石各半兩　防己七錢半　黃芩　大黃各二錢
半　桑螵蛸炒，十四枚

上㕮咀，每服三錢，用水一盞，煎至七分，去滓，空心溫
服，良久再服。

葶藶丸　治消渴後成水病浮腫。

甜葶藶隔紙炒　瓜蔞仁　杏仁湯浸，去皮尖及雙仁者麩炒黃　漢
防己各一兩

上為細末，煉蜜和搗一二百杵，丸如梧桐子大。每服三十
丸，食前赤茯苓煎湯下，日三四服。

五皮飲　濟生腎氣丸俱見消中　**中滿分消湯丸**見脹滿

補遺人參白朮湯《儒門事親》　治胸鬲[1]癉熱，煩滿不欲食，
或癉成為消中，善食而瘦，或燥鬱甚而消渴，多飲而數小便，
或熱病，或恣酒色，誤服熱藥者；致脾胃真陰血液虛損，肝心
相搏，風熱燥甚，三焦腸胃燥熱怫鬱，而水液不能宣行，則周
身不得潤澤，故瘦瘁黃黑，而燥熱消渴，雖多飲而水液終不能
浸潤於腸胃之外，渴不止而便注為小便多也。叔世俗流，不明
乎此，妄為下焦虛冷，誤死多矣。又如周身風熱燥鬱，或為日
癉，癰疽瘡瘍，上為喘嗽，下為痿痹，或停積而濕熱內甚，不
能傳化者，變水腫腹脹也。凡多次數溲為消，多次數溲為消
中，肌肉消瘦，小便有脂液者，為消腎，此世之所傳三消病
也。雖經所不載，以《內經》考之，但燥熱之微甚者也。此藥
兼療一切陽實陰虛，風熱燥鬱，頭目昏眩，風中偏枯，酒過積

---

[1] 鬲：通「膈」。

毒，一切腸胃澀滯壅塞，瘡疥痿痺，並傷寒雜病煩渴，氣液不得宣通，並宜服之。

人參　白朮　當歸　芍藥　大黃　山梔子　澤瀉各半兩
連翹　栝蔞根　乾葛　茯苓各一兩　官桂　木香　藿香各二錢半
寒水石二兩　甘草三兩　石膏四兩　滑石　芒硝各半斤

上為粗末，每服五錢，水一盞，薑三片，同煎至半盞，絞汁，入蜜少許，溫服，漸加至兩許，無時，日三服。或得臟腑疏利亦不妨，取效更妙，後卻常服之，或兼服消痞丸。若覺腸胃結滯，或濕熱內甚自利者，去大黃、芒硝。

生地黃飲子《簡易》　治消渴咽乾，面赤煩躁。

人參去蘆　生乾地黃洗　熟乾地黃洗　黃耆蜜炙　天門冬俱去心　枳殼去瓤，麩炒　石斛去根，炒　枇杷葉去毛，炒　澤瀉　甘草炙，各等份

上剉散，每服三錢，水一盞，煎至六分，去滓，食後臨臥服。此方乃全用二黃丸、甘露飲料，生精補血潤燥止湯，佐以澤瀉、枳殼疏導二腑，使心火下行，則小腑清利，肺經潤澤則大腑流暢，宿熱既消，其渴自止，造化精深，妙無踰此。

黃耆湯　治諸渴疾。

黃耆蜜炙　茯苓去皮木　瓜蔞根　麥門冬去心　生地黃　五味子　炙甘草各一錢半

水二盅，煎至一盅，食遠服。

梅蘇丸　治消渴，膈熱煩躁，生津液。

白梅肉　紫蘇葉　烏梅肉各半兩　麥門冬去心，七錢半　百藥煎三兩　訶梨勒煨，用皮　人參各二錢半　甘草炙，一兩半

上為細末，煉黃蠟汁和為丸，如雞頭實大。每服一丸，不拘時，含化咽津，行路解渴。

殺蟲方　治消渴有蟲。

苦楝根，取新白皮一握，切焙，入麝香少許，水二碗，煎至一碗，空心飲之，雖困頓不妨，自後下蟲三四條，類尤蟲而色紅，其渴頓止。乃知消渴一證，有蟲耗其津液。出《夷堅志》

1. 消渴益腎湯治療糖尿病腎病療效觀察

治療組 40 例，男 16 例，女 24 例；年齡 18～72 歲，平均 40.3 歲，其中胰島素依賴型糖尿病 8 例，非胰島素依賴型糖尿病 32 例。

糖尿病病程 5～30 年，平均 19.5 年，10 年以下 8 例，11～20 年 24 例，21 年以上 8 例。伴浮腫者 30 例，伴高血壓 18 例，伴周圍神經炎 12 例。

對照組 40 例，男 14 例，女 26 例；年齡 19～66 歲，平均 37.9 歲。

胰島素依賴型糖尿病 10 例，非胰島素依賴型糖尿病 30 例。糖尿病病程 7～28 年，平均 17.8 年，10 年以下 8 例，11～20 年 20 例，21 年以上 12 例。伴浮腫者 28 例，伴高血壓者 22 例，伴周圍神經炎 13 例。

治療方法：兩組患者均採用相同的臨床監護方法，予控制飲食、胰島素或口服降糖藥物，血壓高者口服巰甲丙脯酸。治療組另加服消渴益腎湯，每日 1 劑，對照組僅用西藥對症處理，不加服中藥，兩組共治療觀察 3 個月。

消渴益腎湯組成：熟附子 6g，淫羊藿 30g，山藥 30g，白朮 15g，黃耆 40g，丹參 30g，川芎 30g，赤芍 15g，益母草 30g，生地 15g，熟地 15g，山茱萸 20g、枸杞子 20g，芡實 30g，大腹皮 10g，豬苓 20g，如口渴甚者，加地骨皮 30g；胸悶不適加淡豆豉 6g，降香 10g；血壓偏高，頭暈頭脹者，加珍珠母 30g，豨薟草 30g；舌有斑或質紫黯者，加服水蛭粉，每日 4g。分 2 次沖服。

療效觀察：治療組顯效 14 例，有效 16 例，無效 10 例，總有效率 75%。對照組顯效 3 例，有效 11 例，無效 26 例，總有效率 35%。兩組總有效率相比有非常顯著性差異（P＜0.005）。（張琪，等.河北中醫，1994，16：5）

2. 陰陽消渴丸治療糖尿病

48 例中男 27 例；女 21 例，最小年齡 41 歲，最大年齡 76 歲，病程最短者 2 年；最長者 21 年。

藥物和服法：陰陽消渴丸是純中藥製劑；方為西洋參 30g，黃耆 30g，玉竹 60g，黃連 30g，山茱萸 40g，烏梅肉 30g，肉蓯蓉 60g，金櫻子 30g，天花粉 60g，懷山藥 60g 等，共同碾碎如麵。水泛為丸，如梧桐子大。曬乾或烘乾後裝入清潔塑料袋或玻璃瓶內備用，每次 5 粒，一日三次，溫開水送服，服藥期間停服其他藥物。

結果：糖尿病療效評定標準：①臨床治癒：症狀消失，尿糖（－）或（±），血糖檢查二次均正常。②好轉：主要症狀及有關檢查情況均改善。③無效：臨床症狀及有關檢查無明顯改善。經用陰陽消渴丸治療一個療程（一個月），痊癒者 29 例（占 60.42%）；二個療程（二個月）；痊癒者 10 例（占 20.84%）；三個療程（三個月），痊癒者 7 例；（占 14.54%），無效 2 例（占 4.2%），總有效率 95.8%（周卿孚，等.河南醫藥信息，1994，8：2）.

‖ 口燥咽乾 ‖

《本事》黃耆湯　治心中煩躁，不生津液，不思飲食。

黃耆　熟地黃　白芍藥　五味子　麥門冬各三兩　甘草　人參　天門冬各五錢　白茯苓一兩

上㕮咀，每服三錢，薑、棗、烏梅煎、去滓，食後服。

參朮飲　即參苓白朮散見滯下。

參香散　《和劑》　治心氣不寧，諸虛百損，肢體沉重，情思不樂，夜多異夢，盜汗失精，恐怖煩悸，喜怒無時，口乾咽燥，渴欲飲水，飲食減少，肌肉瘦瘁，漸成勞瘵。常服補精血，調心氣，進飲食，安神守中，功效不可具述。

人參　山藥　黃耆製　白茯苓去皮　石蓮肉去心　白朮煨，各

一兩　烏藥　縮砂仁　橘紅　乾薑_{炮，各半兩}　丁香　南木香　檀香_{各二錢半}　沉香_{二錢}　甘草_{七錢半，炙}

　　上為剉散，每服四錢，水一大盞，生薑三片，棗一枚，煎七分，去滓，空心服。

　　一方，有炮附子_{半兩}

　　四君子湯_{見虛勞}　**縮脾飲**_{見中暑}　**七珍散**_{見不能食}　**大補湯**_{見虛勞}。

　　乾葛湯　葛根_{二兩}　枳實_{去白，麩炒}　梔子仁　豆豉_{各一兩}　甘草_{炙，半兩}

　　每服四錢，水一盞，煎八分，不拘時，溫服。

　　烏梅木瓜湯　治飲酒多，發積為酷熱，薰蒸五臟，津液枯燥，血泣，小便並多，肌肉消爍，專嗜冷物寒漿。

　　木瓜乾　烏梅_{槌破，不去仁}　山藥_炒　甘草　草果_{去皮，各半兩}

　　上剉散，每服四錢，水一盞半，薑五片，煎七分，不拘時服。

　　枳椇子丸　治證同前。

　　枳椇子_{二兩}　麝香_{一錢}

　　上為末，麵糊丸，如梧桐子大。每服三十丸，空心鹽湯下。

　　三神湯　治證同前。

　　烏梅肉　遠志_{去心，甘草水煮過，各一兩}　枳實_{去瓤，一兩}　夏加黃連_{五錢，春秋冬不用}。

　　上剉散，每服四錢，水二盞，糯禾根一握，煎七分，去滓，不拘時，溫服。若無糯禾根，白茅根亦可，如無白茅根，禾稈繩亦可。

　　防椒藶黃丸[①]　治腹滿口乾舌燥，此腸間有水氣也_{見脹滿}。

　　牛黃丸　治心脾壅墊，口舌乾燥及煩渴。

　　牛黃_{三分，細研}　黃連_{去鬚}　大黃_{剉，炒，各二兩}　麥門冬_{去心，}

---

① 防椒藶黃丸：本書第二冊「脹滿」作「防已椒藶丸」。

焙，一兩半　硃砂半兩，細研，水飛　麝香少許　山梔仁　馬牙硝細研
芎藭　黃芩　炙甘草各一兩

上為細末，研勻，煉蜜和丸，如彈子大。每服一丸，食後竹葉煎湯化下。

瓜蔞根散　治風熱口中乾燥，舌裂成瘡。

瓜蔞根　胡黃連　黃芩各七錢半　白僵蠶炒　白蘚皮　大黃剉，炒，各半兩　牛黃研　滑石研，各二錢半

上為細末，研勻，每服二錢，竹葉湯調服，無時。

甘露丸　解壅毒，退風熱，治口舌乾燥。

寒水石二斤，燒令赤，攤地上一宿，出火毒　馬牙硝三兩，細研　鉛霜細研　甘草炙赤　龍腦細研，各七錢半

上為細末，研勻，以糯米飯和丸，如彈子大。每服半丸，食後用新汲水磨化服。

含化丸　治上焦煩熱，口舌乾燥，心神不清，頭目不利。

石膏細研，水飛過　寒水石研細　白蜜各半斤

上以水四大盞，煎取一大盞半，綿濾過，入蜜同煎令稠，丸如雞頭實大。常含一丸，咽津。

‖ 黃　疸 ‖

耆芍桂苦酒湯《金匱》

黃耆五兩　白芍藥　桂枝各三兩

上三味，以苦酒一升，水七升相和，煮取三升，溫服一升，當心煩，服至六七日乃解，苦心煩不止者，以苦酒阻故也。

桂枝加黃耆湯《金匱》　治黃疸脈浮而腹中和者，宜汗之。苦腹滿欲嘔吐，懊憹而不和者，宜吐之，不宜汗。

桂枝　白芍藥　生薑各三兩　黃耆　甘草各二兩　大棗十二枚

上六味，以水八升，煮取三升，溫服一升，須臾飲熱稀粥

一升餘，以助藥力，溫覆^①取微汗，若不汗更服。

黃耆湯《濟生》 治黃汗身體腫，發熱不渴，汗出染衣黃色。

黃耆去蘆，蜜炙 赤芍藥 茵陳蒿各二兩 石膏四兩 麥門冬去心 淡豆豉各一兩 甘草炙，半兩

上㕮咀，每服四錢，水一盞，生薑五片，煎七分，去滓，食前服。一方，入竹葉十四片，不用薑。一方，無甘草。

大黃硝石湯《金匱》 大黃 黃柏 硝石各四兩，「作滑石」 梔子十五枚

上四味，以水六升，煮取二升，去滓，納硝石，更煮取一升，頓服。

小半夏湯見嘔吐。

茵陳五苓散 用茵陳末十分，五苓散五分。二物和，先食飲方寸匕，日三^②服。

茵陳五苓散 治傷寒、溫濕熱病感冒後發為黃疸，小便黑赤，煩渴發熱，不得安寧。

此蓋汗下太早，服藥不對證，因感濕熱病，以致遍身發黃，嘗用茵陳五苓散治之，甚效。

上用生料五苓散一兩，加入茵陳半兩，車前子一錢，木通、柴胡各一錢半，酒後得證，加乾葛二錢，並前藥和勻，分二服，每服水一碗，燈草五十莖，同煎八分，去滓，食前服，滓再煎，連進數服。小便清利為癒。

加減五苓散 治飲食伏暑，鬱發為疸，煩渴引飲，小便不利。

茵陳 豬苓去皮 白朮 赤茯苓去皮 澤瀉各二錢

水二盅，煎一盅，不拘時服。一方，有桂心。

茵陳湯^③《金匱》 治寒熱不食，食即頭眩，心胸不安，久

① 溫覆：原脫，據《金匱要略》卷中本方補。
② 三：原作「二」，據《金匱要略》卷中本方改。
③ 茵陳湯：《金匱要略》卷中本方作「茵陳蒿湯」。

久發黃，名為谷疸。

茵陳蒿六兩　梔子十四枚　大黃二兩

上三味，以水一斗，先煮茵陳減六升，納二①味，煮取三升，去滓，分溫三服。小便當利尿如皂角汁狀，色正赤，一宿腹減，黃從小便去也。

谷疸丸《濟生》　苦參三兩　龍膽草一兩　牛膽一枚，取汁

上為細末，用牛膽汁入少煉蜜和丸，如梧桐子大。每服五十丸，空心熱水或和生薑、甘草煎湯送下。兼紅丸子服亦可方見傷食。

茯苓茵陳梔子湯②《寶鑑》　完顏正卿，丙寅二月間，因官事勞役，飲食不節，心火乘脾，脾氣虛弱。又以恚怒氣逆傷肝，心下痞滿，四肢睏倦，身體麻木，次傳身目俱黃，微見青色，顏黑，心神煩亂，怔忡不安，兀兀欲吐，口生惡沫，飲食遲化，時下完穀，小便癃閉而赤黑，辰巳間發熱，日暮則止，至四月尤盛，其子以危急求請治之，具說其事。診其脈浮而緩。《金匱要略》云：寸口脈浮為風，緩為痺，痺非中風，四肢苦煩，脾色必黃，瘀熱已行。趺陽脈緊為傷脾，風寒相搏，食穀則眩，穀氣不消，胃中苦濁，濁氣下流，小便不通，陰被其寒，熱流膀胱，身體盡黃，名曰谷疸，此方主之。

茵陳葉一錢　茯苓去皮，五分　梔子仁　蒼朮去皮，炒　白朮各三錢　黃芩生，六分　黃連去鬚　枳實③麩炒　豬苓去皮　澤瀉　陳皮　漢防己各二分　青皮去白，一分

上作一服，用長流水三盞，煎至一盞，去粗溫服，食前。一服減半，二服良癒。《內經》云：熱淫於內，治以鹹寒，佐以苦甘。又濕化於火，熱反勝之，治以苦寒，以苦泄之，以淡滲之。以梔子、茵陳苦寒能瀉濕熱而退其黃，故以為君。《難

---

① 二：原作「三」，據《金匱要略》卷中本方改。
② 茯苓茵陳梔子湯：《衛生寶鑑》卷十四本方作「茯苓梔子茵陳湯」。
③ 實：原作「殼」，據《衛生寶鑑》卷十四本方補。

經》云：井^①主心下滿，以黃連、枳實苦寒泄心下痞滿；肺主氣，今熱傷其氣，故身體麻木，以黃芩苦寒瀉火補氣，故以為臣。二朮苦甘溫，青皮苦辛溫，能除胃中濕熱，泄其壅滯，養其正氣；漢防己苦寒，能去十二經留濕；澤瀉鹹平，茯苓、豬苓甘平，導膀胱中濕熱，利小便，而去癃閉也。

梔子大黃湯　治酒疸，心中懊憹或熱痛。

山梔十四枚　大黃一兩　枳實五枚　豆豉一升

上四味，以水六升，煎取二升，分溫三服。

葛根湯《濟生》　治酒疸。

乾葛二錢　梔子仁　枳實去瓤，麩炒　豆豉各一錢　甘草炙，五分

水一盅，煎至七分，不拘時，溫服。

葛花解醒湯見傷飲　**小柴胡湯**見往來寒熱。

藿枇飲戴氏　藿香葉　枇杷葉去毛　桑白皮　陳皮　乾葛白茯苓　雞距子各等份

水煎，下酒煮黃連丸。

五苓散見消癉。

當歸白朮湯《三因》　當歸　黃芩　茵陳　甘草炙，各一錢白朮二錢　半夏湯炮　杏仁去皮尖，麩炒　枳實麩炒　前胡各一錢半茯苓二錢

水二盅，生薑三片，煎至一盅，食後服。

藿香脾飲　厚朴去粗皮，薑汁浸，炙　甘草炙　半夏生，微熱湯炮，切作四塊，用薑汁浸一宿，以粟米炒黃　藿香葉一兩　陳皮去白，半兩

每服二錢，水一盞，薑三片，棗一枚，煎七分，不拘時，熱服，日進二三服。

白朮湯^②《三因》　治酒疸因下後變為黑疸，目青面黑，心中如啖韭^③大便正^④黑，皮膚不仁，其脈微而數。

---

① 井：原作「并」，據《難經·六十八難》改。
② 白朮湯：《三因方》卷十本方作「桂朮湯」。
③ 韭：原作「蒜」，據《三因方》卷十本方改。
④ 正：原脫，據《三因方》卷十本方補。

白朮　桂心各一錢　枳實麩炒　豆豉　乾葛　杏仁　甘草炙,各五分

水一盅，煎至七分，食前服。

酒煮黃連丸　治酒疸見傷暑。

硝石散[1]《金匱》　硝石　礬石各等份,燒

上二味，為末，以大麥粥汁和服方寸匕，日三服。病隨大小便去，小便正黃，大便正黑，是其候也。

加味四君子湯　治色疸。

人參　白朮　白茯苓　白芍藥　黃耆炙　白扁豆炒,各二錢
甘草炙,一錢

水二盅，生薑五片，紅棗二枚，煎一盅，服無時。

滑石散　治女勞疸。

滑石一兩半　白礬一兩,枯

上為細末，每服二錢，用大麥粥清，食前調服。以小便出黃水為度。

按：此即前硝石方，硝與滑字形相近，未知孰是，兩存之。

腎疸湯　東垣　治腎疸目黃，渾身金色，小便赤澀。

升麻根半兩　蒼朮一錢　防風根　獨活根　白朮　柴胡根
羌活根　葛根各半錢　白茯苓　豬苓　澤瀉　甘草根各三分[2]　黃柏二分　人參　神麴各六分

分作二帖，水煎，食前稍熱服。

小菟絲子丸　治女勞疸見赤白濁。

胃苓飲　即平胃散、五苓散並用。見中食並消癉。

茯苓滲濕湯《寶鑑》　治黃疸，寒熱嘔吐，渴欲飲水，身體面目俱黃，小便不利，全不食，不得臥。

茵陳七分　白茯苓六分　木豬苓　澤瀉　白朮　陳皮　蒼朮

---

① 硝石散：《金匱要略》卷中本方作「硝石礬石散」。

② 分：原脫：據修敬堂本補。

米泔浸一宿，炒　黃連各五分　　山梔炒　秦艽　防己　葛根各四分

水二盅，煎七分，食前服。

參朮健脾湯　治發黃日久，脾胃虛弱，飲食少思。

人參　人朮各一錢五分　白茯苓　陳皮　白芍藥煨　當歸酒洗，各一錢　炙甘草七分

水二盅，棗二枚，煎八分，食前服。色疸，加黃耆、炒白扁豆各一錢。

當歸秦艽散　治五疸，口淡咽乾，倦怠，發熱微寒。

白朮　茯苓　秦艽　當歸　川芎　芍藥　熟地黃酒蒸　陳皮各一錢　半夏麴　炙甘草各五分

水二盅，薑三片，煎八分，食前服。《濟生》有肉桂、小草，名秦艽飲子。

養榮湯　四君子湯　八味丸俱見虛勞。

麻黃醇酒湯《金匱》　治黃疸。

用麻黃三兩，以好清酒五升，煮取二升五合，頓服盡。冬月用酒煮，春月用水煮。

瓜蒂散見傷食。

《百一》治疸，取藜蘆置灰內，炮之少變色，搗為末，水服半錢匕。小便不利，數服。

黃連散《寶鑑》　治黃疸，大小便秘澀壅熱，累效。

黃連二兩　大黃醋拌炒，二兩　黃芩　甘草炙，各一兩

上為極細末，食後溫水調下二錢，日三服。先用瓜蒂散搐鼻，取下黃水，卻服此藥。

搐鼻瓜蒂散《寶鑑》　治黃疸渾身如金色。

瓜蒂二錢　母丁香一錢　黍米四十九粒　赤小豆五分

上為細末，每夜臨臥時先含水一口，卻於兩鼻孔搐上半字便睡，至明日取下黃水，便服。

黃連散。病輕者五月效，重者半月效。

茵陳附子乾薑湯《寶鑑》　至元丙寅六月，時雨霖霪，人

多病瘟①疫。真定韓君祥，因勞役過度，渴飲涼茶，又食冷物，遂病頭痛，肢節亦疼，身體沉重，胸滿不食，自以為外感，用通聖散二服，後添身體困甚，方命醫治之，醫以百解散發其汗。越四日，以小柴胡湯二服，後加煩熱燥渴②。又六日，以三乙承氣湯下之，燥渴尤甚。又投白虎加人參湯、柴胡飲子③之類，病愈增。又易醫用黃連解毒湯、硃砂膏、至寶丹，十七日後，病勢轉增傳變，身目俱黃，肢體沉重，背惡寒，皮膚冷，心下痞硬，按之則痛，眼澀不欲開，目睛不了了，懶言語，自汗，小便利，大便了而不了，命予治之。診其脈緊細，按之虛空，兩寸脈短不及本位。此證得之因時熱而多飲冷，加以寒涼藥過度，助水乘心，反來侮土，先囚其母，後薄其子。經云：薄所不勝，乘所勝也。時值霖雨，乃寒濕相合，此謂陰證發黃，以茵陳附子乾薑湯主之。經云：寒淫於內，治以甘熱，佐以苦辛。濕淫所勝，平以苦熱，以淡滲之，以苦燥之。附子、乾薑辛甘大熱，散其中寒，故以為君。半夏、草蔻辛熱，白朮、陳皮苦甘溫，健脾燥濕，故以為臣。生薑辛溫以散之，澤瀉甘平以滲之，枳實苦微寒，瀉其痞滿，茵陳微苦寒，甘氣輕浮，佐以薑附，能去膚腠間寒濕而退其黃，故為佐使也，煎服一劑，前證減半，兩服悉去，又服理中數服，氣得平復。

附子炮，去皮，三錢　乾薑炮，二錢　茵陳一錢二分　草荳蔻煨，一錢　白朮四分　枳實麩炒　半夏製　澤瀉各半錢　白茯苓　橘紅各三分

上生薑五片，水煎，去滓涼服。

治陰黃，汗染衣，涕唾黃。

上用蔓菁子搗末，平旦以井花水服一匙，日再，加至兩

---

① 瘟：原作「濕」，據《衛生寶鑑》卷十三本方改。
② 煩熱燥渴：原作「煩燥」，據《衛生寶鑑》卷十三本方改。
③ 子：原脫，據《衛生寶鑑》卷十三本方補。

匙，以知為度。每夜小便中浸少許帛子，各書記日，色漸退白則瘥，不過服五升而癒。

秦艽湯一名秦艽散　治陰黃，不欲聞人言，小便不利。

上㕮咀，每服四錢匕，以牛乳汁一盞，煎至六分，去滓，不拘時，溫服。

補中湯東垣　治面黃多汗，目眥赤，四肢沉重，減食，腹中時痛，咳嗽，兩手左脈短，右脈弦細兼澀，右手關脈虛。

升麻　柴胡各二錢　當歸身二分　蒼朮五分　澤瀉四分　五味子二十一粒　炙甘草八分　黃耆二錢五分　神麴三分　紅花少許　大麥芽五分

上作二服，水煎，食前。

小建中湯見勞倦　**大建中湯**見惡寒　**理中湯**見霍亂

梔子柏皮湯　治傷寒及濕家發黃。

梔子十五枚　甘草一兩　黃柏二兩

水四升，煮取一升半，去滓，分溫再服。

大茵陳湯　治黃疸，及頭汗出欲發黃。

茵陳蒿半兩　大黃三錢　肥梔子三枚半

水三升三合半，先煮茵陳減一半，納二味，煮取一升，去滓，分三服。小便利出如皂角汁，一宿腹減，黃從小便出也。

茵陳梔子黃連三物湯　治大便自利而黃。

茵陳蒿三錢　梔子　黃連各二錢

水二盞，煎八分，去滓服。

山茵陳散　治疸證發熱，大小便秘澀。

山茵陳　梔子各二錢　赤茯苓　枳實各一錢半　葶藶　甘草各一錢

上作一服，水二盅，薑三片，煎一盅，食前服。

一清飲　治疸證發熱，諸熱通用。

柴胡三錢　赤茯苓去皮，二錢　桑白皮炒　川芎各一錢半　甘草炙，一錢

水二盅，薑三片，紅棗一枚，煎一盅，食前服。

十全大補湯見虛勞。

小溫中丸丹溪　治黃胖。宜草野貧賤人服，蓋其飲食無積，但補陰燥濕而已。

針砂一斤，以醋炒為末，入糯米炒極黃為末，亦用一斤，醋糊丸，如梧桐子大。每米飲下四五十丸。忌口。輕者服五兩，重者不過七兩瘥。

大溫中丸丹溪　治黃胖朱先生晚年定者。

香附一斤，童便浸，春夏一宿，秋冬三宿　甘草二兩　針砂炒紅醋淬三次，一斤　苦參春夏二兩，秋冬一兩　厚朴薑製炒黑，五兩　芍藥五兩　陳皮三兩　山楂五兩　蒼朮五兩，泔[①]浸　青皮六兩　白朮　茯苓各三兩

上為細末，醋糊丸，如梧桐子大。面黑筋骨露氣實者，米飲下五六十丸；面肥白與氣虛羸弱者，白朮湯下三四十丸。忌一切生冷、油膩、雞、鵝、羊、鴨、生硬並糙粽難化之物。服過七日後，便覺手掌心涼，口唇內有紅暈起，調理半月瘥。

煖中丸　治黃胖，殺肝邪，舒脾氣。虛者不宜用。

陳皮　蒼朮　厚朴製　三棱　白朮　青皮各五錢　香附一斤　甘草二兩　針砂十兩，炒紅醋淬

上為末，醋糊丸。空心鹽、薑湯下五十丸，晚食前酒下亦可。忌狗肉。

棗礬丸《寶鑑》　治食勞黃，目黃、身黃。

皂礬不拘多少，置砂鍋內炒通赤，用米醋點之，燒用木炭

上為末，棗肉丸。每服二三十丸，食後薑湯下。一方用白礬。

又方《必用》

皂礬五兩，煅　棗肉二兩　蒸粉三兩

上為末，生薑汁丸。每服二三十丸，一日二次，米飲下，食前。

---

① 泔：原作「甘」，據虞衙本改。

膽礬丸《本事》 治男婦食勞食氣，面黃虛腫，痃癖氣塊。

膽礬無石者，三錢　黃蠟二兩　青州大棗五十枚

上以砂鍋或石器內用頭醋三升，先下膽礬共棗子，慢火熬半日，取出棗子去核，次下蠟，再慢火熬一二時辰如膏，入好[1]蠟茶二兩，同和為丸，梧桐子大。每服二十丸，茶清下，日三服，食後。如久年腸風痔疾，陳米飲下，日三服，一月見效。

青龍散　《宣明》 治風氣傳化，腹內瘀結而目黃，風氣不得泄，為熱中，煩渴引飲。

地黃　仙靈脾　防風各二錢半　荊芥穗一兩　何首烏去黑皮，米泔浸一宿，竹刀切，二錢半

上為末，每日三服，食後沸湯調下一錢。

—— 黃疸治療臨床新用 ——

1. 茵陳蒿湯加味治療急性黃疸型肝炎 49 例

處方：茵陳蒿 30g，梔子 15g，大黃 10g（後下），丹參 30g，板藍根 15g，五味子 15g（打碎），甘草 10g。每日 1 劑，水煎服。寒熱往來加柴胡；肝區疼痛加川楝子、鬱金；乏力、身重、便溏去大黃，加蒼朮、厚朴、白蔻仁，納差加雞內金、焦山楂，高熱神昏加羚羊角；面色晦暗、四肢逆冷、脈沉細者去大黃、梔子，加炮薑、製附子、白朮。

治療結果：49 例中除 1 例合併 HBsAg 陽性，遺有肝功能輕度異常外，其餘均臨床治癒。（繆希文.中國中醫急症，2004，（13）12：845）

2. 清肝化瘀湯治療黃疸型肝炎 54 例觀察

清肝化瘀湯組成：柴胡、貫眾、赤芍、川芎、澤蘭、鬱

---

① 入好：原作「好入」，據修敬堂本改。

金、白朮、茯苓各 10g，茵陳 20g，白花蛇舌草 30g，丹參、虎杖各 15g，生甘草 5g。肝區痛加延胡索，泛惡去甘草加半夏、陳皮、生薑，便溏加山藥，便結加大黃，納呆加楂、麴，後期降酶緩慢加垂盆草、五味子，慢性肝炎均加黨參、黃耆。每日 1 劑，日服 2 次，3 週為 1 療程。

治療結果：急性黃疸型肝炎 B 肝病毒指標陰性者臨床治癒 17 例，顯效 2 例。急性黃疸型肝炎 B 肝病毒陽性者臨床治癒 7 例，顯效 5 例，有效 1 例。慢性活動性肝炎顯效 11 例，有效 8 例，無效 3 例。總有效率 91%。（尤企明.實用中醫藥雜誌，2004，（20）10：552）

‖ 嘈　雜 ‖

二陳湯見痰飲　**六君子湯**見虛勞。

三聖丸　治嘈雜，神效。

白朮四兩　橘紅一兩　黃連炒，五錢

上為細末，神麴糊丸，如綠豆大。每服七八十丸，食遠津唾下，或薑湯下。

導飲丸丹溪　治水飲。

吳茱萸三錢　白茯苓一兩　黃連五錢　蒼朮一兩　獨活七錢

上為細末，神麴糊丸服。

雜病證治類方 第六冊

‖ 泄瀉滯下總治 ‖

大黃湯　芍藥湯_{俱滯下}　益黃散_{見惡寒}①　訶子湯_{泄瀉}　麻黃湯_{傷寒}　小續命湯_{中風}　漿水散_{泄瀉}　薑附湯_{中寒}　尤附湯_{心痛}　大承氣湯_{大便不通}　涼膈散_{發熱}　四逆湯_{泄瀉}　赤石脂丸_{滯下}　消風散_{頭痛}　大柴胡湯_{往來寒熱}　建中湯_{傷濕}　理中湯_{霍亂}　乾薑附子湯_{中寒}　清涼飲子②_{見發熱}

‖ 泄　瀉 ‖

四逆湯_厥　桂枝湯_{傷濕}　大承氣湯　小承氣湯_{俱大便不通}　桃花湯　白頭翁湯_{俱滯下}　梔子豉湯_{虛損}。

通脈四逆湯《金匱》　附子_{大者一枚，生用}　乾薑_{三兩，強者四兩}　甘草_{炙，二兩}

上三味，以水三升，煮取一升一合，去滓，分溫再服。

紫參湯《金匱》　紫參_{半斤}　甘草_{三兩}

上二味，以水五升，先煮紫參，取三升，納甘草，煮取一升半，分溫三服。

黃芩湯《金匱》　黃芩　人參　乾薑_{各三兩}　桂枝_{一兩}　大棗_{十二枚}　半夏_{半升}

---

① 惡寒：原作「發熱」，考本方出本書第一冊「惡寒」，據改。
② 清涼飲子：本書第一冊「發熱」作「四順飲子，一名清涼散」。

上六味，以水七升，煮取三升，分溫三服。

除濕湯見中濕。

戊己丸《和劑》　治脾胃不足，濕熱乘之，泄瀉不止，米穀不化。

黃連去鬚　吳茱萸去梗，炒　白芍藥各五兩

上為末，麵糊丸，如梧桐子大。每服二^①十丸，空心米飲下。

胃苓湯一名對金飲子　治脾濕太過，泄瀉不止。

平胃散　　五苓散各等份

上剉，水煎服，極效。

朮附湯見心痛。

昇陽除濕湯東垣　治脾胃虛弱，不思飲食，泄瀉無度，小便黃，四肢困弱。自下而上，弓而去之。

蒼朮一錢　柴胡　羌活　防風　神麴　澤瀉　豬苓各半錢
陳皮　大麥芽　炙甘草各三分　升麻五分

水二盞，煎一盞，去滓，空心服。如胃寒腸鳴，加益智、半夏各五分，薑、棗同煎。非腸鳴不用。

人參升胃湯　治一日大便三四次，溏而不多，有時泄瀉，腹鳴，小便黃。

黃耆二錢　人參　陳皮　炙甘草各一錢　升麻七分　柴胡
當歸身　益智各五分　紅花少許

水二盞，煎至一盞，去滓，稍熱，食前服。

昇陽除濕防風湯下血。

對金飲子　平胃散五錢　五苓散二錢半　草荳蔻面裹煨熱，半兩

上相和，作四服，水一盞半，生薑三片，棗二枚，煎至一盞，去滓，食前溫服。

當歸散　治腸胃寒濕濡瀉，腹內疠刺疼痛。

當歸切，焙　乾薑炮　肉荳蔻去殼，炮　木香各半兩　訶梨勒

① 二：原作「三」，據《局方》卷六本方改。

炮，去核　黃連去鬚，炒，各七錢半

上為細末，每服三錢，用甘草、生薑各一分，黑豆一合，並半生半炒，水四盞，煎取二盞，作二次，空心、日午調服。

水煮木香膏見滯下。

益元散　治身熱泄瀉，小便不利見傷暑。

參萸丸丹溪　治濕熱滯氣者，濕熱甚者用為嚮導，上可治吞酸，下可治自利。

六一散七兩，即益元散　吳茱萸二兩，煮過

一方，去吳茱萸，加乾薑一兩，名溫六丸。

上取細末，粥丸。

堅中丸　治脾胃受濕，滑泄注下。

黃連去鬚　黃柏　赤茯苓　澤瀉　白朮各一兩　陳皮　肉荳蔻　人參　白芍藥　官桂　半夏麴各半兩

上十一味，為末，湯浸蒸餅為丸，如梧桐子大。每服五七十丸，溫米飲，食前下。

理中湯見霍亂。

附子濕中湯《寶鑑》　治中寒腹痛自利，米穀不化，脾胃虛弱，不喜飲食，懶言，困倦嗜臥。

附子炮，去皮臍　乾薑炮。各七錢　人參　甘草炙　白芍藥　白茯苓去皮　白朮各五錢　厚朴薑製　草荳蔻面裹煨，去皮　陳皮各三錢

每服五錢或一兩，水二盞半，薑五片，煎至一盞，食前溫服。

漿水散潔古　半夏二兩　良薑二錢半　乾薑　肉桂　甘草　附子炮，各五錢

上為細末，每服三五錢，漿①水兩盞，煎至一盞，熱服，甚者三四服。

若太陽經傷動，傳太陰下痢為鶩溏，大腸不能禁固，卒然

---

① 漿：原脫，據《濟生拔粹・活法機要》本方補。

而下，中有硬物，欲起而又下，欲了而又不了，小便多清，此寒也，宜溫之，春夏桂枝湯，秋冬白朮湯。謙甫云：鶩溏者，大便如水，其中有少結糞是也。

桂枝湯　桂枝　芍藥　白朮各半兩　甘草炙，二錢

上切，每服半兩，水一盞，煎至七分，去滓溫服。

白朮湯[1]　白朮　芍藥各三錢　乾薑炮，半兩　甘草炙，二錢

上為粗末，如前服之，甚則除去乾薑，加附子三錢，謂辛能發散也。

赤石脂禹餘量湯仲景　赤石脂　禹餘量各一兩

上分三服，水一盞半，煎至八分，去滓服。

附赤石脂丸仲景[2]　赤石脂　乾薑各一兩　黃連　當歸各二兩

為細末，煉蜜丸，梧桐子大。每服三十丸，米飲下。

附子補中湯　即理中湯加附子見霍亂。　大已寒丸見惡寒。

桂香丸《三因》　治臟腑虛，為風濕[3]寒所搏，冷滑注下不禁，老人虛人危篤累效。

附子　肉荳蔻　白茯苓各一兩　桂心　乾薑　木香各半兩　丁香二錢五分

上為末，麵糊丸，如梧桐子大。空心米飲下五十丸。

八味湯《楊氏》　治脾胃虛寒，氣不升降，心腹刺痛，臟腑虛滑。

吳茱萸湯洗七次　乾薑炮，各二兩　陳皮　木香　肉桂　丁香　人參去蘆　當歸洗，焙，各一兩

上㕮咀，每服四錢，水一錢，煎七分，溫服無時。

參附湯《得[4]效》　人參一兩　附子炮，半兩

每服五錢，水二盞，薑十片，煎八分，溫服無時。

---

① 湯：原作「散」，據前「漿水散」下「秋冬白朮湯」及《衛生寶鑑》卷十六本方改。

② 仲景：校本同，《傷寒論》與《金匱要略》均無赤石脂丸，疑訛。

③ 濕：原脫，據《三因方》卷十一本方補。

④ 得：原作「待」，據修敬堂本改。

連理湯　即理中湯加茯苓、黃連。

木香散《和劑》　治脾胃虛弱，內挾風冷，泄瀉注下，水穀不化，臍下疞痛，腹中雷鳴，及積寒久痢，腸滑不禁。

丁香　木香　當歸去蘆，洗，焙　肉荳蔻仁炮　甘草炙，各二兩　附子去皮臍，醋煮，切片，焙　赤石脂各一兩　藿香葉洗，焙，四兩　訶子皮一兩五錢

上為末，每服一錢，水一盞半，生薑二片，棗一枚，煎六分，空心溫服。

薑附湯見中寒。

四柱散《濟生》　治元臟氣虛，真陽耗散，臍腹[①]冷痛，泄瀉不止。

白茯苓　附子炮　人參　木香各一兩

上㕮咀，每服三錢，水一盞半，薑五片，鹽少許，煎，空心服。滑泄不止，加荳蔻、訶子煎，名六柱散。《活人》有白朮，無訶子。

震靈丹紫府元君南嶽魏夫人方，出道藏，一名紫金丹　治男子真元衰憊，五勞七傷，臍腹冷疼，肢體痠痛，上盛下虛，頭目暈眩，心神恍惚，血氣衰微。及中風癱瘓，手足不遂，筋骨拘攣，腰膝沉重，容枯肌瘦，目暗耳聾，口苦舌乾，飲食無味。心腎不足，精滑夢遺，膀胱疝墜，小腸淋瀝，夜多盜汗，久瀉久痢，嘔吐不食，八風五痹，一切沉寒痼冷，服之如神。及治婦人血氣不足，崩漏虛損帶下，久冷胎藏無子。

禹餘糧火煅醋淬，不計遍數，手捻得碎為度　紫石英　代赭石如禹餘量炮製　赤石脂各四兩

將四味藥併作小塊，入坩鍋內，鹽泥固濟，候乾用炭十斤煅通紅，火盡為度，入地埋，出火毒二宿。

滴乳香另研　五靈脂去砂石，篩　沒藥去沙石，研。各二兩　硃砂水飛過，一兩

---

① 臍腹：原作「腹臍」，據《重訂嚴氏濟生方・大便門》本方改。

上八味，併為細末，以糯米粉煮糊為丸，如雞頭實大，曬乾出光。每一丸，空心溫酒或冷水任下。常服鎮心神，駐顏色，溫脾胃，理腰膝，除屍疰蠱毒，辟鬼魅邪癘。久服輕身，漸入仙道。忌豬羊血，恐減藥力。婦人醋湯下，孕婦不可服，極有神效。

養氣丹　治久冷泄瀉，及休息痢疾，每服三十丸，多服收效方見氣門。

硃砂丹削。

陳麴丸《寶鑑》　磨積，止瀉痢，治腹中冷疼。

陳麴一兩半　官桂　人參　乾薑　白朮　當歸　甘草炙　厚朴各半兩

上為末，煉蜜丸，如梧桐子大。每服五十丸，溫酒或淡醋湯任下，食前，日二服。

玉粉散　治冷極泄瀉，久作滑腸不禁，不思飲食，宜服。

紅豆揀淨　大附子炮，去皮臍　乾薑炮，各半兩　舶上硫黃另研，二錢半

上四味，為末，入研藥勻。每服二錢，空心，半稀半稠粟米飲下，至晚又一服。重者十服必效，輕者三五服安。

十補飲　即十全大補湯見虛勞。

乳豆丸《得效》　治滑泄不正，諸藥無效。

肉荳蔻生，為末

上用通明乳香，以酒浸透，和前藥末為丸[①]，如梧桐子大。每服五十丸，空心米飲送下。

桃花丸《和劑》　治腸胃虛弱，冷氣乘之，臍腹攪痛，下痢純白；或冷熱相搏，赤白相雜，腸滑不禁，日夜無度。

赤石脂　乾薑炮，各等份

上為末，麵糊為丸，如梧桐子大。每服三十丸，空心食前

---

① 浸透，和前藥末為丸：原作「浸過，研成膏丸」，據《世醫得效方》卷五本方改。

米飲送下，日三。

　　若痢久虛滑，去積不已，用蒼朮二兩，防風一兩，剉，水一碗，煎至半碗，下此丸或赤石脂丸，小便利則安。

　　訶黎勒丸《濟生》　治大腸虛冷，泄瀉不止，腹脅引痛，飲食不化。

　　訶黎勒面裹煨　附子炮　肉荳蔻面裹煨　木香　吳茱萸炒　龍骨生用　白茯苓去皮　蓽撥各等份

　　上為細末，生薑汁煮麵糊為丸，如梧桐子大。每服七十丸，空心米飲下。

　　香連丸見滯下。

　　玉龍丸　治一切暑毒伏暑，腹脹疼痛，神效。

　　硫黃　硝石　滑石　明礬各一兩

　　用無根水滴為丸。《夷堅‧甲志》云：昔虞丞相自渠州被召，途中冒暑得疾，泄利連月，夢壁間有韻語方一紙，讀之數過，其詞曰：暑毒在脾，濕氣連腳，不泄則痢，不痢則瘧。獨煉雄黃，蒸餅和藥，甘草作湯，服之安樂。別作治療，醫家大錯，如方製藥，服之遂癒。

　　麴朮丸　治時暑暴瀉，壯脾溫胃，及治飲食所傷，胸膈痞悶。

　　神麴炒　蒼朮米泔浸一宿，炒，各等份

　　上為細末，麵糊丸，如梧桐子大。每服三十丸，溫米飲下，不拘時。

　　大七香丸傷食　**五膈寬中散**反胃　**調氣散**　即木香調氣散。見氣。

　　訶梨勒散《金匱》　訶梨勒十枚

　　上一味為散，粥飲和，頓服。

　　四君子湯見虛勞。

　　二神加木香丸即棗肉丸　治脾腎虛寒，或腸鳴泄瀉，腹脅虛脹，或胸膈不快，食不消化。

　　破故紙四兩，炒木香一兩，不見火　肉荳蔻二兩，面裹煨香，去面

上三味，為細末，燈心煮棗肉為丸，如梧桐子大。每服七十丸，空心薑湯下。

附加味六君子湯　治一切脾胃虛弱泄瀉之證。及傷寒病後米穀不化，腸中虛滑，發渴微痛，久不瘥者，及治小兒脾疳，泄瀉得痢。

人參　白朮　白茯苓　黃耆　山藥　甘草　砂仁各一兩
厚朴　肉荳蔻面裹煨，另研，各七錢半

上為細末，每服二錢，用飯湯調服，不拘時候。如渴，煎麥門冬湯調服。

白朮芍藥湯　治睥經受濕，水泄注下，體重困倦，不欲飲食，水穀不化等證。

白朮炒　芍藥炒，各四錢　甘草炒，二錢

上水煎服。

麴芽枳朮丸　白朮米泔浸一日，四兩　黑枳實去瓤，麩炒，二兩
陳皮去白　半夏薑湯泡七次　神麴炒　麥芽炒　山楂肉各一兩五錢
如胃寒或冬月，加砂仁一兩。氣滯不行，加木香五錢。常有痰火，又兼胸膈痞悶，加黃連、茯苓各一兩。

上為細末，用鮮荷葉數片，煮湯去葉，入老倉米，如尋常造飯法，瓶內以荷葉鋪蓋，方全氣味，乘熱搗爛，以細絹絞精華汁，揉拌成劑，為丸如梧桐子大。每服百丸，食遠白湯送下。

治中湯　七香丸　紅丸子俱傷食。

食茸丸　治飲酒多，遂成酒泄，骨立，不能食，但再飲一二盞瀉作，幾年矣。

嫩鹿茸草火燎去毛，用酥炙黃　肉荳蔻火煨，各一兩　生麝香另研，一錢

上為末，白陳米飯為丸，如梧桐子大。每服五十丸，空腹米飯下。熱者服酒煮黃連丸。

平胃散　專治酒泄，飲後獨甚。加丁香、縮砂、麥糵、神麴各五錢，為末，空腹米飲調二錢，立癒。

大健脾散《百一》 治脾胃虛寒，不進飲食。

蓽澄茄 乾薑 白荳蔻 丁香各半兩 白茯苓 甘草 肉荳蔻 半夏薑汁浸一宿 縮砂仁 青皮 檀香 厚朴薑汁製 懷香 神麴 橘紅各一兩 白朮四兩 川烏炮，去皮臍 草果仁 附子炮，去皮尖，各二兩

上㕮咀，每服三錢，水一盞半，薑七片，棗一枚，煎七分，空心溫服。

大藿香散《百一》 治一切脾胃虛寒，嘔吐霍亂，心腹撮痛，如泄瀉不已，最能取效。

藿香 木香 製青皮麩炒 神麴炒 人參 肉荳蔻面裹煨 良薑炒 麥芽炒 訶子煨，去核 白茯苓 甘草炒 製厚朴 陳皮去白，各一兩 乾薑炮，半兩

為細末，每服四錢。吐逆泄瀉，不下食，或嘔酸苦水，煨生薑半塊，鹽一捻，水煎服。水瀉滑泄，腸風臟毒，陳米飲入鹽熱調下。赤白痢，煎甘草、黑豆湯下。脾胃虛冷，宿滯酒食，痰氣作暈，入鹽少許，嚼薑、棗湯熱服。胃氣吃噫，生薑自然汁，入鹽點服。此藥大能順氣消食，利膈開胃。

酒煮黃連丸傷暑。

快脾丸《魏氏》 生薑六兩，淨洗，切片，以飛麵四兩和勻，就日中曬乾 橘皮一兩 甘草炙 丁香不見火。各二兩 縮砂仁三兩

上為末，煉蜜丸，如彈子大。每服二丸，食前薑湯送下。

葛花解醒湯傷飲 **養胃湯**見瘧 **二陳湯**痰飲。

木香和中丸 治腹痛泄瀉，脈滑者，神效累驗見大便不通。

五味子散 治腎泄。

五味子二兩 吳茱萸半兩

上炒香熟，研為細末。每服二錢，陳米飲下。

昔一人，每五更將天明時，必溏利一次，如是數月。有人云：此名腎泄，腎[1]感陰氣而然，服此頓癒。

---

① 腎：原脫，據《本事方》卷四本方補。

五味子丸《本事》　益智仁炒　蓯蓉酒浸，焙　川巴戟去心　人參　五味子去梗　骨碎補去毛　土茴香炒　白尤　覆盆子　白龍骨　熟地黃洗　牡蠣　菟絲子各等份

　　上為末，煉蜜丸，梧桐子大。每服七十丸，空心鹽湯下。

　　五味子丸　治下元虛寒，火不生土，及腎中之土不足，以致關門不閉，名曰腎泄，亦名脾腎泄。

　　人參　五味子　破故紙炒　白尤各二兩　山藥炒　白茯苓各一兩半　吳茱萸　川巴戟去心　肉果面裹煨，各一兩　龍骨煅，五錢

　　上為末，酒糊丸，如梧桐子大。每服七十丸，空心鹽湯下。

　　金鎖正元丹《和劑》　治腎虛泄瀉，小便頻數，盜汗遺精，一切虛冷之證。

　　龍骨煅，另研　硃砂另研。各三兩　茯苓八兩　紫巴戟去心　肉蓯蓉洗，焙　葫蘆巴焙，各一斤

　　補骨脂酒浸，炒，十兩　五倍子八兩

　　上為末，酒糊丸，梧桐子大。每服三十丸，空心溫酒，鹽湯任下。

　　椒朴丸《魏氏》　益智仁去殼，炒　川椒炒出汗　川厚朴薑製炒　陳皮　白薑　茴香炒，各等份

　　上用青鹽等份，於銀石器內，以水浸乾藥，用慢火煮乾焙燥，為細末，酒糊丸，如梧桐子大。每服三十丸，加至四十丸，空心鹽湯、溫酒任下。

　　小茴香丸《本事》　舶上茴香炒　葫蘆巴　破故紙炒香　白龍骨各一兩　木香一兩半　胡桃肉三七個研　羊腰子三對，破開，鹽半兩擦，炙熟，研如泥

　　上為末，酒浸蒸餅杵熟，丸如梧桐子大，每服三五十丸，空心溫酒送下。

　　香薑散　治晨泄，又名瀼泄。

　　生薑四兩，切如豆大　黃連二兩，剉

　　上一處，醃一宿，慢火炒薑紫色，去薑不用。將黃連末每

服二錢，用蠟茶清調一劑而癒。又用米飲酒調，治白痢尤妙。若欲速效，一料只作二服。

四神丸　治脾胃虛弱，大便不實，飲食不思，或泄瀉腹痛等證。

肉荳蔻二兩　補骨脂四兩　五味子二兩　吳茱萸浸，炒一兩

上為末，生薑八兩，紅棗一百枚，煮熟取棗肉和末丸，如梧桐子大。每服五七十丸，空心或食前白湯送下。

《澹寮》四神丸　治腎泄脾泄。

肉荳蔻生，二兩　破故紙炒，四兩　茴香炒，一兩　木香半兩

上為細末，生薑煮棗肉為丸，如梧桐子大，鹽湯下。一方，去木香、茴香，入神麴、麥蘗，如前作丸。

補中益氣湯勞倦　**六味丸**虛勞　**滋腎丸**小便不通　**《金匱》加減腎氣丸**[1]水腫　**錢氏白朮散**　**加減八味丸**並消癉

止瀉秘方　人參去蘆　白朮　乾薑炮　訶子去核　茯苓去皮　木香　藿香去土　肉荳蔻面裏煨　甘草炙，各一錢半

作一服，水二盅，煎至一盅，去滓，食前通口服。沉香溫胃丸缺。

厚朴枳實湯河間　厚朴　枳實　訶子半生半熟，各一兩　木香半兩　黃連　炙甘草各二錢　大黃參錢

上為細末，每服三錢或五錢，水一盞半，煎至一盞，去滓溫服。

固腸丸丹溪　樗皮四兩　滑石二兩

上為末，粥丸。

此丸性燥，若滯氣未盡者，不可遽用。

訶子散河間　治泄久，腹痛漸已，瀉下漸少，宜此藥止之。

訶子一兩，半生半熟　木香半兩　甘草二錢　黃連三錢

上為細末，每服二錢，以白朮芍藥湯調下，如止之不已，

---

① 《金匱》加減腎氣丸：校本同，本書第二冊「水腫」作「加減金匱腎氣丸」。

宜因其歸而送之，於訶子散內加厚朴一兩，竭其邪氣也。

扶脾丸東垣　治脾胃虛寒，腹中痛溏泄無度，飲食不化。

白朮　茯苓　橘皮　半夏　甘草炙　訶梨勒皮　烏梅肉各二錢　紅豆　乾薑　藿香各一錢　肉桂半錢　麥芽　神麴炒，各四錢

上為末，荷葉裹燒飯為丸，如梧桐子大。每服五十丸，溫水食前下。

訶子丸《本事》　治脾胃不和，泄瀉不止，諸藥不效。

訶子皮　川薑　肉荳蔻　龍骨　本香　赤石脂　附子各等份

上為細末，米糊丸，如梧桐子大。每服四十丸，米飲下。

大斷下丸《得效》　治下痢滑數，肌肉消瘦，飲食不入，脈細皮寒，氣少不能言，有時發虛熱。由脾胃虛耗，耗則氣奪，由穀氣不入胃，胃無主以養，故形氣消索，五臟之液不收，謂之五虛，此為難治，略能食者生。

附子炮　肉荳蔻　牡蠣煅稱，各一兩　細辛　乾薑炮　良薑　白龍骨　赤石脂　酸石榴皮醋煮乾為度，焙乾，各一兩半　白礬枯　訶子去核，各一兩

上為末，米糊丸，如梧桐子大。每服三十丸，粟米湯下。

荳蔻飲《得效》　治滑泄，神效。

陳米一兩　肉荳蔻面裹煨　五味子　赤石脂研，各半兩

上為末，每服二錢，粟米湯飲調下，日進三服。

蓽撥丸《得效》　治滑泄，寒者宜之。

蓽撥　川薑炮　丁香不見火　附子炮，去皮臍　吳茱萸炒　良薑　胡椒以上各一兩　山茱萸去蘆　草荳蔻去皮，各半兩

上為末，棗肉丸，梧桐子大。每服五十丸，食前陳米飲下，日三服。

固腸丸《得效》　治臟腑滑泄，晝夜無度。

吳茱萸揀淨　黃連去鬚　罌粟殼去梗蒂，各等份

上為末，醋糊丸，梧桐子大。每服三十丸，空心米飲送下。

龍骨散　治水瀉腹痛，不納飲食。

龍骨　當歸炒　肉荳蔻面裹煨　木香各一兩　厚朴二兩，去粗皮，薑汁炙

上為細末，每服二錢，食前用粥飲調下。

固腸散　治脾胃虛弱，內受寒氣，泄瀉注下，水穀不分，冷熱不調，下痢膿血，赤少白多，或如魚腦，腸滑腹痛，遍數頻併，心腹脹滿，食減乏力。

陳米炒，二十兩　木香不見火，一兩　肉荳蔻生用　罌粟殼去蒂蓋，蜜炙，各二兩　乾薑炮　甘草炙，各二兩半

上為細末，每服二服，酒一盞，生薑二兩，棗一枚，煎至七分，不拘時，溫服。

如不飲酒，水煎亦得。忌酒、麵、魚腥等物。

南白膠香散　治脾胃虛寒，滑腸久瀉，臍腹疼痛無休止。

御米殼醋炒，四兩　龍骨　南白膠香各三兩　甘草七錢，炙　乾薑半兩，炮

上五味，為粗末，每服五錢，水一盞半，煎至一盞，去滓，食前溫服。忌冷物傷胃。

感應丸　保和丸並傷食。

—— 泄瀉治療臨床新用 ——

1. 小兒水瀉

其症腹鳴而不痛，瀉下如注，呈水樣便，小便短少，口渴而不引飲，倦怠，納呆，舌淡紅、苔白膩，脈細緩，指紋淡紅紫滯。治以健脾利水，行氣燥濕之法。用分利止瀉湯（自擬驗方）：厚朴、蒼朮各 6g，陳皮、甘草、砂仁（後下）各 3g，豬苓、茯苓、澤瀉各 9g，蠶砂 7g。若瀉甚如注加石榴皮 6g，易茯苓為茯苓皮 8g；若泄瀉數日不癒易蒼朮為土炒白朮，加炒扁豆 12g；疲倦加太子參 9g。

2. 小兒寒瀉

其證惡寒或有發熱，無汗、頭痛，腹鳴腹脹，時時作痛，瀉下清稀，小便清長，四肢厥冷，飲食懶進，面色淡白，舌淡紅、苔薄白或白潤，脈浮緊或沉遲，指紋青藍或淡紅。治以疏散風寒，溫中健脾，化濕止瀉之法。用溫化止瀉湯（自擬驗方）：蘇葉 7g，藿香、大腹皮、川厚朴、桔梗、白朮各 6g，茯苓、法半夏各 8g，陳皮 4g，甘草 3g，生薑 3 片。若臟寒甚肢冷者易生薑為乾薑 6g；腹痛加廣木香（後下）6g，鉤藤7g；胸悶加砂仁（後下）3g，若病已遷延數日，無明顯表證而疲倦者去蘇葉，加黨參 6g，肉荳蔻 3g。

3. 小兒熱瀉

其證暴注下迫，瀉如水注，蛋花樣，日 10～30 次，身熱，面赤，無汗，口渴引飲，口中氣熱，煩躁不安，時而啼哭，肛門紅灼，或吐或不吐，小便短赤，舌紅、苔黃而乾，脈洪數或滑數有力，指紋紅紫。重則疲倦，涕淚乾，眼眶凹陷，四肢厥冷，抽搐，煩躁不寧，舌絳唇焦治以苦寒清熱，滌暑利濕之法。用清滌止瀉湯（自擬驗方）：葛根 10g，黃連（打碎）4g，甘草 3g，黃芩、佩蘭、香薷各 6g，火炭母 9g，白扁豆 12g，川厚朴（後下）5g。若煩躁、啼哭加鉤藤、蠶砂各6g；渴甚加西瓜翠衣 15g；高熱而驚惕者加羚羊角（另煎沖）2g；傷陰唇焦加石斛、烏梅各 6g；神倦甚者加西洋參（切片另燉）3g。腹脹甚者可用吳茱萸 200g，生鹽 500g 共炒熱布包，溫敷腹部，以行氣去脹。高熱抽搐加服紫雪丹，神昏用安宮牛黃丸沖服。

4. 小兒濕熱瀉

其臨床見症腹痛腹瀉，糞便稀溏或兼有黏滯，色黃而臭，日瀉 7～8 次，伴身熱，口渴，肛門有灼熱感，小便短赤，舌紅、苔黃膩，脈滑數。治以苦泄清熱，淡滲利濕之法。用清滲止瀉湯（自訂驗方）：蒼朮、川厚朴（後下）各 6g，陳皮、甘草各 3g，茯苓、澤瀉、豬苓各 9g，黃連（打碎）4g，火炭母

9g。若瀉下不爽腹痛加廣木香（後下）、蠶砂各 6g；糞臭加山楂葉 7g；身熱加黃芩 6g。

5. 小兒傷食瀉

其症噯酸惡食，或嘔吐，脘腹脹悶，瀉下臭穢，食物不化，瀉後則腹痛寬解，小便短或赤，舌稍紅、苔粗黃濁膩，脈滑實或滑數有力，指紋沉滯略紫。治以消食導滯，和胃利濕之法。用消滯止瀉湯（自擬驗方）：神麴、連翹、山楂葉、萊菔子各 6g，茯苓、法半夏各 7g，陳皮、甘草各 3g，炒麥芽15g，山楂子 12g。若腹脹痛甚加枳實、川厚朴（後下）各6g；嘔吐甚加霍香 6g；腹瀉次數多加蒼朮 6g。

6. 小兒脾虛瀉

其症腹虛脹，食後作瀉，瀉下清稀，神疲體倦，面色黃白無華，胃納不振，肌肉消瘦，舌淡而胖、苔白，脈濡弱而緩或虛數無力，指紋淡紅。若泄瀉日久，拖延失治，會導致命門火衰，不能溫暖脾胃而成脾腎虛寒之瀉（古稱五更腎瀉）。治以健脾益氣，溫中扶陽之法。用健運止瀉湯（自擬驗方）：黨參、白朮、廣木香（後下）各 6g，茯苓 9g，陳皮、炙甘草各3g，砂仁（後下）4g。若泄瀉日久易白朮為土炒白朮 6g，加炒扁豆 15g；若出現五更瀉者應加補骨脂、熟附片各 6g。（林季文.新中醫，1995.8：60）

‖ 飧　泄 ‖

加減木香散《寶鑑》　木香　良薑　升麻　檳榔　人參各二錢半　神麴炒，二錢　肉荳蔻煨　吳茱萸炮　乾薑炮　陳皮　砂仁各五分

上為粗末，每服四錢，水一盞半，煎至一盞，去滓，食前溫服。宜加白朮。

通脈四逆湯　昇陽除濕湯俱見前。

白朮湯河間　厚朴薑製　當歸去蘆　龍骨各五錢　白朮一兩

艾葉半錢，熟炒

上為末，每服三錢，水一盞，生薑三片，同煎至八分，去渣，空心溫服。

防風芍藥湯東垣　防風　芍藥　黃芩各等份

上粗末，每服半兩，或一兩，水二盅，煎至一盅，溫服無時。

宣風散　檳榔二個　陳皮　甘草各五錢　牽牛四兩，半生半炒

上為末，每服三五分，蜜湯調下。

蒼朮防風湯潔古

麻黃一兩　蒼朮去皮，四兩　防風五錢

上粗末，每服一兩，生薑七片，水二盞，煎至一半，去滓溫服。如止後服補本丸。

補本丸　蒼朮　川椒去目，炒，各一兩

末之，醋糊丸，如梧桐子大。每服五十丸，食前溫水下。一法，惡痢久不效者彌佳，小兒丸如米大。

胃風湯　治風冷虛氣入客腸胃，水穀不化，泄瀉注下，腹脅虛滿，腸鳴疞痛，及腸胃濕毒，下如豆汁，或下瘀血。

鞠藭丸　治中風濕，臟腑滑瀉。

附子　芎藭　白朮　神麴各等份

上四味，為末，麵糊丸，如梧桐子大。每服三五十丸，溫米飲下。此藥亦治飧泄，甚妙。

《素問》云：春傷於風，夏必飧泄，米穀不化。蓋春木旺，肝生風邪，淫於脾經，夏飲冷當風，故多飧泄也。

吳茱萸散　治腸痺，寒濕內搏，腹滿氣急，大便飧泄。

吳茱萸湯泡，焙炒　肉荳蔻　乾薑炮　甘草炙，各半兩　縮砂仁　陳麴炒　白朮各一兩　厚朴去粗皮，薑汁炙　陳皮去白，焙　良薑各二兩

上為細末，每服一錢，食前用米飲調服。

草荳蔻散　治腸痺，風寒濕內攻，腹疼飧泄。

草荳蔻　陳皮去白，焙。各一兩　官桂去粗皮　白荳蔻仁　肉

荳蔻　當歸切，焙　木香　白朮　丁香　良薑各半兩

上為細末，每服一錢，食前生薑、棗湯調服。

‖ 滯　下 ‖

大黃湯潔古　治瀉痢久不癒，膿血稠黏，裡急後重，日夜無度。

上用大黃一兩，剉碎，好酒二大盞，浸半日許，煎至一盞半，去滓，分作二服，頓服之，痢止勿服，如未止再服，取利為度。後服芍藥湯和之，痢止再服白朮黃芩湯，蓋徹其毒也。

芍藥湯　行血調氣。經曰：溲而便膿血，知氣行而血止，行血則便自癒，調氣則後重除。

芍藥一兩　當歸　黃連　黃芩各半兩　大黃三錢　桂二錢半甘草炒　檳榔各二錢　木香一錢

如便後臟毒，加黃柏半兩。

上九味，㕮咀，每服五錢，水二盞，煎至一盞，去滓溫服。如痢不減，漸加大黃，食後。

白朮黃芩湯　服前藥痢疾雖除，更宜調和。

白朮一兩　黃芩七錢　甘草三錢

上㕮咀，作三服，水一盞半，煎一盞，溫服清。

調胃承氣湯發熱　**大小承氣湯**大便不通　**小胃丹**痰飲　**益元散**傷暑　**保和丸**傷食

玄青丸　治下痢勢惡，頻併窘痛[1]，久不癒，諸藥不能[2]止，須可[3]下之，以開除濕熱，痞悶積滯，而使氣液宣行者，宜此逐之。更兼宣利積熱，酒食積，黃瘦中滿，水氣腫脹。兼療小兒驚疳，積熱、乳癖諸證。

---

① 窘痛：此下原衍「或」，據《宣明論》卷十本方補。
② 能：原脫，據《宣明論》卷十本方補。
③ 可：原作「吐」，據《宣明論》卷十本方改。

黃連　黃柏　大黃　甘遂　芫花醋拌炒　大戟各五錢　輕粉
二錢　青黛一兩　牽牛四兩，取頭末二兩

上九味，為末研勻，水丸小豆大。初服十丸，每服加十
丸，空心、日午、臨臥三服，以快利為度，後常服十五丸。數
日後得食力，如利尚未瘥，再加取利，利後卻常服，以意消
息，病去為度，後隨證止之。小兒丸如黍米大，退驚疳積熱，
不須下者，常服十丸。此藥峻利，非有實積者，不宜輕用，慎之。

利積丸　《玄珠》，下同　黃連四兩　天水散八兩　當歸二兩　蘿
蔔子炒　巴豆去油，同黃連炒　乳香各一兩

上為末，醋糊丸，如梧桐子大。粥者服十五丸，實者二十
五丸。

導氣丸　青木香　蘿蔔子　茴香　檳榔　黑牽牛各四兩
為細末，薄粥為丸，如梧桐子大，每服三十丸。

舟車神祐丸見痰飲　**藿香正氣散**中風　**感應丸**見傷食　**蘇合香
丸**卒中　**五苓散**消癉。

黃連丸[1]《濟生》　乾薑炮　黃連去鬚　縮砂仁炒　川芎　阿
膠蛤粉炒　白朮各一兩　乳香另研，三錢　枳殼去瓤，麩炒，半兩

上為末，用鹽梅三個取肉，少入醋同杵，丸如梧桐子大。
每服四十丸，白痢乾薑湯下，赤痢甘草湯下，赤白痢乾薑、甘
草湯下，俱食前服。

黃連阿膠丸《和劑》　治冷熱不調，下痢赤白，裡急後重，
臍腹疼痛，口燥煩渴，小便不利。

黃連去鬚，三兩　阿膠碎，炒，一兩　茯苓去皮，二兩

上以連、苓為細末，水熬阿膠膏搜和，丸如梧桐子大。每
服三十丸，空心溫米飲下。

茶梅丸　用臘茶為細末，不以多少，用白梅肉和丸，赤痢
甘草湯下，白痢烏梅湯下，泄瀉不止陳米飲下，每服二十丸，
團茶尤佳。

① 黃連丸：《濟生方》卷四作「蒙薑黃連丸」。

大凡痢疾，不以赤白分冷熱，若手足和暖則為陽，宜先服五苓散，粟米飲調下，次服感應丸二十粒即癒。若手足厥冷則為陰，宜已寒丸附子之類，如此治痢無不效。有人夏月患痢，一日六七十行，用五苓散立止。

白頭翁湯《金匱》　白頭翁二兩　黃連　黃柏　秦皮各三兩

上四味，以水七升，煮取二升，去滓，溫服一升，不癒更服。

阿膠梅連丸　治下痢，無問久新赤白青黑疼痛諸證。

阿膠淨草灰炒透明白，研不細者再炒，研細盡　烏梅肉炒　黃連　黃柏炒　赤芍藥　當歸炒　赤茯苓去皮　乾薑炮，各等份

上八味，為末，入阿膠末和勻，水丸如梧桐子大。每服十丸，溫米飲送下，食前。

敗毒散傷濕　**理中湯**霍亂　**四君子湯**虛勞。

加減平胃散潔古　經云：四時皆以胃氣為本。久下血則脾胃虛損，血水流於四肢，卻入於胃而為血痢，宜服此滋養脾胃。

白朮　厚朴　陳皮各一兩　木香　檳榔各三錢　甘草七錢　桃仁　人參　黃連　阿膠炒　茯苓各五錢

上㕮咀，每服五錢，薑三片，棗一枚，水煎，溫服，無時。

血多加桃仁，熱泄加黃連，小便澀加茯苓，澤瀉，氣不下後重加檳榔、木香，腹痛加官桂、芍藥、甘草，膿多加阿膠，濕多加白朮。脈洪大加大黃。

青六丸[1]丹溪　去三焦濕熱。治泄瀉多與清化丸同服，並不單服。兼治產後腹痛或自利者，能補脾補血，亦治血痢效。

六一散三兩　紅麴炒，半兩，活血

上飯為丸梧桐子大，每服五七十丸，白湯下[2]。一方，酒

---

① 青六丸：《丹溪心法》卷二作「清六丸」。

② 梧桐子大，每服五七十丸，白湯下：原脫，據《丹溪心法》卷二本方補。

糊丸。

胃風湯下血　**膠艾湯**溲血。

蒼朮地榆湯潔古　治脾經受濕，下血痢。

蒼朮三兩　地榆一兩

每一兩，水二盞，煎一盞，溫服。

槐花散①潔古　青皮　槐花　荊芥穗各等份

上為末，水煎，空心溫服。

地榆散見中暑。

茜根丸　治一切毒痢，及蠱注下血如雞肝，心煩腹痛。

茜根洗　川升麻　犀角鎊　地榆洗　當歸去蘆，酒洗　黃連去鬚　枳殼去瓤，麩炒　白芍藥各等份

上為末，醋煮麵糊為丸，如梧桐子大。每服七十丸，空心用米飲湯下。

地榆丸　治瀉痢或血痢。

地榆微炒　當歸微炒　阿膠糯米炒　黃連去鬚　訶子取肉，炒　木香曬乾　烏梅去核，取肉稱，各半兩

上為細末，煉蜜為丸，如梧桐子大。每服二三十丸，空心陳米飲吞下。

先公頃在括蒼，病痢踰月，得此方而癒。頃在霅上，士人蘇子病此危甚，其婦翁孫億來告，急錄此方以與之，旋即痊安。

玉粉散　治血痢，解臟腑積熱毒。

上以海蛤為細末，每服二錢，蜜水調服。

犀角散　治熱痢下赤黃膿血，腹痛，心煩困悶。

犀角屑　黃連去鬚，微炒　地榆　黃耆各一兩　當歸半兩，炒　木香二錢半

上為散，每服三錢，以水一盞，煎至六分，去滓溫服，無時。

---

① 槐花散：原作「槐花丸」，據《濟生拔粹·潔古家珍》本方改。

黃連丸一名羚羊角丸　治一切熱痢及休息痢，日夜頻下，兼治下血，黑如雞肝色。

黃連去鬚，二兩半　羚羊角鎊　黃柏去粗皮，各一兩半　赤茯苓去黑皮，半兩

上為細末，煉蜜和丸，如梧桐子大。每服二十丸，薑、蜜湯下，暑月下痢，用之尤驗。一方，用白茯苓、臘茶送下。

生地黃湯　治熱痢不止。

生地黃半兩　地榆七錢半　甘草炙，二錢半

上㕮咀，如麻豆大，用水二盞，煎至一盞，去滓，分溫二服，空心日晚再服。

鬱金散　治一切熱毒痢，下血不止。

川鬱金　槐花炒，各半兩　甘草炙，二錢半

上為細末，每服一二錢，食前用豆豉湯調下。

蒲黃散　治血痢。

蒲黃三合　乾地黃　桑耳　甘草　芒硝　茯苓　人參　柏葉　阿膠　艾葉　生薑各二兩　禹餘糧　黃連各一兩　赤石脂一兩二錢半

上㕮咀，以水一斗，煮取四升，分作五服。

茜根散　治血痢，心神煩熱，腹中痛，不納飲食。

茜根　地榆　生乾地黃　當歸微炒　犀角屑　黃芩各一兩　梔子仁半兩　黃連二兩，去鬚微炒

上㕮咀，每服四錢，以水一中盞，入豉五十粒，薤白七寸，煎至六分，去滓，不拘時，溫服。

聚珍丸　治血痢，酒痢尤效。

川百藥煎，陳槐花炒，各半兩　感應丸一貼　薄荷煎兩貼　麝香少許

上件為末，拌勻，煉蜜為丸，如梧桐子大。每服二十丸，食前服，男子用龍牙草煎湯下，女人用生地黃煎湯下。

除濕湯見中濕。

十寶湯　治冷痢如魚腦者，三服見效，甚疾。

黃耆四兩　熟地黃酒浸　白茯苓　人參　當歸酒浸　白朮
半夏　白芍藥　五味子　官桂各一兩　甘草半兩

上為粗末，每服二錢，水一盞，生薑三片，烏梅一個，煎
至七分，食前溫服。

荳蔻丸　治白滯痢，腹臟撮痛。

肉荳蔻麪裹煨熟　草荳蔻麪裹煨熟　枇杷葉去毛，炙　縮砂仁
母丁香各一兩　木香　沉香各半兩　地榆二兩　墨燒紅，為末，半兩

上為細末，燒粟米飯為丸，如櫻桃大。每服二丸，食前用
米飲化下。

萬補丸　治脾胃久虛，大腸積冷，下痢白膿，或腸滑不
固，久服諸藥不效，服之神驗，並產前產後皆可服。

人參　當歸切，焙　草荳蔻炮，去皮　嫩茄茸酥炙　乳香各一兩
半　白朮　陽起石火煆，細研　肉桂去皮　縮砂仁　赤石脂　鐘乳
粉　肉荳蔻麪裹煨　沉香　白薑炮　蓽撥牛乳半盞，慢火煎乾　茴香
炒　丁香　厚朴去皮，薑製　白茯苓各一兩　地榆　大麥芽炒　神
麴炒，各半兩　附子七錢，炮，去皮臍　肉蓯蓉二兩，淨洗，用酒浸一宿，
切，焙　罌粟殼和米者二十枚，炙

上為細末，研勻，用木瓜十五枚，去瓤蒸爛，同藥末搗和
得所，丸如梧桐子大，曬乾。每服三十丸，食前米飲下。頻併
者，加至五七十丸。

香薷飲　**六和湯**俱傷暑　**厚朴丸**積聚　**紫參湯**泄瀉。

茯苓湯東垣　茯苓六分　澤瀉一錢　當歸身四分　芍藥一錢半
蒼朮二錢①　生薑二錢　肉桂五分　生黃芩三分　豬苓六分　炙甘草
五分　升麻　柴胡各二②錢

上作二服，水煎，稍熱服。

神效越桃散《寶鑑》　大梔子　良薑各三錢

上為末，米飲或酒調下三錢。

---

① 錢：原作「分」，據《蘭室秘藏》卷下本方改。

② 二：原作「一」，據《蘭室秘藏》卷下本方改。

建中湯見勞倦。

芍藥黃芩湯東垣　治泄痢腹痛或後重，身熱久不癒，脈洪疾者，及下痢膿血稠黏。

黃芩　芍藥各一兩　甘草五錢

上㕮咀，每服一兩，水一盞半，煎至一盞，溫服，無時。如痛，加桂少許。

當歸導氣湯東垣　甘草一錢半　當歸　芍藥各一錢　木香　檳榔各三錢　青皮　槐花炒，各七分　澤瀉五分　生地黃一錢半或二錢酒浸，陰乾

上共為末，用水煎，食前溫服。如小便利，去澤瀉。

聖餅子《寶鑑》　治瀉痢赤白，臍腹撮痛，久不癒者。

定粉　密陀僧　舶上硫黃各三錢　黃丹二錢　輕粉少許

上五味，為末，入白麵四錢匕，滴水丸，如指頭大，捻成餅，陰乾。食前溫漿水磨下。大便黑色為效。

通神丸　治膿血雜痢，後重疼痛，日久不瘥。

沒藥研　五靈脂去砂石，研　乳香研，各一錢　巴豆霜研，半錢

上同研勻，滴水為丸，如黃米大。每服七丸，食前煎生木瓜湯下。小兒服三丸，隨歲加減。

魚鮓湯　治痢下五色膿血，或如爛魚腸，並無大便，腸中攪痛不可忍，呻吟叫呼，聲聞於外。

粉霜研　輕粉　硃砂研　硇砂去砂石，研　白丁香各一錢　乳香半錢　巴豆二七粒，去殼不去油

上為末，蒸棗肉為丸。嬰兒三丸，如粟米大，二三歲如麻粒大，四五歲每服三四丸，並旋丸，煎鮓湯吞下，仍間服調胃藥，此證緣久積而成，故小兒多有之。

香連丸《直指》　治下痢赤白，裡急後重。

黃連去蘆，二十兩，用吳茱萸十兩，同炒令赤，揀去茱萸不用　木香四兩八錢八分，不見火

上為細末，醋糊丸，如梧桐子大。每服三十丸，空心飯飲下。

導氣湯 治下痢膿血，日夜無度，裡急後重。

木香 檳榔 黃連各六分 大黃 黃芩各一錢半 枳殼一錢，麩炒 芍藥六錢 當歸三錢

上㕮咀，作二服，水二盞，煎一盞，去滓，食前溫服。

清涼飲子 見發熱。

進承氣法 治太陰證，不能食是也。當先補而後瀉，乃進藥法也。先剉厚朴半兩，薑製，水一盞，煎至半盞服。若二三服未已，胃有宿食不消，加枳實二錢，同煎服。二三服泄又未已，如不加食，尚有熱毒，又加大黃三錢。推過泄未止者，為腸胃久有塵垢滑黏，加芒硝半合，垢去盡則安矣。後重兼無虛證者宜之。若力倦氣少，脈虛不能食者，不宜此法。蓋厚朴、枳實大瀉元氣故也。

退承氣法 治陽明證，能食是也。當先瀉而後補，乃退藥法也。先用大承氣五錢，水一盞，依前法煎至七分，稍熱服。如瀉未止，去芒硝，減大黃一半，煎二服。如熱氣雖已，其人心腹滿，又減去大黃，但與枳實厚朴湯，又煎二三服。如腹脹滿退，泄亦自安，後服厚朴湯數服則已。

水煮木香膏《寶鑑》 治脾胃受濕，臟腑滑泄，腹中疼痛，日夜無度，腸鳴水聲，不思飲食，每欲痢時，裡急後重，或下赤白，或便膿血等，並皆治之。

御米殼蜜水浸濕炒黃，六兩 乳香研 肉荳蔻 砂仁各一兩半 當歸 白芍藥 木香 丁香 訶子皮 藿香 黃連去殼 青皮去皮 厚朴薑製 甘草炙 陳皮去白，各一兩 乾薑炮 枳實麩炒，各半兩

上十七味，為細末，煉蜜丸，如彈子大。每服一丸，水一盞，棗一枚擘開，煎至七分，和滓稍熱食前服。

白朮安胃散《寶鑑》 治一切瀉痢，無問膿血相雜，裡急後重窘痛，日夜無度。及治小腸氣痛，婦人臍下①虛冷，並產後兒枕痛，虛弱寒熱不止者。

① 下：原作「土」，據《衛生寶鑑》卷十六本方改。

御米殼_{三兩，去頂蒂，醋煮一宿}　茯苓　車前子　白朮_{各一兩}^①
烏梅肉　五味子_{各半兩}

上為粗末，每服五錢，水二盞，煎至一盞，空心溫服。

昇陽除濕防風湯_{見下血。}

三奇散　治痢後裡急後重。

枳殼　黃耆　防風_{各等份}

上為末，每服二錢，用蜜湯調下，或米飲調亦得。

治裡急後重

好蛤粉　穿山甲_炒

上二味，等份，為末，每服一錢，空心用好酒調服。

木香黃連湯　治下痢膿血，裡急後重，神效。

木香　黃連　川木通　川黃柏　枳殼_{麩炒}　陳皮_{各二錢半}
大黃_{三錢}

上㕮咀，分作二帖，用水二盞，煎至八分，去滓，食前溫服。

堅中丸　**白膠香散**_{俱泄瀉。}

〔純陽真人〕**養臟湯**《_{和劑}》　治大人小兒冷熱不調，下痢赤白，或便膿血，有如魚腦，裡急後重，臍腹疞痛。及脫肛墜下，酒毒、濕毒便血，並宜服之。

人參　白朮　當歸_{各六錢}　白芍藥　木香_{各一兩六錢}　甘草
肉桂_{各八錢}　肉荳蔻_{面裹煨，半兩}　御米殼_{蜜炙，三兩六錢}　訶子肉_{一兩二錢}

上為㕮咀，每服四錢，用水一盞半，煎至八分，去滓，食前溫服。忌酒、麵、生冷、魚腥、油膩之物。臟腑滑泄，夜起久不瘥者，可加附子四片煎服。

七宣丸_{見大便不通。}

芍藥柏皮丸　芍藥　黃柏_{各等份}

上為細末，醋糊為丸，如梧桐子大。每服五七十丸，食前

① 各一兩：原在「烏梅肉」下，據《衛生寶鑑》卷十六本方改。

溫湯下。

固腸丸 _{見泄瀉。}

桃花湯《金匱》　治下利膿血。

赤石脂一升，一半剉，一半篩末　乾薑一兩　粳米一升

上三味，以水七升，煮米令熟，去滓，溫七合，內赤石脂末方寸匕，日三服。若一服癒，餘勿服。

《**易簡**》**斷下湯**　治下痢赤白，無問新久長幼。

白朮　茯苓各一錢　甘草五分　草果連皮一枚

上㕮咀，用罌粟殼十四枚，去筋膜並萼蒂，剪碎，用醋醃，為粗末，用作一服，水一大碗，薑七片，棗子、烏梅各七枚，煎至一大盞，分二服服之。赤痢者加烏荳二粒，白痢者加乾薑五錢。

罌粟殼治痢，服之如神，但性緊澀，多令人嘔逆，既以醋製，加以烏梅，不致為害。然嘔吐人，則不可服。大率痢疾，古方謂之滯下，多因腸胃素有積滯而成。

此疾始得之時，不可遽止，先以巴豆感應丸十餘粒，白梅湯下，令大便微利，仍以前藥服之，無不應手作效。若脾胃素弱，用荳蔻、橘紅、罌粟殼各等份，為末，醋煮麵糊為丸，梧桐子大，每服五十丸，烏梅湯下。兼治泄瀉暴下不止，一服即癒，更令藥力相倍為佳。如覺噁心，卻以理中湯、四物湯加荳蔻、木香輩調其胃氣，仍以二陳湯煮木香丸以定其嘔逆。大凡痢疾，乃腹心之患，尊年人尤非所宜。若果首尾用平和之劑，決難作效，必致危篤，雖欲服此，則已晚矣。其秦艽、地榆、黃柏、木通之類，其性苦寒，卻難輕服。血痢當服胃風湯並膠艾湯之類。白者宜服附子理中湯、震靈丹之屬，更宜審而用之。若五色雜下，泄瀉無時，當用熟烏頭一兩，厚朴、乾薑、甘草各一分，生薑煎服。今之治痢，多用駐車丸、黃連阿膠丸之類，其中止有黃連肥腸，其性本冷，若所感積輕，及餘痢休息不已，則服之取效。若病稍重，則非此可療。

訶子皮散東垣　御米殼五分，去蒂①蕚，蜜炒　乾薑六分，炮　陳皮五分　訶子皮七分，煨，去核

水煎服。或為末，白湯調服亦可。

地榆芍藥湯《保命》　治泄痢膿血脫肛。

蒼朮八兩　地榆　卷柏　芍藥各三兩

上咬咀，每服二兩，水煎溫服，病退勿服。

敗毒散見傷濕

參苓白朮散《和劑》　治久瀉及大病後、痢後調理，消渴者尤宜。

人參　乾山藥　蓮肉去心　白扁豆去皮，薑汁浸炒，各一斤半　白朮於潛者，二斤　桔梗炒令黃色　砂仁　白茯苓去皮　薏苡仁　炙甘草各一斤

上為細末，每服二錢，米湯調下，或加薑、棗煎服。或棗肉和藥，丸如梧桐子大，每服七十丸，空心用米湯送下，或煉蜜丸，如彈子大，湯化下。

治中湯見嘔吐

倉廩湯　治禁口痢有熱，乃毒氣衝心，食即吐。

人參　茯苓　甘草炙　前胡　川芎　羌活　獨活　桔梗　柴胡　枳殼　陳倉米各等份

上咬咀，每服五錢，水一盞半，生薑三片，煎至七分，去滓，不拘時，熱服。

木香散《本事》　治隔年痢不止，並治血痢尤捷。

木香半兩②剉，用黃連半兩同炒　罌粟殼半兩③剉，用生薑半兩同炒　甘草炙，一兩

上為細末，入麝香少許，每服一錢，陳米飲下。

訶黎勒丸《寶鑑》　治休息痢，晝夜無度，臍腹撮痛，諸藥

---

① 蒂：原作「花」，據《蘭室秘藏》卷下本方改。
② 半兩：原脫，據《本事方》卷四本方補。
③ 半兩：原脫，據《本事方》卷四本主補。

不效。

椿根白皮二兩　訶子半兩，去核　母丁香三十粒

為細末，醋糊丸，如梧桐子大。每服五十丸，陳米飲湯入醋少許，一日三服效。椿樹，俗謂虎眼樹，又謂之樗。

蕪荑丸　治久痢不瘥，有蟲，並下部脫肛。

蕪荑炒　黃連去鬚，各二兩　蚺蛇膽半兩

上為細末，煉蜜丸，如梧桐子大。每服三十丸，食前用杏仁湯下，日再服。

駐車丸《和劑》　治一切下痢，無問冷熱。

阿膠搗碎，蛤粉炒成珠，為末，以醋四升熬成膏，十五兩　當歸去蘆，十五兩　黃連去鬚，三十兩　乾薑炮，十兩

上為末，醋煮阿膠膏丸，梧桐子大。每服三十丸，食前米飲下，日三服。小兒丸如麻子大，更量歲數加減服。

歸連丸　治痢，無問冷熱及五色痢，入口即定。

當歸　黃柏　黃芩　阿膠　熟艾各二兩　黃連一兩

上為末，以醇醋二升，煮膠烊，下藥煮，令可為丸，如豆大。每服七八十丸，日二夜一，用米湯下。若產婦痢，加蒲黃一兩，煉蜜和丸。

麥芽丸　治休息痢，不能飲食及羸瘦。

大麥芽炒　附子炮裂，去皮臍　陳麴炒　官桂去皮　烏梅肉炒　白茯苓去皮　人參各一兩

上為細末，煉蜜和丸，如梧桐子大。每服三十丸，煮棗肉飲下，不拘時。一方，用七月七日麴。

治休息痢羸瘦　黃連去鬚，為末　澱粉研，各半兩　大棗二十枚，去核

上春棗如泥，鋪於紙上，安二味藥裹之，燒令通赤，取出候冷，細研為末，每服使好精羊肉半斤，切作片子，用散藥三錢，摻在肉上，濕紙裹燒熟，放冷食之，不過三兩服效。

又方　杏仁一兩，湯浸，去皮尖及雙仁，麩炒黃色　貒豬肝一具，去筋膜，切作片

上件，將肝用水洗去血，切作片，於淨鑵內一重肝，一重杏仁，入盡，用童子小便二升，入鑵中蓋定，慢火煎令小便盡即熱，放冷，任意食之。

又方一名羊肝散　砂仁一兩，去皮　肉荳蔻半兩，去殼

上為細末，用羊肝半具，細切拌藥，以濕紙三五重裏上，更以麵裏，用慢火燒令熟，去麵並紙，入軟飯搗和，丸如梧桐子大。每服三十丸，食前粥飲下。

蘋蓮飲　石蓮肉　乾山藥各等份

上為細末，生薑　茶煎湯，調下三錢。

異功散　**七珍散**俱不能食　**六柱飲**泄瀉　**獨活寄生湯**見腰痛　**虎骨四斤丸**腳氣　**大防風湯**鶴膝風　**橘皮枳朮丸**傷食

附方

神效參香散　治大人小兒臟氣虛怯，冷熱不調，積而成痢，或下鮮血，或如豆汁，或如魚腦，或下瘀血，或下紫黑血，或赤白相雜，裡急後重，日夜頻數，無問新久，並皆治之。

白扁豆炒　木香　人參去蘆，各二兩　茯苓去皮　肉荳蔻煨，各四兩　罌粟殼去蒂　陳皮去白，各十兩

上為細末，每服三錢，用溫米飲調下，無時。

黑丸子　治脾胃怯弱，飲食過傷，留滯不化，遂成痢下。服此藥推導，更須斟酌受病淺深，增減丸數，當逐盡積滯方佳，然後徐徐補之。

烏梅肉　杏仁去皮尖，另研　半夏湯泡七次　縮砂各十四粒　百草霜六錢　巴豆霜去油，半錢

上為細末，和勻，稀糊為丸，如黍米大。每服十五丸，加至二十丸，用白湯送下。看人虛實，加減丸數服之。

不二散　治諸般瀉痢，神效。

罌粟殼　青皮去瓢，焙乾　陳皮去白，焙乾，各二兩　當歸去蘆，炒　甘草炙　甜藤如無，只以乾葛代之，各一兩

上件㕮咀，每服三盞，煎七分，去滓，通口服。如患赤白

痢，用酸石榴皮一片同煎，極妙。

神效雞清丸　治一切瀉痢。

木香二兩　黃連二兩半　肉荳蔻七個大者，生用

上先為細末，取雞子清搜和藥作餅子，於慢火上炙令黃色變紅，極乾再研為末，用麵糊丸，如梧桐子大。每服五十丸，空心米飲下。

御米丸　治一切瀉痢。

肉荳蔻　訶子肉　白茯苓　白朮各一兩　石蓮肉　當歸各半兩　乳香三錢　罌粟殼一兩半，蜜炙

上為細末，水糊為丸，如梧桐子大。每服三五十丸，空心用米飲送下。如血痢，減荳蔻、白朮、當歸、粟殼。

犀角散[①]　但是痢，服之無不瘥者。

犀角屑取黑色文理粗者，產後用彌佳　宣州黃連　苦參多買輕搗　金州黃柏赤色緊薄者　川當歸五味俱取細末

上各搗研為末，各等份，和勻，空腹，爛煮糯米飲調方寸匕服之，日再服。忌黏滑、油膩、生菜。

瓜蔞散　治五色痢，久不癒者。

瓜蔞一個，黃色者，以炭火煨存性用，蓋在地下一宿，出火毒

上研為細末，作一服，用溫酒調服。

胡大卿有一僕人，患痢半年，至杭州過一道人傳此方而癒。

葛根湯　專治酒痢。

葛根　枳殼　半夏　生地黃　杏仁去皮尖　茯苓各二錢四分　黃芩一錢二分　甘草炙，半錢

上分作二帖，水二盞，黑豆百粒，生薑五片，白梅一個，煎至一盞，去滓，食前溫服。

神效丸[②]　治休息痢，氣痢，膿血不止，疼痛困弱。

---

① 散：原作「丸」，校本同，據本方製劑用法改。

② 丸：原作「散」，校本同，據本方製劑用法改。

當歸　烏梅肉　黃連各等份

上為細末，研大蒜作膏和丸，如梧桐子大。每服三四十丸，厚朴煎湯下。一方，加阿膠。

又方　治赤白痢新舊疾。

上用鹽霜梅三個，用黃泥裹，於慢火煨乾，研為細末，用米湯調下。治腸蠱，先下赤，後下黃白沫，連年不癒。兼治痢下，應先白後赤，若先赤後白，為腸蠱。

上用牛膝一兩，切，椎碎，以醇酒一升漬一宿，平旦空心服之，再服癒。

阿膠丸　治冷熱不調，痢下膿血不止，腹痛不可忍。

阿膠剉碎，炒令燥　乾薑炮　木香　黃連炒　當歸炒　黃芩各一兩　赤石脂　龍骨各二兩　厚朴一兩半，去粗皮，生薑汁塗炙

上為細末，煉蜜和丸，如梧桐子大。每服三十丸，不拘時以粥飲下。

木香散　治冷熱痢，虛損腹痛，不能飲食，日漸乏力。

木香　乾薑炮　甘草炙　黃芩各半兩　柏葉炙　當歸炒　白朮　乾熟地黃各七錢半　黃連炒，五錢

上剉散，每服三錢，水一中盞，煎至五分，去滓，不拘時，溫服。

〔楊子建〕萬全護命方　今有人患痢，其脈微小，再再尋之，又沉而澀，此之一候，若下白痢，其勢雖重，庶幾可治。若是下血，切忌發熱，通身發熱者死，熱見七日死。以上所陳，雖未足以達痢之淵源，亦足以明其粗跡。

議者謂：如子所言，自甲子至於癸亥，每六十年中，未嘗有一年不生痢疾，今世人所患痢疾，於數年中間忽止有一年，其故何也？

答曰：六十年中，未嘗有一年無木土相攻，未嘗無土火相鬱，未嘗無水火相犯。但五運之政，譬如權衡，一年間五行氣數，更相承制，得其平等，則其疾自然不作。若或一氣太過，一臟有餘，痢疾生，應不旋踵。予故備陳其粗，以開後學之未

悟，庶幾診療之間，無差誤之過者矣。但毒痢傷人不一，惟水邪犯心為重。

世人初患痢時，先發寒熱，投藥治之，其熱不退，發熱太甚，食則嘔逆，下痢不止，心熱如火，只要入涼處，只思吃冷水，忽思狂走，渾身肌肉疼痛，著手不得，此候十難治其三四也。治疫毒痢方，須是子細首尾讀此方論，令分明識病根源，然後吃藥。但毒痢初得時，先發寒熱，忽頭痛，忽壯熱，忽轉數行，便下赤痢，忽赤白相雜，忽止下白痢，或先下白痢，後變成赤痢，或先下赤痢，後卻變成白痢，並宜吃此方。

但初下痢時，先發寒熱頭痛，即是寒邪犯心。寒氣犯心，水火相戰，故初病時，先發寒熱，水火相犯，血變於中，所以多下赤痢，如紫草水，如莧菜水，無色澤者，寒邪犯心之重也。先發寒熱，而所下之痢止白色者，寒邪犯心之未動[1]也。先下白痢，而後有赤痢之變者，寒邪犯心，其勢漸加也。先下赤痢，而後變成白痢者，寒邪犯心，其勢漸漸減也。赤白相等者，水火相犯，其氣相等，寒濕之氣相搏也。忽有赤多而白少，忽有赤少而白多，此寒邪之勢有多少，毒痢之病有重輕，以白多為輕，赤多為重。

治之之法，先奪其寒，則其所下之藥一也。以太歲分之，則丙子、丙午、甲子、甲午、庚子、庚午年，丙寅、丙申年、甲寅、甲申年、庚寅、庚申並辰戌之年，運遇丙甲及庚運所臨，其害尤甚，及丑未之年，宜有此候，又兼無問太歲，蓋天地變化，其候多端，難可窮盡。今此但世人亦不必撞定太歲，但看一年中春夏之內，多有寒肅之化，陽光少見，忽寒熱二氣更相交爭，忽於夏月多寒濕之化，寒邪犯心所受之痢，先發寒熱，忽頭痛，忽先轉數行，後有赤痢，忽赤白相雜，忽止下痢，並宜吃此通神散，吃後取壯熱便退。若兩三盞後，壯熱不退，更不吃此方，自別有方論在下。

---

① 動：校本同，疑作「重」。

麻黃去根節　官桂去粗皮，各七錢半　大川芎　白尤各二兩　藁本　獨活　桔梗　防風　芍藥　白芷各半兩　牡丹皮去心　甘草各二錢半　細辛三錢三分　牽牛一錢七分

上為細末，每服二錢，非時熟湯調下，和滓熱吃。若吃兩三盞後，寒熱不退，更不請吃，自別有方論在下。

若吃此藥後，寒熱已退，赤痢已消減，便修合第二方、第三方藥吃，取安效。若寒熱已退，赤痢未消減，更服兩三盞，然不可多吃，一日只兩盞。後赤痢消減，忽變成白痢，旋次修合第二方吃。候出後度數減少，便修合第三方吃，取平安。但六甲之年，六庚之歲，春夏之內，時氣多寒，人得痢疾，此藥通神。

若是六甲之年，丑未之歲，濕化偏多，人得痢疾，先發寒熱，即於方內添草荳蔻一兩，同修合也。又不問太歲，但一年間，春夏之內多寒，人有痢疾，先發寒熱，並宜吃此方。

治毒痢初得時，先發寒熱，吃前方寒熱已退，赤痢已消減，宜進此還真散。若吃前方藥，寒熱未退，赤痢未消減，更不宜進此藥。但天地變化，其候非常，痢疾證候多端，此不得不盡其子細。

訶子五枚，用面裹火煨熟，不要生，亦不要焦，去面不用，就熱咬破訶子，擘去核不用，只用皮，焙乾

上搗羅為細末，每服二錢匕，以米湯一盞半，同藥煎取一盞，空心和滓吃，若吐出一兩口涎更佳。如此吃經數盞，大腑漸安，出後減少，修合第二方藥吃，以牢固大腸。若吃前方藥，壯熱未退，血痢未減，不可進此藥。

治疫毒痢吃前面兩方藥，病熱已減，所下之痢，只餘些小，或下清糞，或如鴨糞，或如茶湯，或如燭油，或只餘些小紅色，宜吃此方，以牢固大揚，還復真氣，舶上硫黃丸。

舶上硫黃二兩，去砂石，細研為末　薏苡仁二兩，炒，杵為末

上二味相和令勻，滴熟水和為丸，如梧桐子大。

每服五十丸，空心米湯下。

黃耆散　治熱痢下赤黃膿，腹疼心煩。

黃耆剉　龍骨　當歸各七錢半　生乾地黃五錢　黃連去鬚，微炒，一兩　黃柏　黃芩　犀角屑　地榆各半兩

上為細末，每服二錢，不拘時，粥飲調下。

秘傳斗門散　治八種毒痢，臟腑撮痛，膿血赤白，或下瘀血，或成片子，或五色相雜，日夜頻併。兼治禁口惡痢，裡急後重，久[1]渴不止，全不進食，他藥不能治者，立見神效。

黑豆炒，去皮，十二兩　乾薑炮，四兩　罌粟殼蜜炒，半斤　地榆炒　甘草炙，各六兩　白芍藥三兩

上㕮咀，每服三錢，水一盞，前七分，溫服。

栝蔞根湯　治下痢冷熱相沖，氣不和順，本因下虛，津液耗少，口乾咽燥，常思飲水，毒氣更增，煩躁轉甚，宜服此藥救之。

栝蔞根　白茯苓　甘草炙，各半兩　麥門冬去心，二錢半

上㕮咀，每服五錢，水一盞半，棗二枚擘破，煎至七分，去滓服，不拘時。

陳米湯　治吐痢後大渴，飲水不止。

上用陳倉米二合，水淘淨，以水二盞，煎至一盞，去滓，空心溫服，晚食前再煎服。

治痢後渴

上用糯米二合，以水一盞半同煮，研絞汁，空心頓服之。

澤漆湯　治痢後腫滿，氣急喘嗽，小便如血。

澤漆葉微炒，五兩　桑根白皮炙黃　鬱李仁湯浸，去皮尖，炒熟，各三兩　陳皮去白　白朮炒　杏仁湯浸，去皮尖雙仁，炒，各一兩　人參一兩半

上㕮咀，每服五錢，水二盞，生薑三片，煎取八分，去滓溫服，候半時辰再服。取下黃水數升，或小便利為度。

茯苓湯　治痢後遍身浮腫。

① 久；原脫，據虞衙本補。

赤茯苓去黑皮　澤漆葉微炒　白朮微炒，各一兩　桑根白皮炙黃
黃芩　射干　防己　澤瀉各三兩

上㕮咀，每服五錢匕，先以水三盞，煮大豆一合，取二
盞，去滓納藥，煎取一盞，分為二服，未瘥，頻服兩料。

上二方，須以《濟生》腎氣丸佐之，後方虛者禁用。

—— 滯下治療臨床新用 ——

昇陽益胃湯治療潰瘍性結腸炎 30 例

主要臨床症狀有腹瀉、腹脹痛、黏液便或便結，反覆交替
出現，神疲、乏力、消瘦、脈虛弱。

昇陽益胃湯藥物組成為：黃耆 20g，法夏、人參、炙甘草
各 12g，白芍、防風、羌活、獨活各 6g，橘皮 8g，茯苓、澤
瀉、白朮、柴胡各 6g，黃連 3g。

加減：痛瀉夾雜，大便不爽者加檳榔、大黃；腹脹腸鳴者
加廣木香、台烏、生薑；腹痛甚者加橘核、小茴；胸脅脹滿，
脘痞納呆者加焦山楂、柴胡量為 10g；畏寒、肢冷、腰痠、少
腹冷感者加仙茅、補骨脂、吳茱萸。（艾英.四川中醫，1994，
9：23）

‖ 大小便不通 ‖

二陳湯痰飲　涼膈散發熱　通聖散眩暈　厚朴大黃湯見痞
甘遂散

上以甘遂二兩，赤皮者，為末，煉蜜二合和勻，每一兩重
分作四服，日進一服，蜜水下，未知，日二服，漸加之。

又方

葵子末三合，青竹葉 一把，水一升，煮五沸，頓服。

又方

葵子末三合，水一升，煮去滓，分作二服，入豬脂二兩，空心服。

三白散　治陰囊腫脹，大小便不通。

白牽牛二兩　桑白皮　白朮　木通去節　陳皮各半兩

上為細末，每服二錢，薑湯調下，空心服，未覺再進。

‖ 大便不通 ‖

麻仁丸[①]《和劑》　治腸胃熱燥，大便秘結。

厚朴去粗[②]皮,薑製炒　芍藥　枳實麩炒。各半斤　大黃蒸,焙,一斤　麻仁別研,五兩　杏仁去皮尖,炒,五兩[③]

上為末，煉蜜和丸，如梧桐子大。每服二十丸，臨臥用溫水下。大便通利則止。

《寶鑑》麻仁丸　順三焦，和五臟，潤腸胃，除風氣。治冷熱壅結，津液耗少，令人大便秘難，或閉塞不通。若年高氣弱及有風人大便秘澀，尤宜服之。

枳殼去瓤,麩炒　白檳榔煨半生　菟絲子酒浸,別末　山藥　防風去杈枝　山茱萸　肉桂去粗皮　車前子各一兩半　木香　羌活各一兩　鬱李仁去皮,另研　大黃半蒸半生　麻仁另搗研,各四兩

上為細末，入別研藥和勻，煉蜜丸，如梧桐子大。每服十五丸至二十丸，溫湯下，臨臥服。

七宣丸《和劑》　療風氣結聚，宿食不消，兼砂石皮毛在腹中，及積年腰腳疼痛，冷如水石，腳氣衝心煩憒，頭旋暗倒，肩背沉重，心腹脹滿，胸膈痞塞。及風毒連頭面腫，大便或秘，小便時澀，脾胃虛痞不食，腳轉筋攣急掣痛，心神恍惚，眠寐不安。東垣云：治在脈則澀，在時則秋。

---

① 麻仁丸：《局方》卷六作「脾約麻仁丸」。

② 粗：原脫，據《局方》卷六本方補。

③ 五兩：此下原衍「半」，據《局方》卷六本方刪。

桃仁去皮尖，炒，六兩　柴胡去苗　訶子皮　枳實麩炒　木香各
五兩　甘草炙，四兩　大黃面裹煨，十五兩

上為末，煉蜜丸，如梧桐子大。每服二十丸，食前臨臥各
一服，米飲下，以利為度。覺病勢退，服五補丸。此藥不問男
女老幼皆可服，量虛實加減丸數。

七聖丸《和劑》　治風氣壅盛，痰熱結搏，頭目昏重，涕唾
稠黏，心煩面熱，咽乾口燥，肩背拘急，心腹脅肋脹滿，腰腿
重疼，大便秘，小便赤，睡臥不安。東垣云：治在脈則弦，在
時則春。

肉桂去皮　川芎　大黃酒蒸　檳榔　木香各半兩　羌活　鬱
李仁去皮，各一兩

上七味，為末，煉蜜丸，如梧桐子大。每服十五丸，食後
溫湯送下。山風瘴地最宜服，虛實加減之。

厚朴湯潔古　厚朴製　陳皮　甘草各三兩　白朮五兩　半夏麴
枳實麩炒，各二兩

上為粗末，每服三五錢，水一盞半，薑三片，棗一枚，煎
至八分，食前大溫服。

‖ 風　秘 ‖

小續命湯中風。

皂角丸《得效》　專治有風人臟腑秘澀，大效。

豬牙皂角　厚枳殼去瓤　羌活　桑白皮　檳榔　杏仁製同
上①，另研　麻仁另研　麻仁另研　防風川　白芷　陳皮去白，各等份

上為細末，蜜丸如梧桐子大。每服三五十丸，溫白湯送
下，蜜湯亦可。

又方　皂角丸　治大腸有風，大便秘結，尊年之人宜服。

---

① 製同上：原作「製同下」，據《衛生寶鑑》卷六本方改。「製同上」，指與《衛生
寶鑑》本主謂之脾約麻仁丸中杏仁「去皮尖」相同。

皂角炙，去子　枳殼去瓤，麩炒，各等份

上為末，煉蜜和丸，如梧桐子大。每服七十丸，空心食前米飲送下。

疏風散　治風毒秘結。

枳殼製，半兩　防風　羌活　獨活　檳榔　白芷　威靈仙　蒺藜炒赤，去刺　麻仁炒，另研　杏仁湯洗，去皮尖，炒，另研　甘草炙，各一兩

上剉散，每服二錢半，生薑五片，蜜一匙，水一盞半，煎服。

枳殼丸　治腸胃氣壅風盛，大便秘實。

皂角去皮弦子，炙　枳殼炒　大黃　羌活　木香　橘紅　桑白皮　香白芷各等份

上為末，煉蜜丸，如梧桐子大。每服七十丸，空心米飲下。

又方，只用枳實、皂角等份，飯飲丸亦妙。

二仁丸　專治虛人老人風秘，不可服大黃藥者。

杏仁去皮尖，麩炒黃　麻仁各另研　枳殼去瓤，麩炒赤　訶子慢火炒，捶去核，各等份

上為末，煉蜜丸，梧桐子大。每服三十丸，溫湯下。

‖ 冷　秘 ‖

藿香正氣散中風。

半硫丸《和劑》　治年高冷秘，虛秘及痃癖冷氣。

半夏湯洗七次，焙乾，為細末　硫黃明淨好者，研令極細，用柳木捶子殺過。

上以生薑自然汁同熬，入乾蒸餅末攪和勻，入臼內杵數百下，丸如梧桐子大。每服十五丸至二十丸，無灰溫酒或生薑湯任下，婦人醋湯下，俱空心服。

‖ 氣　秘 ‖

蘇子降氣湯　　養正丹並氣　　來復丹中暑　　木香檳榔丸氣。

六磨湯　治氣滯腹急，大便秘澀。

沉香　木香　檳榔　烏藥　枳殼　大黃各等份

上各件，熱湯磨服。

三和散《和劑》　治五臟不調，三焦不和，心腹痞悶，脅肋脹，風氣壅滯，肢節煩疼，頭面虛浮，手足微腫，腸胃燥澀，大便秘難，雖年高氣弱，並可服之。

又治背痛脅痛，有妨飲食，及腳氣上攻，胸腹滿悶，大便不通。

羌活去蘆　紫蘇去粗梗　宣州木瓜薄切，焙乾　沉香　大腹皮炙焦黃，各一兩　芎藭三兩　甘草炒　陳皮去白　木香　檳榔面裹煨熟，去面　白朮各七錢半

上為粗末，每服二大錢，水一盞，煎至六分，去滓溫服，不拘時。

橘杏丸《得效》　治氣秘，老人、虛弱人皆可服。

橘紅取末　杏仁湯浸，去皮尖，另研，各等份

上和勻，煉蜜丸，如梧桐子大。每服七十丸，空心米飲送下。

蘇麻粥　順氣，滑大便。

紫蘇子　麻子仁不拘多少。

上二味研爛，水濾取汁，煮粥食之。

小通氣散　治虛人憂怒傷肺，肺與大腸為傳送，致令秘澀，服燥藥過，大便秘，亦可用。

陳皮去白　蘇嫩莖葉　枳殼去瓤　木通去皮節，各等份

上剉散，每服四錢，水一盞煎，溫服立通。

‖ 熱　秘 ‖

四順清涼飲發熱。

大承氣湯《宣明》　大黃　芒硝　厚朴去粗皮　枳實各半兩

上剉如麻豆大，分半，用水一盞半，生薑三片，煎至六分，納硝煎，去滓服。

小承氣湯　大黃半兩　厚朴去粗皮　枳實各三錢

上剉如麻豆大，分作二服，水一盞，生薑三片，煎至半盞，絞汁服，未利再服。

大黃飲子　治身熱煩躁，大便不通。

大黃濕紙裏煨，二錢　杏仁炒，去皮尖　枳殼麩炒　梔子仁　生地黃各一錢半　川升麻一錢　人參　黃芩各七分　甘草炙，五分

上作一服，水二盅，薑五片，豆豉二十一粒，烏梅一枚，煎至一盅，不拘時服。

脾約麻仁丸　治腸胃熱燥，大便秘結。

麻仁另研，五兩　大黃一斤，蒸，焙　厚朴去粗皮，薑製炒　枳實麩炒　芍藥各八兩　杏仁去皮尖炒，五兩半

上為細末，煉蜜為丸，如梧桐子大。每服二十丸，臨睡用溫白湯送下。大便利即止。

‖ 虛　秘 ‖

威靈仙丸《得效》　治年高氣衰，津液枯燥，大便秘結。

黃耆蜜炙　枳實　威靈仙各等份

上為末，蜜丸如梧桐子大。每服五七十丸，不拘時，薑湯、白湯任下。忌茶。一方，有防風，無黃耆。

蓯蓉潤腸丸[1]《濟生》　治發汗、利小便亡津液，大腑秘

① 蓯蓉潤腸丸：《濟生方》卷四作「潤腸丸」。

結^①，老人虛人皆可服。

肉蓯蓉<small>酒浸，焙，二兩</small>　沉香<small>另研，一兩</small>

上為末，麻子仁汁打糊丸，如梧桐子大。每服七十丸，空心米飲送下。

四物湯<small>見虛勞。</small>

導滯通幽湯<small>東垣</small>　治幽門不通上衝，吸門不開，噎塞，氣不得上下，大便難，脾胃初受熱中，多有此證，治在幽門，以辛潤之。

當歸身　升麻梢　桃仁泥　甘草<small>炙，各一錢</small>　紅花<small>少許</small>　熟地黃　生地黃<small>各五分</small>

水二大盞，煎至一盞，調檳榔細末五分，稍熱服。<small>一方，加麻仁、大黃各等份，唯紅花少許，名潤燥湯。</small>

益血丹<small>海藏</small>　治大便燥，久虛亡血。

當歸<small>酒浸，焙</small>　熟地黃<small>各等份</small>

上為末，煉蜜丸，如彈子大。細嚼，酒下一丸。

五仁丸<small>《得效》</small>　治津液枯竭，大腸秘澀，傳導艱難。

桃仁　杏仁<small>炒，去皮，各一兩</small>　柏子仁<small>半兩</small>　松子仁<small>一錢二分半</small>　鬱李仁<small>一錢，炒</small>　陳皮<small>四兩，另為末</small>

上將五仁另研如膏，入陳皮末研勻，煉蜜丸，如梧桐子大。每服五十丸，空心米飲下。

黃耆湯　治年高老人大便秘澀。

綿黃耆　陳皮<small>去白，各半兩</small>

上為末，每服三錢，用大麻仁一合爛研，以水投，取漿水一盞，濾去滓，於銀石器內煎，候有乳起，即入白蜜一大匙，再煎令沸，調藥末，空心食前服。秘甚者，不過兩服癒，常服即無秘澀之患。此藥不冷不燥，其效如神。

益血潤腸丸　熟地黃<small>六兩</small>　杏仁<small>炒，去皮尖</small>　麻仁<small>各三兩，以上三味俱杵膏</small>　枳殼<small>麩炒</small>　橘紅<small>各二兩五錢</small>　阿膠<small>炒</small>　肉蓯蓉<small>各一兩半</small>

<small>① 結：原脫，據《濟生方》卷四本方補。</small>

蘇子　荊芥各一兩　當歸三兩

末之，以前三味膏同杵千餘下，仍加煉蜜丸，如梧桐子大。每服五六十丸，空心白湯下。

‖ 實　秘 ‖

神芎丸見頭痛。

木香和中丸　木香　沉香　白荳蔻　枳實炒　檳榔　蓬朮　青皮　陳皮　當歸酒洗　黃芩　木通　黃連　縮砂　豬牙皂角去皮弦並子，蜜水潤，炙乾　鬱李仁湯去皮　三棱各淨末，一兩　大黃四兩　香附三兩　黃柏二兩　牽牛頭末三兩

為末，水丸。每服三錢重，白湯下，或薑湯下。

脾積丸　治飲食停滯，腹脹痛悶，嘔惡吞酸，大便秘結。

蓬莪朮三兩　京三棱二兩　青皮去白，一兩　良薑同蓬朮、三棱用米醋一升於磁瓶內煮乾，乘熱切，焙

南木香各半兩　不蛀皂角三大錠，燒存性　百草霜村莊家鍋底者佳

上末，用川巴豆半兩，去殼研如泥，漸入藥末研和，麵糊丸，麻子大。

每服五十丸，加至六十丸，橘皮煎湯下。

穿結藥　治大實大滿，心胸高起，氣塞不通者，為結也。

蟾酥　輕粉　麝香各等份　巴豆少許，另研

上研極細，用孩兒乳汁和丸，如黍米大。每服二三丸，不拘時，薑湯下。

潤腸丸東垣　治胃中伏火，大便秘澀，或乾燥不通，全不思食，乃風結血秘，皆令閉塞，須潤燥和血疏風，則自然通矣。

羌活　當歸梢　大黃煨，各半兩　麻仁　桃仁炮，去皮尖，各一兩

上為末，除麻仁、桃仁另研如泥外，為細末，煉蜜為丸，如梧桐子大。

每服三五十丸，空心白湯送下。

活血潤腸①丸　治大便風秘、血秘，時常結燥。

當歸梢一錢　防風三②錢　羌活　大黃煨，各一兩　麻子仁二兩半　桃仁二兩，研如泥　皂角仁燒③存性，去皮稱一兩。其性得濕則滑，滑則燥結自除。

上除桃仁、麻仁另研如泥外，為極細末，煉蜜為丸，如梧桐子大。

每服五十丸，白湯下。二三服後，須以蘇子、麻子粥，每日早晚食之，大便日久再不結燥。餘藥以磁器盛之，紙密封，勿使見風。

神功丸《寶鑑》　治三焦氣壅，心腹痞悶，大腑風熱，大便不通，腰腿疼痛，肩背重疼，頭昏面熱，口苦舌④乾，心胸煩躁，睡臥不安，及治腳氣，並素有風人大便結燥。

火麻仁另搗如膏　人參各二兩　訶梨勒皮　大黃錦紋者，面裹煨，各四兩

上為細末，入麻仁搗研勻，煉蜜為丸，如梧桐子大。每服二十丸，溫湯下，溫酒、米飲皆可服，食後臨臥，如大便不通，可倍丸數，以利為度。

黃耆人參湯傷暑。

麻黃白朮湯　麻黃不去根節　白荳蔻　炒麴各五分　吳茱萸　白茯苓　澤瀉各四分　桂枝　厚朴　柴胡　白朮　蒼朮　青皮去瓤　黃連酒浸　黃柏酒浸　黃耆　人參　豬苓各三分　升麻　橘紅各二分　杏仁四枚　生甘草　熟甘草各一分

上㕮咀，分作二服，每服水二大盞半，先煎麻黃沸去沫，再入諸藥，同煎至一盞，去渣，稍熱服，食遠。

① 腸：《蘭室秘藏》卷下本方作「燥」。
② 三：原作「二」，據《蘭室秘藏》卷下本方改。
③ 燒：原作「炮」，據《蘭室秘藏》卷下本方改。
④ 舌：原作「咽」，據《衛生寶鑑》卷十七方改。

1. 加味補中益氣湯治療老年便秘 16 例

處方：黃耆 30g，黨參 20g，萊菔子、升麻各 8g，柴胡、白朮、陳皮、炙甘草各 10g，當歸、大棗、麻仁各 15g，法夏 6g。（陳源海.四川中醫，1994，3：29）

2. 補腎健脾活血法治療老年低張力性便秘55例臨床觀察

55 例患者均年齡大於 60 歲，無任何誘因而引起的便秘；排便時間延長，每次排便時間間隔 48 小時以上，病程超過 1 個月以上者；便質軟，但便時艱難，排便時間延長；多伴有腹部墜脹不適，食慾下降，頭暈目眩，腰膝痠軟；經檢查排除器質性病變引起的便秘。

方藥組成為：肉蓯蓉 10g，鎖陽 10g，何首烏 15g，桑椹 20g，黃耆 30g，黨參 20g，白朮 20g，當歸 15g，桃仁 10g，紅花 10g，甘草 6g。每日 1 劑，水煎分兩次服。總有效率為 96.4%。（劉國勝等.中醫藥導報，2005，6：22）

‖ 小便不通 ‖

【氣分熱】

清肺散東垣　治渴而小便閉，或黃或澀。

茯苓二錢　豬苓三錢　澤瀉　瞿麥　琥珀各五分　燈心一分蕢蓄　木通各七分　通草一錢

上為細末，每服五錢，水一盞半，煎至一盞，稍熱服。

黃芩清肺飲見淋[①]　豬苓湯　五苓散並消癉　茯苓琥珀湯小便數。

[①] 黃芩清肺飲見淋：本書本冊「淋」門無黃芩清肺飲。《證治準繩・女科》卷三「小便淋瀝」有此方。

紅秫散　治小便不通，上喘。

萹蓄一兩半　燈心一百根　紅秫黍根二兩

上㕮咀，每服五錢，用河水二盞，煎至七分，去滓熱服，空心食前。

【血分熱】

滋腎丸　治下焦陰虛，腳膝軟無力，陰汗，陰痿，足熱不能履地，不渴而小便閉。

黃柏酒洗，焙　知母酒洗，焙，各二兩　肉桂二錢

《內經》曰：熱者寒之。又云：腎惡燥，急食辛以潤之。以黃柏之苦寒，瀉熱補水潤燥，故以為君。以知母苦寒，瀉腎火，故以為佐。肉桂辛熱，寒因熱用也。

上為細末，熟水為丸，如芡實大①，每服百丸，加至二百丸，百沸湯空心下。

黃連丸　即滋陰化氣湯潔古　治因服熱藥，小便不利，諸藥莫能效者，或臍下痛不可忍者。

黃連炒　黃柏炒　甘草各等份

上㕮咀，水煎，溫服，食前。如再不通，加知母。

導氣除燥湯東垣　治小便不通，乃血澀致氣不通而竅澀也。

知母三錢，酒製　黃柏四錢，酒製　滑石二錢，炒黃　澤瀉末三錢　茯苓去皮，二錢

上和勻，每服半兩，水煎，稍熱空心服。如急閉小便，不拘時服。

【水氣】

栝蔞瞿麥丸②仲景　治小便不利而渴，亦氣分藥也。

瓜蔞根二兩　茯苓　薯蕷各三兩　附子炮，一枚　瞿麥一兩

上為末，煉蜜丸，如梧桐子大。每服三丸，日三服。不

---

① 大：原作「人」，據虞衙本改。
② 丸：原作「湯」，據《金匱要略》卷中本方改。

知，增至七八丸。以小便^①利，腹中溫，謂之知。

八正散《寶鑑》 治大人小兒心經邪熱，一切蘊毒，咽乾口燥，大渴引飲，心忪面赤，煩躁不寧，目赤睛痛，唇焦鼻衄，口舌生瘡，咽喉腫痛，又治小便赤澀，或癃閉不通，及熱淋、血淋，並宜服之，亦氣分藥也。

瞿麥　萹蓄　車前子　滑石　甘草炙　山梔子仁　木通　大黃面裹煨，去面，切，焙。各一斤

上為散，每服二錢，水一盞，入燈心，煎至七分，去滓溫服，食後臨臥。小兒量力，少少與之。

桃仁煎《本事》 治婦人積血。

桃仁　大黃　朴硝各一兩　䗪蟲半兩，炒黑

上四味為末，以醇醋二升半，銀石器內慢火煎取一升五合，下大黃、蟅蟲、桃仁等，不住手攪，欲丸下川朴硝，更不住手攪^②，良久出之，丸如梧桐子大。前一日不晚食，五更初溫酒吞下五丸。日午取下如赤豆汁，或如雞肝、蛤蟆衣狀，未下再作，如見鮮血即止，續以調血氣藥補之。此方出《千金》，藥峻，不可輕用。

代抵當丸畜血　牛膝膏見淋。

以上三方，皆血分藥也。

木香流氣飲水腫。

【實證】

白花散《寶鑑》 治膀胱有熱，小便不通。

朴硝不以多少，為末

上每服二錢，用茴香湯調下，食前。

木通湯 治小便不通，小腹痛不可忍。

木通　滑石各半兩　牽牛取頭末，二錢半

上作一服，水二盅，燈心十莖，蔥白一莖，煎至一盅，食

---

① 便：原作「腹」，據《金匱要略》卷中本方改。

② 欲丸下川朴硝，更不住手攪：原脫，據《本事方》卷十七本方補。

前服。

【虛證】

八味丸　治腎虛小便不通，或過服涼藥而秘澀愈甚者，每服五十丸，溫鹽湯下方見虛勞。

琥珀散　治老人虛人心氣閉塞，小便不通。用琥珀為末，每服一錢，濃煎人參湯下，有驗。

利氣散　治老人氣虛，小便閉塞不通。

綿黃耆去蘆　陳皮去白　甘草各等份

上剉散，每服三錢，水一盞煎服，自然流通。

參耆湯　治心虛客熱乘之，小便澀數，數而瀝。

赤茯苓七錢半　生乾地黃　綿黃耆去蘆　桑螵蛸微炙　地骨皮去骨，各半兩　人參去蘆　北五味子去梗　菟絲子酒浸，研　甘草炙；各二錢半

上剉散，新汲水一盞煎，臨熟燈心二十一莖，溫服。

【轉胞】

滑石散　治胞為熱所迫，或忍不便，俱令水氣迫於胞，屈辟不得充張，外水應入不得入，內溲應出不得出，小腹急痛，不得小便，小腹脹，不治害人。

寒水石二兩　葵子一合　白滑石　亂髮灰　車前子　木通去皮節，各一兩

上剉散，水一斗，煮取五升，時時服一升，即利。

八味丸　治虛人下元冷，胞轉不得小便，膨急切痛，經四五日困篤欲死，每服五十丸，鹽湯下方見虛勞。

蔥白湯　治小便卒暴不通，小腹膨急，氣上衝心，悶絕欲死。此由暴氣乘膀胱，或從驚憂，氣無所伸，鬱閉而不流，氣衝胞系不正。

陳皮三兩　葵子一兩　蔥白二莖

上剉散，水五升，煮取二升，分三服。

洗方　治胞轉，小便不能通。先用：

良薑　蔥頭　紫蘇莖葉各一握

上煎湯，密室內薰洗小腹、外腎、肛門，留湯再添，蘸綿洗，以手撫於臍下，拭乾，綿被中仰坐，垂腳自舒其氣。次用：

蜀葵子二錢半　赤茯苓　赤芍藥　白芍藥各半兩

上剉散，每服三錢，煎取清汁，再暖，乘熱調蘇合香丸三丸，並研細青鹽半錢，食前溫服。

又法　炒鹽半斤，囊盛熨小腹。

蔥熨法　治小便難，小腸脹，不急治殺人。用蔥白三斤，細剉，炒令熟，以帕子裹，分作兩處，更替熨臍下，即通。

治忍小便胞轉方

上以自爪甲燒灰，水服。

治男子婦人過忍小便胞轉

上以滑石末，蔥湯調服。

【通治】

蒲黃散　治心腎有熱，小便不通。

蒲黃生用　木通　荊芥　車前子　桑白皮炒　滑石　燈心　赤芍藥　赤茯苓　甘草炙，各等份

上為細末，每服二錢，食前用蔥白、紫蘇煎湯調服。

通心飲　治心經有熱，唇焦面赤，小便不通。

木通　連翹各等份

上為細末，每服一二錢，不拘時，麥門冬煎湯或燈心煎湯調服。

治小便不通，數日欲死者，神效。

桃枝　柳枝　木通　旱蓮子　川椒　白礬枯，各一兩　蔥白一握　燈心一束

上細剉，以水三斗，煎至一斗五升，用瓷瓶一個[1]，熱盛一半藥汁，薰外腎，四周以被圍繞，輒不得外風[2]，良久便

---

① 個：原作「所」，據《聖惠方》卷五十八本方改。
② 外風：此下原衍「入」，據《聖惠方》卷五十八本刪。

通，如赤豆汁。若冷即換之，其功甚大。一方，無旱蓮子。

獨蒜塗臍方　治小便不通。

大蒜獨顆者一枚　梔子三七枚　鹽花少許

上搗爛攤紙花子上貼臍，良久即通，未通，塗陰囊上，立通。

牛膝湯　治小便不通，莖中痛，及治婦人血結，腹堅痛。

牛膝根葉一握，生用　當歸焙，一兩　黃芩去黑心，半兩

上剉碎，每服五錢匕，水一盞半，煎七分，去滓溫服，日三。

【妊娠】

葵子茯苓散仲景　葵子一斤　茯苓三兩①

上二味，杵為散，飲服方寸匕，日三服。小便利則癒。

歸母苦參丸②仲景　當歸　貝母　苦參各四兩

上三味，為末，煉蜜丸，如小豆大。飲服三丸，加③至十丸。男子加滑石半兩。

‖ 淋 ‖

《金匱要略》曰：淋之為病，小便如粟狀，小腹弦急，痛引臍中。趺陽脈數，胃中有熱，即消④穀引食，大便必堅，小便即數。淋家不可發汗，發汗則必便血。小便不利者，有水氣，其人苦⑤渴，用後丸主之。

栝蔞瞿麥丸　栝蔞根二兩　茯苓　薯蕷各二兩　附子一枚，炮
瞿麥一兩

---

① 葵子一斤、茯苓三兩：原作「葵子、茯苓各三兩」，據《金匱要略》卷下本方改。

② 歸母苦參丸：《金匱要略》卷下作「當歸貝母苦參丸」。

③ 加：原脫，據《金匱要略》卷下本方補。

④ 消：原作「滿」，據修敬堂本改。

⑤ 苦：原作「者」，據《金匱要略》卷中改。

上五味，末之，煉蜜丸，梧桐子大。飲服三丸，日三服，不知，增至七八丸。

以小便利，腹中溫為知。小便不利，蒲灰散主之，滑石白魚散、茯苓戎鹽湯並主之。

蒲灰散　蒲灰一兩七錢半　滑石三分[①]

上二味，杵為散，飲服方寸匕，日三服。

滑石白魚散　滑石　亂髮燒存性　白魚各五錢

上三味，杵為散，飲服半錢匕，日三服。

茯苓戎鹽湯　茯苓半斤　白朮二兩　戎鹽彈丸大一枚

上三味[②]。

五苓散見消癉。

【熱淋】

益元散見傷暑。

火府丹《本事》　治心經蘊熱，小便赤少，五淋澀痛。

黃芩一兩　生乾地黃二兩　木通三兩

上為末，煉蜜丸，如梧桐子大。每服五十丸，木通煎湯下。

導赤散　治心虛蘊熱，小便赤淋，或成淋痛見發熱。

石葦散《和劑》　治腎氣不足，膀胱有熱，水道不通，淋瀝不宣，出少起數，臍腹急痛，蓄作有時，勞倦即發，或尿如豆汁，或便出砂石，並皆治之。

芍藥　白朮　滑石　葵子　瞿麥各三兩[③]　石葦去毛　木通各二兩　當歸去蘆　甘草炙　王不留行各一兩

上為細末，每服二錢，煎小麥湯調下，日二三服，空心。

地膚子湯《濟生》　治諸病後體虛觸熱，熱結下焦，遂成淋疾，小便赤澀，數起少出，莖痛如刺，或尿出血。

---

① 三分：原作「五錢」，據《金匱要略》卷中本方改。

② 上三味：此下《四部備要・金匱玉函要略方論》本方有「先將茯苓、白朮煎成，入戎鹽再煎，分溫三服。」

③ 各三兩：原脫，據《局方》卷八本方補。

地膚子　豬苓各一錢半　海藻洗去鹹　甘草梢　瞿麥去梗　通草　黃芩　知母　枳實麩炒　升麻　葵子各一錢

上作一服，水二盅，薑三片，煎一盅，不拘時服。

五淋散　治膀胱有熱，水道不通，淋瀝不止，臍腹急痛，或尿如豆汁，或如砂石，膏淋血尿，並皆治之。

山茵陳　淡竹葉各一錢　木通　滑石　甘草炙，各一錢半　山梔仁炒　赤芍藥　赤茯苓各二錢

上作一服，水二盅，煎至一盅，食前服。

鬱金黃連丸　治心上炎上，腎水不升，致使水火不得相濟，故火燭炎上，水流下淋，膀胱受心火所識，而胕囊中積熱，或癃閉不通，或遺泄不禁，或白濁如泔水，或膏淋如膿，或如梔子汁，或如砂石，或如粉糊相似，俱為熱證，此藥治之。

鬱金　黃連各一兩　琥珀研　大黃酒浸　黃芩各二兩　白茯苓　滑石各四兩　黑牽牛炒，取頭末，三兩

上為細末，滴水為丸，如梧桐子大。每服五十丸，空心白湯下。

琥珀茯苓丸　治膀胱經積熱，以致小便癃閉淋瀝。

琥珀另研　赤茯苓去皮　滑石桂府者，另研　知母去毛　黃柏去粗皮　蛤粉另研　川木通去皮　當歸　澤瀉各二兩　人參　赤芍藥　山梔仁　黃連去鬚　大黃蒸　黃芩去腐　白朮　瞿麥　萹蓄　豬苓各一兩　木香半兩

上為細末，入另研藥研勻，滴水和丸，如梧桐子大。每服四十丸，清晨用溫白湯送下。

榆白皮湯　治熱淋，小腹脹滿，數澀疼痛。

榆白皮　赤茯苓　甘遂煨　瞿麥　犀角屑　山梔子　木通　子芩　滑石各半兩　川芒硝一兩

上為散，每服三錢，水一盞，煎至五分，去滓，食前溫服。

瞿麥湯　治心經蘊熱，小便淋澀赤痛。

瞿麥穗七錢半　冬瓜子　茅根各半兩　黃芩去黑心，六錢　木通二錢半　竹葉一把　滑石二兩，研為細末，分作三帖　葵子二合

上除滑石外，粗搗篩，分作三劑。每劑用水三盞，煎至二盞，去滓，入滑石末一帖攪勻，食前分溫服。

麥門冬散　治心熱氣壅，澀滯成淋，臍下妨悶。

麥門冬去心　木通　赤芍藥　葵子各一兩　滑石二兩　川芒硝一兩半

上為散，每服四服，水一盞，生薑半分，蔥白二莖，煎至六分，去滓，食前溫服。

四汁飲　治熱淋，小便赤澀疼痛。

葡萄取自然汁　生藕取汁　生地黃取汁　白蜜各五分

上和勻，每服七分一盞，銀石器內慢火熬沸，不拘時，溫服。

治熱淋方

上用大田螺十五枚，以淨水養，待田螺吐出泥，澄去上面清水，以底下濃泥，入膩粉半錢，調塗臍上，尿立通。將田螺便放長江，如留田螺或殺，其病則不效。

又方　用白茅根切四斤，以水一斗五升，煮取五升，取一升，日三夜二。

又方　用泉水飲之。

【氣淋】

瞿麥湯　瞿麥穗　黃連去鬚　大黃蒸　枳殼去瓤，麩炒　當歸切，焙　羌活去蘆　木通　牽牛　延胡索　桔梗　大腹皮　射干各一兩半　桂心去粗皮，半兩

上㕮咀，每服四錢匕，水一盞半，生薑七片，煎至八分，去滓，不拘時，溫服。

石葦散　石葦去毛　赤芍藥各半兩　白茅根　木通　瞿麥　川芒硝　葵子　木香各一兩　滑石二兩

上為㕮咀，每服四錢，水一盞，煎至六分，去滓，食前溫服。

榆枝湯　榆枝半兩　石燕子三枚

上搗篩，每服三錢匕，水一盞，煎至七分，不拘時，溫服。

木香流氣飲見氣。

沉香散　治氣淋，多因五內鬱結，氣不舒行，陰滯於陽，而致壅滯，小腹脹滿，便尿不通，大便分泄，小便方利。

沉香　石葦去毛　滑石　王不留行　當歸各半兩　葵子　白芍藥各七錢半　甘草　橘皮各二錢半

上為末，每服二錢，煎大麥湯下。

八物湯虛勞。

【血淋】

牛膝膏　治死血作淋。

桃仁去皮，炒　歸尾酒洗，各一兩　牛膝四兩，去蘆，酒浸一宿　赤芍藥　生地黃酒洗，各一兩五錢　川芎五錢

俱剉片，用甜水十盅，炭火慢慢煎至二盅，入麝香少許，分作四次，空心服。如夏月，用涼水換，此膏不壞。

立效散　治小便淋閉作痛，有時血尿，下焦結熱。

瞿麥穗　山梔子炒　甘草各三錢

上作一服，水二盅，煎至一盅，食前服。

小薊飲子　柿蒂散　當歸湯　羚羊角飲　雞蘇飲子　金黃散　神效力　髮灰散並見溲血。

車前草方　治小腸有熱，血淋急痛。

上用生車前草洗淨，臼內搗細，每服準一盞許，井水調，濾清汁，食前服。若沙石淋，則以寒水石火煅，研為細末和之。

【膏淋】

鹿角霜丸《三因》　鹿角霜　白茯苓　秋石各等份

上為細末，糊丸如梧桐子大。每服五十丸，米飲下。

沉香散　治膏淋，臍下妨悶，不得快利。

沉香　陳皮湯浸，去白，焙　黃耆各七錢半　瞿麥三兩　榆白皮

韭子炒　滑石各一兩　黃芩　甘草炙，各半兩

上為細末，每服二錢，食前用清粥飲調服。

沉香丸　沉香　肉蓯蓉酒浸，切，焙　荊芥穗　磁石火煅醋淬三七次　黃耆　滑石各一兩

上為細末，蜜丸如梧桐子大。每服三十丸，溫酒送下。

磁石丸　澤瀉　肉蓯蓉酒浸，切，焙　磁石火煅醋淬三七次　滑石各一兩

製丸服法同上。

海金沙散　海金沙　滑石各一兩，為末　甘草二錢半，為末

上研勻，每服二錢，食前煎麥門冬湯調服，燈心湯亦可。

菟絲子丸　菟絲子去塵土，水淘淨，酒浸控乾，蒸，搗，焙　桑螵蛸炙，各半兩　澤瀉二錢半

上為細末，煉蜜丸，如梧桐子大。每服二十丸，空心清米飲送下。

大菟絲子丸咳嗽。

【沙石淋】

神效琥珀散　治石淋，水道澀痛，頻下沙石。

琥珀　桂心　滑石　川大黃微炒　葵子　膩粉　木通　木香　磁石火煅酒焠七次，細研水飛，各半兩

上為細末，每服二錢，用燈心、蔥白湯調服。

如聖散　治沙淋。

馬蘭花　麥門冬去心　白茅根　車前子　甜葶藶　苦葶藶炒　檀香　連翹各等份

上為末，每服四錢，水煎服。如渴，加黃芩同煎，入燒鹽少許服。

石燕丸《三因》　治石淋，多[①]因憂鬱，氣注下焦，結所食鹹氣而成，令人小便磣痛不可忍，出沙石而後小便通。

石燕火燒令通赤，水中焠三次，研極細水飛，焙乾　石葦去毛　瞿麥

① 多：原脫，據《三因方》卷十二本方補。

穗　滑石_{各一兩}

上為細末，麵糊丸，梧桐子大。每服十丸，食前用瞿麥、燈心煎湯送下，日二三服。甚即以石葦去毛、瞿麥穗、木通各四錢，陳皮、茯苓各三錢，為末，每服三錢，以水一盞，煎七分，去渣服。

獨聖散　治沙石淋。

黃蜀葵花子俱用，炒，一兩

上為細末，每服一錢匕，食前米飲調服。

【勞淋】

地黃丸　治腎虛勞，膀胱結淋瀝。

生地黃_{切，焙}　黃耆_{各一兩半}　防風_{去杈}　遠志_{甘草水煮，去心}茯神_{去木}　鹿茸_{去毛，酥炙}　黃芩_{去黑心}　栝蔞_{各一兩}　人參_{一兩二錢}半　石葦_{去毛}　當歸_{焙，各半兩}　赤芍藥　戎鹽_研　蒲黃　甘草_{炙，各七錢半}　車前子　滑石_{各二兩}

上為細末，蜜丸如梧桐子大。每服二十丸，食前溫酒下，鹽湯亦可。

黃耆湯　治腎虛變勞淋，結澀不利。

黃耆_{二兩}　人參　五味子　白茯苓_{去杈}　旱蓮子　磁石_{火煅醋淬}　滑石_{各一兩}　桑白皮_{七錢半}　枳殼_{去瓤，麩炒}　黃芩_{各半兩}

上搗篩，每服三錢匕，水一盞，煎七分，服無時。

白芍藥丸　治勞淋，小腹疼痛，小便不利。

白芍藥　熟地黃　當歸　鹿茸_{各一兩}

上為細末，蜜丸如梧桐了大。每服三十丸，阿膠湯下。

【冷淋】

肉蓯蓉丸　肉蓯蓉_{酒浸，切，焙}　熟地黃　山藥　石斛_{去根}牛膝_{酒浸，切，焙}　官桂_{去粗皮}　檳榔_{各半兩}　附子_{炮，去皮臍}　黃耆_{各一兩}　黃連_{去鬚，七錢半}　細辛_{去苗葉}　甘草_{炙，各二錢半}

上為末，蜜丸梧桐子大。每服二十丸，鹽酒下。

澤瀉散　治冷淋，小便澀痛脹滿。

澤瀉　雞蘇　石葦_{去毛，炙}　赤茯苓_{去皮}　蒲黃　當歸　琥

珀另研　檳榔各一兩　枳殼麩炒　桑螵蛸炒，各半兩　官桂七錢半

上為細末，每服二錢匕，用冬葵子煎湯調服，或木通湯亦可。

沉香散　治冷淋，臍下妨悶，小便疼痛不可忍。

沉香　石葦去毛　滑石　當歸　王不留行　瞿麥各半兩　葵子　赤芍藥　白朮各七錢半　甘草炙，二錢半

上為細末，每服二錢，空心用大麥湯調服，以利為度。

檳榔散　治冷淋，腹脅脹滿，小腸急痛。

檳榔　當歸　木香各半兩　母丁香　桂心各二錢半　龍腦一錢，細研　豬苓一兩，去黑皮

為細末，每服一錢，不拘時，生薑、蔥湯調服。

生附散　治冷淋，小便秘澀，數起不通，竅中疼痛，憎寒凜凜。多因飲水過度，或為寒泣，心虛氣耗，皆有此證。

附子生用，去皮臍　滑石各半兩　瞿麥　半夏湯洗七次　木通各七錢半

上為末，每服二大錢，水二盞，生薑七片，燈心二十莖，蜜半匙，煎七分，空心服。

地髓湯　治五淋，小便不利，莖中痛欲死。

牛膝一合，淨洗，以水五盞，煎耗其四，留其一，去滓，加麝香少許研調服，無時。

八味丸見虛勞。

參苓琥珀湯《寶鑑》　治小便淋瀝，莖中痛不可忍，相引脅下痛。

人參五分　茯苓四分　琥珀　澤瀉　柴胡　當歸梢各三分　玄胡索七分　川楝子去核，炒　甘草生，各一錢

上作一服，用長流水三盞，煎至一盞，食前服。

車前子散　治諸淋，小便痛不可忍。

車前子　淡竹葉　赤茯苓　荊芥穗各二錢半　燈心二十莖

上作一服，新汲水二盅，煎至一盅，食前服。

二神散　治諸淋急痛。

海金沙七錢　滑石五錢

上為細末，每服二錢半，用燈心、木通、麥門冬，新汲水煎，入蜜少許，食前調服。

海金沙散　治諸淋澀痛。

海金沙　肉桂　炙甘草各二錢　赤茯苓　豬苓　白朮　芍藥各三錢　澤瀉五錢　滑石七錢　石葦一錢，去毛

上為細末，每服三錢，水一盞，燈心三十莖，同煎至七分，去滓，空心溫服。

治淋痛方

滑石四兩　茯苓　白朮　貝母　通草　芍藥各二兩

上為末，酒調服方寸匕，日二服，十日瘥。

瞑眩膏　治諸淋疼痛不可忍，及沙石淋皆治。

上用大蘿蔔，切一指厚，四五片，以好白蜜二兩浸少時，安淨鐵產上，慢火炙乾，再蘸蜜再炙，番覆炙令香軟，不可焦，待蜜盡為度，候溫細嚼，以鹽湯一盞送下，立效。

治尿淋痛　益元散三錢　茴香二錢，微炒黃，研碎

上為細末，水一盅半，煎至一盅，不拘時服。

歸脾湯健忘　辰砂妙香散心痛　威喜丸遺精　十全大補湯養榮湯並虛勞　清心蓮子飲自濁　茯苓丸小便不禁

五淋散　治腎氣不足，膀胱有熱，水道不通，淋瀝不宣，出少起多，臍腹急痛，蓄作有時，勞倦即發。或尿如豆汁，或如砂石，或冷淋如膏，或熱淋便血，並皆治之。山梔子仁　赤芍藥去蘆，剉，各二十兩，一方用白芍藥　當歸去蘆　甘草生用，各五兩　赤茯苓六兩，一方用白茯苓

上為細末，每服二錢，水一盞，煎八分，空心食前服。或以五苓散和之，用竹園荽、門冬草、蔥頭、燈心煎湯調服。

通草湯　治諸淋。

通草　葵子　茅根　王不留行　蒲黃炒　桃膠　瞿麥　滑石各一錢半　甘草炙，一錢

上作一服，水二盅，煎至一盅，不拘時服。

琥珀散 治五淋澀痛，小便有膿血出。

琥珀　海金砂　沒藥　蒲黃炒，各等份

上為細末，每服三錢，食前通草煎湯調服。

淡竹葉湯 治諸淋。

淡竹葉　車前子　大棗　烏豆炒，去殼　燈心　甘草各一錢半

上作一服，水二盞，煎七分，去滓溫服，不拘時。

沉香琥珀散 治諸淋不通，皆可服。

沉香　琥珀各三錢　通草　忘憂根　萹蓄　小茴香炒　木通
麒麟竭　滑石　海金砂　木香各半兩

上為粗散，每服一兩，水二盞半，燈心一把，竹葉十片，連根蔥白三莖，同煎七分，去滓，空心食前溫服。

如便硬加大黃半兩，水道澀痛加山梔半兩，淋血加生地黃一兩，瀑流水煎，極驗。

琥珀散 治五淋。

琥珀　滑石各二兩　木通　當歸　木香　鬱金　萹蓄各一兩

上為末，每服五錢，水一盞，蘆葦葉五片，同煎，食前，日三服。

—— 淋證治療臨床新用 ——

通淋湯治療淋證 154 例臨床觀察

本方由油桂 6g，知母 10g，生黃柏 10g，硝石 6g，炮山甲 15g，內金 15g，海金砂 6g，金錢草 30g，冬葵子 30g，王不留 30g 組成。

將油桂、硝石、海金砂三味各研為末，和勻分二包，餘藥煮兩次混合一起共取汁 600ml。每日 1 劑，分早、午、晚飯前溫服，同時送服末藥 1 包。忌食辛辣、菸酒油膩厚味。7 日為 1 療程。

伴惡寒發熱，審是濕熱蘊毒者，加銀花 30g，黃芩 10g，

魚腥草 30g；係外邪束表者，加香豆豉 10g，荊芥穗 15g；熱蓄結而血尿紫赤，沾黏成絲結塊者，減油桂用量一半，加鮮小薊、牡丹皮各 10g；陰虛火熾而血尿色淡不鮮者，加旱蓮草 30g，生地炭 30g；泌別失司而尿混色白者加晚蠶沙 10g；腎失失固攝尿中有脂膜者，加鹿角膠 15g，牛角腮 15g；氣疲阻而溺時難出、腰腹絞痛者，加沉香 6～10g，丹參 30g，醋炒青皮 10g；氣虛寒凝而腰腹綿綿作痛不體者，加葫蘆巴 10g，小茴香 3～5g；淋久而溺不甚混，遇勞加重，審係脾虛氣陷者加別直參 6g，黃耆 30g；若為腎氣虛衰者加鹿茸 3g，敗龜板 30g。因濕鬱中焦而脘痞食少，腹脹苔膩者加白荳蔻 6g，生苡米 20g；遇情志抑鬱而諸症加重者，加合歡花 15g，玫瑰花 6g。總有效率 98.70%。（李春陽.光明中醫，1998，5：49）

‖ 胞 痺 ‖

腎著湯　治胞痺小便不通見傷濕。

茯苓丸　治胞痺，小便內痛。

赤茯苓　防風　細辛　白朮　澤瀉　官桂各半兩　瓜蔞根　紫菀　附子　黃耆　芍藥　甘草炙，各七錢五分　生地黃　牛膝酒浸　山藥　獨活　半夏湯泡　山茱萸各二錢五分

上為細末，蜜丸如梧桐子大。每服十丸，食前溫酒下。

巴戟丸　治胞痺，臍腹痛，小便不利。

巴戟去心，一兩半　桑螵蛸切破，麩炒　杜仲去粗皮，酥炙　生地黃焙　附子炮，去皮臍　肉蓯蓉酒浸，去皮，切，焙　續斷　山藥各一兩　遠志去心，三錢　石斛去根　鹿茸酥炙　菟絲子酒浸一宿，別搗　山茱萸去核　五味子　龍骨　官桂各七錢半

上為細末，入別搗藥，研和令心，煉蜜為丸，如梧桐子大。每服三十丸，空心用溫酒下，日再。

腎瀝湯見痺。

‖ 妊　娠 ‖

羚羊角散　治血風，身體疼痛，手足無力。

羚羊角_鎊　酸棗仁_炒　生地黃　檳榔_{各一兩}　五加皮　防風　赤芍藥　當歸_{酒洗}　骨碎補_炒　海桐皮　川芎_{各五錢}　甘草_{三錢}

上為末，每服二錢，溫酒調下。

安榮散　治子淋甚妙。

麥門冬_{去心}　通草　滑石　當歸　燈心　甘草　人參　細辛_{各五分}

上水煎服。

龍膽瀉肝湯　治肝經濕熱，兩拗腫痛，或腹中疼痛，或小便澀滯等證。

龍膽草_{酒拌，炒黃}　澤瀉_{各一錢}　車前子_炒　木通　生地黃_{酒拌}　當歸_{酒拌}　山梔_炒　黃芩_炒　甘草_{各五分}

上水煎服。

加味逍遙散　八味丸_{俱虛勞}

地黃丸　腎氣丸，即六味丸。_{虛勞}

地膚大黃湯　治子淋。

大黃_炒　地膚草_{各三兩}　知母　黃芩_炒　豬苓　赤芍藥　通草　升麻　枳實_炒　甘草_{各二兩}

上每服四錢或五錢，水煎服。

茅根散[①]《三因》　治產後諸淋。

白茅根_{八兩}　瞿麥　白茯苓_{各四兩}　葵子　人參_{各二兩}　蒲黃　桃膠　滑石　甘草_{各一兩}　紫貝_{十個燒}　石首魚枕石_{二十個}[②]_煅

上剉為散，每服四錢，水一盞半，薑三片，燈心二十莖，煎至七分，去渣溫服。亦可為末，木通煎湯調下。

---

① 散：原作「湯」，據《三因方》卷十八本方改。
② 二十個：原脫，據《三因方》卷十八本方補。

‖ 小便數 ‖

茯苓琥珀湯《寶鑑》　治膏粱濕熱內蓄，不得施化，膀胱竅澀，小便數而少，臍腹脹滿，腰腳沉重，不得安臥，脈沉緩，時時帶數。

茯苓去皮　白朮　琥珀各半兩　炙甘草　桂心各三錢　澤瀉一兩　滑石七錢　木豬苓去皮①半兩

上為細末，每服五錢，煎長流甘瀾②水一盞調下，空心食前，待少時以美膳壓之。

《內經》曰：甘緩而淡滲。熱搏津液內蓄，臍脹腹滿，當須緩之泄之，必以甘淡為主，是用茯苓為君。滑石甘寒，滑以利竅，豬苓、琥珀之淡以滲泄而利水道，故用三味為臣。脾惡濕，濕氣內蓄則脾氣不治，益脾勝濕，必用甘為助，故以甘草、白朮為佐。鹹入腎，鹹味下泄為陰，澤瀉之鹹以瀉伏水；腎惡燥，急食辛以潤之，津液不行，以辛散之，桂枝味辛，散濕潤燥，此為因用，故以二物為使。煎用長流甘瀾③水，使不助其腎氣，大作湯劑，令直達於下而疾速也。

衛真湯《本事》　治丈夫婦人元氣衰憊，榮衛怯弱，真陽不固，三焦不和，上盛下虛，夜夢鬼交，覺來盜汗，面無精光，唇口舌燥，耳內蟬鳴，腰痛背倦，心氣虛乏，精神不寧，驚悸健忘，飲食無味，日漸瘦悴，外腎濕癢，夜多小便，腫重冷痛，牽引小腹，足膝緩弱，行步艱難。婦人血海久冷，經候不調，或過期不至，或一月兩來，赤白帶下，漏分五色，子宮感寒，久不成孕，並皆治之。此藥大能生氣血，遇夜半子時腎水旺極之際，補腎實臟，男子攝血化精，諸病未萌之前，皆能制治，使不復為梗。

---

① 去皮：原脫，據《衛生寶鑑》卷十七本方補。
② 瀾：原作「爛」，據《衛生寶鑑》卷十七本方改。
③ 瀾：原作「爛」，據《衛生寶鑑》卷十七本方改。

人參一兩半　當歸酒浸，一宿　青皮去白　丁香各一兩　生地黃川牛膝童便、酒各半盞浸一宿，各二兩　白茯苓　木香　肉荳蔻　熟地黃溫水洗　山藥各三兩　金釵石斛五兩　右為細末，每三大錢，酒調下，鹽湯亦得，空心食前一服，婦人諸病，童便同酒調，空心服。

又方　治男婦一切虛冷之疾，活血駐顏，減小便，除盜汗。治婦人久不生產，似帶疾而非，時有遺瀝。

山藥二兩　蒼朮切，焙　川楝子　茴香　吳茱萸湯洗　破故紙炒　胡蘆巴炒，各一兩　川薑炮　川烏炮　草烏炮，各半兩

上各炮製如法，同為細末，醋糊丸，如梧桐子大。每服十五丸，空心溫酒、鹽湯任下，婦人艾醋湯下，日二服。耳目永不昏聾，髭髮不白。

桑螵蛸散《衍義》　能安神魂，定心志，治健忘，小便數，補心氣。

桑螵蛸　遠志　菖蒲　龍骨　人參　茯苓　當歸　龜板醋炙，各一兩

上為末，每服二錢，人參湯調下。

菟絲子丸《濟生》　治小便多，或致失禁。

菟絲子酒蒸，二兩　牡蠣煅取粉　附子炮　五味子　鹿茸酒炙，各一兩　肉蓯蓉酒浸，二兩　雞膍胵炙　桑螵蛸酒炙，各半兩

為細末，酒糊丸，如梧桐子大。每服七十丸，空心鹽湯、鹽酒任下。

八味丸虛勞　**玄兔丹**白濁　**鹿茸丸**溲血。

薑附赤石脂硃砂丹　治小便數而不禁，怔忡多忘，魘夢不已，下元虛冷，遺尿精滑，或陽虛精漏不止，或腎氣虛寒，脾泄腎泄等證。

附子生　乾薑各半兩　赤石脂一兩半，水飛

上為細末，酒糊丸，綠豆大。每服十五至二三十丸，大便不和，米飲下；小便不禁，茯苓湯下。

五苓散　**加減八味丸**俱消癉　**分清散**白濁　**四七湯**見氣　辰

砂妙香散心痛　小菟絲子丸白濁　六味地黃丸虛勞　八正散小便不通　脾約丸大便不通。

肉蓯蓉丸　治稟賦虛弱，小便數亦不禁。

肉蓯蓉八兩　熟地黃六兩　五味子四兩　菟絲子搗研，二兩

上為細末，酒煮山藥糊和丸，如梧桐子大。每服七十丸，空心用鹽、酒送下。

萆薢丸　治小便頻數。

上用川萆薢一斤，為細末，酒煮麵糊為丸，如梧桐子大。每服七十丸，空心用鹽、酒送下。

縮泉丸　治脬氣不足，小便頻多。

烏藥　益智仁各等份

上為細末，酒煮山藥糊和丸，如梧桐子大。每服五十丸，空心用鹽酒下。

止夜起小便多方

益智子二十個，和皮剉碎　赤茯苓三錢

上用水一碗，煎至六分，臨睡熱服。

豬肚丸　治小便頻數。

豬肚一具，以蓮子一升，同煮一週日，取出去皮心，焙乾為末　舶上茴香　破故紙　川楝子　母丁香各一兩

上為細末，煉蜜丸，如梧桐子大，每服五十丸，空心溫酒送下。

雞膍胵丸　治小便數而多。

雞膍胵二兩，微炙　麥門冬去心，焙　熟地黃　黃連去鬚　龍骨各一兩　土瓜根半兩

上為細末，煉蜜和搗二三百杵，丸如梧桐子大。每服三十丸，食前米飲下。治小便數，氣少走泄。

上用香附子為末，食前湯、酒任調服。

雙白丸　治下焦[1]真氣虛弱，小便頻多，日夜無度。

---

[1] 焦：原脫，據《奇效良方》卷三十五本方補。

白茯苓去皮　鹿角霜各等份

上為細末，酒煮糊和丸，如梧桐子大。每服三十丸，空心用鹽湯送下。

‖ 小便不禁 ‖

二氣丹　治虛寒小便不禁見惡寒。

家韭子丸《三因》　治少長遺溺，及男子虛劇，陽氣衰敗，小便白濁，夜夢泄精。此藥補養元氣，進美飲食。

家韭子炒，六兩　鹿茸四兩，酥炙　肉蓯蓉酒浸　牛膝酒浸　熟地黃　當歸各二兩　菟絲子酒浸　巴戟去心，各一兩半　杜仲炒　石斛去苗　桂心　乾薑炮[①]各一兩

上為末，酒糊丸，如梧桐子大。每服五十丸，加至百丸，空心食前鹽湯、溫酒任下，小兒遺尿者，多因胞寒，亦稟受陽氣不足也，別作小丸服。

菟絲子丸見小便數。

固脬丸　菟絲子二兩，製　茴香一兩　附子炮，去皮臍　桑螵蛸炙焦，各半兩　戎鹽二錢五分

上為細末，酒煮麵糊為丸，如梧桐子大。每服三十丸，空心米飲下。

白茯苓散　白茯苓　龍骨　乾薑炮　附子炮，去皮臍　續斷　桂心　甘草炙，各一兩　熟地黃　桑螵蛸微妙，各二兩

上剉碎，每服四錢，水一盞，煎六分，食前溫服。

鹿茸散　治小便不禁，陰痿腳弱。

鹿茸二兩，去毛，酥炙　韭子微妙　羊躑躅酒拌炒乾　附子炮　澤瀉　桂心各一兩

上為細末，每服二錢，食前粥飲調服。

菟絲子散　治小便多或不禁。

證治準繩·類方精選

546

---

① 炮：原脫，據《奇效良方》卷十二本方補。

菟絲子二兩，酒浸三日，曬乾，另搗為末用　牡蠣煅粉　附子炮，去皮臍　五味子各一兩　雞膍胵中黃皮，微炒　肉蓯蓉各二兩，酒浸，炙黃

上製服法同上。

桑螵蛸散　治小便頻數，如稠米泔色，由勞傷心腎得之。

桑螵蛸鹽炙　遠志去心　龍骨　石菖蒲鹽炙　人參　茯神去木鱉甲醋炙　當歸各等份

上為細末，每服二錢，臨臥人參湯調服。

鹿角霜丸　治上熱下焦寒，小便不禁。

上用鹿角帶頂骨者，不拘多少，鋸作挺子，長三寸，洗了用水桶內浸，夏三冬五晝夜，用浸水同入鑊內煮之，覺湯少添溫湯，日夜不絕，候角酥糜為度，輕漉出，用刀刮去皮，如雪白，入在篩子上，候自乾，微火焙之，其汁慢火煎為膏，候極乾，為細末，酒糊和丸，如梧桐子大。每服三四十丸，空心溫酒、鹽湯任下。

阿膠飲　治小便遺失。

阿膠炒，三兩　牡蠣燒粉　鹿茸酥炙　桑螵蛸酒炙，無則缺之，或以桑耳代，各等份

上剉散，每服四錢，水一盞，煎七分，空心服。

鹿茸散　治腎臟虛，腰臍冷疼，夜遺小便。

鹿茸去毛，酥炙黃　烏賊魚骨去甲，微炙。各三兩　白芍藥　當歸桑寄生　龍骨另研　人參各一兩　桑螵蛸一兩半，中劈破，慢火炙黃

上為細末，入龍骨同研令勻，每服一錢，用溫酒調，空心、日晚、臨臥各一服。

澤瀉散　治遺尿，小便澀。

澤瀉　牡丹皮　牡蠣煅為粉　鹿茸去毛，酥炙　赤茯　桑螵蛸微炒　阿膠搗碎，炒黃，各一兩

上為細末，每服二錢，食前酒調服。

茯苓丸　治心腎俱虛，神志不守，小便淋瀝不止，用赤茯苓、白茯苓等份，為細末，以新汲水挼洗，澄去筋脈，控乾，復研為末，別取地黃汁與好酒，同於銀石器內熬成膏，搜和

丸，如彈子大。每服一丸，細嚼，空心用鹽酒送下。

牡蠣丸　牡蠣_{白者三兩，盛磁器內，更用鹽泥四兩，蓋頭鋪底，以炭}五斤燒半日，取出研　赤石脂三兩，搗碎，醋拌勻濕，於生鐵銚子內慢火炒令乾，二味各研如粉

上同研勻，酒煮糊丸，如梧桐子大。每服五十丸，空心臨湯下。

白薇散　白薇　白歛　白芍藥_{各等份}

上為末，每服二錢，粥飲調下。

雞腸散　黃雞腸_{雄者四具，切破，淨洗，炙令黃}　黃連_{去鬚}　肉蓰蓉_{酒浸，切，焙}　赤石脂_{另研}　白石脂_{另研}　苦參_{各五雨}

上為細末，更研勻，每服二錢，食前酒調服，日二夜一。

神芎導水丸_{痰飲}　**大菟絲子丸**_{咳嗽}　**加味逍遙散**_{虛勞}　**補中益氣湯**_{勞倦}　**六味丸**　**八珍湯**_{俱虛勞}。

補脬飲　治產後傷動，胞破不能小便而淋漏。

生黃絲絹_{一尺，剪碎}　白牡丹根皮_{用乾葉者}　白及_{各一錢，俱為末}

上用水一碗，煮至絹爛如餳，空心頓服。服時不得作聲，作聲則不效。

桑螵蛸散　治陽氣虛弱，小便頻數，或為遺尿。

桑螵蛸_{三十個，炒}　鹿茸_{酥炒}　黃耆_{各三兩}　牡蠣_煨　人參　赤石脂　厚朴_{各二兩}

上為末，每服二錢，空心粥飲調服。

‖ 遺　精 ‖

秘真丸_{河間}　治白淫，小便不止，精氣不固，及有餘瀝，及夢寐陰人通泄。

龍骨_{一兩}　大訶子皮_{五枚}　縮砂仁_{半兩}　硃砂_{一兩，研細，留一分為衣}

上為末，麵糊丸，綠豆大。每服一二十丸，空心溫酒、熟水任下，不可多服。

八仙丹《本事》　治虛損，補精髓，壯筋骨，益心智，安魂魄，令人悅澤，駐顏輕身，延年益壽，閉固天癸。

伏火硃砂　真磁石　赤石脂　代赭石　石中黃　禹餘糧石　乳香　沒藥各一兩

上為末，研勻極細，糯米濃飲丸，梧桐子大，或豆大。每服一粒，空心鹽湯下。

金鎖正元丹《和劑》　治真氣不足，吸吸短氣，四肢倦怠，腳膝痠軟，目暗耳鳴，遺精盜汗，一切虛損之證。

五倍子八兩　補骨脂酒浸炒，十兩　肉蓯蓉洗　紫巴戟去心　葫蘆巴炒，各一斤　茯苓去皮，六兩　龍骨二兩　硃砂三兩，別研

上為末，入研藥令勻，酒糊丸，如梧桐子大。每服二十丸，空心溫酒、鹽湯任下。

〔王荊公〕**妙香散**　安神閉精，定心氣。

龍骨五色者　益智仁　人參各一兩　白茯苓去皮　遠志去心　茯神去木，各半兩　硃砂研　甘草炙，各二錢半

上為細末，每服二錢，空心用溫酒調服。

真珠丸　治虛勞夢泄，鎮精。

真珠六兩，以牡蠣六兩，用水同煮一日，去牡蠣，取真珠為末

上為細末，卻入水於乳缽內研，三五日後，寬著水飛過，候乾，用蒸餅和丸，如梧桐子大。每服二十丸，食前溫酒送下。

‖ 澀　補 ‖

金鎖丹《本事》　治夢泄遺精，關鎖不固。

舶上茴香　葫蘆巴　破故紙炒　白龍骨各一兩　木香一兩半　胡桃三十個，去殼研膏　羊腎三封，取開，用鹽半兩擦炙熟，搗研如膏

上為末，和二膏研勻，酒浸蒸餅杵熟，丸如梧桐子大。每服三五十丸，空心鹽湯下。

固真丹《寶鑑》　晚蠶蛾二兩　肉蓯蓉　白茯苓　益智各一兩

龍骨半兩，另研

上為細末，用鹿角膠酒浸化開，丸如梧桐子大。每服三粒，空心溫酒下，乾物壓之。

補真玉露丸 治陽虛陰盛，精脫，淫溺脛痠。

白茯苓去皮　白龍骨水飛　韭子酒浸，炒　菟絲子酒浸，各等份，火日修合

上為末，醋糊丸，如梧桐子大。每服五十丸，溫酒送下，鹽湯亦得[1]，空心食前，待少時以美膳壓之。

金鎖玉關丸 治遺精白濁，心虛不寧。

雞頭肉[2]　蓮子肉　蓮花蕊　藕節　白茯苓　白茯神　乾山藥各二兩

上為細末，用金櫻子二斤，去毛茨捶碎，水一斗，熬至八分，去滓，再熬成膏，仍用少麵糊和為丸，如梧桐子大。每服五七十丸，不拘時，溫米飲送下。

固真散 治才睡著即泄精。

白龍骨一兩　韭子一合

上為細末，每服二錢匕，空心用酒調服。此二藥大能澀精，固真氣，暖下元。

涼補澀以苦堅之，降火滋陰。

珍珠粉丸潔古　治白淫，夢遺泄精，及滑出不收。

黃柏皮新瓦上炒赤　真蛤粉各一斤

上為細末，滴水丸，如梧桐子大。每服百丸，空心溫酒送下。

法曰：陽盛乘陰，故精泄也。黃柏降火，蛤粉鹹而補腎陰。

大鳳髓丹海藏　治心火狂陽太盛，補腎水真陰虛損，心有所欲，速於感動，應之於腎，疾於施泄。此方固真元，降心

① 溫酒送下，鹽湯亦得：原作「溫酒鹽湯下」，據《衛生寶鑑》卷十五本方改。
② 雞頭肉：即芡實。

火，益腎水，神效。

黃柏炒，二兩　縮砂一兩　甘草半兩　半夏炒　木豬苓　茯苓
蓮花蕊　益智仁各二錢五分

上為末，芡實粉打糊為丸，如梧桐子大。每服五七十丸。

用黃柏、甘草、縮砂三味，為正鳳髓丹；只用黃柏、甘草
二味，為小鳳髓丹。

古人云：瀉心者，非也，乃瀉相火，益腎水之劑。

清心丸《本事》　治經絡熱，夢遺，心忪恍惚，膈熱。

上用好黃柏皮一兩，研為細末，生腦子一錢，同研勻，煉
蜜為丸，如梧桐子大。每服十丸，加至十五丸，濃煎麥門冬湯
下。滋腎丸見小便不通。

既濟丹　治水火不濟，心有所感，白濁遺精，虛敗不禁，
腎虛不攝精髓，久而不治，若更多服熱藥，遂致日增其病，腰
腳無力，日漸羸弱。

天門冬去心，焙　桑螵蛸蜜炙　黃連去鬚　雞膍胵炒　麥門冬
去心，焙　海螵蛸蜜炙　遠志去心　牡蠣煅　龍骨五色者　澤瀉各一
兩

上為細末，煉蜜丸，如梧桐子大，硃砂為衣。每服三十
丸，空心用燈心、棗湯吞下，日二三服。

‖ 熱補澀 ‖

桂枝加①**龍骨牡蠣湯**《金匱》　夫失精家，少腹弦急，陰頭
寒，目眩髮落，脈極虛芤遲，為清穀亡血失精，脈得諸芤動微
緊，男子失精，女子夢交，此方主之。

桂枝　芍藥　生薑各三兩　甘草二兩　大棗十二枚　龍骨煅
牡蠣煅，各三兩

上七味，以水七升，煮取三升，分溫三服。

---

① 加：原脫，據《金匱要略》卷上本方補。

天雄散《金匱》　天雄炮　龍骨各三兩　白朮八兩　桂枝六兩

上四味，杵為散，酒服半錢匕，日三服，不知[①]，稍增之。

玉華白丹《和劑》　清上實下，助養根元，扶衰救弱[②]，補益臟腑。治五勞七傷，夜多盜汗，肺痿虛損，久嗽上喘，霍亂轉筋，六脈沉伏，唇口青黑，腹脅刺痛，大腸不固，小便滑數，夢中遺泄，肌肉瘦悴，目暗耳鳴，胃虛食減，久瘧久痢，積寒痼冷，諸藥不瘥者，服之如神。

鐘乳粉煉成者，一兩　白石脂淨瓦閣起煅紅，研細水飛　陽起石用坩鍋，於大火中煅令通紅，取出酒淬，放陰地令乾，各半兩　左顧牡蠣七錢，洗，用韭葉搗汁，鹽泥固濟，火煅，取白者

上四味，各研令極細如粉，方拌和作一處令勻，以糯米粉煮糊為丸，如茨實大，入地坑出火毒一宿。每服一粒，空心濃煎人參湯放冷送下，熟水亦得。常服溫平，不僭不燥，澤肌悅色，祛除宿患。婦人久無妊者，以當歸、熟地黃浸酒下，便有符合造化之妙。或久冷崩帶虛損，臍腹撮痛，艾醋湯下，服華以少白粥壓之。忌豬羊血、綠豆粉，恐解藥力。尤治久患腸風臟毒。

正元散自汗　**養正丹**見氣　**鹿茸丸**溲血　**山藥丸**腰痛　**大菟絲子丸**咳嗽

固陽丸《和劑》　黑附子炮，三兩　川烏頭炮，二兩　白龍骨一兩　補骨脂　舶上茴香　川楝子各一兩七錢

上為末，酒糊丸，如梧桐子大。每服五十丸，空心溫酒送下。

益智湯　治腎經虛寒，遺精白濁，四肢煩倦，時發蒸熱。

鹿茸去毛，酥炙　巴戟去心　肉蓯蓉酒洗　附子炮，去皮臍　桂心　山茱萸　白芍藥　防風　枸杞子　牛膝酒浸　熟地黃酒浸

---

① 知：原作「止」，據《金匱要略》卷上本方改。

② 弱：原作「危」，據《局方》卷五本方改。

甘草炙，各一錢

上作一服，水二盅，生薑五片，鹽少許，煎一盅，空心服。

鹿茸益精丸　治心虛腎冷，漏精白濁。

鹿茸去毛，酥炙黃　桑螵蛸瓦上[①]焙　肉蓯蓉　巴戟去心　菟絲子酒浸　杜仲去粗皮，切，薑汁炒去絲　益智仁　禹餘糧火煅醋淬　川楝子去皮核，取肉焙　當歸各三兩　韭子微妙　破故紙炒　山茱萸　赤石脂　龍骨另研，各半兩　滴乳香二錢半

為細末，酒煮糯米糊為丸，如梧桐子大。每服七十丸，食前白茯苓煎湯送下。

固精丸　治嗜欲過度，勞傷腎經，精元不固，夢遺白濁。

肉蓯蓉酒浸，焙乾　陽起石火煅，研細　鹿茸去毛，酥炙　川巴戟去心，酒浸　赤石脂火煅七次　白茯苓去皮　附子炮，去皮臍　鹿角霜　龍骨生用　韭子炒，各等份

上為細末，酒煮糊為丸，如梧桐子大。每服七十丸，佇心用鹽湯送下。

心腎丸　治水火不劑，心下怔忡，夜多盜汗，便赤夢遺。

牛膝去苗，酒浸　熟地黃　蓯蓉酒浸，各二兩　菟絲子酒浸，研，三兩　鹿茸去毛，酥炙　附子炮，去皮臍　人參去蘆　黃耆蜜炙　五味子　茯神去木　山藥炒　當歸去蘆，酒浸　龍骨煅　遠志甘草水煮，剝去心，薑汁炒，各一兩

上為細末，酒煮糊丸，如梧桐子大。每服七十丸，空心棗湯送下。

秘精丸　治元氣不固，遺精夢泄。

大附子炮，去皮臍　龍骨煅通赤　肉蓯蓉酒浸一宿　牛膝酒浸，焙乾　巴戟去心，各一兩

上為細末，煉蜜丸，如梧桐子大。每服三十丸，空心鹽酒或鹽湯下。

---

① 上：原作「土」，據修敬堂本改。

水中金丹　治元臟氣虛不足，夢寐陰人，走失精氣。

陽起石　木香　乳香研　青鹽各二錢半　杜仲去皮，薑汁製炒　骨碎補炒　茴香炒，各半兩　白龍骨一兩，緊者，搥碎，絹袋盛，大豆同蒸，豆熟取出，焙乾，研　黃狗腎一對，用酒一升煮熟，切作片，焙乾　白茯苓一兩，與腎為末

上為細末，酒煮麵糊為丸，如皂子大。每服二丸，空心用溫酒下。忌房事。

香茸丸　滋補精血，益養真元。治下焦陽竭，臍腹疗痛，飲食減少，目視茫茫，夜夢鬼交，遺泄失精，肌肉消瘦。

鹿茸　麋茸二味俱用火燎去毛，酥炙。各二兩　麝香別研，半兩　沉香　五味子　白茯苓去皮　白龍骨火煅　肉蓯蓉酒浸一宿，切，焙乾，各一兩

上為細末，和勻，用熟地黃三兩，焙乾為細末，以酒二升熬成膏搜藥，入臼內搗千杵，如硬，更入酒少許，丸如梧桐子大。每服五十丸，空心溫酒、鹽湯任下。

既濟固真丹　治水火不既濟，精神恍惚，頭目昏眩，陽道痿弱，陰濕多汗，遺瀝失精，脾胃虛怯，心腎不寧。凡腎水欲升而活心，心火欲降而滋腎，則坎離既濟，陰陽協和，火不炎上則神自清，水不滲下則精自固。常服壯陽固氣，溫脾益血。

白茯苓　沉香　肉蓯蓉酒浸一宿，如無，以鹿茸酥炙代之　北五味子　附子　龍骨各一兩　川巴戟去心　當歸酒浸　川椒去目，各半兩　柏子仁去殼，炒　酸棗仁去殼，炒　金鈴子去核，炒　菟絲子酒浸，別研　益智仁　補骨脂炒，各二兩

上共為細末，酒糊為丸，如梧桐子大。以辰砂末三錢為衣，每服五七十丸，空心用鹽酒送下。

內固丸　澀精健陽。

天雄　龍骨　鹿茸　牡蠣　韭子各半兩

上為細末，酒煮麵糊丸，如梧桐子大。每服三十丸，空心冷酒送下，臨臥再服。

平補心腎丸　治心腎不足，精少血燥，心下煩熱，怔忡不

安，或口乾生瘡，目赤頭暈，小便赤濁，五心煩熱，多渴引飲，但是精虛血少，不受峻補，並宜服之。

菟絲子<small>淘淨酒蒸，搗</small>　麥門冬<small>去心，各二兩</small>

上為細末，煉蜜丸，如梧桐子大。每服七十丸，空心食前鹽湯下。

枸杞丸　補精氣。

枸杞子<small>冬採者佳</small>　黃精<small>各等份</small>

為細末，二味相和，搗成塊，捏作餅子，乾復研末，煉蜜為丸，如梧桐子大。每服五十丸，空心溫水送下。

〔葛玄真人〕百補交精丸　治夢泄，精滑不禁。

熟地黃<small>酒浸一宿，切，焙乾，四兩</small>　五味子<small>去梗，六兩</small>　杜仲<small>去粗皮，剉碎，慢火炒斷絲，三兩</small>　山藥牛膝<small>去苗剉碎，酒浸一宿，焙乾</small>　肉蓯蓉<small>酒浸一宿，切碎焙乾，各二兩</small>　澤瀉　山茱萸<small>去核</small>　茯神<small>去木</small>　遠志<small>去心</small>　巴戟<small>去心</small>　石膏<small>火煅赤，去火毒</small>　柏子仁<small>微妙，另研</small>　赤石脂<small>各一兩</small>

上為細末，煉蜜丸，如梧桐子大。每服二十丸，空心酒送下，男女並宜服之。

柏子仁丸　治虛勞夢洩。

柏子仁　枸杞子<small>炒，各一兩</small>　地膚子<small>一兩半</small>　韭子<small>三兩，須十月霜後採者，酒浸，曝乾微炒</small>

上為細末，以煮棗肉和搗百餘杵，丸如梧桐子大。每服三十丸，空心及晚食前以粥飲下。

九龍丹　治精滑。

枸杞子　金櫻子<small>去核</small>　蓮花鬚　芡實<small>去殼</small>　蓮肉　山茱萸肉　當歸<small>酒洗</small>　熟地黃<small>酒蒸，另研</small>　白茯苓<small>各二兩</small>

上為末，酒糊丸，如梧桐子大。每服百丸，或酒或鹽湯送下。如精滑便濁者，服二三日，溺清如水，飲食倍常，行步輕健。

固本鎖精丸　治元陽虛憊，精氣不固，夢寐遺精，夜多盜汗，及遺泄不禁等證。此藥大補元氣，澀精固陽，累有神效。

山藥　枸杞子　北五味子　山茱萸肉　鎖陽　黃柏酒拌曬乾，炒赤　知母酒拌曬乾，炒，各二兩　人參　黃耆　石蓮肉　海蛤粉各二兩半

　　上為細末，用白朮[①]六兩碎切，用水五碗，煎至二碗，將朮[①]搗爛，再用水五碗，煎二碗，去滓，與前汁同熬至一碗如膏，搜和前藥為丸，如梧桐子大。每服六七十丸，空心鹽湯或溫酒下。

　　豬苓丸《本事》　用半夏一兩，破如豆大。豬苓末二兩，先將一半炒半夏色黃，不令焦，出火毒，取半夏為末，糊丸梧桐子大，候乾，更用前豬苓末一半同炒微裂，入砂瓶內養之。空心溫酒、鹽湯下三四十丸，常服於申未間，溫酒下。

　　半夏有利性，而豬苓導水，蓋腎閉，導氣使通之意也。

　　四七湯見氣　**白丸子**中風。

　　威喜丸《和劑》　治丈夫元陽虛憊，精氣不固，餘瀝常流，小便白[②]濁，夢寐頻泄。及婦人血海久冷，白帶、白漏、白淫，下部常濕，小便如米泔，或無子息。

　　黃蠟四兩　白茯苓去皮，四兩，作塊，用豬苓二錢半，同於瓷器內煮二十餘沸，出，日乾，不用豬苓

　　上以茯苓為末，熔黃蠟搜為丸，如彈子大。空心細嚼，滿口生津，徐徐咽服，以小便清為度。忌米醋，尤忌使性氣，只吃糠醋。

　　分清飲白濁

　　三仙丸　治夢泄。

　　益智仁二兩，用鹽二兩炒，去鹽　烏藥一兩半，炒　山藥一兩，為末打糊

　　上為細末，用山藥末煮糊和丸，如梧桐子大。每服五十丸，用硃砂末為衣，空心臨臥以鹽湯送下。凡病精洩不禁，自

---

① 朮：原作「木」，據虞衙本改。
② 白：原脫，據《局方》卷五本方補。

證治準繩·類方精選

汗頭眩虛極，或寒或熱，用補澀之藥不效，其脈浮軟而散，蓋非虛也，亦非房室過度，此無他，因[1]有所睹，心有所慕，意有所樂，欲想方興，不遂所欲，而致斯疾。既以藥補，且固不效，將何治之？緣心有愛則神不歸，意有想則志不寧。當先和榮衛，榮衛和則心安；次調其脾，脾氣和則氣舍定。心腎交媾，精神內守，其病自癒。

其法用人參三錢，當歸一錢，洗焙為末，作三服，糯米飲調服，服華自汗止而寒熱退。頭眩未除，川芎三錢，人參一錢，焙為末，作三服，沸湯調服。頭眩遂瘥，精不禁者，用白芍藥半兩，丁香三錢，木香三錢，剉散，每服用生薑五片，棗二枚，以水同煎，空心服。即心安神定，精固神悅。

紫雪見發熱　**沉香和中丸**即滾痰丸，見痰飲　**導赤散**見發熱　**溫膽湯**見驚　**神芎丸**頭痛　**倒倉法**積聚　**二陳湯**痰飲。

烏金散　療虛夢泄，遺精不禁。

上用九肋鱉甲，不以多少，去裙襴，淨洗過，燒灰存性，研為細末，每服一字，用清酒小半盞，童便小半盞，陳蔥白七八寸，同煎至七分，去蔥白和滓，日西時服，須臾得黏臭汗為度，次日進粟米粥，忌食他物。治男子夢與鬼交，心神恍惚。

刮鹿角屑三指撮，日二服，酒下。《食療》同。本草云：鹿角悄逐惡氣、惡血。

定志丸見驚　**辰砂妙香散**心痛　**交感湯**未考　**靈砂丹**嘔吐

遠志丸《濟生》　茯神去木　白茯苓去皮　人參　龍齒各一兩　遠志去心，薑汁浸　石菖蒲各二[2]兩

上為末，蜜丸梧桐子大，以辰砂為衣。每服七十丸，空心熱薑湯下。

茯神湯　治慾心太熾，思想太過，夢洩不禁，夜臥不寧，心悸。

---

① 因：原作「心」，據《世醫得效方》卷七本方改。
② 二：原作「一」，據《重訂嚴氏濟生方·驚悸怔忡健忘門》本方改。

茯神去皮[①]，一錢半　遠志去心　酸棗仁炒，各一錢二分　石菖蒲
人參　白茯苓各一錢　黃連　生地黃各八分　當歸一錢，酒洗　甘
草四分

水二盅，蓮子七枚，捶碎，煎八分，食前服。

—— 遺精治療臨床新用 ——

1. 八子黃耆湯治療遺精 50 例

一般資料本組 50 例，均為門診觀察病人。年齡最小者 16
歲，最大者 38 歲。其中 20 歲以下 15 例，21 歲～30 歲 23
例，31 歲～40 歲 12 例；病程最短者 3 個月，最長者 3 年。其
中 1 年以內 21 例，1 年～2 年 19 例，2 年～3 年 10 例；幹部
10 例，工人 22 例，農民 15 例，學生 3 例；心脾兩虛型 21
例，腎虛滑脫，精關不固型 29 例；未婚者 32 例，已婚 18
例；伴有陽痿、早洩者 35 例，伴不育症 13 例。

治療方法：八子黃耆湯基木方：金櫻子 15g，蓮子心、韭
菜子，菟絲子，沙苑子，芡實米各 12g，女貞子，枸杞子各
15g，黃耆 20g。水煎服，每人 1 劑，日服 3 次。若氣虛甚者加
黨參 20g，白朮 15g，腎陽虛甚者加巴戟天 15g，肉蓯蓉 15g；
腎陰虛者加熟地 20g、山藥 15g；心火亢盛加黃連 5g；肝鬱者
加柴胡 15g、川楝子 10g。服藥期間，清心寡慾，起居有常。
忌食辛辣、菸酒、綠豆、白蘿蔔等。30 天為 1 個療程。

治療結果：治療 50 例中，治癒 25 例，好轉 22 例，無效 3
例，總有效率為 94%。療程最短 25 天，最長 60 天，平均 32
天（姬雲海.江西中醫藥，1996，27：6）

2. 葆真固精湯治療遺精 38 例

16～20 歲 6 例，21～30 歲 25 例，31～40 歲 4 例，41 歲

① 去皮：此下原衍「各」，據修敬堂本刪。

以上 3 例。未婚 11 例，已婚 27 例。病程 1 月～1 年 20　例，1～2 年 10 例，2～10 年 8 例。合併慢性前列腺炎 5 例，合併早洩 4 例。

治療方法：煅龍骨 30g，石蓮子、潼蒺藜、韭菜子、蓮鬚、五味子、石榴皮、木通、防風各 10g，枯礬 3g，鎖陽 10g。每日 1 劑水煎服，18 天為 1 療程。

束班掛頸法：每晚臨睡時用布帶繫一側股部下端三分之一處，屈膝屈髖並將布帶掛於頸部，使一側下肢不能伸直，晨起時解去。每日 1 次。

治療結果：本組 38 例，治癒 37 例（其中服 6 劑中藥治癒 26 例，服 12 劑後治癒 4 例，服 18 劑後治癒 3 例，服 24 劑後治癒 4 例），無效 1 例，總有效率 97%，本組有 7 例在 2 月後復發，再經本方治療後痊癒（崔興發.陝西省中醫藥研究院附屬醫院.陝西中醫，1996，27：6）

‖ 赤白濁 ‖

清心蓮子飲《和劑》　治心虛有熱，小便赤濁。

黃芩　麥門冬去心　地骨皮　車前子　甘草炙，各[①]一錢　石蓮肉　白茯苓　黃耆蜜炙　人參各七分半

一方，加遠志、石菖蒲各一錢。

上另用麥門冬二十粒，水二盞，煎一盅，水中沉冷，空心溫服。發熱，加柴胡、薄荷。

萆薢分清飲《楊氏》　治真元不固，不時白濁或小便頻數，凝如膏糊等證。

益智仁　川萆薢　石菖蒲　烏藥各等份

上㕮咀，每服四錢，水一盞，入鹽一捻，煎七分，食前溫服。一方，加茯苓、甘草。

---

① 各；原脫，據《局方》卷五本方補。

蒼白二陳湯　即二陳湯加二朮。痰飲

四苓散溲血。

玄菟丹《和劑》　治三消渴利神藥。常服禁遺精，止白濁，延年。

菟絲子酒浸通軟，乘濕研，焙乾，別取末，十兩　五味子酒浸，別為末稱，七兩　白茯苓　乾蓮肉各三兩

上為末，別碾乾山藥末六兩，將所浸酒餘者添酒煮糊，搜和得所，搗數千杵，丸如梧桐子大。每服五十丸，空心食前米飲下。

八味丸虛勞。

小菟絲子丸《和劑》　治腎氣虛損，五勞七傷，少腹拘急，四肢酸疼，面色黧黑，唇口乾燥，目暗耳鳴，心忪氣短，夜夢驚恐，精神睏倦，喜怒無常，悲憂不樂，飲食無味，舉動乏力，心腹脹滿，腳膝痿緩，小便滑數，房室不舉，股內濕癢，水道澀痛，小便出血，時有遺瀝，並宜服之。久服填骨髓，續絕傷，補五臟，去萬病，明視聽，益顏色，輕身延年，聰耳明目。

石蓮肉二兩　白茯苓焙，一兩　菟絲子酒浸，研，五兩　山藥二兩，內七錢半打糊

上為細末，用山藥糊搜和為丸，如梧桐子大。每服五十丸，溫酒或鹽湯下，空心服。如腳膝無力，木瓜湯下，晚食前再服。

四七湯見氣　青州白丸子中風　辰砂妙香散心痛　山藥丸腰痛　靈砂丹嘔吐　加減八味丸消癉。

內補鹿茸丸　《寶鑑》，下同　治勞傷思想，陰陽氣虛，益精，止白淫[1]。

鹿茸酥炙　菟絲子酒浸，蒸焙　蒺藜炒　沙苑蒺藜　肉蓯蓉　紫菀　蛇床子酒浸，蒸　黃耆　桑螵蛸　陽起石　附子炮　官桂

① 淫：原作「浮」，據《四庫》本改。

各等份

上為細末，蜜丸如梧桐子大。每服三十丸，食前溫酒下。

茯菟丸　治思慮太過，心腎虛損，真陽不固，溺有餘瀝，小便白濁，夢寐頻泄。

菟絲子酒浸，五兩　石蓮子去殼，二兩　白茯苓去皮，三兩

上①為細末，酒糊丸，如梧桐子大。每服三五十丸，空②心鹽湯下。

金箔丸　治下焦虛，小便白淫，夜多異夢，遺洩。

原蠶蛾　破故紙炒　韭子炒　牛膝酒浸　肉蓯蓉　龍骨　山茱萸　桑螵蛸　菟絲子酒浸，各等份

上為細末，蜜丸如梧桐子大。每服三十丸，空心溫酒下。

王瓜散　治小便自利如泔色，此腎虛也。

王瓜根　桂心各一兩　白石脂　菟絲子酒浸　牡蠣鹽泥裹燒赤，候冷去泥。各二兩

上為末，每服二錢，煎大麥湯調下，日三服，食前。

珍珠粉丸見遺精。

秘真丹　治思想無窮，所願不協，意淫於外，作勞筋絕，發為筋痿，及為白淫，遺溲而下，故為勞弱。

羊脛炭燒紅窨殺　厚朴薑製，各三兩　硃砂一兩

上為細末，酒煮糊和丸，如梧桐子大。每服五十丸，空心溫酒送下。

蓮寶丸　治下元虛冷，小便白淫。

蓮實去殼　巴戟去心　附子炮，去皮臍　補骨脂炒，各二兩　山茱萸　覆盆子各一兩　龍骨研，半兩

上為細末，煮米糊為丸，如梧桐子大。每服二十丸，加至三十丸，空心鹽湯下。

龍骨湯　治小便白淫，及遺洩精，無故自出。

① 上：原脫，據《四庫》本補。
② 空：原脫，據《四庫》本補。

龍骨五兩，另研　牡蠣煅　官桂去粗皮　熟地黃　白茯苓去皮　人參　甘草炙，各二兩

上為散，每服五錢匕，水一盞半，煎至八分，去滓，空心服。

加味清心飲　治心中客熱煩躁，赤濁肥脂。

白茯苓去皮　石蓮肉各一錢半　益智仁　麥門冬去心　人參去蘆　遠志水浸，去心，薑汁炒　石菖蒲　車前子　白朮　澤瀉　甘草炙，各一錢

作一服，水二盅，燈心二十莖，煎至一盅，食前服。有熱，加薄荷少許。

蓮子六一湯　治心熱赤濁。

石蓮肉連心，六兩　甘草炙，一兩

為細末，每服二錢，空心用燈心煎湯調服

香苓散《得效》　治男婦小便赤濁、諸藥不效者。

五苓散　辰砂妙香散

上和勻，用天麥二門冬去心煎湯，空心調服一大錢，日三服，頓癒。

龍齒補心湯　治諸虛不足，虛熱潮來，心神驚惕，睡臥不寧，小便油濁。

龍齒另研，煅　人參去蘆　熟地黃洗，焙　當歸酒浸，焙乾　桔梗去蘆　酸棗仁炒　白茯苓去皮　茯神去皮木　肉桂去皮　麥門冬去心　綿黃耆蜜炙　遠志水浸，去心，薑製炒　枳殼麩炒　半夏麴　白朮各一錢　甘草炙，錢

上作一服，水二盅，生薑三片，粳米一撮，煎一盅，服無時。

瑞蓮丸　治思慮傷心，便下赤濁。

白茯苓去皮　石蓮肉去心，炒　龍骨生角　天門冬去心　麥門冬去心　柏子仁炒，另研　紫石英火煅，研細　遠志甘草水煮，去心　當歸去蘆，酒浸　酸棗仁炒　龍齒各一兩　乳香半兩，另研

上為細末，煉蜜為丸，如梧桐子大。以硃砂為衣，每服七

十丸，空心溫酒或棗湯送下。

遠志丸　治小便赤濁如神。

遠志半斤，以甘草水煮，去心　茯神去木　益智仁各二兩

上為細末，酒煮麵糊為丸，如梧桐子大。每服五十丸，臨臥棗湯送下。

鎖精丸　治小便白濁。

破故紙炒　青鹽各四兩　白茯苓　五倍子各二兩

上為細末，酒煮糊為丸，如梧桐子大。每服三十丸。空心用溫酒或鹽湯送下。

固精丸　治下虛胞寒，小便白濁，或如米泔，或若凝脂，腰重少力。

牡蠣煅　白茯苓去皮　桑螵蛸酒浸，炙　白石脂　韭子炒　五味子　菟絲子酒浸，焙乾　龍骨各等份

上為細末，酒煮糊為丸，如梧桐子大。每服七十丸，空心鹽湯送下。

四精丸　治白濁煩渴。

鹿茸　肉蓯蓉　山藥　茯苓去皮，各等份

為細末，米糊丸，梧桐子大。空心棗湯下三十丸。

大茴香丸　治小便白濁，出髓條。

大茴香　酸棗仁炒　破故紙炒　白尤　白茯苓　牡蠣砂鍋內慢火煅爆為度　益智仁　人參各等份

為細末，用青鹽酒糊丸，如梧桐子大。每服二十丸，食前用溫酒或米飲下。

水六二仙丹　治白濁。

金櫻子去子洗淨，甑中蒸熟，用湯淋之，取汁入銀銚內，慢火熬稀膏，和茨粉　芡實肉研為粉，各等份

上以前膏同酒糊為丸，如梧桐子大。每服三十丸，食前溫酒下。一方，用乳汁丸，鹽湯下。

赤腳道人龍骨丸　治白濁。

龍骨　牡蠣各半兩

上研為末，入鯽魚腹內，濕紙裹，入火內炮熟，取出去紙，將藥同魚肉搜和丸，如梧桐子大。每服三十丸，空心米飲送下。鯽魚不拘大小，只著盡上件藥為度。更加茯苓、遠志各半兩，尤佳。

地黃丸 治心腎水火不濟，或因酒色，遂至已甚，謂之土淫。蓋脾有虛熱而腎不足，故土邪乾水。先賢常言：夏則土燥而水濁，冬則土堅而水清，此其理也。醫者往往峻補，其疾反甚。此方中和，水火既濟，而土自堅，其流清矣。

熟地黃十兩，蒸九次，曝九次　菟絲子酒浸　鹿角霜各五兩　茯苓去皮　柏子仁各三兩　附子炮，去皮臍，一兩

上為細末，另用鹿角膠煮糊為丸，如梧桐子大。每服一百丸，空心用鹽酒送下。

子午丸 治心腎俱虛，夢寐驚悸，體常自汗，煩悶短氣，悲憂不樂，消渴引飲，漩下赤白，停凝濁甚，四肢無力，面黃肌瘦，耳鳴眼昏，頭暈，惡風怯寒，並皆治之。

榧子去殼，二兩　蓮肉去心　枸杞子　白龍骨　川巴戟去心　破故紙炒　真琥珀另研　苦楮實去殼　白礬枯　赤茯苓去皮　白茯苓去皮　蓮花鬚鹽蒸　芡實　白牡蠣煅　文蛤各一兩　硃砂一兩半，另研為末

上為細末，用肉蓯蓉一斤二兩，酒蒸爛，研為膏和丸，如梧桐子大，硃砂為衣。每服五十丸，空心濃煎萆薢湯下。忌勞力房事，專心服餌，渴止濁清，自有奇效。

通靈散 治心氣不足，小便滑，赤白二濁。

益智仁　白茯苓　白朮各等份

上為細末，每服二錢，不拘時用白湯或溫酒調服。

治[1]虛憊便濁，**滴地成霜方**

蓮肉去心　乾藕節　龍骨　遠志各一兩　白礬枯　靈砂各一錢半

上為細末，糯米糊為丸，梧桐子大。每服十五丸，食前白

---

[1] 治：原脫，據修敬堂本補。

湯下。

小溫金散　治心腎虛熱，小便赤白淋瀝，或不時自汗等證。

人參　蓮肉_{去心}　巴戟肉　益智仁　黃耆_{蜜炙}　萆薢_{酒浸，炒}　麥門冬_{去心}　赤茯苓_{去皮}　甘草_{炙，各一錢}

上用燈心十莖，棗一枚，水煎服。

—— 白濁治療臨床新用 ——

白濁辨治四法

健脾益氣化濁：藥用黃耆、黨參、茯苓各 10g，白朮 6g，葛根 10g，內金 3g，苡仁 10g，柴胡 3g，山藥 6g，甘草 3g。

清熱化濕導濁：藥用萆薢 30g，黃柏 10g，石菖蒲 15g，茯苓 20g，梔子 15g，木通 15g，滑石 30g，牛膝 15g，茵陳 15g，知母 10g，淡竹葉 10g，甘草 5g。

溫陽補腎固精：藥用仙茅 10g，仙靈脾 15g，熟地 15g，棗皮 10g，韭子 10g，菟絲子 10g，益智仁 10g，烏藥 10g，枸杞子 15g，山藥 15g，煅牡蠣各 25g。

滋陰降火攝精潛陽：知母 10g，黃柏 10g，生地 20g，山藥 15g，棗皮 10g，澤瀉 15g，地骨皮 10g，龜板 15g，牛膝 15g，天冬 15g，蓮心 5g，淡竹葉 10g，生石決明 30g，生甘草 6g。
（肖功才.湖南中醫雜誌.，1995，（2）11：39）

‖ 前陰諸疾 ‖

附子理中湯_{中寒}　**承氣湯**_{大便不通}

正陽散　治陰縮囊縮，大小便俱通，地道不塞，不渴不飲，邪不在裡，宜溫之。炙之則裡[①]外相接，以復陽氣。

---

① 則裡：原脫，據《證治準繩·傷寒》帙之四「厥陰病·囊縮」本方補。

附子炮，去皮臍　皂角酥炙，去皮弦，各一兩　乾薑炒　甘草炙，各二錢半　刻香一錢，研極細

上為細末，每服二錢，水一盞，煎五分，不拘時，和滓溫服。

小柴胡湯往來寒熱　**三一承氣湯**中風。

八味丸　六味丸並虛勞。

固真湯東垣　正月內定此方。

升麻　柴胡　羌活各一錢　炙甘草　草龍膽炒[1]　澤瀉各一錢半　知母炒　黃柏各二錢

上剉如麻豆大，水三盞，煎至一盞，稍熱空腹服，以美膳壓之。

柴胡勝濕湯東垣　治兩外腎冷，兩髀樞陰汗，前陰痿弱，陰囊濕癢臊氣。

澤瀉　升麻各一錢半　生甘草　黃柏酒製，各二錢　草龍膽　當歸梢　羌活　柴胡　麻黃根　漢防己　茯苓各一錢　紅花少許　五味子二十粒

上水三大盞，煎至一盞，稍熱服，食前。忌酒、濕麵、房事。

滋腎丸見小便閉　**鳳髓丹**遺精　**青娥丸**腰痛。

龍膽瀉肝湯　治陰部時復濕癢及臊臭。

柴胡梢　澤瀉各一錢　車前子　木通各五分　當歸梢　龍膽草　生地黃各三分

上㕮咀，水三大盞，煎至一盞，空心稍熱服，更以美膳壓之。

溫腎湯　東垣　二月定此方。

麻黃　柴胡梢各六分　澤瀉二錢　防風根　蒼朮各一錢半　白朮　豬苓　升麻　白茯苓　黃柏酒，各一錢

上件分作二服，每服水二大盞，煎至一盞，稍熱服，食

① 草龍膽炒：原在「澤瀉各一錢半」之下，據《蘭室秘藏》卷下本方改。

前，天晴明服之，候一時辰許方食。

補肝湯東垣　黃耆七分　人參　白茯苓　葛根各三分　甘草炙
蒼朮各五分　豬苓　升麻各四分　知母　柴胡　羌活　陳皮　歸
身　黃柏炒　防風　澤瀉　麴末　連翹各二分

水二大盞，煎一盞，稍熱空心食前服。忌酒、濕麵。

清震湯東垣　十二月定此方。

羌活　酒黃柏各一錢　升麻　柴胡　蒼朮　黃芩各五分　防
風　豬苓　麻黃各三分　藁本　甘草炙　當歸身各二分　紅花一分
澤瀉四分

水二盞，煎一盞，臨臥服。忌同前。

椒粉散東垣　麻黃根①一錢　黑狗脊　蛇床子各五分　斑蝥兩
枚　豬苓　當歸身　川椒各三分　輕粉　紅花各少許　肉桂二分

上為極細末，乾摻上。避風寒濕冷處坐臥。

大蒜丸　治陰汗濕癢。

上用大蒜，不以多少，煨，剝去皮爛研，同淡豆豉搜丸，
如梧桐子大，硃砂為衣。每服三十丸，棗子、燈心煎湯送下。

青娥丸　治同上，酒服五十丸，大效。見腰痛

治陰汗濕癢方

爐甘石二錢半　真蛤粉一錢二分半

上為粉撲敷。

治陰汗不止方　小安腎丸，用乾舊薑煎湯，入鹽少許吞下
見喘

又洗方　蛇床子酒浸炒，白礬、陳薑煎水淋洗。

蟠蔥散《和劑》　治男子婦人脾胃虛冷，攻築心腹，脅肋刺
痛，胸膈痞悶，背膊連項拘急疼痛，不思飲食，時或嘔逆，霍
亂轉筋，腹冷泄瀉，膀胱氣刺，小腸及外腎腫痛。及治婦人血
氣攻刺，癥瘕塊硬，帶下赤白，或發寒熱，胎前頭後惡血不
止，臍腹疼痛，一切虛冷。

---

① 根：原脫，據《蘭室秘藏》卷下本方補。

延胡索三兩　蒼朮米[①]泔浸一宿，去皮　甘草炙，各半斤　茯苓白者，去皮　蓬朮　三稜煨　青皮去白，各六兩　丁皮　縮砂仁　檳榔各四兩　肉桂去粗皮　乾薑炮，各二兩

上搗羅為末，每服二錢，水一盞，連根蔥白一莖，煎七分，空心食前稍熱服。

五苓散消癉　六君子湯　四物湯並虛勞　治陰忽疼痛。

桃仁湯浸，去皮尖雙仁，麩炒微黃　苦楝子　蘹香子　沒藥各一兩
上為細末，每服二錢，食前熱酒調服。

治蚯蚓吹腎囊腫方　用鹽湯洗之，又以炒鹽包熨痛處。

【陰吹】

豬膏髮煎仲景　豬膏半斤　亂髮雞子大，三枚
上二味，和膏中煎之，髮消藥成。分再服，病從小便出。

蟬蛻散　治胙囊腫，小兒坐地為蚓或蟻吹著。蟬蛻半兩
上用水一碗，煎湯洗，再溫再洗。仍與五苓散加燈心煎服。

‖ 疝 ‖

【治外束之寒】

丁香楝實丸東垣　治男子七疝，痛不可忍，婦人瘕聚帶下。

當歸去蘆　附子炮，去皮臍　川楝子　茴香炒，各一兩

上四味，剉碎，以好酒三升同煮，酒盡焙乾，作細末，每藥末一兩，再入下項藥：

丁香　木香各五分，作二錢　全蠍十三個　玄胡索五錢，一作一兩

上四味，同為細末，入前項當歸等末拌勻，酒糊丸，如梧桐子大。每服三十丸至百丸，空心食前溫酒送下。一方無當歸、木香，名苦楝丸。

沉香桂附丸《寶鑑》　治中氣虛弱，脾胃虛寒，飲食不美，

① 米：原脫，據《局方》卷三本方補。

氣不調和，退陰助陽，除臟腑積冷，心腹疼痛，脅肋膨脹，腹中雷鳴，面色不澤，手足厥逆，便利無度。又治下焦陽虛，及療七疝，痛引小腹不可忍，腰屈不能伸，喜熱熨稍緩。

沉香　附子炮，去皮臍　川烏炮，去皮臍　乾薑炮　良薑炒　官桂　吳茱萸湯浸去苦　茴香炒，各一兩

上研為末，醋煮麵糊為丸，如梧桐子大。每服五十丸至七八十丸，食前米飲下，日二。忌生冷。

丁香疝氣丸東垣　治腎疝。

當歸　茴香各一兩　玄胡索　甘草梢各五錢　麻黃根節　丁香　川烏　肉桂　防己各二錢半　羌活七錢半　全蠍三十個

上為細末，酒糊丸，如豌豆大。每服五十丸，淡鹽湯、溫酒送下，須空心宿食消盡服之。

當歸四逆湯《寶鑑》　當歸梢七分　附子炒　官桂　茴香炒　柴胡各五分　芍藥四分　玄胡索　川楝子　茯苓各三分　澤瀉二分

上研為粗末，都作一服，水煎，空心服。

天台烏藥散東垣　天台烏藥　木香　茴香炒　青皮去白　良薑炒，各五錢　檳榔剉，二枚　川楝子十個　巴豆十四枚

上八味，先以巴豆打碎，同楝實用麩炒，候黑色，去巴豆、麩俱不用，外為細末，每服一錢，溫酒調下。痛甚者，炒生薑熱酒下。

川苦楝散東垣　木香　川楝子剉細，用巴豆十粒打破，一處炒黃，去巴豆　茴香鹽一匙，炒黃去鹽，各一兩

上為細末，每服二錢，空心食前溫酒調下。

木香楝子散《易簡》　治小腸疝氣，膀胱偏墜，久藥不效者，服此神效。

川楝子三十個，巴豆二十枚，同炒黃赤色，去巴豆不用　萆薢半兩　石菖蒲一兩，炒　青木香一兩，炒　荔枝核二十枚，炒

上研為細末，每服二錢，入麝香少許，空心炒茴香鹽酒調下。

烏頭桂枝湯仲景　烏頭

上一味，以蜜二斤，煎減半，去滓，以桂枝湯五合解之，得一升後，初服二合不知，即服三合，又不知，復加至五合。其知者如醉狀，得吐者為中病。桂枝湯方見傷濕。

烏頭煎仲景　烏頭大者五枚，熬，去皮，不㕮咀

上以水三升，煮取一升，去滓，納蜜二升，煎令水氣盡，取二升，強人服七合，弱人服五合，不瘥，明日更服[1]。不可日再服。

葫蘆巴丸《和劑》　治小腸疝氣，偏墜陰腫，小腹有形如卵，上下來去，痛不可忍，或絞結繞臍攻刺，嘔吐悶亂。

葫蘆巴炒，一斤　茴香鹽炒，十二兩　吳茱萸洗，炒，十兩　川楝子去核，炒，一斤二兩　巴戟去心，炒　川烏炮，去皮，各六兩

上為末，酒糊丸，如梧桐子大。每服十五丸至二十丸，空心溫酒下。小兒五丸，茴香湯下，食前。一方，有黑牽牛。

【治內鬱之濕熱】

加味通心散《得效》　治腎與膀胱實熱，小腸氣痛，小腑不通。

瞿麥穗　木通去皮節　梔子去殼　黃芩　連翹　甘草　枳殼去穰　川楝子去核，各等份

上剉散，每服五錢，水一盞半，燈心二十莖，車前草五莖同煎，空心溫服。

八正散　治腎氣實熱，脈洪數，小腹、外腎、肛門俱熱，大小便不利作痛。每服四錢，燈心二十莖，枳殼半斤去瓤煎，食前溫服。熱盛加淡竹葉二十皮。方見小便不通。

加減柴苓湯　治諸疝。此和肝腎，順氣消疝治濕之劑。

柴胡　甘草　半夏　茯苓　白朮　澤瀉　豬苓　山梔炒　山楂　荔枝核各等份

上咀片，水二盅，薑三片，煎至八分，空心服。

① 明日更服：此下原衍「又」，據《金匱要略》卷上本方刪。

【寒熱兼施】

蒺藜湯《寶鑑》　治陰疝牽引小腹痛，諸厥疝即陰疝也，房欲勞痛不可忍者。

蒺藜炒，去尖　附子炮，去皮臍　山梔仁各等份

上為末，每服三錢，水一盞半，煎至七分，食前溫服。

丹溪方　橘核　桃仁　梔子　吳茱萸　川烏各等份

上研，水煎服。

【治疝作急痛】

蒼朮　香附子俱鹽炒　茴香炒，為佐　黃柏酒炒，為君　青皮　玄胡索　益智　桃仁為臣　附子鹽水炒　甘草為使

上研末，作湯服後，一痛過更不再作矣。

倉卒散　治寒疝入腹，心腹卒痛及小腸膀胱氣疝刺，脾腎氣攻，攣急極痛不可忍，屈伸不能，腹中冷重如石，白汗出。

山梔子四十九個，燒半過　附子一枚，炮

上剉散，每服二錢，水一盞，酒半盞，煎七分，入鹽一捻，溫服即癒。暑證，香薷散加瞿麥、木通，每服四錢，鹽少許，煎服。

【補】

當歸生薑羊肉湯　治寒疝腹中痛，及脅痛裡急者。

當歸三兩　生薑五兩　羊肉一斤

水八升，煮取三升，溫服七合，日三服。若寒多者，加生薑成一斤[1]。痛多而嘔者，加陳皮二兩，白朮一兩。加生薑[2]者，亦加水五升，煮取三升二合服之。

補腎湯　治寒疝入腹，小腸疝痛，時復泄瀉，胸膈痞塞。

沉香五分　人參　茯苓　附子炮，去皮臍　黃耆　白朮　木瓜各一錢半　羌活　芎藭　紫蘇　炙甘草各一錢

上作一服，水二盅，薑三片，紅棗一枚，煎一盅，食前

---

① 成一斤：原作「十片」，據《金匱要略》卷上本方改。

② 加生薑：此下原衍「等」，據《金匱要略》卷上本方改。

服。嘔吐加半夏一錢，生薑七片，煎服。

【瀉】

敵金丸 治疝氣，外腎腫脹極大，或生瘡出黃水，其痛繞腹，寒熱往來。

京三棱煨　蓬朮煨　豬苓　白附子　蘿蔔子　赤芍藥　黑牽牛　川楝子　山茵陳　青木香　陳橘皮　五靈脂　海藻酒浸，焙　穿山甲灰火煨焦　薑黃　小懷香　海浮石米醋浸，煅紅醋淬，再煅再淬，黑色為度，各一兩　青皮去白，二兩，一兩生用，一兩剉，以斑蝥五十枚，去頭足翅同炒黃色，去斑蝥　香附子淨三兩，一兩生用，一兩以巴豆五十粒去殼同炒色焦，去巴豆不用　澤瀉一兩半　南木香半兩　丁香二錢半

上為細末，酒煮麵糊為丸，如梧桐子大。每服二十丸，用溫酒下。此藥能泄，斟酌用之。

腰子散 治腎氣作痛。

黑牽牛炒熟　白牽牛炒熟，等份

為細末，每用三錢，豬腰子一對，薄切開，縫入川椒五十粒，茴香一百粒，以牽牛末遍摻入腰子中，線紮，濕紙數重裹，煨香熟，出火氣。燈後空心嚼吃，好酒送下。少頃就枕，天明取下惡物即癒。

治腎氣疼痛方 丈夫腎氣，婦人血氣疼痛，不可勝忍，面青唇黑，幾於不救。丈夫則攻擊臟腑，腰背拳曲，婦人則腹中成塊，結為癥瘕，驟然疼痛，便至危困，經年累月，痛無暫停者，並宜服之。

當歸　芍藥各一兩　沒藥　麒麟竭　蓬朮　玄胡索　三棱牽牛醋煮焙乾　木香各半兩　芫花四兩　狼毒半兩槌碎，同芫花於瓦器內醋炒黃色

上先修製芫花、狼毒，乳鉢內研如泥，又將麒麟竭等亦作一處，研如飛塵，餘藥又作一處為細末，方將芫花、狼毒、麒麟竭、沒藥等末相和勻，更研千遍。每服一錢半，氣痛時蔥酒調下，和滓吃。不可飽食後吃。若大腑秘熱，出後不通，唇皮焦黑，口中涎溢，吃藥一服效。

【肝氣】

木香湯 治寒疝攻注，胸脅滿痛，汗出。

木香七錢半　檳榔　細辛去苗　赤茯苓去皮　人參去蘆　芍藥　當歸切，焙　官桂去粗皮　前胡去蘆　青皮去白，焙，各一兩

上剉，每服三錢，水一盞，煎七分，去滓服，無時。

【小腸氣】

喝起丸 治小腸氣及腰痛。

杜仲酥炙去絲　葫蘆巴芝麻炒　破故紙炒　小茴香鹽水浸一宿　萆薢各一兩　胡桃肉一兩[①]湯浸，去皮，研泥

上為細末，入胡桃肉和勻，丸如梧桐子大。每服三十丸或五十丸，空心鹽酒或鹽湯下。

奪命丹 治遠年近日小腸疝氣，偏墜搐痛，臍下脹痛，以致悶亂，及外腎腫硬，日漸滋長，陰間濕癢，抓之成瘡。

吳茱萸一斤，去枝梗淨，四兩酒浸，四兩鹽湯浸，四兩醋浸，四兩童便浸，各浸一宿，焙乾　澤瀉二兩，去灰土，切作片，去粗皮，酒浸一夜

上為細末，酒糊丸，如梧桐子大。每服五十丸，食前鹽酒或鹽湯送下。

救痛散 治小腸疝氣，築心疼痛不可忍。

肉荳蔻面裹煨　木香煨，各半兩　荊三棱煨　馬蘭花醋炒　金鈴子去核　茴香炒，各一兩　為細末，每服一大錢，痛時熱酒調服，立效。

【膀胱氣】

五苓散加川楝子一分，治疝氣卒痛，小便澀方見消癉。

《澹寮》云：治疝氣發作，痛不可忍，真料五苓散一帖，連根蔥白一寸，燈心七莖，煎湯吞下青木香丸五十粒，即效。又法，以青木香丸一百粒，斑蝥七枚，去頭翅，為粗末，瓦銚以文武火同炒令藥微香，用瓷碟蓋之，放冷處，去斑蝥，取丸子分二服，空心茴香酒吞下，累效。

---

① 一兩：原脫，據《重訂瑞竹堂經驗方·小腸疝氣門》本方補。

木香　沉香　巴豆肉各一兩　青皮二兩　銅青半兩，研　硇砂一分①，研

上二香及青皮三味，同巴豆慢火炒令紫色，去巴豆，為細末，入青、硇②二味，同研勻，蒸餅和，丸如梧桐子大。每服七丸至十丸，鹽湯下，日二三服。空心食前。

加味通心飲見前。

《濟生》**葵子湯**　治膀胱實③熱，腹脹，小便不通，口舌乾燥。

赤茯苓　豬苓　葵子　枳實　瞿麥　車前子　木通　黃芩　滑石　甘草各等份

每服五錢，入薑煎，空心服。

蔥白散　治一切冷氣不和，及本臟膀胱發氣，攻刺疼痛，及治婦人產後腹痛，或血刺痛，及治臟腑宿冷，百節倦痛怯弱，傷勞滯癖，久服盡除，但婦人一切疾病宜服。

川芎　當歸　枳殼去穰，麩炒　厚朴薑汁製炒　青皮　官桂去粗皮　乾薑炮　川楝子炒　茴香炒　神麴炒　麥芽炒　乾地黃　三棱煨　人參　茯苓　芍藥　蓬朮醋浸，焙　木香，各一兩

上為末　每服三錢，水一盞，蔥白二寸，煎七分，入鹽少許熱服。如大便秘澀加大黃煎，大便溏利加訶子煎，食前服。

茴香散　治膀胱氣痛。

茴香　蓬朮　京三棱　金鈴子肉各一兩　炙甘草半兩

上為細末，每服二錢，熱酒調服。每發痛甚連日，只二三服立定。

---

① 分：原作「錢」，據《本事方》卷三本方改。
② 青、硇：原作「硇砂」，據《本事方》卷三本方改。
③ 實：原作「濕」，據《重訂嚴氏濟生方·五臟門》本方改。

‖ 治奔豚氣 ‖

穿山甲_{麩炒} 破故紙_{麩炒} 香附_{去毛，各半兩} 土狗_{十枚，去頭尾，瓦上焙乾} 海藻_焙 茴香 木香_{各一兩} 黑牽牛_{頭末四兩} 全蠍_{十五枚，去毒} 吳茱萸_{一兩半}

為末，用大蘿蔔一枚，剜去心肉，裝入茱萸，以糯米一碗同蘿蔔煮，飯爛為度，出茱萸曬乾，同諸藥為末，次將蘿蔔細切，入米飯搗丸，如梧桐子大。每服二十丸，加至三十丸，食前鹽酒送下。

【心疝】

木香散 治心疝，小腹痛悶不已。

木香 陳皮 良薑 乾薑 訶子_{去核} 枳實_{各一錢半} 草荳蔻 黑牽牛 川芎_{各一錢}

水二盅，煎至一盅，食前服。或為細末，每服二錢，白湯調服。

廣茂煮散 治心疝心痛，肢體虛冷。

蓬莪尤_煨 檳榔_{生剉} 官桂_{去皮} 附子_{炮，去皮臍} 甘草_{炙，各半兩} 芎藭 白尤_{各七錢半}

上剉碎，每服二錢，水一盞，煎七分，溫服，無時。

海蛤丸_{潔古} 海蛤_{燒，醋淬三[1]次} 當歸 海金沙 膩粉 硇砂_{各一錢} 海藻 粉霜_{各五分} 水蛭_{二十一條，炒} 青黛 滑石 乳香_{各一錢} 硃砂_{二錢，另研} 地膽_{二十一個，去翅足[2]} 為細末，鹽煮麵糊為丸，如小豆大，硃砂為衣。每服十丸，燈心湯空心服，小便下冷[3]膿惡物乃效，卻以黃連、紫河車、板藍根各二錢煎湯漱口，以固牙齒。或去板藍根，加貫眾。

---

① 三：原作「七」，據《濟方拔粹・潔古家珍》本方改。
② 地膽二十一個，去翅足：原作「地龍二十一條去頭足」，據《濟生拔粹・潔古家珍》本方改。
③ 冷：原作「令」，據修敬堂本改。

荔核散　治疝氣，陰核腫大，痛不可忍。

荔枝核十四枚，燒灰存性，用新者　八角懷香炒　沉香　木香　青鹽　食鹽各一錢　川楝肉　小懷香各二錢

上為細末，每服三錢，空心熱酒調服。

三層茴香丸　治腎與膀胱俱虛，為邪氣搏結，遂成寒疝，伏留不散，臍腹疼痛，陰核偏大，膚囊壅腫，重墜滋長，有防行步，瘙癢不止，時出黃水，浸成瘡瘍，或長怪肉，屢治不痊，以致腎經閉結，陰陽不通，外腎腫脹，冷硬如石，漸大，皆由頻服熱藥內攻，或因兜取，以致如此。用藥溫導陽氣，漸退寒邪，補虛消疝，暖養腎經，能使復元。一應小腸氣寒疝之疾，久新不過三料。

第一料　舶上茴香用鹽半兩，同炒焦黃，和鹽秤　川楝子炮，去核　沙參洗，剉　木香各一兩

上為細末，水煮米糊為丸，如梧桐子大。每服二十丸，空心用溫酒或鹽湯下，日三服。小病一料可安，才盡便可用第二料。

第二料　藥加　蓽撥一兩　檳榔半兩

上共前藥六味重五兩半，為末，依前糊丸。丸數湯使亦如前。若病未癒，服第三料。

第三料　藥加　白茯苓四兩，緊實者，去黑皮　黑附子炮，去皮臍秤，半兩，或加作一兩

上通前八味，重十兩，並依前糊丸湯使，丸數加至三十丸。小腸氣發頻及三十年者，寒疝氣如栲栳大者，皆可消散，神效。

宣胞丸　治外腎腫痛。

黑牽牛半生半熟，取頭末一兩　川木通一兩，炒　青木香一兩，斑蝥七枚同炒香，用斑蝥五枚

上為細末，酒糊為丸，如梧桐子大。每服三十丸，溫酒、鹽湯任下。

地黃膏子丸海藏　治男子婦人臍下奔豚氣塊，小腹疼痛，

卵痛即控睪相似，漸成腫，陰陰痛，上衝心腹不可忍者。

血竭　沉香　木香　廣茂炮　玄胡索　人參　蛤蚧　當歸　川芎　川楝子麩炒　續斷　白尤　全蠍　茴香炒　柴胡　吳茱萸　沒藥以上分兩不定，隨證加減用之

氣多加青皮，血多加肉桂。

上為細末，地黃膏子丸，如梧桐子大。空心溫酒下二十丸，日加一丸，至三十丸。

安息香丸《易簡》　治陰氣下墜痛脹，卵核腫大，堅硬如石，痛不可忍。

玄胡索炒　海藻洗　昆布洗　青皮去白　茴香炒　川楝子去核　馬蘭花各一兩半　木香半兩，不見火　大戟酒浸三宿，切片焙乾，三錢半

上為細末，另將硇砂、真阿魏、真安息香三味各二錢半，用酒一盞，醋一盞，將上三味淘去砂土，再用酒、醋合一盞熬成膏，入麝香一錢，沒藥二錢半，俱各另研細，入前藥一同和丸，如綠豆大。每服十丸至十五丸，空心用綿子灰調酒下。

念珠丸《本事》　治膀胱疝氣，外腎腫痛不可忍。

乳香　硇砂飛，各三錢　黃蠟一兩

上二味，同研勻，熔蠟和丸，分作一百八丸，以線穿之，露一宿，次日用蛤粉為衣。旋取一粒①用乳香湯下。

秘傳茱萸內消丸　治腎虛為邪所襲，留伏作痛，生瘡出黃水。

吳茱萸半酒半醋浸一宿，焙乾　山茱萸蒸，去核　馬蘭花醋浸，焙　黑牽牛炒，取頭末　延胡索略炒　川楝子蒸，去皮核　舶上茴香鹽炒　海藻洗去鹹，焙　橘皮　青皮去白　官桂各一兩　桃仁去皮，炒　白蒺藜炒，杵去刺　木香各半兩

為細末，酒煮稀糊為丸，如梧桐子大。每服四十丸，食前溫酒、鹽湯任下。

《濟生》橘核丸　治四種病，卵核腫脹，偏有小大，或堅

---

① 取一粒：原脫，據《本事方》卷三本方補。

硬如石，痛引臍腹，甚則膚囊腫脹成瘡，時出黃水，或成癰潰爛。

橘核炒　海藻　昆布　海帶各洗　川棟肉炒　桃仁麩炒，各一兩　製厚朴　木通　枳實麩炒　延胡索炒　桂心　木香各半兩

為細末，酒糊丸，如梧桐子大。每服七十丸，空心鹽酒、鹽湯任①下。虛寒甚者，加炮川烏一兩。堅脹久不消者，加硇砂二錢，醋煮旋入。

昆布丸　治陰疝腫大偏墜。

昆布　海藻各洗去鹹，炙　蕪荑仁炒　蒺藜子炒，去角　檳榔剉，各一兩半　枳殼去穣，麩炒　大麻仁研，各二兩　訶梨勒炒，去核黃耆　木香各七錢五分　陳皮去白，炒　桃仁去皮尖，炒，研　菟絲子酒浸一宿，另研，各一兩

上為細末，研勻，煉蜜和丸，如梧桐子大。每服三十丸，空心用溫酒或鹽湯送下。

雄黃洗方　治陰疝腫痛不能忍，及陰腫大如斗核痛者。

雄黃研　甘草各一兩　白礬研，二兩

上為細末，每用藥一兩，熱湯五升，通手洗腫處，良久再煖洗至冷②，候汗出瘥。

海藻丸　治偏墜小腸氣效。

海藻　海帶各一兩　斑蝥二十八枚，去足翅　巴豆二十八個，去殼，完全者

上斑蝥、巴豆二味同裝生絹袋中，用好醋一碗，以瓦銚盛，四味同煮，將乾，去斑蝥、巴豆不用，只將海帶二味細研為末，以淡豆豉一百粒，以煮藥餘醋略浸，蒸研③為膏，和藥末為丸，如梧桐子大。每服用麝香少許，硃砂三錢，乳缽細研至無聲，卻入麝香再研勻為衣，日乾，以新瓦瓶收之。

---

① 任：原脫，據《濟生方》卷三本方補。
② 冷：原作「令」，據虞衛本改。
③ 研：原作「餅」，據《世醫得效方》卷三本方改。

每初服七粒，再服十粒，三服十五粒。若未癒再進三兩服，皆用十五粒，仍用鹽炒茴香細嚼，酒吞下，空心服。忌鴨子並鮓醬動氣等物。久病三五服效。此藥貴新合效速，若合下稍久，多服為佳。

‖ 狐　疝 ‖

蜘蛛散　蜘蛛十四枚，熬焦[①]　桂半兩[②]，要入厥陰，取其肉厚者。

上為散，每服一錢，蜜丸亦可。

雷公云：蜘蛛[③]，凡使勿用五色者，兼大身上有刺毛者，並薄小者。須用屋西南有綱，身小尻大，腹內有蒼黃膿者真也。凡用去頭足了，研如膏投藥中，此餘之法，若仲景炒焦用，全無功矣。

一方，牡蠣不拘多少，鹽泥固濟，炭三斤，煅令火盡冷，取二兩，乾薑一兩，焙，為細末。二味和勻，冷水調得所，塗病處，小便大利即癒。

【通治】

五積散中寒　**青木香丸**見氣　**參蘇飲**發熱　**異功散**即五積散。

川楝子丸　治疝氣，一切下部之疾悉皆治之，腫痛縮小，雖多年，服此藥永去根本。

川楝子淨肉一斤，分四處，四兩用麩一合，斑蝥四十九個，同炒麩黃色，去麩斑蝥不用。四兩用麩一合，巴豆四十九粒，同麩黃色，去麩巴豆不用。四兩用麩一合，巴戟一兩，同炒麩黃色，去麩巴戟不用。四兩用鹽一兩，茴香一合，同炒黃色，去鹽及茴香不用　木香一兩，不見火　破故紙一兩，炒香為度

---

① 熬焦：原作「焦炒」，據《金匱要略》卷中本方改。

② 兩：原作「錢」，據《金匱要略》卷中本方改。

③ 蜘蛛：原脫，據文義補。

上為末，酒糊丸，如梧桐子大。每服五十丸，鹽湯下，甚者日進三兩服，空心食前。

木香導氣丸　治男子小腸氣肚疼，一切氣積，以補下元虛冷，脾胃不和，並宜服之，有效。

木香　乳香　川楝子_{去核}　八角茴香　丁香　香附子　破故紙　葫蘆巴　荊三棱　甘草_{各一兩}　杜仲_{半兩，炒去絲}

上為細末，酒糊為丸，梧桐子大。每服三十丸，加至五十丸，用溫酒或鹽湯空心送下，日進三服。

立效散　治疝因食積作痛。

山楂_{一錢五分，醋炒}　青皮_{一錢二分，醋炒}　小茴香_{鹽水炒}　枳實_{麩炒}　蒼朮_{米泔浸一宿，炒}　香附　吳茱萸　山梔_{炒黑}　川楝肉_{各一錢}

水二盅，薑三片，煎八分，食前服。

桃仁當歸湯　治疝因瘀血作痛。

桃仁_{去皮尖，二錢}　當歸尾_{酒洗}　玄胡索_{各一錢半}　川芎　生地黃　赤芍藥_炒　吳茱萸　青皮_{醋炒，各一錢}　牡丹皮_{八分}

水二盅，薑三片，煎八分，食前服。

‖ 交　腸 ‖

五苓散_{見消癉}　**木香調氣散**_{見氣}　**黃連阿膠丸**_{滯下}　**四物湯**_{虛勞}。

‖ 腸　鳴 ‖

昇陽除濕湯_{泄瀉}　**二陳湯**_{痰飲}。

〔河間〕**葶藶丸**　治湧水，疾行則腹鳴，如囊裹水漿之聲。

葶藶_{隔紙炒}　澤瀉　椒目　杏仁　桑白皮　豬苓_{去黑皮，各五錢}

上為末，煉蜜丸，如梧桐子大。每服二十丸，蔥白湯下，以利為度。

‖ 脫　肛 ‖

涼血清腸散　生地黃　當歸　芍藥各一錢二分　防風　升麻
荊芥各一錢　黃芩炒　黃連　香附炒　川芎　甘草各五分
　　上水煎服。

參朮實脾湯　白朮黃土炒，二錢　人參二錢　肉果面裹煨，一錢
半　白茯苓　白芍藥炒　陳皮各一錢　附子炮，八分　甘草炙，七分
　　用水二盅，生薑三片，棗二枚，煎一盅服。下陷加升麻。

十全大補湯見虛勞。

參朮芎歸湯　治瀉痢，產育氣虛脫肛，脈濡而弦者。
　　人參　白朮　川芎　當歸　升麻　白茯苓　山藥　黃耆酒
炒　白芍藥炒，各一錢　炙甘草五分
　　上生薑水煎服

訶子人參湯　治證同前。
　　訶子煨，去核　人參　白茯苓　白朮　炙甘草　蓮肉　升麻
柴胡各等份
　　上水加生薑煎服。

縮砂散　治大腸虛而挾熱，脫肛紅腫。
縮砂仁　黃連　木賊各等份
上為細末，每服二錢，空心米飲調下。

槐花散　槐花　槐角炒香黃，各等份
上為末，用羊血蘸藥，炙熱食之，以酒送下。

薄荷散　治陽證脫肛。
薄荷　骨碎補　金櫻根　甘草
上水煎，入酒一匙　空心服。

猬皮散　治肛門脫出不收。
猬皮一張，罐內燒存性　磁石半兩，火煅醋淬七次　桂心三錢　鱉
頭·枚，慢火炙焦黃
　　上為細末，每服三錢，食前米飲調下。

香荊散 香附 荊芥穗各半兩 縮砂二錢半

上為細末，每服三錢，食前白湯下。

收腸養血和氣丸 治脫肛，日久腸虛，大腸不時脫。

白朮炒 當歸 白芍藥炒 川芎 槐角炒 山藥 蓮肉各一兩 人參七錢 龍骨煅 五倍子炒 赤石脂各五錢

上末之，米糊丸，如梧桐子大。每服七十丸，米飲送下。

龍骨散 治大腸虛，肛門脫出。

龍骨 訶子各二錢半 沒石子二枚 粟殼 赤石脂各二錢

上末之，每服一錢，米飲調下。

澀腸散 治久痢大腸脫。

訶子 赤石脂 龍骨各等份

上末之，臘茶少許和藥摻腸頭上，絹帛揉入。又以鱉頭骨煅，少入枯礬為末，入藥同上。

蟠龍散 治陽證脫肛。

地龍一兩 風化硝二兩

上末之，用一二錢，肛門濕則乾塗，燥則清油調塗，先以見毒消、荊芥、生蔥煮水，候溫洗，輕輕拭乾，然後敷藥。

伏龍肝散 治陰證脫肛。

伏龍肝一兩 鱉頭骨五錢 百藥煎二錢半

上末之，每用一二錢，濃煎紫蘇湯，候溫洗，和清油調塗，並如前法。

磁石散 磁石半兩，火煅醋淬七次

上為末，每服一錢，空心米飲調下。

‖ 痔 ‖

秦艽白朮丸東垣 治痔並漏有膿血，大便燥硬，作痛不可忍。

秦艽去蘆 桃仁去皮尖，另研 皂角仁去皮，燒存性，各一兩 當歸梢酒洗 澤瀉 枳實麩炒黃 白朮各五錢 地榆三錢

上為細末，和桃仁泥研勻，煎熟湯打麵糊為丸，如芡實大，令藥光滑，焙乾。

每用五七十丸，空心服，少時以美膳壓之。忌生冷硬物冷水菜之類，並濕麵及五辛辣熱大料物，犯之則藥無驗矣。

秦艽蒼朮湯東垣　秦艽去苗　桃仁去皮尖，另研　皂角仁燒存性，末　蒼朮製，各一錢半　防風　黃柏酒洗，五分，若大腸頭沉重者，濕勝也，更加之，如天氣大熱，或病人燥熱喜冷，以意加之。當歸梢酒洗澤瀉各一錢　梭身檳榔五分，末　大黃少許，雖大便過溜，亦不宜多用。

上除檳榔、桃仁、皂角仁三味外，餘藥㕮咀如麻豆大，都作一服，水三盞，煎至一盞二分，去滓，入檳榔等三味，再上火煎至一盞，空心候宿食消盡熱服之，待少時以美膳壓之，不犯胃也。服藥日忌生冷、硬物、冷菜之類，及酒、濕麵、大料物、乾薑之類，犯之其藥無效。如有白膿，加白葵花五朵去蕚，青皮半錢，不去白，入正藥中同煎。又用木香三分，為細末，同檳榔等三味，再上火同煎，依上法服餌。古人治此疾，多以歲月除之，此藥一服立癒，若病大者，再服而癒。

紅花桃仁湯東垣　黃柏　生地黃各一錢半　豬苓　澤瀉　蒼朮　當歸梢　漢防己　防風各一錢　麻黃　紅花　桃仁各半錢

水三盞，煎一盞，稍熱食前服。

秦艽當歸湯東垣　大黃煨，四錢　秦艽　枳實各一錢　澤瀉　當歸梢　皂角仁　白朮各五分　桃仁二十枚　紅花少許

水三盞，煎一盞，食前稍熱服。

當歸鬱李仁湯東垣　鬱李仁　皂角仁各一錢　枳實七分　秦艽　麻仁各一錢半　當歸尾　生地黃　蒼朮各五分　大黃煨　澤瀉各三分

上除皂角仁別為末外，餘藥用水三盞，煎一盞，去渣，入皂角仁末，空心食前服。

秦艽羌活湯東垣　羌活一錢二分　秦艽　黃耆各一錢　防風七分　升麻　炙甘草　麻黃　柴胡各五分　藁本三分　細辛　紅花各少許

水二盞，煎至一盞，空心服。

七聖丸　治大腸痛不可忍見大便不通。

搜風順氣丸　治痔漏，風熱秘結。

車前子一兩五錢　大麻子微炒　大黃五錢，半生半熟　牛膝酒浸　鬱李仁　菟絲子酒浸　枳殼　山藥各二錢

上為末，煉蜜丸，如梧桐子大。每服三十丸，溫湯下。

秦艽防風湯　治痔漏，每日大便時發疼痛，如無疼痛者，非痔漏也，此藥主之。

秦艽　防風　當歸身　白朮各一錢五分　炙甘草　澤瀉各六分　黃柏五分　大黃煨　橘皮各三分　柴胡　升麻各二分　桃仁三十個　紅花少許

水三盞，煎一盞，稍熱空心服。

【牡痔】

乳香散　乳香　豬牙皂角　鯪鯉甲[1]各二兩　箬葉去頭粗梗，剉，四兩　蛇蛻一條，頭尾俱全者　黃牛角尖長二寸者一對，剉

上入砂罐內，蓋口，鹽泥固濟曬乾　用炭十斤煅　候碧焰出，去火放冷，取出研細。每服二錢匕，以胡桃肉一枚，細研拌藥，空心酒調下。

豬蹄灰丸　豬懸蹄甲燒存性，研，一兩　水銀三大豆許

上先取水銀，用蒸棗肉二枚研勻，次入豬蹄灰和為丸，如芡實大。先以鹽湯洗下部，納一丸，夜臥再用，以瘥為度。

【牝痔】

檳榔散　治風氣稽留下部，結成牝痔，生瘡下血，腫痛。

檳榔剉，炒　澤瀉酒浸　瞿麥　甜葶藶隔紙炒　防己　藁本去苗土　陳皮去白，炒　鬱李仁同陳皮炒　滑石各半兩　芫花醋拌炒黃　木香各一兩　乾漆炒煙盡，一錢二分半

上為細末，每服二錢，不拘時，溫酒調下，日三。

榼藤散　治痔下血不止，生瘡腫痛。

---

① 鯪鯉甲：即穿山甲。

楛藤子取仁　龜甲醋炙　黃耆　槐子炒　川大黃炒　蛇蛻燒灰,各一兩　藁本　桂心各半兩　當歸剉,炒　蜂房炙,各七錢半　豬後懸蹄甲七枚,炙焦黃

上為細末,每服二錢,食前米飲下。

麝香散　治牝痔及一切內外痔,疼痛不可忍。

用新黃大瓜蔞一枚,以刀開下頂子,不去瓤,選不蛀皂角子填滿,以開下頂蓋合,別用紙筋泥固濟,約三指厚,以炭火簇合燒令紅,放一地坑內出火毒,一宿取出,入麝香末一錢,研令極細,以瓷盒盛,每服一錢匕,米飲調下。

【酒痔】

赤小豆散　赤小豆炒熟　生地黃　黃耆各一兩　赤芍藥　白薇　桂心各半兩　當歸微炒　黃芩各七錢半

上為細末,每服二錢,食前槐子煎湯調下。

乾葛湯　乾葛　枳殼炒　半夏薑製　生地黃　茯苓　杏仁各一錢半　黃芩　甘草炙,各五分

水二盅,黑豆一百粒,薑五片,白梅一個,同煎至一盅,食前服。

【氣痔】

橘皮湯　橘皮　枳殼炒　槐花炒　川芎各一錢半　桃仁去皮,炒　木香　檳榔　紫蘇莖葉　香附　甘草炙,各一錢

水二盅,薑三片,紅棗二枚,煎一盅,食前服。

威靈仙丸　治氣痔,大便澀。

威靈仙去土　乳香另研　枳殼麩炒,各一兩

上為細末,以粟米飯和為丸,如梧桐子大。每服十五丸,食前米飲送下,日三服。

薰熨方　治氣痔脫肛。

枳殼麩炒　防風去杈,各一兩　白礬枯,二錢五分,另研

上㕮咀拌勻,水三碗,煎至二碗,乘熱薰之,仍以軟帛蘸湯熨之,通手即淋洗。

【血痔】

地榆散　椿皮丸　豬臟丸俱下血。

【腸痔】

皂角煎丸　治內痔，腸頭裏面生核，寒熱往來。

滿尺皂角三挺，去弦核，醋炙　白礬煆　刺猬皮炙黃　薏苡仁　白芷各一兩　桃仁去皮，炒　甜葶藶炒　川芎　桔梗各半兩　豬後蹄垂甲十枚，燒存性

上為細末，蜜丸如梧桐子大。每服五十丸，空心桑白皮煎湯下。

鱉甲丸　治腸痔。

鱉甲　刺猬皮炙焦黑　穿山甲炙焦　白礬枯　附子　豬牙皂角各半兩，炙焦，存性二分

上為細末，研勻，蒸餅丸，梧桐子大。米飲下二十丸，食前日三服。

又方　槐花炒　白礬枯，各一兩　附子五錢

上為細末，研勻，蒸餅丸，如梧桐子大。每服二十丸，米飲下，食前，日三服。

【脈痔】

猬皮丸　治諸痔出血，裡急疼痛。

猬皮一兩，炙焦　槐花微炒　艾葉炒黃　白芍藥　枳殼炒　地榆　川芎　當歸　白礬煆　黃耆　貫眾各半兩　頭髮三錢，燒存性　豬後懸蹄垂甲十枚，炙焦　盈尺皂角一挺，去弦核，醋炙黃

上為細末，蜜丸如梧桐子大。每服五十丸，食前米飲送下。

桑木耳散　治痔疾，肛邊癢痛。

桑木耳炙　槐木耳炙　猬皮炙黃　羌活　當歸炒，各一兩　枳殼二兩，炒

上為細末，每服二錢，食前粥飲調下。

【風痔】

治風痔不問有頭無頭，定三日安。

藜蘆_{燒灰}　天麻_{各五錢}　皂角針_{去皮條，炒，二錢}　乾薑_{半兩}
蓮子草　明礬　硫黃_{各一兩}　大苦瓜蔞_{一枚}　麝香_{五分}

上將瓜蔞開一孔，入礬並硫黃在內，孔如小錢大，就將元掩合定，綿紙糊卻，用瓦罐子盛，坐瓶上，炭火煅令煙盡為度，候冷取出研細，同前六味藥末和勻，煉蜜丸，如梧桐子大。每服十丸至十五丸，空心溫酒下，日三服，三日效。忌油、麵、醃藏牛馬肉、魚腥、生冷、行房、行遠勞力一切等事。

【痛甚】

能消丸　威靈仙_{一名能消，去苗土，四兩}　卷柏_{去根}　猬皮_{燒灰}_{存性}　防風_{去杈}　阿膠_{炙燥，各半兩}　糯米_{炒，一合}

上為細末，蜜丸如梧桐子大。每服十丸，加至二十丸，不拘時用人參湯送下，日二服。

試蟲散　臭椿皮　景天_{陰乾，即慎火草}　地骨皮_{各二兩}　馬牙硝_{一兩}

上為細末，用精豬肉一大片，摻藥末三錢匕在肉上，就上坐一二時，起看有蟲即出，無即已。

龍腦散　治痔瘡熱痛。

鯽魚_{一條，去腸肚，入穀精草填滿，燒存性}

上為末，入龍腦少許，蜜調敷之。

白金散　治久新痔痛如神。

上用海螵蛸，去粗皮，為細末，每用二三錢，生麻油調成膏，以雞翎拂上，每日夜用之，日久自消。

煙薰方　治痔漏痛。

白鱔魚骨　熟艾_{各等份}

上剉碎和勻，用新盆子一個，盛藥在內，用紙封盆口上，通一竅，以火燒藥，候煙出竅上，坐薰之，煙盡即止。

黑玉丹　治新久腸風痔瘻，著床疼痛不可忍者，服此藥不過三四次，便見功效。初得此疾，發癢或疼，穀道周回多梗核，此是痔，如破是瘻，只下血是腸風。皆酒、色、氣、風、

食五事過度，即成此疾。人多以外醫塗治，病在腸，自有蟲，若不去根本，其病不除，此藥真有奇效。

刺猬皮　槐角各三兩　豬後懸蹄甲四十九枚　牛角䚡剉　乳髮皂角水，洗　敗棕各二兩。以上六味，俱裝鍋內燒存性　苦楝皮一兩二錢半　芝麻生　雷丸各一兩　乳香五錢　麝香一錢

上為末，酒煮麵糊丸，如梧桐子大。每服八粒，先嚼胡桃一枚，以溫酒吞下，或海藻煎酒吞下，空心食前日三服。切忌別藥，不過三五日，永除根本。

地榆散　治痔瘡腫痛。

地榆　黃耆　枳殼　檳榔　川芎　黃芩　槐花　赤芍藥羌活各一錢　白蘞　蜂房炒焦　甘草炙，各半錢

上作一服，水二盅，煎至一盅，食前服。

【癢】

秦艽羌活湯見前。

皂刺丸　治痔漏而復癢。

皂角刺二兩，燒煙盡存性　防風　槐花各七錢半　蛇床子　白礬煅　枳殼　白蒺藜炒，去刺　羌活各半兩　蜂房炒焦　五倍子各二錢半

上為細末，醋調綠豆粉煮糊為丸，如梧桐子大。每服五十丸，食前用苦楝根煎湯送下。仍用熱童便入白礬末，淋洗肛門。

蒲黃散　治痔漏。

蒲黃　血竭半兩

上為細末，每用少許，貼患處。

《斗門方》　治痔有頭如雞冠者。用黃連末敷之，更加赤小豆末尤良。一方，用黃連、木香末敷妙。

【下血不止】

芎歸丸　黑丸子

臭樗皮散　二礬丸[1]並下血。

---

[1] 二礬丸：本書第三冊「下血」無二礬丸，但該篇有「神效方」，方中用白礬、綠礬等，疑即此方。

槐角地榆湯　治痔漏，脈孔下血者。

地榆　槐角　白芍藥炒　栀子炒焦　枳殼炒　黃芩　荊芥

上入生地黃，水煎服。

槐角枳殼湯　治痔漏下血。

槐角炒　枳殼炒　黃連　黃芩　當歸　白芍藥　赤茯苓
甘草　烏梅燒存性

上入生地黃煎服。

【氣滯】

荊枳湯　荊芥穗　枳殼炒　槐花　紫蘇莖葉　香附　甘草
炙，各等份

上為細末，每服二錢，空心米飲調下。

【血瘀】

逐瘀湯　通利大小便腸，取下惡物。

川芎　白芷　赤芍藥　乾地黃　枳殼　阿膠　茯苓　五靈
脂　蓬朮　茯神　木通　甘草生，各一錢　桃仁去皮尖，炒　大黃
各一錢半

上作二服，用水二盅，生薑三片，蜜三匙，同煎，食前
服，以利為度。

【血虛】

黑地黃丸見虛勞

加味四君子湯　治五痔下血，面色痿黃，心忪耳鳴，腳弱
氣乏，口淡食不知味。

人參　白朮　茯苓　白扁豆蒸　黃耆　甘草各等份

上為細末，每服二錢，白湯點服。一方，有五味子，無甘
草。

【積滯】

治痔方神妙　當歸　川芎　黃連　全蠍　三棱　蓬朮　羌
活　山茱萸去核，各半兩　枳殼去穰，十二兩　商陸白者，一兩　巴豆
去殼，不拘數　木香　甘草節　鼠粘子炒　苦參　藁本　豬牙皂角
去皮弦淨　柴胡　刺猬皮炒，各一兩

上將巴豆二粒或三粒，入枳殼內，線紮定，卻用醋煮爛訖，冷水洗淨，去巴豆不用，曬焙乾，入前藥同為細末，醋煮麵糊為丸，如梧桐子大。每服三四十丸，空心醋湯下。更用五倍子、羌活、獨活煎湯洗。如大便燥結，用煮過巴豆六七粒，加入同丸。一方，加白朮、半夏、荊芥、薄荷、檳榔各一兩。

—— 痔證治療臨床新用 ——

止痛如神湯加減治療痔瘡 234 例

基本方：秦艽、當歸尾、皂角子（燒存性，研）或皂角刺各 15g，蒼朮、黃柏、桃仁各 10g，澤瀉 12g，檳榔 9g，熟大黃、防風各 6g，加減：炎性外痔腫痛甚者，去檳榔加黃連、黃芩、蒲公英、製乳香、製乳沒；血栓性外痔墜脹疼痛者，加澤蘭、赤芍、製乳沒；大便下血者，去蒼朮、檳榔，加黃芩、槐花、生地榆；大便秘結、小便難解者，去蒼朮，加鬱李仁、車前子、以生大黃易熟大黃；年老體弱痔核脫出者，加黨參、黃耆、柴胡、升麻。用法：每日 1 劑，第一、二次煎液內服，第三煎時加入五倍子 15～20g，苦參 30～50g，朴硝 15～20g（後溶於藥液），先薰蒸待藥液溫度適宜時坐浴 15～20 分鐘。總有效率為 97.9%。（周萬祥.湖北中醫雜誌，1999，2：23）

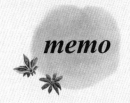

memo

國家圖書館出版品預行編目資料

證治準繩‧類方精選／（明）王肯堂原著；余瀛鰲，林菁，
田思勝等編選 --初版--臺北市，大展出版社有限公司，
2022.11
　　　面；　　　公分--（中醫經典古籍；3）
　　ISBN　978-986-346-400-6（平裝）
　　1.CST: 中醫治療學　2.CST: 中醫典籍
　413.2　　　　　　　　　　　　　　　　111016131

【版權所有‧翻印必究】

證治準繩‧類方精選

原　　著／（明）王肯堂
編　　選／余瀛鰲、林菁、田思勝等
責任編輯／壽 亞 荷
發 行 人／蔡 森 明
出 版 者／大展出版社有限公司
社　　址／臺北市北投區（石牌）致遠一路2段12巷1號
電　　話／（02）28236031，28236033，28233123
傳　　真／（02）28272069
郵政劃撥／01669551
網　　址／www.dah-jaan.com.tw
E - m a i l／service@dah-jaan.com.tw
登 記 證／局版臺業字第2171號
承 印 者／傳興印刷有限公司
裝　　訂／佳昇興業有限公司
排 版 者／菩薩蠻數位文化有限公司
授 權 者／遼寧科學技術出版社
初版1刷／2022年（民111）11月　　　　　　定價／550元

●本書若有破損、缺頁請寄回本社更換●

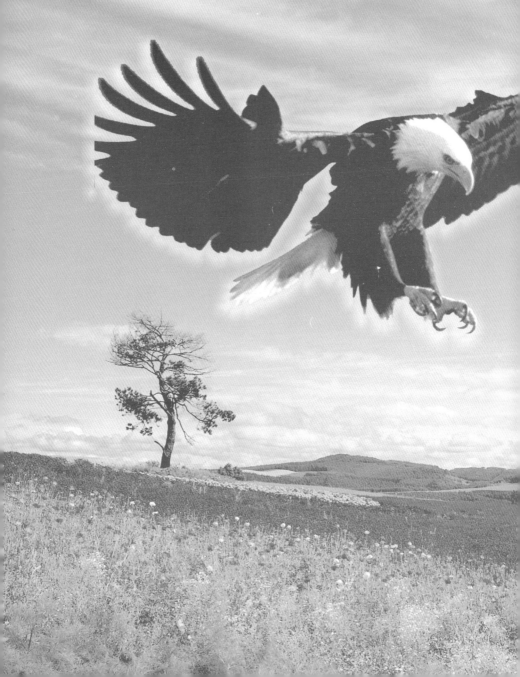

大展好書　好書大展
品嘗好書　冠群可期

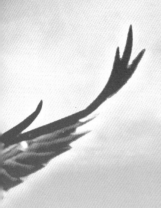

大展好書　好書大展
品嘗好書　冠群可期